戒毒学

姜祖桢 等/著

法律出版社
LAW PRESS·CHINA

—— 北京 ——

图书在版编目(CIP)数据

戒毒学／姜祖桢等著. -- 北京：法律出版社，
2022

ISBN 978 - 7 - 5197 - 6807 - 2

Ⅰ. ①戒… Ⅱ. ①姜… Ⅲ. ①戒毒－基本知识 Ⅳ.
①R163

中国版本图书馆 CIP 数据核字（2022）第 101259 号

戒毒学
JIEDUXUE

姜祖桢 等 著

责任编辑 韩梦超
装帧设计 李 瞻

出版发行 法律出版社	**开本** 710 毫米 × 1000 毫米 1/16	
编辑统筹 司法实务出版分社	**印张** 29.25 **字数** 447 千	
责任校对 王晓萍 郭艳萍	**版本** 2022 年 8 月第 1 版	
责任印制 胡晓雅	**印次** 2022 年 8 月第 1 次印刷	
经 销 新华书店	**印刷** 永清县金鑫印刷有限公司	

地址:北京市丰台区莲花池西里 7 号(100073)

网址:www.lawpress.com.cn

投稿邮箱:info@ lawpress.com.cn

举报盗版邮箱:jbwq@ lawpress.com.cn

版权所有·侵权必究

销售电话:010 - 83938349

客服电话:010 - 83938350

咨询电话:010 - 63939796

书号:ISBN 978 - 7 - 5197 - 6807 - 2 　　　　定价:98.00 元

凡购买本社图书,如有印装错误,我社负责退换。电话:010 - 83938349

撰稿人员名单

（按撰写章节顺序排列）

姜祖桢　王春光　张　凯　李　颖
何　葵　徐　定　潘　晓　宋秋英
庞春红　贾东明　施孟君　赤　艳
史景轩

序　一

　　戒毒学是一门新兴的交叉前沿应用型学科。自 20 世纪以来,药物滥用和毒品犯罪已成为严重威胁人类健康、社会安定、经济发展、文明进步的全球性问题。预防和控制药物滥用,戒治和挽救吸毒成瘾人员,已是当今世界各国共同面临的挑战。戒毒学旨在围绕戒毒相关的理论、方法、制度、政策与法规等方面展开阐述,揭示毒品成瘾与戒治的原理与规律,从而为戒毒实务工作提供理论基础和实践指导。

　　中华人民共和国成立后,党和政府非常重视毒品治理问题,采取了一系列重大举措,在全国范围内展开了强有力的禁毒斗争,取得了一定的成效。特别是 2008 年《禁毒法》实施以来,明确把社区戒毒、强制隔离戒毒和社区康复工作法定为我国禁毒戒毒工作的重要组成部分。在《禁毒法》及相关法律规定的指导之下,我们在禁毒戒毒领域取得了显著的成绩:截至 2021 年年底,全国现有吸毒人员 148.6 万名,同比下降 17.5%;新发现戒毒人员 12.1 万名,同比下降 21.7%,现有吸毒人数和新发现吸毒人数连续 5 年下降,毒品滥用治理成效持续显现,强制隔离戒毒人员解除强制隔离戒毒后的操守率已达半数左右。司法行政戒毒系统也成绩斐然,自 2018 年起,经过 3 年的努力,全系统已基本创建形成统一戒毒模式,深化了科学戒毒的理念和实践,也积累了丰富的、有效的戒治康复经验。可以说,以强制隔离戒毒为核心的戒治模式在这场关系到人民健康、社会安定、文明进步、国家建设和未来发展的重大斗争中,责无旁贷地肩负起了历史赋予的时代使命。

　　虽然我们在戒毒实务工作中取得了斐然的成绩,但在戒毒理论研究领域却缺乏系统的经验总结和基础研究,能够将戒毒相关理论与毒品成瘾现代治疗以及社会管理干预、禁毒戒毒法律法规政策贯通融合的系统学术论著,尚为罕见;特别是一些司法警官院校设置了戒毒相关专业,开设了戒毒相关课程,更急需高等教育戒毒学课程教材和戒毒一线专业系统的工具书问世。鉴于此,中央司法警官学院矫正教育系姜祖桢教授在长期理论研究中系统地整理了大量资料,以此为基础,集合国内禁毒戒毒领域理论研究的学者和戒毒一线实务部门的专家,荟萃国内外戒毒领域研究最新成果和戒毒一线成功经验做法,组织编写了《戒毒学》一书。

《戒毒学》是一部较为全面论述药物依赖基础理论和毒品成瘾临床治疗的学术新著。该书系统地阐述了戒毒学产生背景、毒品滥用和毒品成瘾的基本概念,依赖性毒品的类型、药物生化、药理机制、毒理特性、药物依赖性和药物耐受性形成原理以及当今全球戒毒临床治疗学、康复工程学、系统治疗学和药物滥用控制战略、药物依赖预防复吸干预策略、禁毒戒毒相关制度法律法规等。具体来说,该书分为上中下三篇,上篇为理论篇,主要阐述戒毒学的产生背景、成瘾与复发的基础理论及国内外的禁毒戒毒历史和相关法律法规、制度、工作主体与对象,为科学戒毒方法的探索奠定理论基础;中篇为方法篇,主要围绕戒毒人员的管理、医学治疗、教育矫正、心理矫治、运动康复训练、智慧戒毒与信息化建设、社会工作等内容展开,为戒毒人员的科学戒治提供具体的操作方法;下篇为比较篇,主要展示国外及我国港澳台地区戒毒制度,为完善和形成中国特色的戒毒制度提供借鉴。

浩浩乾坤,岁月如歌。该书的问世,期待能够为戒毒学理论的突破性创新、药物滥用防治顶层思维的开拓、临床戒毒治疗路径的高效探索,起到启迪和参考作用。该书可作为高等警察院校戒毒相关专业课程教材,也可作为法学、公安学、社会学、社会工作、公共卫生、神经精神等专业本科和研究生课程选用教本;该书以其全面而系统的戒毒学理论和方法论述特色,可为临床戒毒一线专业人员提供一部全新的教科书式参考工具书。

最后,该书是我国第一本真正意义上的反映戒毒学科建设的著作。《戒毒学》的问世,不仅在于其所具有的学术价值和应用前景,该书集聚的学术精髓所闪烁的专业锐光,必将对当前毒品滥用防控与戒毒人员成瘾科学治疗和防复吸矫治工作起到抛砖引玉和启迪引向作用。

李　德

亚洲药物滥用研究学会(AASAR)会长

澳门大学社会学系教授、博士生导师

序 二

随着毒品在全球范围的泛滥,毒品问题已经成为当今世界最为严重的社会问题之一。根据联合国毒品和犯罪问题办公室(UNODC)发布的《2021年世界毒品报告》,全球约有2.75亿人吸毒,大约5.5%的15～64岁人口在过去一年至少使用过一次毒品,而3630万人即吸毒总人数的13%患有药物使用障碍。报告强调加强证据基础和提高公众意识的重要性以便国际社会、政府、民间社会、家庭和青年能够做出明智的决定,更好地针对预防和治疗毒品成瘾做出努力,并解决世界毒品问题。经过多年努力,中国毒品滥用治理工作成效明显。在禁吸戒毒领域,自《禁毒法》及《戒毒条例》颁布实施以来,我国已在法律层面构建起中国特色的戒毒新体制、新机制,自愿戒毒、社区戒毒、强制隔离戒毒、社区康复等多元措施充分体现了"以人为本、科学戒毒、综合矫治、关怀救助"的戒毒理念,戒毒工作也由此进入一个法治化、规范化、科学化的发展时期。

众所周知,吸毒成瘾是错综复杂的社会因素与个人因素相互影响的结果。科学认识毒品对人的躯体和精神的作用及成瘾机理,探索有中国特色的戒毒模式,是一个极具挑战性的科学课题,需要有关学科领域的研究人员与戒毒机构工作人员的长期合作。我欣喜地看到,在中央司法警官学院矫正教育系主任、戒毒研究中心主任姜祖桢教授的精心组织下,《戒毒学》撰写工作完成并即将付梓。作者既有拥有医学、法学、社会学、心理学等不同学科背景的专家学者,又有来自一线长期从事戒毒事业的戒毒工作者。学术的创新本质是一种迸发。他们均笃信"企者不立,跨者不行""天下难事必作于易,天下大事必作于细",长期潜心于戒毒研究,在学科建设、戒毒知识传授、人才培养等领域默默耕耘,深度参与戒毒实践探索,节奏鲜明地与我国的戒毒事业同步,进而不断推动戒毒学术共同体的构建。

这种开放、包容的学术共同体,让基于不同学科的戒毒学术研究交流碰撞,不断拓展着戒毒学学术研究的畛域,也让《戒毒学》这本著作呈现鲜明的多学科视野。此书在体系的建构上,以理论篇、方法篇和比较篇将各个章节进行了系统的梳理和归纳。理论篇强调学科概念范畴、体系和研究范式,系统梳理了国际社会戒毒的历史,对我国禁毒戒毒法律制度、戒毒模式做了较为翔实的介绍和评介,对戒毒工作主体与对象的类型、特征、权利与义务进行了系统界定。并在对上述问题进行讨论的基础上,形成对毒品成瘾机理与复吸原因以及戒毒工作本质及其规律性的科学认识。方法篇系统介绍了戒毒管理、医学治疗、教育矫正、心理矫治、戒毒康复、智慧戒毒和戒毒社会工作等方法。该篇基于实践,超越经验,将各种戒毒方法抽象为规范化、程序化的标准范式。对我国长期戒毒实践中形成的以戒毒治疗为基础,以心理治疗和人格重塑为核心,以帮助戒毒人员掌握职业技能和建立社会支持系统为后续支撑,以保持操守与抵抗毒品诱惑能力为检验标准的经验模式进行了理论提升和概括。比较篇则秉承"他山之石,可以攻玉"的理念,对不同国家及我国港澳台地区的戒毒制度与方法进行了详细的介绍。毒品治理是世界性难题,他者丰富的经验与教训,无论是对于理论研究还是戒毒实践,均具有一定参考价值。

毒品问题是国际社会共同面临的难题,毒品成瘾矫治的研究也必将是长期的探索过程。学界在此过程中达成了共识,在药物滥用及成瘾的预防、治疗和政策制定上,必须以科学证据为基础。科学是解决社会问题的重要知识源泉,科学的认识过程离不开人们在社会实践中获得的经验,科学研究的价值在于它指导实践的作用。希望有更多志同道合的专家学者和实践工作者加入戒毒研究的队伍,相互尊重、相互交流、相互影响,以责任感、使命感和科学的精神为构建更为完整、科学、完善的戒毒学科贡献力量！期待此书早日出版发行,为戒毒工作助力！

是为序。

赵　敏

上海交通大学附属上海精神卫生中心教授、

主任医师、博士生导师

中国药物滥用防治协会副会长

前　　言

　　毒品是人类社会的一大公害,毒品所引发的犯罪、艾滋病传播等问题尤为严重,已经严重影响了经济发展、公共健康和社会安全。自20世纪起,国际社会及各国政府非常重视毒品问题带给人类社会的严峻挑战,纷纷投入了大量人力、财力和物力,致力于戒毒法律制度建设、专业人员培养和戒治技术开发等。

　　中国共产党自成立以来一直高度重视毒品问题的治理。新中国成立后,党和政府就制定了一系列惩治毒品犯罪的政策与法令,大刀阔斧、雷厉风行地开展了声势浩大的禁毒运动,获得了"无毒国"的美誉。进入21世纪以来,受多种因素影响,我国毒品犯罪日益猖獗,禁毒斗争形势严峻复杂。2014年7月6日,中共中央、国务院印发了《关于加强禁毒工作的意见》,把禁毒工作纳入国家安全战略以及平安中国、法治中国建设之中。2018年6月25日,习近平总书记作出重要指示:"要加强党的领导,充分发挥政治优势和制度优势,完善治理体系,压实工作责任,广泛发动群众,走中国特色的毒品问题治理之路,坚决打赢新时代禁毒人民战争。"2020年6月23日,习近平总书记再次指出:"各级党委和政府要坚持以人民为中心的发展思想,以对国家、对民族、对人民、对历史高度负责的态度,坚持厉行禁毒方针,打好禁毒人民战争,完善毒品治理体系,深化禁毒国际合作,推动禁毒工作不断取得新成效,为维护社会和谐稳定、保障人民安居乐业作出新的更大贡献。"戒毒工作是毒品治理体系的重要环节。近年来,在党和政府的坚强领导下,通过戒毒理论界和实务部门的共同努力,我国戒毒工作取得了举世瞩目的成就,形成了戒毒康复的中国方案,为世界戒毒领域贡献了中国智慧。

毒品成瘾是一种慢性、复发性脑神经疾病，是个体、药物和社会等多种因素交互作用的结果。戒毒人员具有违法者、毒品受害者和成瘾病人的"三重属性"，鉴于此，戒毒是一项具有极强法治性、科学性、专业性和社会性的系统性工程。艰巨的戒毒工作与艰难的戒毒治疗催生了戒毒学学科。一方面，戒毒工作需要专门的学科理论指导。在"以人为本、科学戒毒、综合矫治、关怀救助"原则的指导下，戒毒机构积极进取、锐意创新，取得了显著的戒毒成效，积累了宝贵的戒毒工作经验。但从戒毒实践来看，"高复吸、低操守"的现象依然存在，戒毒机制、戒治方法和技术等方面仍滞后于实践的需要，戒毒工作急需一门独立的学科提供理论指导。另一方面，戒毒治疗需要专门的学科理论支撑。随着科学技术的进步，毒品成瘾戒治方面的理论成果取得了长足进步。但是，这些成果呈现碎片化，基础性和整体性研究不足，实用性和创新性研究不强，戒毒治疗急需一门独立的学科加强理论整合。此外，不断完善的戒毒法律体系、比较健全的戒毒工作机制、相对成熟的戒毒工作模式、日渐创新的戒毒方法技术、逐步深化的戒毒理论知识等也为戒毒学学科的产生提供了条件。综上，戒毒学学科是回应戒毒工作与戒毒治疗实践迫切需要的时代产物。

本书是戒毒学学科知识的基础，分上、中、下三篇，共十四章。

上篇为理论篇。第一章戒毒学导论，主要论述了毒品特征与分类、戒毒学的理论基础、戒毒学学科体系与研究对象、戒毒学研究方法与研究意义；第二章国际社会戒毒简史，主要介绍了吸毒问题的由来与发展、国际社会戒毒问题的发展历程、我国戒毒工作发展历程，还特别介绍了我国香港、澳门特别行政区及台湾地区的戒毒历史；第三章毒品成瘾机理与复吸原因，主要探讨了常见毒品的毒性作用与精神效应、毒品滥用与成瘾机理、毒品复吸原因分析等；第四章现行禁毒戒毒法律制度，主要梳理了国际禁毒公约、世界主要国家现行禁毒戒毒法律制度以及我国现行主要禁毒戒毒法律法规；第五章我国戒毒工作体制与统一戒毒模式，主要研究了我国戒毒组织机构与戒毒工作体制、戒毒工作原则与体系、国内外典型的戒毒模式；第六章戒毒工作者与戒毒人员，简要探讨了戒毒工作主体，特别是强制隔离戒毒机关人民警察与戒毒人员的基本问题。

中篇为实务篇。第七章戒毒人员管理，论述了戒毒人员管理的基本问题、强制隔离戒毒人员管理的内容、戒毒人员管理的方法以及规范化等;第八章戒毒人员医学治疗,阐述了戒毒人员医疗工作的基本问题、不同药物类型成瘾的诊断与治疗、多药滥用并发症的治疗、药物过量中毒的诊断与治疗、艾滋病与传染疾病的诊断与治疗、药物维持治疗与健康管理等;第九章戒毒人员教育矫正,论述了戒毒人员教育矫正的概述、内容与评估问题;第十章戒毒人员心理矫治,论述了戒毒人员心理矫治的基本问题、常用理论、常用方法、戒毒人员心理危机干预以及效果评估等内容;第十一章戒毒人员运动康复训练,论述了戒毒人员运动康复训练概述、康复训练工作的实施、运动康复训练的风险防控与效果评估;第十二章信息化与智慧戒毒,介绍了信息化时代与信息技术、戒毒机关电子政务、智慧戒毒的内容与实施;第十三章戒毒社会工作,论述了戒毒社会工作的含义、要素、工作对象、服务内容以及工作方法等。

下篇为比较篇。第十四章国外主要国家及我国港澳台地区戒毒模式,评析了国外主要国家以及我国港澳台地区的戒毒制度,并对比分析了我国与欧美国家戒毒理念的差异。

本书撰写人员分工如下(按章节排序):

姜祖桢(中央司法警官学院教授,第一章、第二章、第五章)

王春光(中央司法警官学院博士,第三章)

张凯(中央司法警官学院副教授,第四章)

李颖(江苏省戒毒管理局干部,第六章)

何葵(中央司法警官学院教授,第七章)

徐定(上海市戒毒学会副会长、秘书长,第八章第一、二、三、四、六节)

潘晓(上海市司法局戒毒医疗和生活卫生处三级主任科员,第八章第五节)

宋秋英(中央司法警官学院副教授,第九章)

庞春红(中央司法警官学院教授,第十章)

贾东明(浙江司法警官职业学院副教授,第十一章,第十四章第一、二、三、五节)

施孟君(云南省第三强制隔离戒毒所教育矫治科副科长,第十二章)

赤艳(中央司法警官学院教授,第十三章)

史景轩(中央司法警官学院教授,第十四章第四节)。

戒毒是一项世界性难题,戒毒研究仍需守正笃实,久久为功。然"志之所趋,无远勿届,穷山距海,不能限也。志之所向,无坚不入,锐兵精甲,不能御也"。我们坚信,在理论界和实务部门的共同努力下,戒毒研究成果必将硕果累累,戒毒工作质量必然节节升高,戒毒学科发展必定日日俱进。

由于作者水平所限,仓促付梓,校改不周,本书难免有错漏舛误之处,诚请专家学者和实务工作者予以批评指正,以便将来修订时采撷纳言。同时,在本书写作过程中,作者参阅了大量专业文献,在此谨致谢意!尽管努力做到对所引用内容予以注明,但仍会存在对个别引用未予以明示、部分表述有错讹之处,在此一并致歉!

感谢李德教授、赵敏教授在百忙之中为本书作序,感谢中央司法警官学院科研处的同志们为本书的出版给予的大力支持!

作 者

2022 年 3 月 12 日

目录

上 篇

中 篇

下　篇

上　篇

第一章　戒毒学导论

　　毒品是国际社会共同面临的世界性难题,长久以来,世界各国致力于降低复吸率,减轻毒品危害。21 世纪以来,在戒毒法律制度建设、毒品成瘾理论研究、戒治方法技术创新以及戒毒质量提升等方面取得了丰硕的成果,为戒毒学的诞生奠定了坚实的基础。但毒品滥用形势依然严峻,新型毒品种类日益增多,复吸率依然居高不下,戒毒工作亟须一门独立的学科予以理论指导。戒毒学学科的诞生有助于促进戒毒理论研究的深入开展,有助于促进戒治康复的科学化水平,有助于促进戒毒工作者专业素质的提升,有助于促进戒毒工作质量的提高。

第一节　毒品特征与毒品分类

一、毒品与吸毒的概念界定

　　毒品(drug),是一个兼具医学、法学和社会学的概念;人们对它的认识不尽一致,目前尚无一个公认统一的定义。一般认为,毒品是指法律规定的具有很强成瘾性并在社会上禁止使用的精神活性物质。世界卫生组织的定义为:凡是有别于日常的生活必需品,而且能改变人的身体机能和结构的可食性物品,都可以被称为毒品。[1]《牛津英文字典》(OED)初版第 3 卷(1897 年出版)对"毒品"这个名词做了如下定义:"一种原有的、简单的药物,有机的或无机的,既可以在其天然状态下使用,又可以经过加工使用,还可以作为药物或毒品的原料。"我国官方则把毒品定义为:毒品是指鸦片、海洛因、甲基苯丙胺(冰毒)、吗啡、大麻、可卡因以及国家规定管制的其他能够使人形成瘾癖的麻醉药品和精神药品。[2] 从以上定义可以看出,戒毒领域所说的毒品不包括能够夺取人生命的乌头、砒霜、氰化物等剧毒品。它是专指具有依赖潜力的药物,国外一般把"毒品"称为"药物":既包括具有医疗价值的成瘾性药品,如鸦片、吗啡、安定等;也包括仅有成瘾性而没有医疗价值的药品,如甲基苯丙胺、摇头丸和致幻剂等。英语中的"drug"一词含有毒品与药品两种意思。

吸毒,即个体摄入毒品的行为。吸毒在国外一般被称为物质滥用(substance abuse)或药物滥用(drug abuse)。滥用是指非医疗目的,违反国家法律,私自、过度地反复使用致依赖性药物,并造成个人危害和法律社会问题。一般情况下,药物滥用可发展成药物依赖(drug dependence)。多药滥用指的是非医疗目的滥用两种或两种以上药物的行为。多药滥用有三种形式:一是滥用药物中混有其他药物成分的药物;二是同时使用两种或两种以上的药物;三是交替使用不同的药物。

二、毒品的特征

毒品的多重属性,使它同时具有医学、生物学、法学和社会学等不同领域的特征。具体来说,毒品具有强效性、依赖性、耐受性和危害性等基本特征。

(一)强效性

毒品从本质上来说属于精神活性物质。精神活性物质是指能够影响心境、情绪、认知、感知觉、行为并改变意识状态的天然和人工合成物质。这类药物的一个显著特征是大多数都具有较强的精神心理效应,即高效价药学作用,这种强效药品是普通的精神药物所不能替代的。例如,吗啡的镇痛效能

---

〔1〕 参见潘海燕编译:《毒品史话》,载《世界博览》2000 年第 1 期。
〔2〕 参见《刑法》第 357 条、《禁毒法》第 2 条规定。

是普通解热镇痛剂的 5～10 倍,芬太尼是吗啡的 80～100 倍,舒芬太尼是吗啡的 800 倍以上,而二氢埃托啡的镇痛效力是吗啡的 2000～12,000 倍。

强效性是成瘾性药物的显著生物学特性。实质是其所具有的"正性强化"作用或"正性效价"作用。药物的正性强化作用不但可产生与用药靶标一致的高价效应,而且还可通过大脑奖赏机制触发用药者在精神上产生特殊的心理愉悦和精神体验,使用药个体在解除病痛的同时又能深层次体验某种特殊的精神欣悦与心理放松,像兴奋、欣快、愉悦、刺激、开心、平静等。当精神活性物质被非医疗目的滥用时,其依赖潜力和成瘾倾向往往随之产生,从而在药物"正性作用"的强效推动下成瘾。

(二)依赖性

药物依赖性是精神活性物质致瘾性形成的最本质特征。药物依赖性或药物成瘾性,按依赖的表现不同,可分为生理依赖性和心理依赖性。

1. 生理依赖性

生理依赖性(physiological dependence)是指由于连续性反复或周期性重复滥用药物,致使中枢神经系统和躯体组织系统处于一种特别适应状态。这种在药物作用下实现的特殊病理性平衡状态,一旦中断用药或减量用药就会使适应状态失衡,引起一系列严重的生理性躯体反应和精神病理效应,故又称躯体依赖性。终止或减量用药所引起的以中枢性疼痛和精神障碍为主要表现的临床反应,称戒断综合征(withdrawal syndrome)。戒断综合征轻者只感到难受,全身不适,重者可威胁生命。戒断症状大部分由停药或减量用药引起,也可因使用拮抗药,使药物作用暂时减弱或阻断引起。戒断综合征是生理依赖性的重要标志和临床外显,也是药物滥用者不敢也不能终止用药的重要原因之一。临床上,因突然中止用药而引发的戒断反应称为"急性戒断反应"或"急性戒断综合征"。急性戒断反应往往给成瘾者造成难以自制的、严重的痛苦体验和躯体不适,为了急于摆脱这些急性戒断反应而急迫地使用毒品,这就是药物依赖和毒品成瘾的重要原因。

阿片类毒品成瘾者往往在中止用药或脱毒治疗结束一定时间后,重复出现类似急性戒断反应的症状,称为"稽延性戒断综合征"(protracted abstinence syndrome）或"迁延性戒断综合征"（persistent withdrawal syndrome）。稽延性戒断综合征是指进行脱毒治疗后,虽然急性戒断症状消失,但仍然有许多的身体不适和痛苦现象,其症状一般可持续长达数年之久。稽延性戒断症状主要有:(1)精神方面表现为入眠困难、多梦易醒、焦虑、抑郁、胆怯、烦躁、思维迟钝、精神恍惚、健忘、情感脆弱、易受挫折等。(2)躯体痛症及其他方面表现为头痛、腹痛、腰痛、四肢肌肉和骨节疼痛、倦怠乏力、嗜睡、懒言、周身不适等。(3)消化功能方面表现为食少甚或厌食、胃脘痞胀不舒、腹泻便秘交替、肌肉消瘦等。(4)心理依赖方面表现为瘾欲顽固、心理渴求与觅药行为强烈。稽延性戒断综合征不仅影响成瘾者的功能恢复,也是发生复吸行为的重要原因之一。

2. 心理依赖性

心理依赖性（psychological dependence）又称精神依赖性（psychic dependence）,是依赖性物质作用于人体中枢神经系统所产生的一种特殊精神效应和心理状态。表现为成瘾者对某种药物非常强烈的"渴求"状态和不顾一切的"觅药"行为。一般情况下,用药者为追求这种特殊的心理愉悦、欣快、舒适、亢奋效应和精神刺激与满足,常忽视法律和责任,把获用成瘾物质作为最重要的生活目标,而不顾一切和不计后果地强迫性觅用。心理依赖是成瘾性药物通过奖赏机制产生强大正性强化作用的结果,这种正性强化作用以成瘾记忆的形式被存储于长时记忆系统中。由于心理依赖性使成瘾者的心理表型、人格特质和精神结构等发生了深层次病理改变,现代医学将药物依赖认定为一种以精神心理障碍为主要表现的慢性高复发性脑病,对此已逐渐达成广泛共识。

心理依赖与生理依赖是有重要区别的。一是在戒断反应上的区别。生理依赖在停药后大多出现明显甚至十分严重的戒断症状群,而心理依赖在停药后,一般不出现或不明显出现身体戒断症状。二是发生机制的区别。生理依赖性产生的主要原因与中枢神经系统复杂的负性强化作用直接相关,心理依赖产生的原因主要是大脑中枢神经系统奖赏效应的正性强化作用。三是危害性与作用时间的区别。由于心理依赖性的形成是建立在中枢神经系统功能和结构发生生物学改变的基础之上,所以,其造成的病理损害和记忆痕迹在时间和空间上可能具有无限向度,这正是心理依赖比生理依赖更具危害深度和影响长度的原因所在。

（三）耐受性

药物耐受性(drug resistance)是机体对药物作用所产生的一种适应性反应和代偿机制。在连续反复使用某种药物过程中,成瘾药物对多巴胺等神经递质的刺激分泌日益减少,用药剂量不断递增才能维持基本药效水平,否则不但无法体验原初用药感受,而且会出现明显戒断症状或类戒断反应。药物耐受性是造成药物成瘾者不断增加用药剂量,从而递进加重毒品对机体损害作用的重要生物学机制。药物耐受性是药物依赖性重要特征之一。

大多数成瘾性药物都具有药物耐受性。药物耐受性大多具有可逆转性和可恢复性,即停止用药后药物耐受性可随之逐步递减;并且在一般情况下,经一定时间后,机体对大多数药物的反应可恢复到原态水平。当人体对某种药物产生耐受性后,对其他同类药物的敏感性也可能平行降低,例如,阿片、海洛因与美沙酮之间存在的交叉耐受现象,即"交叉耐受性"。交叉耐受性的产生表示机体对更多相近药物敏感性下降,会导致药物成瘾者摄入更多的同类药物。

（四）危害性

药物成瘾的危害涉及个体、家庭和社会等层面。美国前毒品对策事务副主任李·多哥洛夫曾指出:实际上毒品使用的问题根本不受地域边界的限制,它也并非特别偏向于这一个或那一个社会集团。毒品的使用的确是一个全球性的大问题,是一个我们根本不能置之不理的问题。[1]

1.药物滥用对成瘾者个体的危害

药物滥用对成瘾者个体所造成的身体和精神损害是全面性的。第一,毒品使成瘾者健康恶化、体质摧残、疾病侵损,劳动能力丧失,多种疾病的发生率和病死率及致残率都远高于普通人群;第二,成瘾者大多情感空虚、性情冷酷、意志消沉、精神偏执、行事孤僻、人格扭曲、人际关系断裂、社会功能丧失,

---

〔1〕　参见汤家麟、徐菁编著:《当代国际禁毒风云》,经济科学出版社1997年版,第121页。

会远离主流社会,成为另类群体。

2.药物滥用对成瘾者家庭的危害

家庭作为社会的基本细胞,是人类社会结构中重要稳定因子。药物滥用对成瘾者家庭的危害是灾难性的:(1)药物滥用会使滥用者家庭经济崩溃,陷入经济困窘的局面。(2)家庭关系恶化。毒品滥用除了造成家庭经济窘迫外,还会出现暴力现象问题,给其他家庭成员身心造成伤害,造成亲情断绝、家破人亡的局面。(3)社会形象受损。家里有成瘾者,会使其他家庭成员感到脸上无光,出现回避社交等行为。

3.药物滥用对社会的危害

药物滥用对于社会的危害也是巨大的,表现为:(1)浪费社会财富,增加国家的投入,影响国家经济的顺利发展;(2)危害人类身心健康,摧残社会的人力资源;(3)加速性病、艾滋病以及其他疾病的传播,对社会公共卫生的安全构成挑战;(4)引发毒品犯罪和其他相关的刑事犯罪;(5)引发官员腐败和政局的不稳定;(6)引发对自然资源和自然环境的破坏。

三、毒品的种类

联合国《1961年麻醉品单一公约》《修正[1961年麻醉品单一公约]的1972年议定书》《1971年精神药物公约》《禁止非法贩运麻醉品和精神药物公约》规定了经联合国经社理事会麻醉品委员会认定的毒品和制毒物质的种类。1996年1月,我国首次由卫生部公布了《麻醉品品种目录》和《精神药品品种目录》,随后几次对毒品的种类进行了修订。目前我国管制毒品目录包括449种麻醉药品和精神药品(121种麻醉药品、154种精神药品、174种非药用类麻醉药品和精神药品)、整类芬太尼类物质、整类合成大麻素类物质,数量之多在全世界位于前列。[1] 目前,常见的分类主要有以下几种。

(一)国际公约和国际组织的分类

1.国际公约和管制法律将毒品分为三大类:麻醉药品(narcotic drug),主要包括阿片类镇痛剂类、可卡因类、大麻类;精神药物(psychotropic drug),主

---

〔1〕 资料来源:《中国禁毒报》2021年6月26日。

要包括中枢神经兴奋类、中枢神经抑制类镇静催眠药;挥发性溶剂(solvents)。

2. 联合国麻醉药品委员会将药品分成六大类:吗啡型药物(包括鸦片、吗啡、海洛因等),可卡因、可卡叶,大麻,安他非命等人工合成兴奋剂,安眠镇静剂(包括巴比妥类药物和安眠酮),精神药物。

3. 世界卫生组织将成瘾性物质分为八大类:酒精类、巴比妥类、阿片类、可卡因类、大麻类、致幻剂类、烟碱类、挥发性溶剂类。

(二)我国食品药品管理局的分类

根据国家食品药品管理局发布的《麻醉药品目录》《精神药品品种目录》,我国把毒品分为麻醉药品和精神药品两大类。

1. 麻醉药品,是指对中枢神经有麻醉作用,连续使用易产生躯体依赖性、能形成瘾癖的药品,比较常见的有鸦片、吗啡、海洛因、大麻、可卡因、美沙酮等。

2. 精神药品,是指直接作用于中枢神经系统,使之兴奋或抑制,连续使用能产生依赖性的药品。根据作用于中枢神经系统的作用不同,分为中枢神经兴奋剂、中枢神经抑制剂和致幻剂三大类;根据国家对精神药品管制的级别不同,分为一类精神药品(如氯胺酮、冰毒、摇头丸等)和二类精神药品(如地西伴、氯硝西泮、巴比妥等)。

(三)其他毒品分类方法

1. 按照毒品的来源来分,分为天然毒品、半合成类毒品和合成毒品。天然毒品是指从原植物中提取的毒品,如鸦片、大麻、可卡因等;半合成类毒品是由天然毒品与化学物质反应后合成的一类新的毒品,如二乙酰吗啡、二氢吗啡酮等;合成毒品是由化学物质加工提炼而成的毒品,如海洛因、哌替啶、甲基苯丙胺、美沙酮等。

2. 按照毒品危害程度来分,分为硬性毒品和软性毒品。硬性毒品又称烈性毒品,主要包括鸦片、吗啡、海洛因、盐酸二氢埃托啡等;软性毒品又称柔性毒品,主要有兴奋剂、致幻剂、镇静剂类。虽然叫作软性毒品,但它们有些对中枢神经系统的破坏更剧烈,成瘾性更高。这种划分方法尚未达成广泛共识。[1]

3.按照毒品对人中枢神经的作用来分,分为抑制剂、兴奋剂和致幻剂。抑制剂能抑制中枢神经系统,具有镇静和放松作用,如安定类;兴奋剂能刺激中枢神经系统,使人产生兴奋,如苯丙胺类;致幻剂能使人产生幻觉,导致自我歪曲和思维分裂,如大麻类、LSD(麦角乙二胺)等。

4.按照毒品的合法性来分,分为合法类毒品与非法毒品。合法毒品(legal drugs)具有一定的躯体依赖和精神依赖潜力,危害相对较轻,因为其消费规模很大,已经完全成为各种文化的构成部分,如烟草、酒精、咖啡因、安定等;非法毒品(illegal drugs)是指国家依法管制的能够使人形成瘾癖的精神药品和麻醉药品,包括鸦片、吗啡、海洛因、可卡因、摇头丸、甲基苯丙胺等为世界各国管制、禁止的成瘾性物质。[2]

5.按照毒品使用方式来分,分为服食剂、吸食剂和注射剂。服食剂如摇头丸、盐酸二氢埃托啡、三唑仑等;吸食剂如K粉、可卡因、冰毒等;注射剂如吗啡、杜冷丁、海洛因等。

6.按照毒品的发展时期来分,分为传统毒品、合成毒品和新精神活性物质。传统毒品又称第一代毒品,主要包括鸦片、吗啡、海洛因、大麻、可卡因等麻醉药品;合成毒品又称第二代毒品,主要指冰毒、摇头丸、兴奋剂等精神药品;新精神活性物质(new psychoactive substance,NPS)又称第三代毒品,是指没有被联合国国际公约管制,但存在滥用和成瘾现象,并会对公众健康造成危害的单一物质或混合物质。新精神活性物质又称"策划药"或"实验室毒品",是不法分子为逃避打击而对管制毒品进行化学结构修饰得到的毒品类似物。

第二节　戒毒学的理论基础

世界卫生组织(World Health Organization,WHO)认为,吸毒成瘾是一种

---

〔1〕　杨良主编:《药物依赖学——药物滥用控制与毒品成瘾治疗》,人民卫生出版社2015年版,第32页。

〔2〕　杜新忠:《实用戒毒》,人民卫生出版社2007年版,第6页。

慢性、反复发作性的脑疾病,吸毒成瘾具有复杂的生物学、心理学与社会学病理机制。戒毒是一个长期复杂的过程,应建立一个集医学、心理学、教育学、社会学等理论支撑,融医学治疗、心理矫治、教育矫正和社会支持等手段为一体的戒毒康复体系。

一、马克思主义哲学基础

马克思主义哲学是关于自然界、人类社会和思维发展的最一般规律的科学。唯物辩证法是马克思主义世界观和方法论的核心内容,它是我们认识世界和改造世界的基本方法论。[1] 马克思主义认识论强调实践是认识的基础和来源。恩格斯曾指出,世界体系的每一思想映像总是在客观上被历史状况所限制,在主观上被得出该思想映像的人的肉体状况所限制。[2] 在认识客观事物时不仅要准确把握本质与现象之间的关系,还要坚持系统论概念,遵循发展变化和具体问题具体分析的观点。事物的发展不是直线式前进,而是螺旋式上升的,导致其发展的源泉和动力是其中对立统一的矛盾。[3]

在关于吸毒和戒毒的认识上,首先,要坚持认识从实践中来的观点。毒品的客观存在是吸毒现象的物质基础,吸毒成瘾机理研究和戒毒工作实践,为我们对吸毒成瘾和戒毒规律的科学认识奠定了坚实的基础。其次,要树立系统论观点。习近平总书记明确指出:系统观念是具有基础性的思想和工作方法。[4] 系统论的观点运用到戒毒工作中,就是要贯彻整体性和层次性的观念,认识到吸毒成瘾不仅与吸毒人员自身的认知、人格因素及其所处的社会环境有关,也与毒品本身所具有的致瘾性有关,戒毒同样也应从生理脱毒与身体康复、心理矫治与人格矫正、教育矫正与职业能力培训、家庭关系与社区环境的改善,社会综合治理与关怀救助等全方位进行工作。再次,要认识到吸毒成瘾的一般性和特殊性。毛泽东曾指出:"马克思主义的最本质的东

<hr/>

〔1〕　本书编写组:《马克思主义基本原理》,高等教育出版社 2021 年版,第 45~46 页。

〔2〕　中共中央马克思恩格斯列宁斯大林著作编译局编译:《马克思恩格斯选集》(第 3 卷),人民出版社 1972 年版,第 76 页。

〔3〕　董清义、王建辉主编:《马克思主义哲学原理》,中国财经出版社 2003 年版,第 120 页。

〔4〕　习近平:《关于〈中共中央关于制定国民经济和社会发展第十四个五年规划和二〇三五年远景目标的建议的说明〉》,载《人民日报》2020 年 11 月 4 日,第 1 版。

西,马克思主义的活的灵魂,就在于具体地分析具体的情况。"要充分认识吸毒行为的表面现象与深层次原因,具体到每个吸毒者的生理状况、个性特征、家庭环境以及吸毒原因等都是有所差异的。我们在制订戒治方案时,要充分考虑到这些差异,做到注意个别化矫正与精准化戒毒。最后,要树立发展变化的观点。成瘾程度不是一成不变的,存在戒断或减弱、毒瘾愈加严重两种可能性,至于向哪个方面发展,取决于"以人为本、科学戒毒、综合矫治、关怀救助"戒毒原则的落实程度。要充分认识到外因通过内因而起作用的原理,将激发和强化戒毒人员的戒毒动机、树立戒毒信心为工作重点,充分发挥戒毒人员主观能动性,使其由"要我戒毒"向"我要戒毒"转变。

需要说明的是,我们认识戒毒问题时,坚持遵循马克思主义哲学基础理论,它给我们提供了一种认识问题的思维方法,而不能形而上学地生搬硬套。诚如恩格斯所言,马克思的整个世界观不是教义,而是方法。它提供的不是现成的教条,而是进一步研究的出发点和供这种研究使用的方法。[1]

二、医学理论基础

医学是一门研究疾病发生原因、机制及其预防与治疗措施,以达到治病救人之目的的科学。《禁毒法》将吸毒成瘾者的身份定位为病人、违法者和受害者。数十年的实验室基础研究已经表明,成瘾确实是一个真正的医学问题,涉及严重的大脑结构改变。[2] 因此,戒毒与医学是密不可分的。

(一)毒品成瘾理论

严格地讲,到目前为止,我们对成瘾及复吸的机理尚不清楚。[3] 2011年,美国成瘾医学会(American Society of Addiction Medicine)将成瘾定义为涉及脑部奖赏、动机、记忆相关环路的原发性、慢性疾病。一般认为,吸毒成瘾与神经生物学、基因遗传学、精神心理学和社会因素等有着密切的关系。

---

〔1〕 中共中央马克思恩格斯列宁斯大林著作编译局编译:《马克思恩格斯选集》(第4卷),人民出版社2012年版,第664页。

〔2〕 参见[美]阿齐可·穆罕默德(Akikur Mohammad):《戒瘾——战胜致命性成瘾》,王斐译,中国人民大学出版社2017年版,第2页。

〔3〕 参见闫薇、高雪娇、孟适秋、陆林:《药物成瘾治疗的国内外现状和发展趋势》,载《中国药物依赖性杂志》2017年第4期。

郝伟等学者认为,成瘾行为的发生、发展与个人素质、心理、社会环境等多种因素有关,成瘾后可导致大脑一系列结构功能发生改变,其病程呈慢性复发性特征。[1] 李锦教授认为,毒品之所以能使机体成瘾,是因为毒品在与机体发生长期相互作用后,能引起机体尤其是中枢神经系统,发生一系列生理机能、生化过程和组织形态学的适应性改变,此称为代偿性适应(adaptation)。[2] 杨良教授认为,药物成瘾是成瘾性药物与机体相互作用所产生的一种特定的病理生理和病理心理变化,表现为一种适应性病态平衡状态。这种平衡状态实际上是一种依赖外源性物质维持的大脑功能和结构发生病理变化的慢性过程。[3]

研究表明,大部分精神活性物质能够导致脑内奖赏系统(reward system)的多巴胺水平升高,从而使机体产生快感。[4] 一旦吸毒成瘾就会影响与奖赏、动机、学习记忆、自控等行为有关的脑部环路,导致成瘾者具有强烈的药物渴求和强迫性觅药行为,这是脑区特定部位和区域的功能和结构发生了复杂的生物学改变结果。中医认为,毒瘾属于中医"毒癖"范畴,主要理论有气血津液受损说、五脏六腑受瘾说、三焦受瘾说、膜原受邪说、烟虫说等。《唐本草》《本草纲目》等都对毒瘾问题有过记载。清代何其伟在《救迷良方》中说"烟乃有气无形之物,随呼吸而渐积五脏之内,而鸦片其味涩,故滞","一旦无烟浸润其间,则肾先苦之,肾苦则呵欠频频……脾之感也。如此则五脏交相困矣"。民国时期黄汉如在《黄氏医话》之《一指禅推拿说明书》中讲到"鸦片为世界巨患,我国人受害最多。一经沾染成癖,任用何法,终难戒绝。损人身体,甚于病魔"。[5]

(二)毒瘾戒治康复理论

毒瘾的医学治疗是戒毒工作必要的基础性工作。戒毒人员在急性戒断

---

〔1〕　参见郝伟、赵敏、李锦主编:《成瘾医学——理论与实践》,人民卫生出版社2016年版,第7页。

〔2〕　参见施红辉、李荣文、蔡燕强主编:《毒品成瘾矫治概论》,科学出版社2009年版,第42～47页。

〔3〕　参见杨良主编:《药物依赖学——药物滥用控制与毒品成瘾治疗》,人民卫生出版社2015年版,第34页。

〔4〕　隋南等编著:《生理心理学》,中国人民公安大学出版社2018年版,第279页。

〔5〕　卞勇骞:《黄汉如"一指禅"推拿治病与戒除烟毒》,载《中医药文化》2008年第3期。

症状消退以后,多数人通常会表现出一系列如失眠、焦虑、消化系统功能障碍和便秘等稽延性症状,吸毒还有可能导致艾滋病、肝炎等疾病的传播;因此,医学处理、社会心理干预必不可少。[1] 我国古代医学文献对阿片急性中毒病因和治疗有过记载,如《吞烟急救方》《救吞生烟良方》《阿片瘾戒除法》《戒烟调验及治疗》等书籍。中医戒瘾基本上是遵循扶正祛邪、辨证论治的原则。王燕昌在《王氏医寸》中对阿片成瘾的病因病机、诊断、治疗有全面的论述。[2] 中药戒毒具有无成瘾性、多靶点治疗,在治疗稽延性症状和防复吸方面疗效显著的特点。[3] 另外,中医还创立了音乐疗法、气功疗法和食疗等方法,而且认为,针灸、按摩、推拿、拔火罐等亦都方便易行、效果显著。[4] 现代医学研究证明,按摩可以促进胃肠的蠕动功能,兴奋或抑制神经,产生镇静、止痛、消炎、消肿、解痉、改善血液循环、增强人体免疫功能等作用。

三、心理学理论基础

心理学是一门研究人类的心理现象、精神功能和行为的科学。依赖性药物的滥用不但可以改变个体的心理素质和精神状态,而且个体原有的心理特质与依赖的形成也密切相关。[5]

(一)认知是沾染毒品的重要因素

多数吸毒人员首次染毒是从未成年时期开始的。他们往往过早地进入社会,结识一些不良社会青年,终日无所事事,游手好闲,好逸恶劳,经常出入娱乐场所,追求时髦和感官刺激,染上吸烟、酗酒、赌博等不良习惯。在瘾君子的引诱或强迫下,很容易沾染毒品。这与未成年人认知能力低下、好奇心理突出、辨别能力低、自控能力弱、喜欢炫耀、易冲动、追求新奇刺激,法治观念淡漠,缺乏有效防御机制等具有非常密切的关系。成年人吸毒绝非单纯和主要出于冲动性,他们多数清楚吸毒的危害,吸毒行为的选择必然经历一个

〔1〕 郭牡丹:《从医学心理看吸毒与戒毒》,载《内蒙古中医药》2015 年第 10 期。

〔2〕 高学敏、顾慰萍:《中医戒毒辑要》,人民卫生出版社 1997 年版,第 13 页。

〔3〕 夏宇等:《中药戒毒药的研究进展》,载《中草药》2016 年第 3 期。

〔4〕 刘志勇、游卫平、简晖:《药膳食疗学》,中国中医药出版社 2017 年版,第 2 页。

〔5〕 杨良主编:《药物依赖学——药物滥用控制与毒品成瘾治疗》,人民卫生出版社 2015 年版,第 58 页。

心理发展和心理准备的过程,其扭曲的人生观、价值观和无责任感等人格品质起着重要的作用。

(二)人格是沾染毒品的关键因素

多数吸毒人员在吸毒之前就有某些典型的人格缺陷,表现为自我发展不充分,具有敌意性、嬉戏性、冲动性、叛逆性、进攻性,不负责任、非积极进取、缺乏激情、逃避现实等特征,当遇到威胁和挫折时,便会以吸毒来减轻心理的困惑。成瘾者具有典型的人格障碍,尤以依赖型、反社会型、冲动型多见。依赖型人格障碍的特征是缺乏自我控制和自我尊重,判断能力差;反社会型人格障碍的特征是精神空虚,无责任感和无羞耻感,尊崇金钱至上、享乐主义,无视法律和伦理道德,缺乏自省和道德自治,情感浅薄而冷酷无情;冲动型人格障碍的特征是喜欢冒险或追求新颖刺激,决策往往从快乐原则出发,追求短暂的、即时的满足而放任吸毒的后果等。从实践来看,有高冲动性的人在成瘾患者人群中所占的比例较大。另外,成瘾与精神障碍的共病率高,尤以心境障碍、焦虑障碍和抑郁障碍较为常见。

(三)成瘾与正负强化具有密切关系

吸毒动机的形成需要经过一定的过程,一般要经历不良社会影响的内化过程和外化为行为的过程。吸毒后,个体便会体验到欣快、愉悦、兴奋、放松、温暖等心理效应。根据经典条件反射和操作性条件反射原理,吸毒人员便在"毒品—快感"之间建立条件性联系。"欣快感""愉悦感"等正性效应强化了心理渴求。这类强烈的情绪体验会被瞬间强化,并被记忆长久保存,成为导致精神依赖的主要原因之一。一旦撤药便可出现戒断反应,为避免痛苦,吸毒者便会不断使用毒品。撤药导致的生理戒断反应也可以使机体产生强烈的负性情绪体验,如应激、抑郁、焦虑或疼痛等不适反应,从而使回避此类负性情绪的预期成为精神依赖的另一个主要原因。[1]

(四)心理矫治是戒除成瘾的重要手段

吸毒成瘾后,成瘾者的心理和精神发生了更加严重的恶变。这些心理问

---

〔1〕　杨良主编:《药物依赖学——药物滥用控制与毒品成瘾治疗》,人民卫生出版社 2015 年版,第58 页。

题、精神疾病不仅严重影响了戒毒人员的戒治效果和生活质量,而且容易产生心理危机,导致恶性事故的发生,影响戒毒场所与社会的安全稳定。心理依赖是复吸的根本原因,戒除心瘾是实现戒毒目标的关键。无论是心因性疾病,还是躯体疾病,心理因素的治疗作用均不容忽视,这一点已经被精神医学的研究成果所证实。对心因性疾病的治疗,应以心理治疗为主,辅以药物治疗,以增强心理治疗的效果;对躯体疾病要在药物、手术治疗的基础上,辅以心理治疗,增强其疗效。[1] 目前,毒瘾心理矫治已有几十年的历史,已发展了许多有效的心理治疗模式,实践中取得了很好的效果。

四、法学理论基础

法是由国家制定或认可并由国家强制力保证其实施的,反映统治阶级意志的规范体系。它通过规定人们在相互关系中的权利和义务,确认、保护和发展对统治阶级有利的社会关系和社会秩序。法通过对人们思想的影响,实现对人们行为的评价、指引和预测,实现对合法行为的保护和对非法行为的谴责、制裁、警戒和预防的作用。

毒品泛滥危害着国家经济秩序和社会秩序,甚至影响统治阶层的统治地位。国家必然要通过法律手段对其进行打击和制裁。国际社会自20世纪初期开始,就先后召开了多次国际会议、国家之间双边及多边禁毒工作会议,制定了一系列禁毒公约、协定,将禁毒戒毒工作纳入法治轨道。1990年2月20日,联合国大会特别会议通过了《政治宣言》和《全球行动纲领》,确立了减少毒品非法供应与减少毒品非法需求两大禁毒战略,制定了针对吸毒人群的早期诊断及有效的治疗和身心康复等综合性的干预措施。世界大多数国家将吸毒行为视为犯罪或违法行为,纷纷制定关于禁毒戒毒的法律法规。我国早在清雍正年间就颁布了禁止吸食鸦片的法令;中华人民共和国成立之初,就开始通过制定法令、政策的形式,对吸毒行为进行严格管控。《关于禁毒的决定》(1990年12月28日,第七届全国人大常委会第十七次会议通过),明确作出了对吸毒人员进行治安处罚、强制戒毒和劳动教养戒毒的规定。《禁毒法》(2007年12月29日,中华人民共和国第十届全国人民代表大会常务委

---

[1] 章恩友:《罪犯心理矫治基本原理》,群众出版社2004年版,第93页。

员会第三十一次会议通过)和《戒毒条例》(2011 年 6 月 22 日,国务院第 160
次常务会议通过),更是对戒毒方针原则、戒毒机构设置、戒毒工作体系、戒毒
人员合法权益的保障、戒毒模式与戒毒方法手段等作出了详细的规定,充分
体现了戒毒工作的法制性原则,为戒毒工作的开展提供了法律依据。

五、教育学理论基础

教育学是指研究教育现象和教育问题,归纳总结人类教育活动的科学理
论与实践,探索解决教育活动产生与发展过程中遇到的实际教育问题,从而
揭示出一般教育规律的学科。[1] 教育是广泛存在于人类生活中的社会现
象,是有目的地培养社会人的活动。从教育学角度来说,吸毒行为是吸毒人
员对毒品危害性缺乏正确认识,是教育失败的产物。实践证明,教育矫正是
戒毒工作的重要手段之一。法制道德教育、毒品危害教育、心理健康教育、职
业技能教育和预防复吸教育等,能够提高戒毒人员认识水平,转变其错误的
人生观、价值观,塑造健康人格,矫正不良习惯,习得一定谋生技能,对于毒瘾
戒断具有十分重要的作用。

(一)可教性思想与戒毒

康德曾说:人是教育的产物。[2] 人的可教性突出表现在人具有自我管
理意识。人类既有生物性又有社会性。生物性在具有可塑性的同时,也为人
的发展提供了物质基础。人的社会性则是人类高于其他动物的根本所在,也
是人的教育活动能否成功的关键所在。实践证明,教育在戒毒工作中具有重
要作用,教育者要树立"毒瘾难戒、毒瘾能戒"的理念,通过强有力的教育矫
正吸毒人员的认知。

(二)主体性观念与戒毒

《学记》中有"道而弗牵,强而弗抑,开而弗达"之说,所阐明的正是教育
者对受教育者的引领、开导和教导,而不是越俎代庖。在教育活动当中,受教
育者是具有自己的意志、情感、需要,具有认识能力的,富有能动精神的人,在
学习中并不是消极、被动的。叶圣陶先生说"凡为教,目的在于达到不需要

---

〔1〕　黎翔主编:《教育学》,航空工业出版社 2014 年版,第 7 页。
〔2〕　[苏联]阿尔森·古留加:《康德传》,贾泽林译,商务印书馆 1981 年版,第 86 页。

教"。实践证明,戒毒人员是戒毒活动的戒治主体,其戒毒动机是戒毒工作是否成功的关键因素。在戒毒教育活动中,戒毒人员不是被动接受影响的,他们会对教育活动和教育内容进行主动的选择。我们要努力发挥戒毒人员的主体能动性,变被动接受为主动接受,最终达到自我教育和自我戒治。

(三)生活教育理论与戒毒

我国近现代著名教育家陶行知先生在近30年的教育实践中,创立了以"生活即教育""社会即学校""教学做合一"为中心的生活教育理论。其主要思想是,教育既始于社会又将归于社会,社会生活是整合学校生活、家庭生活的关键;教育是要把整个社会作为教育的范围;教育要做到教育、学习和实践有机结合。陶行知指出,最好的教育,要想让它有效,须是教学做合一……教学做合一是最有效力的法子。[1] 在对戒毒人员进行的教育矫治活动中,要充分调动一切有利于戒毒人员戒治的社会力量,特别是运用家庭因素。要使戒毒人员在"做"的活动中获得知识、掌握技能。要对戒毒人员进行行为养成训练、劳动技能和拒毒训练,让他们通过亲手操作获得戒治康复的能力,有的放矢、形象生动的教育能使戒毒人员感同身受,更容易接受,教育才能达到应有的效果。

(四)个别化教育理论与戒毒

个别化教育是指根据学习者的个性心理特点及知识、能力现状,从实际出发,采取不同的途径、措施和方法进行教育。个别化教育是因材施教原则在戒毒工作中的应用。我国古代教育家孔子指出,"中人以上,可以语上也;中人以下,不可以语上也"。[2] 朱熹在概括孔子的教学经验时指出:"孔子施教,各因其材"。[3]个别化教育理论要求我们从事戒毒人员教育矫正时,要根据戒毒人员的不同情况和特点,设计教育方案和教育内容,选择适合戒毒人员的教育方法,做到教育的个别化和精准化。

六、社会学理论基础

社会学是以社会现象为基础,考察人们的社会行为和关系,研究社会结

---

〔1〕 张慧:《陶行知"教学做合一"思想的教育启示》,载《文学教育》2012年第10期。

〔2〕 《四书今译》(《论语·雍也》),夏延章、唐满先、刘方元译注,江西人民出版社1996年版,第128页。

〔3〕 王道俊、王汉澜主编:《教育学》,人民教育出版社1989年版,第240页。

构和功能,解决社会问题的途径以及社会发展规律的一门学科。[1] 任何生命个体都生活于一定的社会环境之中,任何社会成员都不可能脱离所处社会的环境制约和氛围影响而孤立地生存。[2] 从社会学角度来看,吸毒是个体社会化失败的产物。德国刑事社会学家李斯特指出:任何一个具体犯罪的产生均由两个方面的因素共同使然,一个是犯罪人的个人因素,另一个是犯罪人的外界的、社会的尤其是经济的因素。[3] 社会学理论对于对戒毒学的研究具有重要的指导意义,社会学中的文化冲突理论、亚文化理论、社会学习理论、社会标签理论、选择性交互作用和社会控制理论等对包含吸毒行为在内的越轨作出了很好的解释。

戒毒工作同样也离不开社会因素的积极作用。2009 年 6 月 24 日,联合国毒品和犯罪问题办公室(United Nations Office on Drugs and Crime,UN-ODC)执行主任科斯塔在联合国禁毒报告中指出,吸毒成瘾是个健康问题,一定要为他们提供援助并使他们重返社会。从本质上强调了社会各界对吸毒人员的帮助教育具有义不容辞的责任和义务,这也是构建和谐社会的本质需要。[4] 实践表明,戒毒成效显著的"生理—心理—社会"模式明确揭示出,在社会学理论的指导下,通过家庭关爱与接纳,消除社会歧视,加强社会帮扶与后续照管等措施,使戒毒人员在思想、心理与行为习惯等方面接受并符合社会规范和社会价值目标,顺利回归社会。

第三节　戒毒学学科体系与研究对象

一、戒毒学的概念

(一)戒毒学的概念及其内涵

吸毒是一种具有严重危害性的不良嗜好,"戒"是指革除不良嗜好。戒

---

〔1〕《中国百科大辞典》,华夏出版社 1990 年版,第 272 页。

〔2〕 杨良主编:《药物依赖学——药物滥用控制与毒品成瘾治疗》,人民卫生出版社 2015 年版,第 62 页。

〔3〕 [德]李斯特:《德国刑法教科书》,徐久生译,法律出版社 2000 年版,第 9～10 页。

〔4〕 戴红、姜贵云主编:《康复医学》,北京大学出版社 2013 年版,第 1 页。

毒是指吸毒人员戒除吸食、注射毒品的恶习及毒瘾。戒毒学是一门研究毒品滥用原因与成瘾机制、戒毒理论与方法、复吸预防,使戒毒人员顺利回归社会的科学。

戒毒学的内涵主要有:第一,戒毒学是一门独立的学科,它的研究内容主要是戒毒法律制度与工作体制,毒品作用机理,滥用原因与成瘾机制,戒治理论与方法、复吸预防等;第二,戒毒学是一门专业性、技术性很强的科学,戒毒需要具有专业资质的人员运用医学、心理学和社会学等领域的理论、方法和技术开展戒治活动;第三,戒毒学属于法学门类中禁毒学下的子学科,戒毒学研究的最终目的是巩固国家政权、维护社会治安秩序、增强民族素质。

(二)戒毒学的学科建立

学科是指学科主体根据社会发展的需要和学科发展的规律,结合自身实际,采取各种措施和手段促进学科发展和学科水平提高的一种社会实践活动。[1] 学科是高等教育的基础,学科的发展代表着高等学校教学、科研和培养人才的专业发展方向。[2] 戒毒学是对长期的戒毒实践进行总结与科学研究,逐步形成的。戒毒学是专门研究毒品滥用成瘾及其戒治问题,揭示毒瘾戒治活动的特点与规律,提供戒治策略和措施的学科,具有相对独立的理论知识体系。戒毒工作的发展不断推进戒毒学学科的建立与完善。

1. 戒毒学学科建立的必要性

戒毒学建立的目的是最大限度地降低复吸率,减轻毒品的社会危害。这一深刻的社会现实需要戒毒学学科的建立,形成系统、科学的理论与方法以指导戒毒工作的实践。首先,戒毒工作实践的需要。21 世纪以来,我国社会、经济等各个方面得到了迅猛的发展,戒毒实务部门积极进取、锐意创新,取得了斐然成就。但毒品滥用形势依然严峻,新型毒品种类日益增多,复吸率依然居高不下,给戒毒工作提出了新的挑战。面对日趋严重的戒毒问题,戒毒工作亟须一门独立的学科予以理论指导,戒毒实践的迫切需要催生了戒毒学科的建设。其次,戒毒科学理论研究的需要。近年来,随着社会的发展

---

〔1〕 罗云:《论大学学科建设》,载《高等教育研究》2005 年第 7 期。

〔2〕 陈廷根:《学科建设:高校发展与强大的生命线》,载《高教研究》2005 年第 1 期。

和科学技术的进步,戒毒理论研究取得了长足进展,一些新的戒治技术与方法也应运而生,为戒毒学的诞生奠定了一定的理论基础。但是,我们也应该看到,戒毒领域的研究多是医学、心理学和社会学等学科碎片式的研究,没有形成系统化研究,基础性和整体性研究不足,高质量的成果不多,理论滞后于实践的情况较严重。戒毒领域亟须建立一门能够融合各个相关学科,产生一批涵盖基础性、理论性和技术性研究的学科,这就使戒毒学科建设的紧迫性与必要性日益突出。最后,戒毒专业人才培养的需要。戒毒事业的成效,在某种程度上取决于专业人才的素质和能力。戒毒学学科的建立为戒毒实务性人才的培养,提供了必要的途径。

综上所述,戒毒学是一门独立的综合性、应用性学科,不仅有自身的研究对象,也有其日渐成熟的理论体系。如何进一步推动戒毒学科建设,使其发展为一门独特的学科,是所有戒毒理论研究学者和戒毒实务工作者的历史使命。

2. 戒毒学学科建立的可行性

任何一门学科的建立与完善,是与社会条件和科学发展的进程密不可分的。社会现实的发展和变化不断推进戒毒学学科的建立与完善。党和政府历来重视戒毒工作,制定了一系列法律法规和政策,在人力、物力和财力方面不断加大投入,戒毒体制、机制和戒毒模式业已确立,戒毒理论研究和戒毒实践工作取得了显著成效,戒毒学学科建立的条件基本成熟。

（1）较为完善的法律基础

自从有了毒品滥用与成瘾现象,人类社会便开始了与之斗争的历程。自20世纪开始,国际社会和毒品泛滥的主要国家纷纷就禁止毒品原植物的种植、毒品制造、贩运和吸食等制定了一系列协定、公约和法律,[1]并开展了毒瘾的戒治工作。我国自清雍正时期就颁布了禁烟诏令,开始对烟毒进行禁吸戒治活动。中国共产党成立后,从人民利益出发,在苏区和根据地对贻害中华民族的毒品制定了禁烟法令和规定,并制定了戒烟措施。新中国成立后,党中央和国务院更是加大治理毒品违法犯罪的力度。到目前为止,我国戒毒

---

〔1〕　参见第二章相关内容。

方面的法律、法规、部门规章和条例等法律性文件达 100 多项,已形成了较为完善的法律体系,为戒毒学学科的构建提供了法律基础。

（2）成效显著的戒毒实践

国际社会自戒毒工作开展以来,先后探索了一些卓有成效的戒毒模式和戒治方法,其中典型的有"生物医学康复模式"和"社会心理康复模式"。我国在戒毒领域也积累了很多宝贵的经验,特别是随着《禁毒法》和《戒毒条例》的实施,戒毒机构严格遵循"以人为本、科学戒毒、综合矫治、关怀救助"工作原则,形成了"采取自愿戒毒、社区戒毒、强制隔离戒毒、社区康复等多种措施,建立戒毒治疗、康复指导、救助服务兼备"的工作体系,构建了"以分期分区为基础、以专业中心为支撑、以科学戒治为核心、以衔接帮扶为延伸"的全国统一的司法行政戒毒工作基本模式（以下简称统一戒毒模式）,戒毒工作实践取得了丰硕成果,这为戒毒学学科的建立奠定了坚实的实践基础。

（3）丰硕的理论研究成果

戒毒学是一门理论性很强的学科。自 21 世纪以来,世界各国的专家、学者从不同的领域对毒品成瘾机理、戒治方法和技术、预防复吸策略等进行了广泛而深入的研究,提出了很多学说和假设,取得了大量的理论成果。特别是戒毒体制与工作机制、药物成瘾机理、吸毒与复吸原因、成瘾医学治疗、药物滥用与精神障碍、戒毒人员心理矫治、戒毒人员教育矫正、运动康复训练、戒毒社会工作等方面的理论研究,取得了积极进展,这为戒毒学学科的建立奠定了厚实的理论基础。

（4）初步成型的学科建设

学科一般是指在整个科学体系中学术相对独立、理论相对完整的科学分支;它既是学术分类的名称,又是教学科目设置的基础。学科建设内涵包括学术队伍、人才培养、科学研究、实验基地的建设等方面。[1] 中央司法警官学院于 2001 年首次在法学专业（教育学方向）开设戒毒康复技术课程。2015 年,学校设置法学专业（戒毒工作方向）,开设了戒毒学相关的系列课程。2020 年,教育部批准中央司法警官学院开设禁毒学专业（戒毒方向）,并

---

〔1〕 梁传杰:《学科建设理论与实务》,武汉理工大学出版社 2009 年版,第 5 页。

将此专业纳入人民警察招录体制改革目录中。多年来,学校致力于戒毒系统的教育培训工作,为司法行政戒毒系统培养了大批人才。此专业(方向)的专业课程包括成瘾医学、成瘾心理学、药物滥用与精神障碍、戒毒学、戒毒人员管理实务、戒毒人员教育实务、戒毒人员心理矫治技术、戒毒社会工作、运动康复训练、人体解剖生理学、中医戒毒概要、中外禁毒史、国外药物滥用防治概论、传统文化与矫正等,课程设置趋于完善。

学校成立了师资力量较为雄厚的戒毒学教研室,戒毒学教学团队被评为学校优秀教学团队;戒毒学课程被评为学校一流本科课程;学校在全国建立了 12 个教学科研实习基地;戒毒康复实验中心配置了功能齐全的实验设备;学校建立了戒毒康复研究中心,形成了特色鲜明的学术团队,该团队承担了《强制隔离戒毒人员诊断评估标准与评估体系研究》《强制隔离戒毒人员危险性评估量表的研制与开发》《戒毒人员戒治云平台及大数据分析系统的构建》《毒品成瘾的循证戒治研究与实践》等省部级科研项目,发表了学术论文 100 多篇;出版著作、教材《禁毒法》(国家"十三五"规划教材)、《司法行政戒毒工作概论》等 10 余部,为戒毒实务部门提供了有利的智力支持。

二、戒毒学的学科性质

学科性质是指学科内容在基本科学领域的本质的内在的属性,学科性质是根据其理论知识体系和研究对象确定的。

(一)戒毒学是一门独立的学科

戒毒学是一门涉及门类众多的新兴学科。迄今为止,涉及戒毒领域的学科不少,但还没有一个专门的学科研究戒毒问题。无论是禁毒学、医学、心理学还是社会学等其他学科都是从自己特定的领域研究戒毒问题,都不可能独立承担起戒毒学的重任。基于此,我们认为戒毒学是一门独立的学科。当然,戒毒学的诞生和发展要借助于众多相关学科的理论支撑和技术介入,形成一个完整的理论体系。

(二)戒毒学是一门交叉性学科

当代科学发展的一个重要特点就是科学间的交叉和融合,这一特点在戒毒领域表现得尤为明显。戒毒学与法学、精神医学、药理学、生理学、心理学、犯罪学、社会学、教育学等众多科学密不可分。法学、犯罪学、社会学、教育学等显然属于社会科学领域,而精神医学、药理学、心理学等又具有自然科学的性质。因此,戒毒学是一门兼具自然科学和社会科学双重性质的交叉学科或边缘科学。

（三）戒毒学是一门综合性学科

吸毒成瘾是多种因素交互作用的结果。戒毒人员的"违法者、受害者、病人"身份定位,决定了戒毒工作需要运用多学科的理论支撑,采取多种手段对戒毒人员进行教育戒治。实践证明,戒毒工作必须通过行为养成、生理脱瘾、心理矫治、康复训练和社会帮扶等措施,对戒毒人员进行全方位的戒治与康复训练。因此,戒毒学是一门包含社会科学、自然科学和其他科学的综合性学科。

（四）戒毒学是一门应用性学科

一门学科是理论性学科还是应用性学科,是由其学科理论知识体系的基础性、应用性及其任务和功能来确定的。戒毒工作是基于维护国家政权和社会秩序的迫切需要应运而生的。戒毒学研究的出发点和落脚点,就是运用戒毒研究成果指导戒毒工作实践,科学高效地开展戒毒康复工作,创建和谐发展的社会环境。戒毒学不是纯粹研究吸毒原因、成瘾机理和戒毒理念等理论性内容的学科,它主要是运用戒毒研究成果为戒毒部门提供方法与技术层面的指导。从这个意义上说,它是一门鲜明的应用性学科。

三、戒毒学的学科体系

学科体系是指特定学科的系统性结构关系,反映学科性质、目标和本质属性。[1] 戒毒学学科体系是指戒毒学科的研究范畴、内部结构关系及构成方式,它主要由专业基础部分、专业理论部分和专业应用部分构成。

（一）专业基础层面

戒毒学专业基础部分的作用是为学习者掌握专业理论、专业知识和专业技能打下坚实的基础。课程主要包括禁毒学、禁毒法学、药理学、犯罪社会

---

[1] 刘继同:《社会学学科体系框架与战略性研究领域》,载《中国社会医学杂志》2006 年第 2 期。

学、毒品识别与鉴定、生理心理学、精神病学、矫正导论、矫正教育学、矫治心理学、传统文化与矫正等。

（二）专业理论层面

戒毒学专业理论部分主要是本专业基本理论、专业知识、前沿科学技术和发展趋势的内容，是戒毒学理论的精髓所在。主要包括戒毒学、成瘾医学、成瘾心理学、药物滥用与精神障碍、戒毒学、戒毒管理学、戒毒教育学、戒毒社会工作、中外禁毒史、国外戒毒制度等。

（三）专业应用层面

戒毒学专业应用部分是本专业领域内的戒治方法和技术，是在戒毒学基础理论和专业理论指导下创立的旨在指导戒毒实务工作，提供操作指南的内容。主要包括戒毒人员执法管理实务、戒毒人员教育实务、戒毒人员医疗实务、戒毒人员心理矫治技术、艾滋病等传染病防治、艺术治疗、警务应急急救、戒毒场所危机管理、运动康复训练与职业技能训练等。

四、戒毒学的研究对象与研究内容

（一）戒毒学的研究对象

任何一门科学都有它独特的研究对象。特定的研究对象不仅是学科之间相互区别的主要标志，也是构建该学科的基础。学科的研究对象既是一个学科建立的逻辑起点，也是构建学科基本理论框架的基石，集中体现了本学科与其他学科的辨识性。毛泽东同志曾指出：科学研究的区分，就是根据科学对象所具有的特殊的矛盾性。因此，对于某一现象的领域所特有的某一种矛盾的研究，就构成某一科学的对象。[1]

要确定戒毒学的研究对象，就必须明确戒毒工作的根本目标和戒毒学的任务。戒毒工作的根本目标是戒除戒毒人员毒瘾，消除其复吸行为，使戒毒人员顺利回归社会，成为遵纪守法的社会公民。戒毒学的任务在于揭示毒品滥用原因、吸毒人员人格特点、毒品成瘾机理、戒毒方法和戒治规律等，为戒毒工作实践提供科学的理论和技术，形成更加完善的戒毒理论知识体系。由

---

〔1〕《毛泽东选集》（第1卷），人民出版社1991年版，第309页。

此可以确立,戒毒学的研究对象包括:毒品药理作用、毒品滥用原因、吸毒成瘾机理,戒毒康复理论、方法与技术,预防复吸策略以及戒毒法律政策、戒毒体制与机制等其他相关问题。

(二)戒毒学的研究内容

研究内容是由研究对象确定的。根据戒毒学研究对象的界定,笔者以为,戒毒学研究的具体内容主要包括下列几方面:

1. 戒毒学的基本理论

基本理论主要包括毒品基本特征、基本概念、成瘾机制、戒毒理论基础、学科性质、研究对象、研究方法、构建戒毒学的意义,等等,这些都是建立一门科学必须回答的问题。

2. 吸毒原因及成瘾机理

吸毒原因及成瘾机理是开展戒毒工作非常重要的基础性内容。吸毒成瘾作为一个包括认知、行为、心理综合征在内的症候群,是个体、毒品、社会等多方面因素交互作用的结果。只有对戒毒人员的特征、毒品毒理、滥用及复吸原因、成瘾机理等内容做深入探讨和深刻理解,才能把握戒毒工作的规律,使戒毒工作做到有的放矢。

3. 戒毒工作的法律制度

戒毒法律制度是开展戒毒工作的法律依据。各国由于社会制度、文化的不同,其戒毒法律制度也有所差异。并且,各国的戒毒法律和政策是随着时代发展而发展变化的。这部分内容主要包括国际社会禁毒国际公约、协定,世界各国及地区戒毒法律制度、部门规章及其法律文件等。

4. 戒毒理论、戒治方法与技术

戒毒既不同于对一般疾病患者的医学治疗,也有别于对其他类型违法犯罪分子的教育矫正,它有着自身独特的理论、方法和技术。戒毒工作不仅要有科学的理论做指导,而且还需要行之有效的方法和技术。这部分内容主要有戒毒人员戒毒基本理论、医学戒治、心理矫治、教育矫正,职业技能和社会功能的训练以及戒治效果评估等。这既是戒毒工作的核心内容,也是从事研究和实务工作人员必须掌握的专业知识。

5.戒毒人员的执法管理

戒毒人员的执法管理是戒毒工作的一项重要的基础性内容。管理人员的管理理念是否科学,执法活动是否公平公正,管理活动是否科学文明,直接关系到戒毒人员合法权益,关系到戒毒场所戒治秩序以及戒毒人员的戒治效果。

6.戒毒工作体制与戒毒模式

戒毒工作体制是戒毒工作开展的重要保障,戒毒模式是影响戒毒质量的关键因素。我国构建了"自愿戒毒、社区戒毒、强制隔离戒毒、社区康复"的戒毒工作体制和"戒毒治疗、康复指导、救助服务兼备"的工作体系,确立了"以人为本、科学戒毒、综合矫治、关怀救助"的工作原则,确定了全国统一的司法行政戒毒基本模式,这对于提高戒毒工作质量具有非常重要的作用。

7.信息化与智慧戒毒

智慧戒毒是综合运用大数据、物联网、人工智能等科学技术手段,将戒毒工作与信息科技深度融合,总结和发现戒毒工作客观规律,验证和完善戒毒技术方法的戒毒方式。[1] 信息化与智慧戒毒是戒毒工作发展的时代标志。

8.戒毒人员运动康复训练

戒毒人员的生理机能是影响他们是否保持操守、健康生活的重要因素之一。运动康复训练是戒毒工作中的一项重要内容,它对于提高戒毒人员的体质体能、抵御复吸具有十分重要的作用。

9.戒毒社会工作

戒毒工作的最终目的是使戒毒人员重新回归家庭和社会。戒毒是一个需要全社会各方力量参与的系统工程,开展戒毒社会工作,促进社会力量对戒毒回归人员的监督管理、衔接帮扶与后续照管,对于他们的顺利回归家庭和社会具有不可替代的作用。

10.国外及我国港澳台地区戒毒模式

毒品滥用是国际社会共同面临和应对的世界性问题。多年来,世界各国

---

〔1〕 参见中央司法警官学院课题组:《"戒毒人员戒治云平台及大数据分析系统"的构建》,载《中国司法》2020 年第 8 期。

及地区在长期的戒毒工作实践中制定了适合本国或本地区实际情况的法律和政策,形成了许多各具特色的戒毒模式。各国及地区之间的相互借鉴,取长补短,有利于促进本国或本地区戒毒制度和戒毒措施的完善。

五、戒毒学与相关学科的关系

戒毒学是在综合地汲取其他学科理论和研究成果的基础上建立起来的。研究戒毒学与其他学科的关系,有助于探讨和研究戒毒学中的有关问题。

(一)戒毒学与禁毒学的关系

禁毒学是专门研究毒品问题,揭示人类社会禁毒活动的规律、特点,预防、揭露、证实和惩治毒品违法犯罪行为以及提供其治理对策、措施的学科。[1] 戒毒是禁毒系列工程中的一个重要组成部分。从这个意义上讲,戒毒学属于禁毒学的分支学科。两者的根本目标是一致的,都是致力于毒品问题的解决,维护社会的安全与稳定;不同点在于,两者是种属关系,戒毒学仅研究戒毒领域的有关问题,而禁毒学除此之外,还要研究毒品预防与治理等内容,因此,禁毒学的研究对象范围更广。

(二)戒毒学与生理心理学的关系

生理心理学是研究心理现象和行为产生的生理过程,是心理学的分支学科。生理心理学与生理学、神经生理学、生物化学、药物学、神经心理学、内分泌学以及行为遗传学等都有密切的联系。生理心理学在毒品方面的研究主要涉及毒品成瘾机理问题,是戒毒学的基础内容;而戒毒学研究除了研究毒品成瘾机理外,更多的是关于毒瘾的戒治问题。

(三)戒毒学与精神病学的关系

精神病学是一门以研究人类精神发育障碍的病因、症状特点、临床诊断、收治康复、社会管理、司法鉴定、精神障碍等级评定等问题的科学。有些戒毒人员在吸毒前就存在不同程度的精神障碍,吸毒成瘾后,精神活性物质会导致吸毒成瘾人员罹患神经症、身心疾病或伴随躯体疾病的精神障碍,甚至是苯丙胺类精神病。戒毒医疗的一项重要任务就是治疗这些精神类疾病,精神

---

[1] 杨丽君等:《禁毒学学科的构成要素与建设标准》,载《云南警官学院学报》2009 年第 4 期。

病学的研究成果为戒毒学提供了理论和技术支撑。

（四）戒毒学与犯罪学的关系

犯罪学是研究犯罪现象及其规律，探求犯罪发生原因和治理犯罪对策的科学。它以研究犯罪现象产生的原因及发展规律，探究预防或减少以至于消灭犯罪为主要任务。吸毒是一种违法行为，但同时会伴生一些犯罪行为。戒毒学研究的目的之一就是减少与毒品相关的违法犯罪行为。因此，两者的根本目的有共同之处，犯罪学关于犯罪主客观原因和犯罪综合治理等研究成果，为戒毒学研究提供理论依据。戒毒学中的思想道德教育、法制教育、心理行为矫治等研究成果，也丰富了犯罪学的研究内容。但戒毒学更加侧重揭示毒瘾机理和毒瘾戒治等内容。

（五）戒毒学与矫正教育学的关系

矫正教育学是研究矫正教育现象，揭示矫正教育活动规律的科学。[1]矫正教育学与戒毒学研究的相同点在于，两者的根本目的一致，就是矫正违法犯罪人员，预防和减少违法犯罪，维护社会的长治久安与和谐发展。不同点主要有：（1）对象不同。矫正教育对象外延较广，不仅包括监所内在押罪犯和社区矫正对象，还包括违法的戒毒人员；戒毒学的戒治对象则是单一的戒毒人员。（2）工作原则不同。监狱实行的是"惩罚和改造相结合、教育和劳动相结合"的原则，社区矫正是"坚持监督管理与教育帮扶相结合，专门机关与社会力量相结合"的原则，而戒毒工作是"以人为本、科学戒毒、综合矫治、关怀救助"的原则。（3）手段不同。矫正教育手段主要包括行为养成、思想品德教育、法制教育、文化教育、劳动改造、职业技能教育和社会帮教等，戒毒手段除思想品德教育、法制教育与职业技能训练外，主要有生理脱毒、心理矫治、康复劳动、毒品危害教育、运动康复训练、社会衔接帮扶等。

（六）戒毒学与矫治心理学的关系

矫治心理学是研究矫治活动中的心理现象及心理学方法和技术的一门学科。[2]矫治心理学主要研究矫正对象心理特征、违法犯罪心理的形成及

---

〔1〕　夏宗素主编：《矫正教育学》，法律出版社2014年版，第81页。

〔2〕　章恩友、姜祖桢主编：《矫治心理学》，教育科学出版社2008年版，第4页。

转化规律,矫治活动中的心理学方法和技术以及矫治工作者的心理等内容。戒毒学关于心理方面的研究与矫治心理学,既有相同部分,又有不同之处。例如,违法犯罪心理的形成、心理健康教育和心理矫治方法等具有相同点,而像毒品成瘾的心理学机理、渴求心理与觅药行为、心理脱瘾、抗复吸训练等,是其他矫正对象所不具有的。

(七)戒毒学与行为科学的关系

行为科学,是研究人的动机和行为之间因果关系及其规律的学科。[1]行为科学认为人类的大多数行为属于操作行为,是由存在于环境中的各种刺激引发的。人的行为不仅受环境的影响,而且要受正强化、负强化的影响。吸毒行为往往是吸毒人员受到同伴、家人吸毒等外在环境的刺激与诱惑,通过模仿学习产生的。同时,由于正负强化机制使得瘾癖变得顽固。戒毒学的重要任务之一,就是运用行为科学的原理,通过改变环境和强化某些手段控制和矫正戒毒人员的不良行为,从而预防复吸。

(八)戒毒学与社会工作的关系

社会工作是政府主导、社会力量广泛参与的,以助人自助为核心理念,以个案工作、小组工作和社区工作为直接工作方法为案主提供专业服务,帮助案主解决在与环境互动过程中所产生的各种问题的工作。戒毒学研究的一项重要任务就是运用社会力量对戒毒人员进行社会帮教,对戒毒回归人员进行后续照管,使其更好地重新融入家庭和社会中去。社会工作的一些方法和内容,如社会保障与社会政策的落实,职业技能培训、就业创业扶持、法律援助等,基本上可以借鉴到戒毒学的研究中。

第四节　戒毒学研究方法与研究意义

研究是人们认识世界的一种自觉的行动。它不仅仅是科学家在实验室中进行的观测行动,也不仅仅是学者在书斋里引经据典的文字工作,研究实

---

〔1〕　中国百科大辞典编委会编:《中国百科大辞典》,华夏出版社1990年版,第286页。

质上是人们发现问题、寻求解释、解答问题的全过程。[1] 科学的研究方法具有重要的价值，了解和掌握科学的研究方法是进行研究的前提和基础。

一、戒毒学研究的指导思想与原则

（一）戒毒学研究的指导思想

指导思想是科学研究坚持正确研究方向并得出科学研究结论的重要保证，也是确立科学研究基本程序和具体方法的基础。戒毒学是一项以毒品成瘾及戒治活动为研究对象的应用性科学；虽说它偏重微观层面的研究，但离不开唯物辩证法和唯物史观的基本原理和观点指导。因此，戒毒学的研究在根本上离不开马克思主义、毛泽东思想、邓小平理论特别是习近平法治思想的正确指导。指导思想的确立，对于我们设定正确的戒毒学研究方向，遵循戒毒研究的基本程序，正确运用戒毒具体方法与技术，具有重要的指导作用。

（二）戒毒学研究的基本原则

戒毒学研究的基本原则就是在戒毒学研究过程中必须遵循的准则。

1. 全面研究与重点研究相结合的原则

吸毒与戒毒是一种复杂的社会现象，研究内容涉及法学、药理学、生理学、心理学、教育学、管理学和社会学等一系列理论范畴，采用单一的研究方法很难获得全面科学的研究结论。所以，研究者应当树立全面研究的理念，坚持综合性原则，采用观察法、访谈法、心理测量法等多种方法，相互补充与相互印证，有助于提高研究结论的科学性和可靠性。但是，全面研究并不意味着在研究中面面俱到，也不意味着所有方法都要运用。在具体课题的研究中，要围绕研究主题开展研究，突出重点。在研究方法的选择上，要选择那些符合本课题需要的研究方法。

2. 定性研究与定量研究相结合的原则

任何事物都具有质和量的规定性，并遵循质量互变的规律发展变化着。定性研究是一种基于经验和直觉之上的研究方法。定量研究是用数字和量度来描述现象，刻画对象的数量特征，获得事物或现象的清晰、准确的认识。

---

〔1〕　袁方主编：《社会研究方法教程》，北京大学出版社1997年版，第20页。

定性研究与定量研究各有优势和缺陷,定性研究与定量研究互补融合,是科学方法自身不断改进和完善的必然趋势。[1] 戒毒学作为一门自然科学和社会科学相融合的科学,更适合定性定量相结合的研究方法。

3. 微观研究与宏观研究相结合的原则

微观研究是对具体研究对象的分析,微观研究能够在同类研究对象较少的情况下深入探讨一些特殊问题。宏观研究,就是从系统观点出发,对事物整体性和规律性研究,研究结果具有代表性和普遍性。微观研究与宏观研究结合起来,则体现了普遍性与特殊性相结合的基本原则。戒毒学研究领域,既有戒毒法律政策、戒治规律等宏观性研究,也有对个体特征、吸毒原因和戒治技术微观层面的研究,两者的结合对于加强戒治方法的针对性、把握戒毒工作规律、提升戒治质量、丰富戒毒学的理论体系具有重要的作用。

二、戒毒学研究的具体方法

社会研究方法多种多样,和戒毒学密切相关的研究方法主要有以下几种。

(一)调查法

调查法是指通过书面或口头回答问题的方式,了解被测试者的心理活动的方法。常用的调查法主要有访谈法、问卷法和电话调查法三种。

1. 访谈法

访谈是研究人员与被访谈者以口头信息沟通的途径,直接了解被访谈者情况的研究方法。访谈可分为个别访谈与集体访谈、有组织访谈和无组织访谈、非正式访谈和正式访谈。访谈法简单易行,针对性强,灵活真实可靠,使用范围较为广泛。但访谈法比较花费人力和时间,调查范围比较窄。运用访谈法时,既要根据谈话的目的,保持谈话问题的基本内容和方向;也要根据被访谈者的回答,对问题内容进行适当的调整;更要善于发现被访谈者的顾虑或思想动向,进行有效的引导。在戒毒工作中,访谈法是戒毒工作者在进行个体教育时经常使用的方法。

---

[1] 章恩友、姜祖桢主编:《矫治心理学》,教育科学出版社 2008 年版,第 24 页。

2.问卷调查法

问卷调查法是通过书面提问的方式收集资料,然后作定量和定性的研究分析,归纳出调查结论。问卷方式一般适用涉及范围广、人员多、内容多的调查。常用的问卷调查法形式有选择法、是否法、计分法、等级排列法。问卷调查法是戒毒学研究过程中普遍采用的调查研究方法。问卷问题的设计要科学合理,问题要清楚明确、容易理解,题目针对性强,避免诱导性的回答,避免问超过被访者能力的问题等。此外,问卷题目应当通过一些设计来增加问卷的真实性。

3.电话调查法

电话调查法是指研究人员通过电话向被调查者进行问询,了解所需情况的一种调查方法。电话调查法在社区戒毒和社区康复以及后续照管中使用较多。它的优点是省钱省时,能调查较多的人;缺点是不像访谈法那样可以采用多种方式详细询问和解释问题,使被调查者对问题不发生误解。调查者在调查过程中要注意不能态度傲慢、语气生硬、语言啰嗦、时间过长。

(二)观察研究法

观察研究法是在自然情境中或预先设置的情境中,观察者以感官或视听器材的形式,直接观察他人的行为,并把结果按时间次序作系统记录的研究方法。按照观察者所处的情境,观察研究法分为自然观察与控制观察两种。自然观察是在完全自然的条件下所进行的观察,被观察者一般并不知道自己正处于被观察之中。控制观察是在限定条件下所进行的观察,被观察者可能不了解也可能了解自己正处于被观察地位。按照观察者与被观察者之间的关系,观察研究法分为参与观察和非参与观察。参与观察是观察者直接参与被观察者的活动,并进行观察的方法;非参与观察是观察者不参与被观察者的活动,以旁观者身份进行观察。在强制隔离戒毒工作中,戒毒民警经常使用各种形式的观察法。

观察研究法的优点是目的明确、使用方便。缺点是只能了解大量的一般现象和表面现象,很难进一步了解复杂现象的本质特征,作出"为什么"的回答。因此,只有与其他方法合并使用,才能发挥更大的效用。

(三)测量法

所谓测量法,就是用标准化的量表来测量被研究者的某种心理品质的方法。[1] 根据测量内容不同,分为能力测量与人格测量两种类型;根据测量形式的不同可分为书面测量、操作测量和投射测量等。测量法在时间上和经费上都比较经济。为了达到测量的标准化,应注意以下几方面:第一,选用的测量工具应适合研究目的的需要;第二,主持测量的人应具备使用测量的基本条件,如口齿清楚,了解测量的实施程序和指导语,有严格控制时间的能力,并严格按测量手册说明的实施程序进行测量等;第三,要严格按照测量手册规定的方法计分和处理结果;第四,对测量分数的解释应有一定的依据。在戒毒学研究中,测量法是一种十分重要的研究方法。戒毒学研究通常采用人格测量法,经常使用的量表有卡特尔人格量表、症状自评量表、艾森克人格量表、抑郁量表和焦虑量表等。戒毒是一项特殊行业,需要编制一些戒毒专项量表,如戒毒人员危险倾向量表、戒毒人员需求量表、戒毒人员戒治效果评估量表、复吸倾向性量表等。

(四)实验研究法

实验研究法是指创设并控制一定的条件,对其引起的某种心理及行为现象进行研究的方法。实验研究法的主要目的是,在控制的情境下探究自变量和因变量之间的内在关系。根据实验情境的不同,实验研究法可分为实验室实验法和自然实验法两种。实验室实验是在专门的实验室内进行的,可借助各种仪器设备而取得精确的数据,它具有控制条件严格、可以反复验证等特点;现场实验是在实际工作场所进行的。在这种实验中,一般都把对情境条件的适当控制与实际活动的正常进行有机地结合起来。由于现实场地的具体条件非常复杂,许多控制变量很难排除或使其在一段时间内保持稳定不变,所以往往需要有一个周密的计划,并坚持长期实验才能获得成功。在戒毒学研究中,脱瘾治疗、心理矫治、运动康复训练等研究中经常使用这种方法。

(五)个案研究法

个案研究法是选择某一社会现象(个案)为研究单位,收集与之有关的

---

〔1〕 章恩友、姜祖桢主编:《矫治心理学》,教育科学出版社 2008 年版,第 22 页。

一切资料,详细描述它的发展过程,分析内、外因素,并同其他同类个案相比较得出结论的研究过程。[1] 它是以个案的追踪研究为基础:一方面,在充分利用案卷材料的基础上,客观细致地进行个案调查,充分占有事实材料,剖析相关因素,探寻客观的心理行为活动规律;另一方面,努力创造条件进行一定的追踪研究,从动态中进行观察和分析。个案可以是一个人、一个群体或者一件事情,所选择的研究对象通常有典型性,其研究的结果又可以适用于整体中类似的情况。个案研究必须事先拟订周密的方案和计划。戒毒学个案研究中往往采用生活史研究法。在使用这种方法时,要广泛收集个人的历史资料,包括吸毒原因、吸毒时间、毒品种类、吸毒方式、早年社会化的生活经历及遭遇的重要事件,全面了解个人成瘾的生长发展历史,为有的放矢地选择戒治方式提供信息。

(六)文献法

文献法也称历史文献法,是指通过阅读、分析、整理有关文献材料,全面、正确地研究某一问题的方法。文献法超越了时间和空间的限制,可以获得大量的信息。文献法是一种间接的非介入性调查,避免了调查者和被调查者在互动过程中可能出现的各种反应性错误,如果收集到的文献是真实的,就可以获得比口头调查更准确可靠的信息。另外,文献法是一种非常方便、安全、自由的调查方法,节省时间、金钱,效率高。在戒毒学理论性研究中经常使用这种方法。

(七)活动产品分析法

活动产品分析法是主要根据被试者各种形式的活动成果,如日记、信件、文稿、绘画、劳动产品或其他创作制品等,来分析和了解人的心理状况和特点的一种方法。这种方法在戒毒工作研究中使用得较为广泛。戒毒民警可以通过戒毒人员的信件、日记、书法绘画作品,以及劳动产品等分析他们的心理状况,特别是情绪问题。

以上研究方法各有优点,也存在某些局限性。戒毒学研究往往并不是只

---

〔1〕 王思斌主编:《社会工作概论》,高等教育出版社 2002 年版,第 351 页。

采用一种方法,而是同时采用几种方法,以达到取长补短、相得益彰的效果。具体采用哪种方法,要根据具体的研究课题和研究时所处的具体情景来确定。无论采用哪种方法,都会涉及如何根据研究目的选择研究对象、确定研究变量与指标、选择研究工具与材料、制定研究程序等一系列共同的问题。考虑和处理好这些问题,需要采取合理、有效、经济的研究路线和方式,制订切实可行的具体实施方案。

三、戒毒学研究的意义

戒毒学是一个新兴学科,其基础理论研究和应用实践研究相对滞后,特色的理论范式和学科体系尚不成熟。戒毒学研究必然会带来理论研究的深化,提升戒毒康复水平。

(一)有利于丰富和完善其他相关学科的研究

首先,戒毒学研究能够促进法学、公安学、禁毒学等学科的完善。戒毒是国家以法律形式设定的,最终目的是减少违法犯罪、维护社会正常秩序,促进社会的和谐发展。禁毒学是法学门类下公安学科的一个分支学科,戒毒工作又是禁毒工程中的重要一环。可以说,戒毒学是禁毒学科的重要组成部分。首先,吸毒虽然是一种违法行为,但有些吸毒人员涉及毒品犯罪问题,打击毒品犯罪是禁毒学、公安学和刑事法学的一项重要内容。因此,戒毒学研究对于丰富和完善法学、公安学、禁毒学研究具有非常重要的作用。其次,戒毒学是研究毒品滥用成瘾,以及戒治理论、方法与技术的知识体系,基本是采用生物—心理—社会模型进行研究,[1] 其研究理论基础涉及药理学、医学、生理学、心理学、教育学、管理学和社会学等多学科。戒毒学研究需要借助上述学科的理论和方法技术,同时,戒毒学的研究成果也丰富了这些学科的知识体系,推进了研究的深入发展。

(二)有利于推进毒品治理体系的现代化

党的十八届三中全会通过的《中共中央关于全面深化改革若干重大问题的决定》,提出了"完善和发展中国特色社会主义制度,推进国家治理体系和

---

〔1〕 由乔治·英格尔(George Engel)(1977年)所倡导,生物心理社会模型可以看作一个解释成瘾行为的信念系统:认为生物、心理和社会因素相互作用导致了人类的成瘾行为。

治理能力现代化"的总目标。只有实现国家治理体系和治理能力的现代化，才能为市场经济、民主政治、先进文化、和谐社会和生态文明的建设和发展提供制度保障，才能进一步完善和发展中国特色社会主义制度。毒品治理是国家治理体系和治理能力现代化的重要组成部分，也是人民群众一直关心关注的重要问题。毒品泛滥事关社会和谐稳定与人民生活福祉，其治理体系是否完备科学，治理能力水平高低直接关系到国家治理体系与治理能力现代化的总目标。近几年来，在专家学者和实务部门工作者的共同努力下，戒毒学研究和戒毒工作取得了斐然成绩，戒毒法律法规与政策逐渐完善，戒治康复新方法、新技术不断创新，统一戒毒模式建立，戒毒工作一体化执行和实体化运行稳步推进，表明我国国家毒品治理体系更加科学，毒品治理能力不断提高。

（三）有利于提高戒毒康复工作的科学化

戒毒是一项专业性、技术性和综合性很强的工作，戒毒工作离不开专业理论的指导和专业技术的支持。以往戒毒工作的开展多是凭借戒毒工作者的经验和习惯做法；戒毒研究多是从单一学科进行的"片面性"研究，其综合性、渗透性、交叉性较差，很难真正揭示戒毒学活动的内在规律。加强戒毒学理论研究和技术创新，能够帮助我们充分认识毒品的药物作用与危害机理，掌握吸毒人员滥用毒品的原因与心理依赖产生的机制，揭示毒瘾戒断与康复的规律，运用戒治康复的新方法和新技术，有助于提高戒毒康复工作的科学化。

（四）有利于维护戒毒康复场所安全稳定

预防各类突发事故发生，确保场所的安全稳定，既是戒毒机关的首要任务，也是开展戒治康复工作的前提。实践表明，大多数戒毒人员存在不同程度人格障碍，合成类毒品戒毒人员容易出现暴力攻击等危险行为。开展戒毒学研究，可以使戒毒工作者及时、准确地掌握戒毒人员的心理问题与潜在危险，有针对性地做好心理疏导与防护工作，及时消除隐患，将危险苗头化解在萌芽之中。同时，科学文明与规范化的管理，能够促进戒毒人员养成良好的行为习惯。通过严格的纪律约束、严格的考核奖惩等手段，能够规范和震慑戒毒人员的行为，起到预防并减少突发及危险事件发生，维护戒毒场所安全稳定的作用。

（五）有利于提升戒毒康复人员戒治质量

戒毒人员戒治质量的提升有三个至关重要的因素：一是戒毒民警较高的素质和能力，二是戒毒康复人员的戒治动机，三是科学的戒治方法和技术。首先，通过戒毒学的学习和研究，戒毒民警不仅能够提高政治素质、身心素质与业务素质，掌握科学的戒治康复方法，而且也会促进戒毒民警队伍的革命化、正规化、专业化和职业化建设；其次，戒毒民警通过耐心细致的毒品危害与责任感教育，能够帮助戒毒人员树立与强化戒毒动机，实现"要我戒"到"我要戒"的转变；最后，在戒毒理论界和实务部门的共同努力下，戒毒领域综合探索了一些诸如正念防复发训练、内观疗法、经颅磁刺激、VR 脱敏训练、运动康复和智慧戒毒等多种心理治疗技术，这对于提高戒毒工作效率和效益具有非常重要的作用。

（六）有利于促进戒毒人员顺利回归社会

戒毒工作的最终目的是使戒毒人员戒断毒瘾、遵纪守法，顺利回归家庭和社会。众所周知，毒瘾具有很强的顽固性。戒毒学研究中的抗复吸训练、人际交往训练和生活技能训练等内容，能够有效地预防戒毒人员的复吸。另外，戒毒工作是一项需要全社会参与的系统工程。由于戒毒人员的标签效应，使吸毒人员缺乏良好的社会支持系统，常常面临社会不认可、家庭不接纳、工作无着落、生活无来源、交往无朋友，不能有效融入社会的尴尬局面。戒毒学知识体系中的社会学理论和社会工作方法研究为戒毒人员的回归提供了理论支撑和技术保障。同时，社会化延伸与后续照管工作使戒毒场所的职能不断向场所外延伸，统筹所内资源与其他有关部门、社会机构加强协调配合，形成工作合力，对戒毒回归人员进行后续照管与帮教安置，帮助他们解决生活困难与就业压力，化解精神困惑与心理危机，消除重新融入社会的障碍，安全顺畅地回归家庭和社会。

思考题：

1. 简述毒品的基本特征。

2. 简述生理依赖性与心理依赖性的区别。

3. 简述毒品的种类。

4. 简述戒毒学的理论基础。

5. 试述戒毒学的概念及学科性质。

6. 简述戒毒学的学科体系。

7. 试述戒毒学的研究内容。

8. 试述戒毒学与相关学科的关系。

9. 试述戒毒学研究的意义。

第二章　国际社会戒毒简史

毒品问题由来已久,毒品已经成为人类社会的公害。自毒品泛滥以来,人类社会就开启了禁毒戒毒进程。本章论述了人类社会吸毒问题的由来,世界各国及地区戒毒活动的发展历程。研究戒毒历史的目的是了解人类社会戒毒的历史进程,总结经验教训,借以探求人类社会戒毒工作未来发展的方向,对当前的戒毒工作作出指导。

第一节　吸毒问题的由来与发展

一、吸毒问题的由来

据史料记载,早在史前时期,人类便开始从仙人掌、天仙子、大麻、罂粟、蘑菇等植物中提取汁液,来激发一种兴奋状态或入迷幻境。人们认为这种兴奋和迷幻状态能够使他们的灵魂与超自然力量对话,并且能够在医治疾病的同时给人带来幸运。这是古人类对精神活性物质最早的应用实践。[1] 而更多是在原始文化驱使下,人类将这类物质用于部落庆典和宗教仪式活动。随着社会文明发展和科学技术的进步,人们开始对这些原生植物进行规模化提

---

[1] 参见杨良主编:《药物依赖学:药物滥用控制与毒品成瘾治疗》,人民卫生出版社2015年版,第3页。

纯,并对其化学结构加以改造,用于治疗各种疾病,不断造福人类自身。但药物本身就像一把"双刃剑",在造福人类的同时,开始出现有悖原旨目的的滥用趋向。

鸦片(Opium)是人类使用较早的毒品之一。可能是新石器时代,居住在瑞士陆岬与其毗邻地区的人在野生的草本植物中发现了鸦片。他们逐渐重视起鸦片的价值,因为罂粟子可以食用,可榨油,可供药用,还有刺激精神的作用。[1] 从远古的希腊时起,可制鸦片的罂粟便在制药学和医学中扮演着重要的角色。它的使用价值不仅体现在含有营养学的物质,而且还被当作安眠药和一种止痛药来经常使用。[2] 5000 多年前,两河流域的苏美尔人曾用楔形文字的表意符号记载过罂粟。人类用罂粟治疗咳嗽已有 2000 年的历史。[3] 16 世纪,人们开始意识到鸦片的潜在危害。鸦片的快速发展传播是在 18 世纪以后,起初吸食鸦片只是为了消遣、治病、安神、镇痛,后来是为了使士兵们在战场上表现得更加勇猛而在士兵中流传服用。

大麻(Cannabis sativa Linn.)是一种既有兴奋作用又有抑制和致幻作用的毒品。人类种植和吸食大麻的最早证据可以追溯到新石器时代。历史上最早滥用大麻是约 500 年前的印度。[4] 大麻最早与宗教的联系非常密切。公元前 7 世纪,印度的寺院中就是用大麻来制造宗教仪式上的迷幻气氛。印度婆罗门教之盛典 Veda 就称大麻烟为"幸福源泉、引人欢欣"之圣物。《黄帝内经》中就记载了大麻"可除罪孽",《神农本草经》中也说"多食,令人见鬼,狂走,久服通神明,轻身……"[5]

古柯(coca leaf)主要产地位于安第斯山和亚马逊地区,可卡因(cocaine)

〔1〕 参见[美]戴维·考特莱特:《上瘾五百年》,薛绚译,世纪出版集团、上海人民出版社 2005 年版,第 27 页。

〔2〕 参见[英]罗伊·波特、米库拉什·泰希主编:《历史上的药物与毒品》,鲁虎等译,商务印书馆 2004 年版,第 4 页。

〔3〕 参见[英]罗伊·波特、米库拉什·泰希主编:《历史上的药物与毒品》,鲁虎等译,商务印书馆 2004 年版,第 20 页。

〔4〕 参见杨良主编:《药物依赖学:药物滥用控制与毒品成瘾治疗》,人民卫生出版社 2015 年版,第 426 页。

〔5〕 《神农本草经·麻蕡》。

是从古柯中提炼的古柯碱,为重要的局部麻醉药物。考古发现显示,嚼食古柯叶的习惯可以上溯到公元前 3000 年。至于人类最初使用古柯,也许比这还早 1000 年以上,可能是古代安第斯山东部的狩猎者在食物不足时尝试这种植物的嫩叶,从而发现其提神作用与医疗功能。[1]

除此之外,从 16 世纪晚期到 18 世纪早期,人们引进、接受了一些使人上瘾的物质,如烟草、咖啡、茶和烧酒,并以惊人的速度传遍世界各地。[2]

二、国际社会吸毒问题的历史发展

毒品在世界范围内的泛滥基本上始于 19 世纪。根据毒品的类型及泛滥的情况划分为三个阶段。

(一)19 世纪至 20 世纪 50 年代

19 世纪前,在世界各地流行并造成严重危害的毒品主要是鸦片。为了治疗鸦片的危害,1803 年,德国药剂师弗里德希·泽尔蒂尔纳(F. W. A. Serturner)从生鸦片溶液中提炼出一种生物碱,以希腊睡梦之神"摩耳甫斯"的名字命名为吗啡(morphine)。1898 年,德国化学家菲历克斯·霍夫曼(Felix Hoffmann)从吗啡中提炼出海洛因(heroisch),开始被称为"灵丹妙药",用它来代替吗啡,以缓解各种疼痛难忍的疾病,并被当作一种非上瘾的万灵药物开始流行,后由于其严重的成瘾性和危害性,1906 年美国医学学会批准海洛因在医疗领域停止使用。

19 世纪中期,可卡因已能从古柯叶中分离出来,开始在欧美流行。20 世纪初,吸食大麻的技术从墨西哥传入美国,并造成美国 60 年代的大流行。1919 年,日本化学家首次合成了甲基苯丙胺(冰毒),二战时作为抗疲劳剂在士兵中广为使用。战后,日本将库存的苯丙胺类药物投放市场,造成 20 世纪 50 年代的首次滥用大流行。

(二)20 世纪 60 年代至 20 世纪末

20 世纪 60 年代后,美国在越南战争中失败,黑人民权运动、女权运动、

---

〔1〕 参见[美]戴维·考特莱特:《上瘾五百年》,薛绚译,世纪出版集团、上海人民出版社 2005 年版,第 44 页。

〔2〕 参见[英]罗伊·波特、米库拉什·泰希主编:《历史上的药物与毒品》,鲁虎等译,商务印书馆 2004 年版,第 24 页。

同性恋争取权利运动等此起彼伏。很多美国人发现自己原有的传统价值观和社会现实之间存在严重的差距，美国年轻人感到沮丧和失落，一些中产阶级子女开始信奉享乐主义，寻求一种"另类生活方式"，从而成为"反主流文化运动"的主力军。于是，毒品成为反对主流文化的标志物，吸毒成了时尚、快乐、刺激的代名词，好莱坞银幕、百老汇舞台上出现了很多与吸毒相关的场景、歌曲，毒品开始在青年嬉皮士当中滥用，并迅速在欧美国家的夜总会、酒吧、迪厅、舞厅中大规模传播。70 年代，美国掀起了一场大规模的禁毒浪潮，但收效甚微，90 年代后吸毒现象出现回潮。

20 世纪 80 年代以来，毒品滥用如同瘟疫一样在全球范围内不断蔓延，全球滥用毒品人数不断增长。联合国禁毒署《2002 年度世界毒品问题报告》指出，1998～2001 年，全球毒品滥用的人数达到 1.85 亿人。欧洲作为全球第二大毒品消费市场，毒品滥用现象也十分惊人，欧盟中有 370 万人使用过海洛因，平均 20 人中就有 1 人使用过毒品；亚洲地区，由于受"金三角"和"金新月"两大毒源地的影响，吸毒人数不断增多，特别是巴基斯坦、印度、伊朗、缅甸、泰国、越南、马来西亚、菲律宾的吸毒现象尤为突出；非洲毒品滥用现象也日趋严重，尼日利亚、肯尼亚、津巴布韦、喀麦隆、塞内加尔、布隆迪、坦桑尼亚、赞比亚等国的吸毒问题令人触目惊心；大洋洲情况也不例外，据澳大利亚官方统计，全国至少有 50 万人每周起码吸毒一次，近年来吸食海洛因的已经超过 20 万人；拉丁美洲滥用毒品的现象历来十分严重，委内瑞拉吸食过毒品的人数已超过千万，哥伦比亚卫生部研究报告称，全国有 60 万人服用可卡因、大麻、海洛因和巴苏科[1]，150 万人曾经吸过一种毒品，有 30 万名吸毒成瘾者。需要指出的是，20 世纪 90 年代以来，随着科学技术进步和制药工业的发展，新型毒品的种类不断增多。日益高涨的大麻合法化呼声也促进了毒品的滥用。目前，美国已有 20 个州和哥伦比亚特区规定个人吸大麻为合法，乌拉圭、荷兰、巴基斯坦、印度、加拿大等许多国家实行了大麻合法化。2018 年 12 月，泰国立法议会批准大麻医用和研究合法化。

---

〔1〕 哥伦比亚本国产的一种毒品。

(三)21 世纪以来

联合国毒品和犯罪问题办公室发布的《2021 年世界毒品报告》指出，2020 年全球约有 2.75 亿人吸毒，而超过 3600 万人患有吸毒障碍。2010~2019 年，吸毒人数增加了 22%。目前的预测表明，到 2030 年，全球吸毒人数将增加 11%。另据澳大利亚"新快网"2016 年 2 月 29 日报道，澳大利亚国家毒品和酒精研究中心(National Drug and Alcohol Research Centre)预计，吸食甲基苯丙胺违禁药(包括冰毒)的澳大利亚人数量在过去 5 年内增长 2 倍。[1]

从世界范围来看，大麻、阿片类毒品依旧是被滥用较严重的毒品。2016 年，美国长期消费海洛因的人数达到 230 万，吸食大麻的更是增长到 2280 万人。美国吸毒人数已高达 2500 万，占总人口比重的 7.7%。[2] 仅 2017 年，就有 7 万多人因为吸食毒品过量死亡。现在的美国是全世界最大的毒品消费国，消费了全世界约 60% 的毒品。日本 2017 年兴奋剂案件查获人数为 10,284 人，且再犯率达到了史上最高纪录的 65.5%。[3] 英国使用的毒品主要有大麻、咖啡因、海洛因，其中 10% 的人是成瘾者，全国每年可治疗约 22 万人。[4] 快速的技术创新，再加上使用新平台销售药物和其他物质的人的敏捷性和适应性，很可能会迎来一个全球化的市场，所有药物在任何地方都更容易获得。从医疗途径流入毒品市场的现象依然严重，暗网上的毒品销售数量逐年增加，2011 年至 2020 年，至少增长了 4 倍。需要指出的是，新冠肺炎疫情大流行的社会影响，尤其是在已经处于弱势的人群中导致不平等、贫困和心理健康状况恶化的加剧，也可能是促使更多人吸毒的因素。[5]

---

〔1〕《澳大利亚研究发现澳毒品吸食人数 5 年猛增两倍》，载环球网 2016 年 3 月 1 日，https://health. huanqiu. com/article/9CaKrnJUduq。

〔2〕《墨西哥毒贩为什么如此猖獗? 根本原因是美国消费世界 60% 的毒品》，载知乎网 2022 年 2 月 22 日，https://zhuanlan. zhihu. com/p/93074812。

〔3〕 司法部赴日本戒毒康复培训团:《日本戒毒制度情况介绍及启示》，载《犯罪与改造研究》2019 年第 7 期。

〔4〕 司法部强制隔离戒毒和戒毒康复干部赴英国培训团:《英国禁毒戒毒法律制度及启示》，载《中国司法》2012 年第 9 期。

〔5〕 参见联合国毒品和犯罪问题办公室:《2021 年世界毒品报告》，2021 年 6 月 24 日。

第二节　国际社会及主要国家戒毒发展历程

一、国际社会禁毒戒毒进程

近代以来,毒品问题日趋严重,强烈冲击着国际社会秩序和共同利益,已成为国际社会必须正视的公害。自 20 世纪开始,国际社会通过公约、条约、协定和会议等形式,在禁毒戒毒问题方面作出约定。1909 年 2 月 1 日至 26 日,中国、美国、英国、法国、德国、俄国、日本、意大利、荷兰、葡萄牙、土耳其、泰国和伊朗 13 个国家在上海召开了万国禁烟会,这是人类历史上第一次多边性的国际反毒禁毒会议,会议确认必须在世界范围内禁止鸦片等毒品。1912 年 2 月 1 日,海牙第二届万国禁烟会议通过了第一个国际禁毒公约《海牙国际禁止鸦片公约》。

国际联盟成立后,在章程中明确规定其具有监督国际鸦片及其他麻醉品贸易的使命。1925 年 2 月,国际联盟召开了两次日内瓦国际禁毒会议,并签订了《关于熟鸦片的制造、国内贸易及使用的协定》《国际鸦片公约》。1931 年 7 月 13 日,在日内瓦签订了《限制制造及调节分配麻醉品公约》;1931 年 11 月 27 日,在曼谷签订了《远东管制吸食鸦片协定》;1936 年 6 月 26 日,在日内瓦签订了《禁止非法买卖麻醉品公约》。上述 5 个公约或协定将非法制造、变造、提制、调制、持有、供给、兜售、分配、购买毒品等行为规定为犯罪行为,并禁止吸食毒品行为。

1945 年联合国成立后,国际禁毒立法开始由单纯的"禁毒"向"禁毒与毒瘾戒治"相结合的法律体系转变。1948 年,联合国 94 个国家共同签署了《关于将第二次世界大战后出现的人工合成麻醉品置于国际管制之下的特别议定书》。1953 年 6 月,联合国又签署了一项关于限制和调节罂粟植物的种植、鸦片的生产、国际贸易、批发购售及其使用的议定书(1963 年生效)。20 世纪 60 年代后,欧美国家毒品问题日趋严重。为此,联合国先后通过了《1961 年麻醉品单一公约》(1972 年修正)、《1971 年精神药物公约》、《联合国禁止非法贩运麻醉药品和销售精神药品公约》(1988 年通过),内容除进一步明确毒品类型和加强国际禁毒合作等相关条款外,明确对戒毒工作提出了要求和指导意见。

20 世纪 80 年代以来,国际社会反毒禁毒形势更加严峻。1981 年 12 月,联合国大会通过了《国际药物滥用管制战略》的 36/168 号决议。1984 年 12 月,联合国第 39 届大会通过了《管制麻醉品非法贩运和麻醉品滥用宣言》。1987 年 6 月 12 日,联合国在奥地利维也纳召开了关于麻醉品滥用和非法贩运问题的部长级会议,会议通过了《控制麻醉品滥用今后活动的综合性多学科纲要》,会议提出“爱生命、不吸毒”的口号,并对以往国际条约、协定、议定书中关于禁毒戒毒的法律制度进行了归纳总结,规定了麻醉品戒治策略、治疗政策,评估现有的治疗和康复方法,制订合适的治疗方案,培训工作人员,减少通过滥用麻醉品传染的疾病发病率和传染人数,在刑事司法体系和监狱内对麻醉品成瘾罪犯进行治疗,使接受治疗和康复的人重新参与社会生活等目标和行动方针,从而进一步完善毒品成瘾矫治策略、政策、技术和方法,成为国际毒品成瘾戒治的指导性纲领。1987 年 12 月,第 42 届联合国大会通过决议,正式将每年 6 月 26 日确定为国际禁毒日。1988 年,联合国通过《禁止非法贩运麻醉药品和精神药物的公约》。

1990 年 2 月 20 日至 23 日,第十七届联合国大会特别会议(以下简称特别联大)(第一届禁毒特别联大)召开,这是联合国首次以特别联大形式专题讨论世界毒品问题,会议主题是“国际合作取缔麻醉药品和精神药物的非法生产、供应、需求、贩运和分销问题”,宣布 1991～2000 年为联合国禁毒 10 年,通过了《政治宣言》和《全球行动纲领》,会议达成了“促进有效的治疗、戒毒康复和恢复社会生活”的毒瘾戒治协议,提出了建立治疗和戒毒康复措施等内容。1990 年 4 月,在北京举行的第 14 届世界法律大会所通过的《北京宣言》,提出了“减少毒品非法供应”和“降低毒品非法需求”的禁毒策略。2005 年 9 月 12 日至 16 日,近东和中东非法药物贩运及相关事项小组委员会的成员方通过了《关于打击非法药物的区域合作和相关事项的巴库协定——21 世纪展望》,提出各成员方应考虑在必要情况下修订国家立法,以便利吸毒者的治疗和康复,方法如设立毒品案法庭,警方安排参加自愿治疗方案以及其他被承认的替代治疗办法;加强其对有效执行预防药物滥用的政策与战略以及继续实行减少毒品需求方案的政治承诺,同时注意对吸毒者的早期介入以及他们的康复和重新融入社会,以防止因药物滥用而传播艾滋病毒/艾滋病和其他血液传播疾病;鼓励成员方确保患有艾滋病毒/艾滋病和其他血液传播疾病的吸毒者能够得到并且负担得起药物滥用治疗,并努力为需要艾滋病毒/艾滋病护理和资助的吸毒者消除障碍。1998 年 6 月,第二十届特别联大(第二届禁毒特别联大)召开,会议通过《政治宣言》《减少毒品需求指导原则宣言》《在处理毒品问题上加强国际合作的措施》等文件。

2009 年 3 月,联合国麻醉品委员会高级别会议通过《关于开展国际合作以综合、平衡战略应对世界毒品问题的政治宣言和行动计划》(联大第 64/182 号决议),确定 2019 年为实现其中所载各项目标的预定日期并建议举行一次特别联大。2012 年 12 月 20 日,联合国大会定于 2016 年召开联合国大会毒品问题特别会议,在三项国际禁毒公约和相关联合国文书框架内,审议 2009 年《政治宣言和行动计划》落实情况,评估现行国际禁毒体制和政策在应对世界毒品问题上所获成就和面临的挑战。2016 年 4 月 19 日,世界毒品问题特别联大在纽约联合国总部召开,会议中通过的最新成果文件为未来打击毒品和犯罪问题提出了多项具体行动建议,但在毒品的界定和毒贩的量刑等方面存在不同意见。2018 年 9 月 24 日,联合国召开主题为"关于世界毒品问题的全球行动呼吁"的高级别会议,根据《2018 年世界毒品报告》的数据,全球海洛因和鸦片产量达到了历史最高水平。联合国秘书长古特雷斯说,吸毒成瘾者是受害者,他们需要的是治疗而不是惩罚。政府应承担起预防和治疗的责任,基于这一理念为吸毒成瘾者提供人性化治疗。

二、国外主要国家戒毒政策的演变

近代以来,世界各国都非常重视戒毒问题,但由于各国政治、经济、文化、民族、宗教信仰以及受毒品侵害的程度不同,反映在戒毒制度上有很大区别。在世界范围内,对待非法消费毒品问题采取了不同的立法措施。法国、美国、日本、德国、意大利等国,将吸毒行为规定为犯罪并处以刑罚制裁,但将吸毒犯罪视为轻罪,对其所处的刑罚一般是短期的监禁或一定数量的罚金;瑞士、泰国和德国等国家,将吸毒视为犯罪行为,但可用医疗措施代替刑事处罚执行;意大利和西班牙等国家,认为吸毒行为构成犯罪,但仅施以行政制裁;拉丁美洲国家是将吸毒视为病态行为,对吸毒成瘾者采取强制治疗措施;荷兰等一些欧盟国家,实行严格禁止硬性毒品与有限开放软性毒品相结合的"两手"策略。

(一)美洲戒毒政策

美洲国家是毒品泛滥的重灾区。美洲各国对单纯的消费毒品一般不规定为犯罪,只有在公共场所等特殊情况下进行如吸食、注射毒品等行为,或涉及使未成年人吸食、注射毒品的行为,才构成犯罪。欧美国家对吸毒的态度比较宽容,他们大多把吸毒定性为医学问题、社会问题或个人问题,成瘾者有权利选择接受戒毒的时间和戒毒康复方式。大部分欧美国家认为个人、家庭、群体、社区及其他社会环境的介入能有效帮助戒毒,其中家庭是最积极主动和配合的主体。[1] 以美国为例,美国对吸毒现象的认知和处罚经过了一个转变过程,而且各州的立法不尽相同。美国历史上有过强制性戒毒制度,19世纪中期美国出现了专门用于隔离治疗吸毒人员的戒毒庄园。1875年,加利福尼亚州就制定了禁鸦片法令,由联邦麻醉药品局管理经营。1914年,美国制定了第一个全国性的禁毒法律——《哈里森法》,在对毒品进行严格管制的同时,也认识到了麻醉品的副作用及成瘾性给患者的生理和心理所造成的巨大伤害。自1919年始,美国各地相继建立40余家麻醉品诊所。1929年1月19日,美国国会通过《联邦麻醉品农场》议案,批准建立两家美国麻醉品农场来禁闭和治疗麻醉品成瘾者,肯塔基州的"列克星敦农场"、得克萨斯州的"沃斯堡农场"先后开始筹建。[2] 1937年,美国通过了《大麻税法》,标志着大麻管制的"联邦化"。1951年,杜鲁门总统签署了10302号行政令,批准成立"政府机构间麻醉品委员会",要求委员会从联邦立场出发研究新法律的执行、成瘾预防和管制、成瘾者的治疗和康复,同时要求联邦在州毒品管制、成瘾预防和治疗方面给予援助。《博格斯法》(1951年通过)和《麻醉品

---

〔1〕 侯荣庭:《生态系统理论视野下的社区戒毒》,载《山西师大学报(社会科学版)》2011年第11期。

〔2〕 陈新锦:《早期美国毒品控制模式研究》,福建师范大学2011年博士学位论文,第17页。

管制法》(1956 年通过)更把以严厉的司法手段惩治毒品贩卖者的"司法惩治模式"的实践推向了顶峰,维持和治疗成瘾一直被联邦政府所反对。[1] 20世纪 60 年代中期以前,美国基本上是对吸毒现象进行严格管制和惩罚的。

随着科学的进步,尤其是医学的发展,公众对成瘾的认知开始发生转变。从 20 世纪 60 年中期开始,成瘾不再被视为一种"罪恶",而被认为是一种慢性复发性的脑疾病,"医疗模式"开始受到政府的重视,美国实现了从"执法和惩罚"理念向"预防和治疗为主"的理念转变。1965 年,美国颁布了《药品滥用修正案》。1966 年约翰逊总统签署了《麻醉品成瘾抗复法》,该法规定在成瘾者或亲属的要求下,通过民事程序为非刑事犯的成瘾者提供治疗;同时为各种研究活动和地方治疗设施在 2 年内提供 1500 万美元的资助。[2] 20世纪 70 年代后,国会通过了《全面预防和控制滥用毒品法》《综合性药物滥用预防与控制法》《反毒品滥用法》等。自此,美国历届政府号召社会与政府共同合作,共同处理吸毒问题。各州也根据本州情况制定了各类毒品成瘾矫治法律,对毒品成瘾者进行不同模式的戒毒、治疗和康复。奥巴马执政时期,美国政府把重点放在控制毒品需求方面,将禁毒重点从打击转向戒毒治疗,对吸毒行为采取以"治疗为主,打击为辅"的策略。

尽管美国政府在戒毒方面投入大量人力、物力,但由于其社会法律制度和政策的缘故,吸毒问题仍没有得到好转。2019 年 8 月 20 日《美国麻醉剂市场报告》显示,截至 2020 年 11 月,全美仅 15 个州规定持有大麻违法,俄勒冈州和华盛顿州甚至已将少量持有可卡因、海洛因等硬性毒品合法化。[3]这无疑给美国的戒毒工作带来更大的困难。

(二)欧洲戒毒政策

欧洲是使用毒品最为悠久的地区。多数欧洲国家对毒品成瘾者规定了治疗康复作为与刑罚并行和选择性的措施,还有一些国家将医疗、康复措施与刑罚措施综合使用,共同拯救治疗吸毒成瘾者。如法国规定非法消费毒品

---

〔1〕 张勇安:《20 世纪美国毒品政策史的多视角解读》,载《美国研究》2004 年第 4 期。
〔2〕 张勇安:《20 世纪美国毒品政策史的多视角解读》,载《美国研究》2004 年第 4 期。
〔3〕 《墨西哥毒贩为什么如此猖獗? 根本原因是美国消费世界 60% 的毒品》,载知乎网 2022 年 2月 22 日,https://zhuanlan.zhihu.com/p/93074812。

的行为是犯罪,但一般都以治疗和康复措施来替代刑罚。欧洲社区治疗联合会(European Federation of the Communities,EFC)号召成立戒毒治疗社区,在社区内,成立戒毒者互助小组(NA 小组),对完成康复治疗并离开治疗集体的操守者提供帮助和鼓励;提供治疗集体与操守者之间的联系与交流。让成功康复人员做工作人员对正在戒毒的人员进行治疗、支持和帮助。[1] 德国和英国吸毒人员住院戒毒分别被全部纳入社会保险体系和国民医疗保险体系而获得免费的医院戒毒综合治疗。[2]

1. 英国

英国是世界上开展毒品立法较早的国家之一。早在 1920 年就已经制定《危险药品条例》,提出对涉毒行为进行严厉惩罚。1926 年通过《罗勒斯顿报告》确立医疗介入的戒毒方法。20 世纪 60 年代,英国的吸毒人群迅速扩展到社会的各个阶层,因此建立了许多住院式戒毒中心。1964 年发布的《英国毒品法案》和 1965 年、1967 年两次修订的《危险药品法案》,侧重于视吸毒成瘾者为病人,并以医院为基础,总体保留了医生的处方权。初步形成被称为"处方体系"的戒毒模式,[3] 构建了吸毒成瘾者接受门诊救治的框架。

英国将吸毒定性为"医疗问题",并普遍认为吸毒现象是由社会原因造成的。吸毒行为本身并不违法,只有当吸毒者的相关行为危害社会与公共安全、危害他人生命与财产安全时,才会受到法律追究。[4] 1971 年,英国颁布的《药物滥用法案》将吸毒规定为犯罪行为,主要目的是控制毒品滥用,这是英国关于毒品问题的总法则。[5] 英国虽然将吸毒视为犯罪行为,但仍充分体现以人为本的理念,以关心吸毒者的身体健康作为首要任务,用医疗措施代替刑罚执行。《拘留变更执行令》中规定,吸毒者可以选择拘留变更执行方式,到戒毒机构接受治疗。《吸毒治疗与测试令》规定,将强制违法者进行

---

〔1〕 刘远芬:《TC 模式:重视社会心理康复》,载《医药经济报》2009 年 6 月 25 日,第 3 版。

〔2〕 房红:《国外禁吸戒毒模式述评》,载《云南警官学院学报》2010 年第 1 期。

〔3〕 宋坤鹏:《英国戒毒康复模式:以健康为导向》,载《中国禁毒报》2021 年 4 月 2 日,第 3 版。

〔4〕 罗旭、李科生:《欧美戒毒理念对国内戒毒工作的启示》,载《云南警官学院学报》2016 年第 1 期。

〔5〕 司法部强制隔离戒毒和戒毒康复干部赴英国培训团:《英国禁毒戒毒法律制度及启示》,载《中国司法》2012 年第 9 期。

为期 6 个月或者 3 年的戒毒治疗,这就标志着对毒品成瘾者的治疗由最初的福利模式向控制模式转变。[1] 英国对吸毒者的刑罚并不一定限制其人身自由,其处罚的种类很多,如拘留、缓刑、假释、社区服务、电子监控、家中监禁等,可根据吸毒者的具体情况选择不同的刑罚措施。吸毒者可自主选择进入戒毒机构进行治疗以代替关押措施。英国戒毒途径有国家医疗服务体系(National Health Service,NHS)、慈善机构和私立机构,吸毒者可以通过 NHS 的官网查找到离自己最近的社区戒毒机构,找到合适的机构并预约就能前往该机构进行治疗。[2]

20 世纪 80 年代,艾滋病及性病在吸毒人员中的广泛传播,引起了英国政府高度重视,戒毒政策也经由医疗福利模式逐渐向社会控制模式转变。如吸毒人员只要保持一段时间不沾海洛因和可卡因这类毒品,就可获得毒品替代品的奖励;通过发放一次性注射器和使用美沙酮替代治疗的"减少危害计划"。总体来说,英国将毒品的吸食与成瘾行为主要界定为疾病行为而非违法行为。[3] 20 世纪 90 年代初,英国政府为提高吸毒人员戒毒后的身心康复,减少复吸和由吸毒引发的犯罪行为,投入了大量资金用于毒瘾治疗,同时发展了多项综合治疗模式。2001 年,英国国家戒毒总署正式成立,致力于促进毒品治疗计划的可行性,提高戒毒机构的工作能力以及提高戒毒的有效性。2007 年 7 月 28 日,英国全国卫生与临床学会宣布,英国政府将给予戒毒者"物质奖励",以帮助他们戒除毒瘾。

2010 年以来,英国政府在戒毒领域主要加强了两个方面的工作,即减少因吸毒导致的犯罪和提高戒毒康复水平。[4] 2017 年出台的《国家治毒策略》,再次重申了"减少非法药物和有害药物使用,提高公民从药物依赖恢复的比例"这一治理目标。[5]

---

〔1〕　施红辉、李荣文、蔡燕强主编:《毒品成瘾矫治概论》,科学出版社 2009 年版,第 71 页。

〔2〕　夏晓:《社区戒毒·英国制定针对性治疗计划》,载《国际先驱导报》2015 年 6 月 25 日,第 4 版。

〔3〕　高洁:《司法行政强制隔离戒毒研究》,长春理工大学 2019 年硕士学位论文,第 17 页。

〔4〕　司法部强制隔离戒毒和戒毒康复干部赴英国培训团:《英国禁毒戒毒法律制度及启示》,载《中国司法》2012 年第 9 期。

〔5〕　宋坤鹏:《英国戒毒康复模式:以健康为导向》,载《中国禁毒报》2021 年 4 月 2 日,第 3 版。

2. 德国

德国也是世界上针对毒品问题立法较早的国家之一。1920 年,德国制定了第一部麻醉品法。德国对于毒品滥用的态度及毒品政策经历了一个历史的发展过程,早期德国对吸毒行为采取严厉的惩治。20 世纪 70 年代以前,德国吸毒人员很少,政府官员和社会人士普遍认为吸毒人员是刑事犯罪人员。对吸毒现象采取打击的态度,对毒品对人体的危害性没有予以考虑。德国刑法规定,凡非法持有毒品,一律规定为犯罪,并处以刑罚,不问非法持有者的动机如何。凡吸食毒品者,酌情判处两年左右的徒刑;对吸毒成瘾人员则判处监狱服刑或者强制治疗中心强制治疗。

1980 年以后,海洛因进入德国社会,德国民众和政府逐渐认识到吸毒是一种成瘾者无法自控的自我伤害行为。随着感染艾滋病毒的吸毒人员增多,吸毒问题引发了政府的重视,政府对待吸毒行为开始转变为宽容的态度。尽管他们认为所有毒品都是危险的,但对吸毒现象却持多元化态度。[1] 1981 年制定颁布的《麻醉品法》第 29 条第 1 款规定,非法进行毒品交易的行为可处以最高 4 年自由刑,情节严重的则处以 10 ~ 15 年自由刑。[2] 但同时也确立了戒毒立法的基本理念,即治疗代替刑罚,强调治疗和矫正在戒毒中的基础性和根源性作用,重视增加治疗力量和措施,力图使毒品立法取得最佳的社会效果。如设立戒毒治疗中心,通过职业培训、小组谈心、劳动改造等措施,强化对吸毒人群的干预和矫正。[3] 让吸毒人员"重新认识自我,重新走入生活"以及"如何减少吸毒对身体的损害"成为其中的主要原则和主要目的,美沙酮替代疗法开始出现,开始发放一次性针具、消炎药等,柏林州现行的毒品政策得以确立。[4]

按照德国刑法规定,非法持有毒品仍被视为犯罪,吸食毒品者酌情判处

---

〔1〕 Cornelius Nestler, *Constitutional Principles*: *Criminal Law Principles and German Drug Law*, Buffalo Criminal Law Review(1998).

〔2〕 徐久生:《德语国家的犯罪学研究》,中国法制出版社 1999 年版,第 282 页。

〔3〕 高巍:《论德国禁毒法的基础理念》,载《学术探索》2006 年第 6 期。

〔4〕 杨东义:《德国柏林戒毒工作基本情况及与国内戒毒工作的比较》,载《犯罪与改造研究》2005 年第 2 期。

2 年以下的徒刑,对吸毒成瘾者进行强制治疗。政府要负责将吸毒成瘾者送到戒毒中心或康复治疗机构进行戒毒治疗。[1] 吸毒者可选择进入监狱服刑或去戒毒中心治疗,二者必择其一。而从结果来看,多数人宁可选择入狱服刑也不愿意去戒毒中心治疗。[2] 德国每个州政府都设立了专门的戒毒中心或康复治疗机构,组成由医生、护士、心理学家、教育学家、社会工作者、培训教师的康复小组,帮助吸毒人员进行脱毒治疗和康复训练。[3] 20 世纪 90 年代以来,德国毒品问题日趋严重,对毒品问题的立法及措施,一直存在较大的争议,特别是针对毒品问题的刑事立法争议尤为突出。

2000 年以后,德国对待吸毒行为的态度有所变化,表现得更加宽容。[4]

3. 荷兰

荷兰戒毒政策经历了一个曲折变化过程,形成了独具特色的"荷兰模式"。20 世纪初的 10 年,荷兰对"毒品"持开放、宽容的政策。自 20 世纪 10 年代起,荷兰开始加大对毒品的管控力度。尽管希望保护通过毒品生产和毒品贸易获得的利益,但迫于美国和国际社会的压力,荷兰于 1909 年参加了上海"万国禁烟会",更于 1912 年主持了第一部国际禁毒公约《海牙禁止鸦片公约》的签署。[5] 1928 年,荷兰修正了《鸦片法》,开始对大麻进行管控,禁止吸食毒品。1953 年,荷兰议会再次修正《鸦片法》,为解决越来越严峻的大麻滥用问题,荷兰司法部决定减少对戒毒治疗的投入,转而采取更加强硬的法律惩治措施打击毒品犯罪行为。20 世纪 70 ~ 90 年代,荷兰总检察院决定废止对麻醉品持有者的司法起诉,允许具备资质的咖啡馆可以从事大麻类麻醉毒品的销售,同时建立了毒品分级管制制度和大麻"咖啡馆"体制,确立了公共卫生导向型毒品政策。荷兰政府认为对"软毒品"商业销售的宽容做法,可以切断该类麻醉毒品使用者与贩运、出售海洛因、可卡因等"硬毒品"

---

〔1〕 邹艳艳、康敏:《域外戒毒法律制度速览》,载《人民法院报》2019 年 6 月 28 日,第 3 版。

〔2〕 金伟峰等:《禁毒法律制度研究》,浙江大学出版社 2009 年版,第 172 页。

〔3〕 钱铭怡:《访德国海德堡戒毒中心》,载《心理与健康》1997 年第 7 期。

〔4〕 涂玉儿、费晖:《各国禁毒之法律规定》,载《人民法院报》2012 年 6 月 29 日,第 5 版。

〔5〕 张勇安:《万国改良会与国际禁毒合作的缘起——以 1909 年上海"万国禁烟会"的召开为中心》,载《学术月刊》2009 年第 8 期。

的毒贩的联系,进而达到控制麻醉毒品市场的目的。20世纪90年代以后,为应对合成毒品的泛滥和涉毒违法犯罪的剧增,荷兰出台多项措施加强对大麻"咖啡馆"的管理,逐渐收紧宽松的管制政策。

荷兰民众普遍认为吸毒是公民的个人选择,政府不应对此进行过多干涉,而要尽可能为吸毒人员提供治疗服务。荷兰并未将毒品成瘾者认定为娱乐性毒品使用者或行为越轨者,而是将其归为粗心的医疗实践的受害者,因此吸毒人员更多地被视为病人,而非罪犯。[1] 政府像对待罪犯一样对待戒毒人员,会在社会公众和成瘾者之间形成难以穿越的隔阂,把成瘾者推向严重犯罪的深渊,监禁并非缓解毒品滥用形势的最佳途径。因此,戒毒治疗自然成了荷兰毒品政策的重要一环。荷兰自20世纪90年代开始实行治疗代替监禁,致力于戒毒人员的再社会化。成瘾人员可在成瘾戒毒机构、市公共卫生服务中心、精神病医院、宗教组织或私人开设的诊所接受戒毒治疗。[2]

成瘾人员接受戒毒治疗的费用由人身保险提供,国家和市政府也会提供一些特殊的补贴,如海洛因维持治疗项目补助,狱内戒毒治疗费用则由荷兰安全及司法部承担。荷兰戒毒治疗项目以门诊戒毒为主,目的是尽可能让戒毒人员维持正常的社会交往关系,帮助他们更好地回归社会。[3] 戒毒门诊既提供生理脱瘾治疗和心理脱瘾治疗,也提供急性干预服务。戒毒门诊也会联合社会成瘾治疗中心等开展一些旨在帮助戒毒人员控制自己的欲望、戒除不良习惯、提高生活质量的社会化项目,并鼓励住院戒毒机构、警察和市民团体共同参与到项目中来。美沙酮维持治疗和海洛因处方疗法是荷兰门诊戒毒的官方项目。美沙酮维持治疗项目开始于1968年,在20世纪80年代得到全面普及。海洛因处方疗法始于1998年,于2009年正式纳入《鸦片法》。[4]

接受住院治疗的一般是严重成瘾人员,他们会同时接受紧急干预服务,

---

〔1〕 Marcelde Kort. Doctors, *Diplomats*, *and Businessmen*:*Conflicting Interests in the Netherlands and Dutch East Indies*, *1860－1950*,Bureau of Justice Statistics 127(1999).

〔2〕 Peter de Koning,Alex de Kwant,*Dutch Drug Policy and the Role of Social Workers*, Journal of Social Work Practice in the Addictions 49(2002).

〔3〕 MVOoyen ouben,*EKleemans*,*Drug Policy*:*The "Dutch Model "*,Crime & Justice 165(2015).

〔4〕 房红、阮惠风、刘敬平等:《国外禁吸戒毒模式述评》,载《云南警官学院学报》2010年第1期。

在医院、社区诊所或精神病院内接受更高质量、更加密集的护理和治疗。心理脱瘾治疗项目包括动机性访谈、预防复吸项目、认知及行为障碍疗法和"家庭—社区"基础疗法等。

1989 年,荷兰刑法的社区服务项目中设立了"吸毒与犯罪"项目,对象是因滥用酒精、毒品等成瘾物质实施犯罪的青少年。被判执行任务刑的,需要先接受一定时长的戒瘾治疗课程,然后才能执行"劳动刑"或"培训刑"。[1]另外,荷兰在监狱内设立了专门的毒品室,允许吸毒成瘾的服刑人员在毒品室内吸食大麻等软性毒品,有的甚至允许吸食硬性毒品。能否在禁毒室接受维持治疗取决于服刑人员的身心状况和日常行为表现。对于正在接受美沙酮维持治疗、刑期较短的服刑人员,监狱会为其提供正常剂量的美沙酮;对于刑期较长或者严重吸毒成瘾的,荷兰司法部药物顾问建议对其进行每天减少5 毫克的美沙酮维持治疗,以帮助其戒除毒瘾。如有需要,被逮捕、起诉或正在服刑的吸毒成瘾犯罪分子仍可继续接受监外戒毒治疗,监外戒毒治疗的期间计算在刑期内。监外戒毒治疗并非强制,但如果不参加或中途放弃,犯罪分子将被继续关押。[2]

荷兰开放、宽容的毒品政策并没有带来毒品问题的失控发展,相反,荷兰毒品政策整体而言达到了减少毒品危害的预设效果,成功将毒品问题的重心转移到了软性毒品。

(三)亚洲戒毒政策

亚洲多数国家曾作为殖民地,饱受毒品尤其是鸦片之害,普遍采取了比较严厉的立法措施打击毒品犯罪活动。二战后,亚洲不少国家开始对吸毒成瘾者进行治疗和社会康复工作,有些则对非法持有毒品的动机先作分析,对因个人使用而非法持有毒品的行为处以较轻的刑罚,并辅以治疗和社会康复措施,规定了一些治疗、康复等方法作为刑罚替代性措施。

1. 日本

二战后期,日本的毒品滥用问题开始出现并呈现蔓延态势,至今经历了

---

〔1〕　何萍:《荷兰的监狱制度》,载《华东政法大学学报》2007 年第 5 期。

〔2〕　何萍:《荷兰的监狱制度》,载《华东政法大学学报》2007 年第 5 期。

3次毒品滥用的高峰。在20世纪40~60年代,日本为了恢复经济将大量苯丙胺类药物投放民间,出现第一次高峰;第二次高峰出现在20世纪70~80年代,受欧美文化的影响,一些追求自由和时髦的年轻人把吸食毒品当成时尚,吸毒人数迅速增长;第三次高峰是在20世纪90年代中期以后,虽然上升势头有所遏制,但吸毒人数仍居高不下,且呈现低龄化趋势。日本把毒品归属在"药物"范畴,统分为大麻和麻药两大类。麻药在日本是对摇头丸(MDMA)等合成麻药、可卡因、海洛因、精神镇定类药品和鸦片等的统称。

日本是发达国家中药物滥用管理与防治比较成功的国家,其原因是日本是个岛国,毒品走私相对困难,法律制度和监控措施比较严格,执法与预防性教育体系比较完善。日本关于毒品滥用及防治的法律制度比较健全。日本刑法典第14章专门规定了"鸦片烟罪",日本政府于1964年、1975年和1992年陆续通过了《麻醉品单一公约》《精神药物公约》《联合国禁止非法贩运麻醉品及精神药物公约》,还先后制定和修订了一系列管控成瘾药物的法律,主要有《大麻控制法》(1948年制定,2000年修订)、《精神卫生法》(1950年制定,1992年、1995年修订,2000年修改为《精神保健福祉法》)、《觉醒剂取缔法》(1951年制定,1954年、1985年、2000年修订)、《麻醉药品和精神药品控制法》(1953年制定,2000年修订)、《鸦片法》(1954年通过)、《毒性药物及烈性药物取缔法》(1972年通过)、《麻醉药品和精神药品控制取缔法》(1991年通过)、《防止滥用药物五年新战略》(2003年通过)等。日本将吸食毒品规定为犯罪,刑法规定了非法使用大麻罪、非法使用麻醉品罪、非法使用精神药品罪等罪名。《麻醉药品和精神药品控制取缔法》规定,吸毒犯被逮捕送入监所后,由专门机构对其进行戒毒治疗。吸毒者如果愿意接受戒毒治疗,并且在治疗期间配合医生治疗,并在出院后保持操守,就可以获得缓刑。《日本刑法典》第139条第1款规定,对被怀疑吸毒的人一旦确认吸毒成瘾,必须送往麻醉药品中毒医治中心进行强制戒毒,医生负有将戒毒全过程向有关方面汇报的责任;戒毒出院后,地方行政官员有义务对其进行监督、管理和提供有益的帮助。精神病院的诊断医生和麻醉药品中毒医治中心的治疗医生及其职员,不得将执行职务的内容泄露出去,即使辞职之后也同样负有保密义务。

日本建立了戒毒联合机制,使缉毒员、吸毒者辅导员、心理健康中心、保健所及医疗机构之间形成合力,帮助吸毒者戒除毒瘾,早日回归家庭和社会。[1] 毒瘾戒治的重点是针对长期滥用苯丙胺后引起的苯丙胺性精神病的治疗,随时服刑的压力可以是保持操守的一种动力。吸毒者接受治疗出院后可以服刑或不服刑;戒毒者在治疗期间如果能够很好地与医生配合,出院后不必服刑。日本对于必须服刑的吸毒者,有缓刑、假释、暂时释放、社区服务、电子监控、家中监禁等处罚种类,不一定限制其人身自由,而是根据吸毒者的具体情况选择刑罚措施。

2. 新加坡

新加坡是个严刑峻法的国家,在毒品方面采取"零容忍"的态度,吸毒行为在新加坡被视为犯罪。新加坡于1946年颁布了《鸦片宣言》,1951年颁布了《危险药物法》,1969年颁布了《药物(防止滥用)法》,1973年颁布《滥用毒品法令》(1989年修订)。《滥用毒品法令》规定,吸毒者及毒品拥有者将被判处最多10年监禁或2万新加坡元罚款或两者兼施。

1971年,新加坡成立了中央肃毒局,协调所有毒品案件和组织戒毒工作。

新加坡的戒毒制度主要体现在执法、医疗和教育等三方面。新加坡对初次发现的吸毒人员,在征得中央毒品对策局局长同意之后,一般将其收容到治疗中心强制治疗和康复辅导,作为起诉和定罪的替代措施。吸毒人员要定期到肃毒单位报到,并接受尿检,如果未按要求前来尿检或尿检呈阳性,肃毒单位将会同警方将其抓获,再次送到戒毒所或提起控诉;对戒毒出院后的吸毒人员进行定期检查和监督,如果复吸被抓会被判处5～13年的监禁以及3～12年以下的鞭刑。他们出狱后如果再次使用毒品,将面临最低刑罚是7～13年不等的监禁和6～12年以下鞭刑。由此可见,即使新加坡对于吸毒人员采取了关怀的政策,但由于是犯罪行为,吸毒者也需要承担较为严厉的法律责任。

新加坡戒毒医疗主要进行脱毒治疗、体能康复训练、纪律训练和技能训

---

〔1〕　邹艳艳、康敏:《域外戒毒法律制度速览》,载《人民法院报》2019年6月28日,第3版。

练。新加坡非常重视社区在戒毒工作中的作用。新加坡的社区又称为"租屋",警察与居民密切合作,促进居民之间互相监督,为毒品的预防和挽救吸毒人员营造良好的环境,达到有效遏制吸毒的目的。[1] 在社区内,对于戒毒者的信息会严格保密,即使被周围居民知晓,大家都能以关心救助的心态来对待,这有助于戒毒者能够迅速回归正常生活。[2]

另外,政府对回归社会的吸毒人员持续跟踪,进行关怀、善后辅导和工作安排,鼓励戒毒者自主创业,并且在全社会倡导消除歧视、帮助关爱的氛围。新加坡公益组织为成功戒毒者提供了许多工作机会,政府对于聘用类似戒毒人员的企业,会在税收等方面予以优惠,支持戒毒人员再就业。新加坡的"半途之家协会",在协助吸毒者回归社会、改过自新方面取得了良好效果,"突破咖啡店"就是戒毒人员创业的典型。

第三节　我国戒毒发展历程

一、我国吸毒问题的由来

大约在 5000 多年前,我国就有使用大麻的记载。《黄帝内经》中记载到,大麻"可除罪孽"。我国历史上流行最早且泛滥成灾的毒品是鸦片,鸦片传入中国的历史可以追溯到 7 世纪甚至更早时期。[3] 据《旧唐书·拂菻传》记载:"乾封二年(公元 667 年)拂菻遣使献底也伽"。[4] 唐朝贞元年间(公元 785～805 年),阿拉伯商人开始在扬州、广州等地进行含有鸦片成分的药物贸易。

唐代人们将罂粟视为观赏植物开始种植,雍陶在《西归斜谷》中写道:

---

〔1〕 周雨臣、胡钟鸣、周立民等:《国外戒毒制度概述》,载《犯罪与改造研究》2021 年第 10 期。
〔2〕 邹艳艳、康敏:《域外戒毒法律制度速览》,载《人民法院报》2019 年 6 月 28 日,第 3 版。
〔3〕 《旧唐书》卷 198《拂菻传》记载,拂菻国(东罗马)于 667 年(乾封二年)"遣使献底也伽",许多人认为这就是鸦片传入中国之始。其实,我国在公元 659 年开始编修的第一部药典《新修本草》中就已经有了关于"底野迦"(前文的"底也伽")的记载。此外,在明代朝鲜金礼蒙等人所编的《医方类聚》中曾引用过《五藏论》中的这样一段话:"神方千卷,药名八百,中黄丸能瘥千病,底野迦善治万病。"而《五藏论》一书又见录于《隋书》卷三四的《经籍志》,所以有人推测底也迦在"隋前已传入我国"。
〔4〕 "拂菻"是伊斯兰语突厥文的译音,也称"大食",属于东罗马帝国,大致在今叙利亚一带。

"行过险栈出褒斜,历尽平川似到家。万里愁容今日散,马前初见米囊花"。[1] 五代十国时期(公元 907～979 年),南唐医家已用罂粟种子作为健胃剂。宋朝刘翰、马志等编著的《开宝本草》首次将罂粟作为药物收入书中。苏轼曾写道:"道人劝饮鸡苏水,童子能煎莺粟汤。"[2]苏辙也在《种药苗诗》有这样的描述:"罂小如栗……研为牛乳,烹为佛粥。老人气衰,饮食无几,食肉不消,食菜寡味,柳锤石钵,煎以蜜水,利口便喉,调肺养胃……"[3]北宋名医寇宗奭在《本草衍义》中说:"罂粟米性寒,多食利二便,动膀胱气,服食人研此水煮,加蜜作汤饮,甚宜。"由此可见,罂粟在宋朝就已经作为一种保健食品、药品广受欢迎。元朝初期,忽必烈于 1270 年设广惠司,专制含有罂粟成分的阿拉伯药剂。蒙古族人在征服印欧的同时,把鸦片作为战利品从西域带回了中国,从此,吸食鸦片的风气开始流行。据晚清时的陈寿彭考证,元朝时"士农工贾无不嗜者"。明朝李时珍在《本草纲目》中对罂粟的功用、形态及其制品作了较全面、系统的描述。御医王玺在《医林集要》中写道:"阿芙蓉,天方国种红罂粟花,花谢后,刺青皮取之。"明朝后期,鸦片流入民间并开始泛滥。"予儿时尚不识烟为何物,崇祯末三尺童子莫不吃烟矣。"[4]当时的鸦片由于数量稀少,其价格昂贵如金。

二、清朝时期的禁毒戒毒举措

(一)清朝前期

自元朝始,一些仁人志士就认识到滥用鸦片的危害,元朝名医朱震亨说:"其止病之功虽急,杀人如剑,宜深戒之"。明朝程本立也在《罂粟花》诗中写道:"瘴烟窟里身今老,春事伤心思万端"。明朝崇祯皇帝是我国历史上第一个提出禁止贩运、吸食鸦片的统治者,而第一个颁布禁烟法令的是清朝雍正皇帝。1729 年(雍正七年),清廷颁布《兴贩鸦片及开设烟馆之条例》,提出用刑罚手段来惩治贩卖、教唆或引诱他人吸食鸦片的行为。该条例为世界上

---

〔1〕 雍陶:《西归斜谷》,米囊花即罂粟花。
〔2〕 苏轼:《东坡七集》,《归宜兴留题竹西寺》篇。
〔3〕 (清)陈梦雷编纂:《钦定古今图书集成博物汇编草木典》(第 122 卷)莺粟部艺文,蒋廷锡校订,中华书局巴蜀书社 1985 年版。
〔4〕 (明)王逋:《蚓庵琐语》,清康熙精写刻说铃本。

第一个禁烟令,它标志着我国禁毒史暨禁毒立法史的开端。1813 年(嘉庆十八年),清政府颁布了《吸食鸦片烟治罪条例》,这是中国历史上第一道惩办鸦片吸食者的法令,首开以刑法手段制裁吸毒者的先河。但由于朝廷态度不坚决,措施不得力,地方官员又趁机抽银征税,欺上瞒下,中饱私囊,致使其后鸦片流入的数量有增无减。马克思在《鸦片贸易史》一文中指出,英国人在印度强制种植鸦片和以武力在中国推销鸦片[1] 1767 年,由印度输入中国的鸦片不过 200 箱,到了 1838 年则达到 40,200 箱。1856 年,英国政府对中国非法鸦片贸易所得,占到"它财政总收入的六分之一"[2] 从此,吸食鸦片成为一种病态的时尚。"嗣后上自官府缙绅,下至工商优隶,以及妇女僧道,随在吸食"[3] 鸦片战争前后,社会各界吸毒成风,以至到了"三尺童子,莫不吃烟矣"的境地。据估计,1838 年全国吸食鸦片者达 200 万人,占当时全国人口的 1/66。

1838 年,鸿胪寺卿黄爵滋向道光皇帝上书请求禁烟,林则徐在奏书中更是严正指出:"法当从严,若犹泄泄视之,是使数十年后,中原几无可以御敌之兵,且无可以充饷之银"[4] 1839 年 6 月 3 日,林则徐在虎门公开销毁了外国烟贩的 237 万多斤鸦片,表现出中国人民禁烟斗争的坚定决心和顽强意志。同时,林则徐与江南名医合作,充分运用中医温病学疫疬致病的病因病机理论和"气血津液辨证""三焦辨证",分析了烟毒致病的机理,先后收集、创制了戒除烟瘾的药方十多首,经过反复比较,确定了忌酸丸、扶正方和四物饮、瓜蒌汤四首药方,动员包括家人在内的人们于广州、湖南等地大力推广[5] 1839 年 6 月,清政府颁布《钦定严禁鸦片烟条例》,明确规定吸烟者予限于 1 年 6 个月戒烟,限满后不知悔改,无论官民,概拟绞监候。当时,道

---

〔1〕 中共中央马克思恩格斯列宁斯大林著作编译局编:《马克思恩格斯选集》(第 1 卷),人民出版社 2012 年版,第 801 页。

〔2〕 中共中央马克思恩格斯列宁斯大林著作编译局编:《马克思恩格斯选集》(第 1 卷),人民出版社 1995 年版,第 713~720 页。

〔3〕 (清)黄爵滋:《严塞漏卮以培国本疏》。

〔4〕 喻晓东、李云东编:《大禁毒》,团结出版社 1993 年版,第 186 页。

〔5〕 苟天林:《近现代历史视角下的中医药与中西医交流》,载《光明日报》2020 年 8 月 29 日,第 4 版。

光皇帝处罚一批京中吸食鸦片的官员和皇族,震惊中外。[1] 但由于清政府的软弱无能、内斗不休、号令不一,加之"奸商偷运,污吏纳贿,阳奉阴违"等诸多原因,[2]禁烟法令没有取得预期效果,鸦片走私贸易愈禁愈烈。

(二)清朝后期

1840 年 6 月,英帝国主义发动了鸦片战争,清政府被迫签订丧权辱国的《南京条约》。中国近代史开端的标志性事件就是鸦片战争,鸦片带给中国人民的除了现实的危害,更意味着民族的屈辱和国家的贫弱。[3] 两次鸦片战争冲击了封建社会原有的经济秩序与政治格局,鸦片战争前后的几十年间,我国有 4 亿两白银外流,150 多万平方公里土地被割让,中国逐步沦为半殖民地半封建社会。1858 年,清政府与英国签订《通商章程善后条约》,鸦片成为合法商品。到 1890 年前后,中国的烟民人数约 400 万,占当时全国总人数的 10%。[4] 以至于"上自官府缙绅,下至工商优隶,以及妇女、僧尼、道士都有吸食者"。[5]

进入 20 世纪后,我国毒品问题愈演愈烈。1906 年间,染上鸦片瘾而每天必须吸食的中国人多达 1620 万(占总人口的 36%,占成年人口的 6%),可能有半数的成年人口至少在节庆或生病时吸食过。在整个亚洲,吸鸦片、种鸦片的发展在中国是最显著而深入的。[6] 1906 年 10 月,清政府颁布了《禁烟章程十条》,就逐年禁止国内鸦片的种植、销售、吸食等做了全面的规定;1907 年后,陆续发布了《稽核禁烟章程二十三条》《禁烟查验章程》《禁烟考成议叙议处章程》《购烟执照章程》《管理售卖膏土章程》《禁烟罚惩条例》《吗啡治罪条例》《禁运吗啡及药针章程》《政务院禁烟章程民宣统禁烟条例》等一系列禁烟法令。但由于清政府的重税政策,为烟毒流行大开"绿灯",从事鸦片生意的商号和烟馆如雨后春笋大量出现,吸食鸦片的队伍亦如滚雪团

---

〔1〕 孟昭华、王涵:《中国民政通史》(下卷),中国社会出版社 2006 年版,第 1041～1043 页。
〔2〕 罗运炎:《中国鸦片问题》,协和书局 1929 年版,第 4 页。
〔3〕 胡江:《毒品犯罪刑事政策研究》,西南政法大学 2009 年硕士学位论文,第 15 页。
〔4〕 罗书平主编:《中华禁毒史略》,四川人民出版社 1997 年版,第 2 页。
〔5〕 吕思勉:《中国制度史》,上海三联书店 2009 年版,第 196 页。
〔6〕 [美]戴维·考特莱特:《上瘾五百年》,薛绚译,上海人民出版社 2005 年版,第 3 页。

一般越来越大,致使人民遭受了烟患与苛税双重灾难。烟毒不仅危害了国人的身体健康,而且导致了耗尽钱财的社会现象。众多的烟民,不事生产,终日吞云吐雾,晨昏颠倒,形体枯槁,为吸毒不惜倾家荡产,卖儿鬻女,为盗为娼者不可胜数。当时武汉地区流传的一副对联正是对烟毒危害的生动写照:"竹枪一枝,打得妻离子散,未闻炮声震地;铜灯半盏,烧尽田地房廊,不见烟火冲天。"

三、民国时期禁毒戒毒举措

(一)北洋军阀时期

1911 年,以孙中山为首的资产阶级革命党人推翻清王朝,成立了南京临时政府。1912 年发布了《大总统令禁烟文》。民国时期,政府执行禁种、禁售、禁贩、禁吸的政策,在毒品犯罪的各个环节全面禁烟禁毒[1]。1912 年,北洋政府签订了《海牙禁烟公约》。此后陆续颁布了《烟案罚金充赏办法》《禁种罂粟条例》《拿获吗啡案充赏办法》《限制药用鸦片、吗啡等品营业章程》等法规。

北洋军阀时期,推行的是"寓禁于征"的政策,鸦片公卖遂成普遍现象。中央或地方军阀基本上采取禁毒的策略,但由于军饷的缘故,禁毒的策略基本上形成不了气候,全国整体的毒品泛滥的情况较前期没能得到改善甚至有过之而无不及[2]。在 20 世纪 20 年代后,鸦片烟毒继清末严重泛滥之后再度肆虐并迅速蔓延。以西北地区为例,到处"罂粟遍地,每当夏初清和之际,倘一至郊外,则红白灿烂,远近辉映,大有芙蓉天地之像"。"民国 14 年,甘肃税收总额约 900 万元,而鸦片之税收约在 400 万之半⋯⋯"[3]在 1925 年,全国罂粟种植总面积约为 1800 万亩,[4]中国近代民众吸食鸦片烟的风气之盛,"十室之邑,必有烟馆;三人之行,必有瘾者"[5]。

---

〔1〕 姚建龙:《禁毒学导论》,中国人民公安大学出版社 2014 年版,第 28 页。
〔2〕 苏智良:《中国毒品史》,上海人民出版社 1997 年版,第 293 页。
〔3〕 《甘宁青史略正编》。转引自马维纲:《禁娼禁毒》,警官教育出版社 1993 年版,第 425 页。
〔4〕 张洪成:《毒品犯罪刑事政策之反思与修正》,中国政法大学出版社 2017 年版,第 58 页。
〔5〕 何一民:《民国时期》,四川人民出版社 2011 年版,第 521 页。

（二）南京国民政府时期

南京国民政府成立后,延续了北洋政府时期的"寓禁于征"政策,以致"烟禁废弛",中央及地方官僚大发横财。1927 年 9 月,国民政府财政部颁布《禁烟暂行章程》。该章程规定,从 1928 年起,3 年禁绝鸦片;贩卖鸦片抽以重税。尤其是允许商民领证贩售鸦片,由政府抽税,更是借禁烟之名,行敛财之实[1] 1927 年 11 月,《禁烟条例修正案》规定,25 岁以上准予领照吸烟,特许商民领证运销鸦片及政府抽税的规定未予更改。1928 年三四月,国民政府先后颁布了《中华民国刑法》（鸦片章）、《国民政府禁烟条例》。1928 年 7 月,南京国民政府颁布《禁烟委员会组织条例》《全国禁烟会议组织条例》,废除"寓禁于征"政策,烟禁进入"断禁"时期。8 月 20 日,国民政府成立全国禁烟委员会,蒋介石担任禁烟委员会名誉主席。9 月 17 日又公布《禁烟法》及《禁烟法施行条例》。11 月 1 日,全国禁烟会议在南京召开,讨论推行禁烟新政,严惩军警涉烟,打破了以往"禁下不禁上""上宽下严"的禁烟格局。然而,禁烟委员会委员罗运炎认为:"禁烟委员会成立以来,中央虽有良法美意,各省疆吏,不愿切实奉行,阳奉阴违,无巧不施。中央虽三令五申,到底成绩终鲜。各地烟祸之猖獗,依然如昔,甚或过之"[2] 1929 年 6 月 6 日,立法院正式通过《禁烟法》,标志着禁烟禁毒成为"国策"。1929 年 11 月 11 日,国民政府正式公布《麻醉药品管理条例》。1935 年 1 月 1 日,颁布《中华民国刑法》（1948 年 11 月 7 日修订）规定了对吸食毒品者之禁戒处分与吸用烟毒罪。1935 年 4 月,国民政府军事委员会公布《禁毒实施办法》与《禁烟实施办法》,开始实施"两年禁毒、六年禁烟"计划。6 月,裁撤禁烟委员会,设禁烟总监,办理全国禁烟事宜,禁烟总监由军事委员会委员长蒋介石兼任。1935 年 11 月,国民政府公布《禁烟治罪暂例》（1936 年 6 月 18 日修正为《禁烟治罪暂行条例》）,其中规定:"国民政府军委会颁布检举烟民登记办法,由各省市的检举烟民登记专员,会同政府进行检举,向烟民发放限期禁烟执照;每年戒断 1/5 烟民人数,并进行检验各地完善戒烟医院"。对于吗啡、海洛因、高

---

〔1〕　蒋秋明、朱庆葆:《中国禁毒历程》,天津教育出版社 1996 年版,第 255 页。
〔2〕　罗运炎:《中国烟禁问题》,大明图书公司 1934 年版,第 138 页。

根、红丸等毒品,国民政府采取了比禁烟更为严厉的查禁办法,规定两年禁绝并公布了《禁毒治理暂行条例》。[1] 国民党政府表面上对毒品采取严禁政策,实际上采取了"明禁暗纵、只征不禁、时禁时弛"的"寓禁于征"的措施,为筹措内战经费,先后成立了福建等十省禁烟督察处。1937 年罂粟种植面积达 20 万亩,占当时全省耕地的 1/10,烟民占总人口的 1/8。[2] 各省军阀强迫或鼓励种植罂粟的目的是收取各种名目的鸦片税,以维持自身统治。[3]

20 世纪 30 年代始,毒性更大的吗啡和海洛因也开始输入我国。日本帝国主义侵华后,在伪满州国开始实行毒化政策,强制占领区农民种植罂粟,并公开销售鸦片。日本人甚至在报纸上刊登广告,公开贩卖毒品。1937 年国际联合会[4]指出,"世界上百分之九十的非法'白面'、'麻药'都出自日人之手,经常是由日本或日本人监督下,在天津日租界,大连及其他满洲、热河或中国城市所制造的。"进入 40 年代以来,买卖鸦片便成了日本帝国主义实现这一政策的经济手段之一,我国的内蒙和东北地区成了生产鸦片的基地。1945 年抗战胜利后,国民政府的内政部公布《修正肃清烟毒善后办法》。1946 年 8 月,国民政府颁布《禁烟禁毒治罪条例》,将"烟、毒"合并管制,对于吸食鸦片成瘾者的戒治是通过刑法及特别刑法的方式加以规定。12 月公布《肃清烟毒善后办法》,宣布凡种运售吸制藏烟毒均同时断禁。1947 年 4月,又颁布了《收复地区肃清烟毒办法》,规定了收复地区所有禁烟禁毒的各项方针和政策,还在登记、戒毒、救济等方面作出了规定。

(三)苏维埃政府与革命根据地禁毒戒毒举措

1. 制定禁烟法令政策

中国共产党自诞生之日起,就旗帜鲜明地坚决反对祸国殃民的纵烟纵毒行径。1922 年 7 月,中国共产党在第二次全国代表大会宣言中强烈谴责了鸦片战争"是资本主义最著名的卑污盗窃行为,因为它的起因是英国政府和

---

〔1〕 姚建龙:《禁毒学导论》,中国人民公安大学出版社 2014 年版,第 33 页。

〔2〕 刘树炜:《宁夏毒品团伙犯罪分析》,载《青少年犯罪研究》1997 年第 8~9 期。

〔3〕 王金香:《中国禁毒史》,上海人民出版社 2005 年版,第 106 页。

〔4〕 国际联合会,通常简称国联,1920 年 1 月 10 日正式成立,中国是创始会员国之一。类似于现在的联合国。——编者注

商人要强迫把鸦片毒害中国民众"。[1] 1930 年 2 月,苏维埃政权首个发布的禁烟法令《兴国土地法》第 6 条中申明,"……但游民分田者,须戒绝鸦片赌博等恶嗜好,否则苏维埃收回其田地"。[2] 随后,赣西南、川陕、陕甘宁等革命根据地相继发布了涉及禁烟方面的法令。20 世纪 40 年代,《晋西北禁烟治罪暂行条例》《晋冀鲁豫边区毒品治罪暂行条例》《陕甘宁边区禁烟禁毒条例(草案)》《陕甘宁边区禁烟督察处组织规程》《山东禁烟治罪暂行条例》《华北区禁烟禁毒暂行办法》等一系列禁烟法令政策先后发布。这些法令基本上从禁种、开展戒烟宣传教育、取消苛捐杂税、进行种烟和吸烟的登记、特设戒烟局等方面作出规定。

2. 开展戒烟宣传教育

在鸦片烟毒滥用问题极其严重的社会背景下,禁烟宣传工作显得尤为重要。各根据地的悬崖、陡坡、石柱、石坊、牌匾、墙体等上面,到处刻有"加紧戒烟运动"之类的标语和口号。[3] 苏区根据地还通过发布政策公告、召开群众大会、编唱戒烟歌谣、传诵戒烟诗词、印刻标语口号、分发戒烟传单等方式,让广大民众认识到戒烟的意义,引导广大人民群众积极参与戒除鸦片烟毒运动,形成了群防、群治、群戒相结合的统一战线;使烟民启发戒烟觉悟、唤醒戒烟动机、坚定戒烟信心;《努力戒烟歌》中唱道,"烧烟必定死,戒烟就能生……"[4] 另外,通过榜样教育、集体教育和个别教育等形式,号召广大烟民主动戒除烟瘾、重新做人,而且采取干部劝、亲人劝、乡亲劝、戒断毒瘾的烟民劝等方式,形成了人人反对用烟、人人劝诫说服的局面。

3. 设立戒烟组织机构

戒烟组织机构是戒烟运动不可或缺的领导机构和工作机构。1929 年 12

---

〔1〕　北京大学马列主义教研室编:《中国现代革命史学习参考资料》,北京大学印刷厂 1959 年版,第 1 页。

〔2〕　井冈山革命史编纂委员会编:《井冈山人民革命史介绍初稿》,井冈山革命史编纂委员会 1962 年版,第 68 页。

〔3〕　参见四川省博物馆编:《川陕革命根据地石刻标语选编》,四川省博物馆编印 1979 年版,第 78 页。

〔4〕　西华师范大学历史文化学院、川陕革命根据地博物馆编:《川陕革命根据地历史文献资料集成》,四川大学出版社 2012 年版,第 1755 ~ 1756 页。

月,红七军在右江革命根据地设立了禁烟总局。此后,许多根据地纷纷成立了禁烟局、禁烟督察局、禁烟督察处等机构。1933 年 2 月,《川陕省苏维埃组织法》中规定成立省戒烟局,下设登记处、制药处和休养所。1933 年 9 月,新修订的《川陕省苏维埃组织法》规定,设置省、县、区、乡四级戒烟机构。[1] 1948 年 12 月,热河省政府在《关于戒烟工作的指示》中指出,各级政府应即与群众团体配合建立戒烟机关,省府建立戒烟局,各监、专、市、县(旗)政府建立戒烟科,由民政科长兼科长,另配各科员二三人,区设戒烟助理员,村设戒烟委员,至于县、区、村三级建立戒烟委员会,由党政人员及对戒烟事业热心或有经济之人士参加。[2]

4. 制定戒治烟毒方法

各根据地基本上采取的是分期戒烟、分类戒除、分别处遇和逐步戒断的戒烟办法。《通江苏维埃志》记载,戒烟局特地聘请有名的中医人士研制戒烟丸,并将之及时免费发放或低价售卖给烟民服用。服用剂量视烟瘾大小而定,且采取按日逐步递减鸦片含量的方式,把戒烟与治病结合起来。[3] 戒烟人员白天晚上集中在一起学习,讨论戒烟有没有决心;每天早晚吃 2 次戒烟丸子,每次 7 颗,嚼烂后用白开水服下。[4] 《晋察冀边区戒烟暂时办法》明确规定,"对已登记之瘾者,得由禁烟督察局、区公所或村街公所定期开会教育或进行个别教育"。[5] 《冀察热辽戒烟办法大纲》指出,"如烟民能自觉戒断者,应予以奖励表扬。其一贯游手好闲(即'烟民二流子'),不遵守禁令者,应强制其戒断。强制戒烟期间之一切费用应由烟民自备,并强迫参加劳动"。[6] 1949 年 8 月 20 日,绥远省人民政府颁行《戒吸毒品暂行办法》,提出鼓励、扶植民间举办各种戒烟组织,奖励一切戒除毒品特效药物之发明与

---

〔1〕 西华师范大学历史文化学院、川陕革命根据地博物馆编:《川陕革命根据地历史文献资料集成》,四川大学出版社 2012 年版,第 145~149 页。

〔2〕 中共河北省委党史研究室编:《日本鸦片侵华资料集(1895-1945)》(内部资料),中共河北省委机关文印中心 2002 年版,第 200~203 页。

〔3〕 中共通江县委党史办研究室编:《通江苏维埃志》,四川人民出版社 2006 年版,第 461 页。

〔4〕 马模贞主编:《中国禁毒史资料 1729-1949 年》,天津人民出版社 1998 年版,第 1601 页。

〔5〕 马模贞主编:《中国禁毒史资料 1729-1949 年》,天津人民出版社 1998 年版,第 1630 页。

〔6〕 邓一民等主编:《承德解放战争史料选》,人民日报出版社 1998 年版,第 207~209 页。

制造,并在销售上给以尽可能的便利与协助。[1]《陕甘宁边区禁烟禁毒条例(草案)》制定了戒断期限与年龄阶段挂钩的规定。[2]

四、新中国成立后的禁毒戒毒工作

(一)20 世纪 50～80 年代

新中国成立前,在 4 亿人口中,以制毒贩毒为业的有 30 多万人,吸毒者有 2000 万人。中华人民共和国成立后,中华大地发生了翻天覆地的历史变革,鸦片烟毒失去了往日纵其恣意滋长、繁衍的温床。但由于 200 多年来鸦片侵蚀甚久、残害百姓甚深,加之国内外的政治经济形势非常复杂,种植、贩卖和吸食鸦片烟毒的现象仍呈蔓延趋势。

为了巩固新生的人民政权,促进人民群众的身心健康,中央人民政府建国后迅速制定了有关惩治毒品犯罪的法律法令,雷厉风行地开展了声势浩大的禁毒运动。1950 年 2 月 24 日,政务院颁布了《关于严禁鸦片烟毒的通令》;1952 年 4 月 15 日,党中央又发布了《关于肃清毒品流行的指示》,实行"禁种、禁运、禁贩、禁吸"的全面清除政策,号召广大人民群众结合"三反""五反"运动,开展一次大规模的全民禁毒运动。各级人民政府成立禁烟禁毒委员会,查封烟馆,铲除罂粟,收缴烟具,广泛深入地进行毒品危害和政府法令的宣传教育,同时拨出专款救济贫困烟民,并在大城市设立戒烟所,帮助毒品成瘾者戒除毒瘾。1952 年 12 月 12 日,政务院发布了《关于推行戒烟、禁种鸦片和收缴农村存毒的指示》,在禁种、禁制、禁贩、禁吸四个主要环节上采取"力劝两头、斩断中间"的策略,对于吸烟吸毒的分子,号召他们坚决戒除,同时发动社会舆论及他们的家属给吸烟吸毒分子以压力,使之不敢不戒。[3] 正如毛泽东主席在 1952 年 9 月 21 日所指出的那样,打下毒贩威风,是更能教育人民的事情。[4] 这场禁毒斗争是中国历史上前所未有的一次群

---

〔1〕 马模贞主编:《中国禁毒史资料 1729－1949 年》,天津人民出版社 1998 年版,第 1653～1654页。

〔2〕 参见邱创教主编:《毒品犯罪惩治与防范全书》,中国法制出版社 1998 年版,第 783～784 页。

〔3〕 邱创教主编:《毒品犯罪惩治与防范全书》,中国法制出版社 1998 年版,第 834 页。

〔4〕 杜君、吴蓓、王金艳主编:《中国近现代史基本问题研究》,吉林大学出版社 2010 年版,第 223页。

众性的禁毒斗争,在短短的 3 年内,基本上禁绝了危害中华民族百余年的烟毒。20 世纪 60 年代后,鸦片烟毒在一些地方有所抬头。为此,1963 年,中共中央颁布了《中央关于严禁鸦片、吗啡毒害的通知》;1973 年,国务院颁布了《关于严禁私种罂粟和贩卖、吸食鸦片等毒品的通知》。

(二)20 世纪 80 年代至 20 世纪末

20 世纪 70 年代末 80 年代初,随着国门的开放,国际贩毒集团把罪恶的目光瞄向享誉世界"无毒国"殊荣近 30 年之久的中国,毒品问题又悄然复萌与蔓延,吸毒人员数量快速增加。(见图 2 - 1)

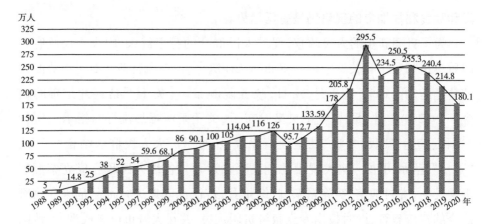

图 2 - 1　1988 年以来吸毒人员数量

面对来势凶猛的"毒潮",党中央对此高度重视,一如既往地果断举起禁毒大旗,发起了新一轮的人民禁毒战争。邓小平同志指出,"开放以后,一些腐朽的东西也跟着进来了,中国的一些地方也出现了丑恶的现象,如吸毒、嫖娼、经济犯罪等。要注意很好地抓,坚决取缔和打击,决不能任其发展"[1]。1981 年后,党中央和国务院先后发布了《关于重申严禁鸦片烟毒的通知》《关于禁绝鸦片烟毒问题的紧急指示》《中华人民共和国治安管理处罚条例》《麻醉药品管理办法》《精神药品管理办法》等相关政策、法令。

1990 年 12 月 28 日,第七届全国人民代表大会常务委员会第十七次会议

---

〔1〕　中共中央文献研究室编:《社会主义精神文明建设文献选编》,中央文献出版社 1996 年版,第 426 页。

通过了《关于禁毒的决定》,这是新中国成立后第一部关于禁毒方面的单行法律;它确立了"禁止吸毒""吸毒必戒"的指导思想,制定了自愿戒毒、强制戒毒和劳动教养戒毒的戒毒体系。1995 年,国务院发布了《强制戒毒办法》,明确规定对吸食、注射毒品成瘾人员,通过行政强制措施对其进行药物治疗、心理治疗和法制教育和道德教育,使其戒除毒瘾。同时,规定强制戒毒人员对强制戒毒决定不服的,可以进行行政复议和行政诉讼;戒毒人员解除强制戒毒后,在升学、就业等方面不受歧视。2003 年,司法部发布了《劳动教养戒毒工作规定》,主要内容有"根据戒毒劳动教养人员处于不同管理、治疗阶段的特点,制定有针对性的教育计划、教学内容",戒毒工作除开展心理矫治外,还要进行道德、法制、文化教育和职业技能培训,组织开展文体活动和参加习艺性劳动,采取共同教育与分类教育,所内教育与家庭、社会帮教,课堂教育与多种形式教育相结合的教育形式。另外,还首次提出了急性脱毒期、康复期、巩固期等分期分段以及医疗戒护、康复教育、矫治管理等分区分级的管理和治疗措施。在实践中,各地司法行政戒毒机关积极探索,纷纷创立了各具特色的劳动教养戒毒模式。

(三)21 世纪以来

21 世纪以来,随着经济全球化的加快发展,国际社会毒品问题继续呈恶化态势。在国际"毒潮"的猛烈冲击下,中国已由毒品过境受害国转变为毒品过境、消费与制造并存的国家。面对我国日益严峻的毒品滥用形势,党和政府对遏制毒品泛滥问题非常重视,采取了很多行之有效的措施。[1]

1. 加强戒毒法律法规与制度建设

2007 年 12 月,第十届全国人民代表大会常务委员会第三十一次会议通过了我国首部真正意义上的部门法——《禁毒法》,确立了"以社区戒毒、强制隔离戒毒、社区康复为主,自愿戒毒和戒毒康复为辅"的戒毒体制。2011年,国务院发布了《戒毒条例》,戒毒领域首次有了专门的法律规定。2014 年7 月,中共中央、国务院印发了《关于加强禁毒工作的意见》,明确提出"加大

---

〔1〕 姜祖桢、宋秋英:《中国共产党领导下的戒毒方略百年沿革》,载《犯罪与改造研究》2021 年第 3期。

毒品治理工作力度,全面提升毒品问题治理能力和水平"的要求,将包括戒毒在内的禁毒工作提升到"国家安全战略和平安中国、法治中国建设"的新高度。

21世纪以来,国务院以及各与戒毒相关的部门或独立或联合制定了一系列部门规章和制度规定,主要有:《关于印发〈阿片类药物依赖诊断治疗指导原则〉和〈苯丙胺类药物依赖诊断治疗指导原则〉的通知》(2009年修订)、《关于印发〈戒毒医疗服务管理暂行办法〉的通知》(2010年发布,已失效)、《关于印发〈医疗机构戒毒治疗科基本标准(试行)〉和〈戒毒医院基本标准(试行)〉的通知》(2009年发布)、《关于印发氯胺酮依赖诊断治疗指导原则的通知》(2012年发布)、《吸毒成瘾认定办法》(2011年发布,2016年修订)、《关于印发〈强制隔离戒毒诊断评估办法〉的通知》(2013年发布)、《关于印发〈监管场所艾滋病防治管理办法〉的通知》(2015年发布)、《关于加强病残吸毒人员收治工作的意见》(2015年发布)、《关于印发〈全国社区戒毒社区康复工作规划(2016—2020年)〉的通知》(2015年发布)、《关于加强戒毒药物维持治疗和社区戒毒、强制隔离戒毒、社区康复衔接工作的通知》(2016年发布)、《艾滋病防治条例》(2006年发布,2019年修订),等等。

2. 切实推进戒毒工作规范化建设

规范化建设是戒毒工作有效实施的重要保障。《戒毒条例》在"总则"第1条开宗明义地提出"规范戒毒工作"的目的。自《禁毒法》《戒毒条例》实施以来,司法行政戒毒系统高度重视场所规范化建设,出台了一系列规章制度,例如,《司法行政机关强制隔离戒毒工作规定》(2014年发布)、《关于司法行政强制隔离戒毒所所务公开工作的指导意见》(2014年发布)、《强制隔离戒毒人员教育矫治纲要》(2015年发布)、《关于进一步加强司法行政信息化建设的意见》(2016年发布)、《司法行政强制隔离戒毒所强制隔离戒毒人员行为规范》(2019年发布)等,内容主要是规范司法行政机关强制隔离戒毒工作、规范强制隔离戒毒人员教育矫治工作、规范执法行为、规范司法行政强制隔离戒毒所强制隔离戒毒人员行为。

2018年5月29日,司法部印发了《关于建立全国统一的司法行政戒毒工作基本模式的意见》,确立了"以分期分区为基础、以专业中心为支撑、以科学戒治为核心、以衔接帮扶为延伸"的全国统一司法行政戒毒工作基本模式,通过全链条、体系化、科学规范的戒毒模式,进一步提高教育戒治科学化、专业化水平,实现教育戒治质量整体提升。

3. 树立保障戒毒人员合法权益的理念

对戒毒人员身份属性的认识与界定是一个逐步深化的过程。全国人民代表大会常务委员会《关于禁毒的决定》(已失效)将吸毒人员视为违法人员;《禁毒法》则将吸毒人员界定为"违法者、病人和受害者",展示着从过去的法律法规偏重从道德和维护社会治安秩序角度看待吸毒人员,而如今更多地是从医学或人道主义出发,体现出更多的人文关怀。[1]《禁毒法》为保障戒毒人员合法权利提供了依据与遵循,如被决定人对公安机关作出的强制隔离戒毒决定不服的,可以依法申请行政复议或者提起行政诉讼。《戒毒条例》作出了更详细的规定,如对戒毒人员戒毒的个人信息应当依法予以保密;对戒断 3 年未复吸的人员,不再实行动态管控;强制隔离戒毒人员拥有探视权、探访权等;在入学、就业、享受社会保障等方面不受歧视且得到必要的指导和帮助;强制隔离戒毒场所管理人员不得体罚、虐待或者侮辱戒毒人员;组织戒毒人员参加生产劳动的,应当支付劳动报酬;等等。

4. 大力加强科学戒毒与智慧戒毒工作

多年来,戒毒机关认真贯彻"以人为本、科学戒毒、综合矫治、关怀救助"的原则,致力于科学戒毒水平的不断提升。在戒毒医疗方面,引入颅磁刺激、中医药戒治项目,定期邀请专家会诊、巡诊,发展远程医疗项目;在心理矫治方面,积极运用沙盘治疗、音乐治疗、内观疗法、VR 成瘾程度测评及脱敏训练、正念防复发训练、动机晤谈等多种心理治疗技术,帮助戒毒人员增进身心健康;在运动戒毒方面,戒毒场所根据戒毒人员的身体水平和运动能力,制定相应的"运动处方",引导戒毒人员逐渐养成运动习惯,改善戒断症状,调节心瘾导致的负性情绪。随着信息化、网络化、智能化等先进技术的发展,2019年,司法部印发《智慧戒毒建设实施意见》的通知,出台《智慧戒毒总体技术规范》等行业标准,综合运用大数据、物联网、人工智能等科学技术手段,将戒

---

〔1〕 姜祖桢:《刍议我国戒毒体制的重构与完善》,载《犯罪与改造研究》2008 年第 4 期。

毒工作与信息科技深度融合。同时,戒毒场所推进建设戒毒教育资源平台,应用"融媒体"和云平台技术,整合网站、微信、微博等新型网络媒体和音视频多媒体,开发在线教育、在线考试、在线咨询等功能,为戒毒人员和社会公众提供政策法规和戒毒知识服务。[1]

2014 年 4 月 2 日,习近平总书记作出重要指示:"戒毒工作是新时期司法行政工作的重点之一","要不断提高戒毒工作水平"。2018 年 6 月 25 日,习近平总书记再次作出重要指示:要加强党的领导,充分发挥政治优势和制度优势,完善治理体系,压实工作责任,广泛发动群众,走中国特色的毒品问题治理之路,坚决打赢新时代人民禁毒战争。习近平总书记的重要指示充分体现了党中央对禁毒戒毒工作的高度重视,为禁毒戒毒工作发展提供了根本遵循和行动指南。2019 年《中国司法行政戒毒工作发展报告》指出,新发现吸毒人员从 2016 年的 37.9 万名降至 2020 年的 15.5 万名,降幅近六成;截至 2020 年年底,全国现有吸毒人员 180 万名,相比 2016 年降幅近三成。目前全国戒断 3 年未发现复吸人员达 300 万名,是 2016 年的 2.5 倍。[2] 由此,可以表明我国禁毒戒毒工作取得了明显成效。

第四节 我国香港特别行政区、澳门特别行政区及台湾地区的戒毒历史

一、香港特别行政区的戒毒历史

香港地区与内地一样,吸毒现象自清朝时期开始流行。1946 年年初,香港政府颁布了有史以来的第一个禁毒法令。20 世纪 50 年代末期,香港地区毒品问题进一步恶化,1959 年,香港政府发布《香港毒品问题白皮书》《有毒瘾者治疗及康复条例》,规定药物依赖者经申请可在政府开办的"戒毒中心"内接受治疗。1969 年又相继颁布实施了《危险药物条例》《戒毒所条例》《戒毒所规例》,规定吸毒为犯罪行为,并实行强迫戒毒计划。

---

〔1〕 司法部:《中国司法行政戒毒工作发展报告》,2019 年 6 月 26 日。
〔2〕 司法部:《中国司法行政戒毒工作发展报告》,2019 年 6 月 26 日。

从 20 世纪 50 年代末起,香港政府对于毒品治理非常重视,陆续建立了不同类型的戒毒组织和机构。对于毒品戒治采取的是"强制与自愿相结合、矫正与康复相结合以及政府主导与非政府参与相结合"的多元化服务方式。戒毒服务包括惩教署的强迫性戒毒计划、卫生署的美沙酮自愿门诊计划、香港戒毒会和多间非政府机构所推行的自愿住院戒毒计划及滥用药物青少年辅导中心等,[1] 医院管理局设有物质误用诊所,以滥用精神药物者为主要服务对象,为他们提供所需的医疗服务。

20 世纪 90 年代初期,香港吸毒人员人数开始呈上升趋势,1994 年超过 2 万人,达到历史顶峰。1992 年,香港政府为了应对青少年滥用药物的人数不断上升,社会福利署属推行"健康新一代"计划。此计划是社会福利署内唯一直接为滥用药物者提供服务的单位,而它的另一特色是以小组形式去服务初次或间歇性滥用药物的 21 岁以下人士[2]。由于香港政府及时采取了有效的干预措施,吸毒人数呈下降趋势。在 1998 年前 9 个月内,档案室共录得 2332 个 21 岁以下的滥用药物者,与 1997 年同期比较,下降了近 13%[3]。1999 年 8 月,香港特别行政区政府制定了《中医药条例》,主张采用中成药戒除毒瘾和防止重染毒瘾的临床试验得以开展。2002 年 4 月 1 日,香港立法会通过《药物依赖者治疗康复中心(发牌)条例》,对自愿接受药物依赖的治疗或康复服务的药物依赖治疗中心的营办限制、牌照或豁免证书的申请、发出、续期、撤销、署长的权力、资料的保密及条例的适用范围等作了详细规定,确保药物依赖者在妥善管理及安全的环境内,接受自愿戒毒和康复服务。同时公布实施了《药物依赖者治疗康复中心实务守则》,明确开办、管理或以其他方式控制治疗中心的原则、程序或指引。

二、澳门特别行政区的戒毒历史

澳门地区于 1946 年首次颁布《全面禁食鸦片法》,正式开始禁止居民使用和收藏鸦片,并公布实施戒毒工作法令,收容自愿戒毒者和强制戒毒者。

---

〔1〕　卢古嘉利:《香港打击贩毒及药物滥用的政策》,载《中国药物滥用防治杂志》1999 年第 1 期。
〔2〕　张黎敏慧:《"健康新一代"计划》,载《中国药物滥用防治杂志》1999 年第 5 期。
〔3〕　卢古嘉利:《香港打击贩毒及药物滥用的政策》,载《中国药物滥用防治杂志》1999 年第 1 期。

1954 年 2 月 2 日,澳门总督发布成立收容中心的第 5529 号训令,收容 16 岁以上包括吸毒者在内的无基本生活条件者。1961 年 5 月 20 日,澳门设立了社会复原所,专门收容自愿戒毒者及被法院强制戒毒者及其他人员,提供收留、保护、照顾及社会复康服务。1975 年 10 月 11 日,澳门政府发布第 36/75号省令《重组社会复原所之架构》,为便于管理和提高戒毒质量,开始调整服务范围和对象,仅收容单一性吸毒者。

20 世纪 90 年代后,澳门地区于 1990 年 10 月 20 日设立临时性质的预防及戒毒办公室,首度开展预防药物滥用工作以及提供自愿性戒毒治疗服务。1991 年 1 月 28 日,澳门政府发布第 4/91/M 号法令,撤销了社会复原所,终止强制性戒毒措施。同时发布第 5/91/M 号法令,主要是实施《关于将贩卖及使用麻醉药品视为刑事行为以及提倡反吸毒措施》,全面打击与毒品有关的非法活动,完善戒毒措施与方法,它成为澳门打击毒品犯罪和处理吸毒及戒毒的专门刑事法律。1994 年 5 月 2 日,澳门成立预防及治疗药物依赖办公室,其职责是强化管理机构的建设,提高和巩固戒毒成果。1999 年 6 月 21日,澳门政府发布第 24/99/M 号法令,公布实施《重组社会工作司组织法》,主要内容是合并预防及治疗药物依赖办公室,转为该司辖下之防治药物依赖厅;整合与该司援助家庭与社群等方面的力量;加大对毒品成瘾矫治工作的管理和协调力度等。

澳门的戒毒服务工作始于 20 世纪 60 年代。澳门戒毒工作主要是在福音戒毒部门进行,在监狱内也设有为吸毒犯人治疗的自愿康复小组。防治药物依赖厅的戒毒康复处设有门诊戒毒中心与日间康复中心,为药物依赖者提供自愿性的戒毒康复服务。康复中心采用门诊及社区治疗模式,工作小组由医生、护士、社工和心理专家组成,对戒毒人员及家人实施治疗和辅导计划,以帮助戒毒人员戒除毒瘾,重返社会。

三、我国台湾地区的戒毒历史

1730 年(雍正八年),清政府专门针对台湾地区的毒品问题颁布了《关于流寓台湾人民与禁贩鸦片烟条例》,对贩卖鸦片及私开烟馆的行为明文禁止。当时的台湾地方政府和民间比较重视毒品治理问题,地方性法令《绅民公约》(1850 年发布)将贩卖鸦片行为视同为强盗罪,《重修凤山县志》(1764 年发布)中有严禁民众吸食鸦片的记载。1884 年后,随着《通商章程善后条约》的签订和中法战争的影响,台湾地区放开了鸦片种植并开始征收鸦片厘金。

在 1895 年至 1945 年日本占据台湾期间,台湾将吸食鸦片视为犯罪行为。日本首任台湾总督桦山资纪曾下令全台严禁吸食鸦片,并将禁烟令明文规定于《台湾居民刑法令》中,但这一政策没有持续多久,就被渐禁政策取代。日本殖民者对台湾地区的鸦片问题实行渐禁政策,以刑事制裁的手段推行鸦片专卖制度,重在管制而非消除,其实质是通过鸦片专卖增加殖民地税收[1]。1897 年,《台湾阿片令》及《台湾阿片令施行细则》规定,除获得特别许可以外,原则上禁止吸食阿片、开设阿片烟馆、制造或持有吸食器具。1930 年后,受欧美国家的影响,台湾地区开始对吸毒成瘾者进行医疗戒治。

1949 年后,台湾当局采取严刑峻法的毒品刑事政策。20 世纪 50 年代后,台湾地区的国民党当局又先后颁布了一系列禁烟禁毒规定,其特点是台湾地区沿袭 1935 年民国的法律,形成了刑法典与特别刑法并存的格局。单行的禁毒刑事规范有"台湾省禁绝鸦片办法""防制烟民戒后复吸办法""禁烟禁毒治罪暂行条例""'戡乱时期'肃清烟毒条例""戡乱时期肃清烟毒条例施行细则""麻醉药品管理条例""观察勒戒处分执行条例""戒治处分执行条例""'法务部'戒治所组织通则"等。其中 1955 年发布的"'戡乱时期'肃清烟毒条例"比较系统地规定了对毒品成瘾者的处分及戒除制度。1957 年修正后明确了戒毒所的设立、戒毒药品物品的管理和供应、烟民出狱后的后续管理、鉴定等。后又多次修订,1992 年更名为"肃清烟毒条例"。1998 年,将"肃清烟毒条例"修订并更名为"毒品危害防制条例"(2003 年、2008 年又先后修订),其中一个重要变化是将"烟""毒"重新定义为"毒品",并根据成瘾性、滥用性与社会危害性程度分为三级分别管理,同时将易制毒化学工业原料列入管制范围。它集刑事法与行政法于一体,是台湾地区目前惩治与防范

---

[1]　陈欣怡:《我国台湾地区毒品政策评析及启示》,中国人民公安大学 2021 年硕士学位论文,第 10 页。

毒品犯罪最为完整、系统的法律。[1] 1980 年修订后的"麻醉药品管理条例"规定了对吸用者处 3 年以下有期徒刑、拘役或 1 万元以下罚金。1998 年修改为"管制药品管理条例",将管制药品分为四级管理。台湾地区禁毒立法的一大特点是,"既有如此多之特别刑法,导致刑法分则之有关条文悉被停止适用,于是在刑法分则全部几个罪章中,未有与其抵触之特别刑法,几已鲜有其例……刑法分则条文虚有其表,实际上已无多少适用之机会"。[2]

吸毒行为在台湾地区被视为犯罪行为,刑法采取的是二元刑罚体系。例如,"刑法典"中的"吸用烟毒罪"规定吸毒成瘾的施以禁戒处分。"肃清烟毒条例"中规定,"吸用烟毒成瘾者,应由审判机关先行指定相关处所勒令戒除;对于再犯及第三次犯此罪的,加重处罚直至死刑;对于吸食成瘾主动向法院或司法警察机关请求勒戒的,经验证戒除毒者免除其刑",等等。

在不同的历史阶段和社会环境影响下,台湾当局的禁毒政策体现了明显的态度变化,从最初单纯的刑事处罚向"刑事惩罚为主,医疗戒治为辅"的禁烟禁毒政策过度,"吸毒者除刑不除罪""以强制治疗取代刑罚"的做法已成为其基本特色。自禁毒政策发生转变后,台湾地区开始重视戒毒领导机构和戒毒组织的设立。1994 年,台湾地区开始建立"外役监戒毒所",对烟毒犯进行强制戒毒。2007 年 6 月,"法务部"所属各检察机关陆续在各县市推动地方行政机构成立毒品危害防制中心,从此毒瘾戒治的社会资源网络开始扩充连接,包含司法矫正体系、卫生医疗体系、社会福利政策、职能重建等体系环节都有大幅度的进展。[3] 目前,台湾地区毒瘾戒治体系的社区资源网络主要包括:地方毒品危害防制中心、社区医疗戒治体系、更生保护会、民间戒瘾机构。[4]

---

〔1〕 王丹屏:《台湾地区对毒品犯罪的惩治与防范》,载《延边党校学报》2011 年第 6 期。
〔2〕 王丹屏:《台湾地区对毒品犯罪的惩治与防范》,载《延边党校学报》2011 年第 6 期。
〔3〕 林健阳、柯雨瑞:《毒品犯罪与防治》,桃园,警察大学出版社 2003 年版,第 410～412 页。
〔4〕 秦总根:《我国台湾地区戒毒人员社会能力修复中社会资源的利用》,载《犯罪与改造研究》2019 年第 3 期。

思考题:

1.简述国际社会吸毒问题的历史发展。

2.试述国际社会禁毒戒毒进程。

3.试述我国与欧美国家戒毒政策异同。

4.简述苏维埃政府与革命根据地毒品治理举措。

5.试述21世纪以来我国戒毒工作的主要措施。

6.简述台湾地区戒毒历史的演变。

第三章　毒品成瘾机理与复吸原因

　　《2019 年世界毒品问题报告》显示,2017 年全球约有 2.71 亿人在前一年使用过毒品;全球阿片类药物使用者为 5300 万人,比先前的估计增加了 56%。[1] 从报告来看,全球毒品滥用人数仍居高不下,这和毒品的成瘾性强、复吸率高是分不开的。了解和分析毒品成瘾机理与复吸的原因,可为毒品防治与防复吸戒治工作提供理论基础,促进戒毒工作向科学化和专业化发展。

第一节　常见毒品的毒性作用与精神效应

　　毒品按不同的标准、属性可划分成不同的类型,不同类型的毒品毒性作用与精神心理效应又存在较大差异性。对毒品毒性、毒理性质的认识和精神心理效应的把握,可以从生化、生理、心理等不同的角度认识毒品的危害和功能性损害,从而为毒品治理与戒毒人员戒治工作的开展提供基础性的理论知识。常见毒品类型的毒性作用按阿片类、苯丙胺类、致幻类三种类型进行阐述,三种类型的毒品

---

〔1〕　薛迪:《毒品及其危害》,载《生物学教学》2015 年第 6 期。

基本包含了我国法律管制的主要毒品。

一、常见毒品的毒性作用

（一）阿片类毒品的毒性作用

阿片类毒品包括鸦片、海洛因、吗啡、杜冷丁等常见的毒品种类，可以通过多种给药途径进入体内，通过激动中枢和外周的阿片受体，抑制突触神经传递而起到镇痛、镇静、欣快等作用。

由于本类药物有较强的毒性反应，急性中毒可导致恶心、呕吐、呼吸抑制、瞳孔缩小甚至呼吸、循环衰竭而死亡。

阿片类毒品长期反复使用，会对全身各系统造成不同程度的损害：（1）中枢神经系统损害，包括慢性间质性脑损伤、脑水肿、局灶性脑梗死、锥体外系病变、脑部炎症、智能障碍、横断性脊髓炎等。（2）呼吸系统损害，烫吸阿片类物质者，几乎全部有鼻炎、咽炎、喉炎、气管－支气管炎，也易发生肺炎、支气管哮喘。还可能发生肺栓塞、肺水肿等。（3）心血管系统损害，如心细菌性内膜炎、心肌病、心律失常、心肌梗死、心功能障碍等。（4）消化系统损害，如营养不良、萎缩性胃炎、消化性溃疡、胃节律紊乱、肝功能损害、肝炎等。（5）免疫系统损害，如细胞免疫功能降低、体液免疫功能降低等。（6）内分泌系统损害，包括内分泌腺体或内分泌组织受损，内分泌系统功能异常。（7）泌尿及生殖系统损害，如尿潴留，性功能减退，月经异常（停经）等。（8）皮肤及内脏感染，包括皮肤局部细菌感染（如皮肤脓肿、蜂窝织炎、化脓性血栓性静脉炎），疖疮，破伤风等，化脓性脑膜炎，化脓性关节炎，化脓性骨髓炎，肾小球肾炎，性病等。（9）病毒感染，如 HIV 感染、HBV 感染、HCV 感染、巨细胞病毒感染等。

（二）苯丙胺类毒品的毒性作用

苯丙胺类兴奋剂主要是指苯丙胺及其同类化合物，包括：苯丙胺（amphetamine，安非他明）、甲基苯丙胺（methamphetamine，冰毒）、3,4－亚甲二氧基甲基苯丙胺（MDMA，俗称摇头丸）、3,4－亚甲二氧基乙基苯丙胺（3,4－methylene－dioxy－ethyl amphetamine，MDEA，也是摇头丸的成分）、麻黄碱（ephedrine）、芬氟拉明（fenfluramine）、西布曲明（sibutramine）、哌甲酯（methylphenidate,利他林)、匹莫林(pemoline)、伪麻黄碱(pseudoephedrine)、甲卡西酮(methcathinone)等,主要通过激动中枢和外周的多巴胺(DA)受体、五羟色胺(5 - HT)受体等,刺激突触神经传递而起到兴奋、欣快等作用。

苯丙胺类兴奋剂急性中毒反应可引起收缩压和舒张压升高,低剂量时由于心输出量增加而反射性地降低心率,高剂量时可出现心动过速和心律失常,呼吸速率及深度增加,出汗等。可同时出现头痛、发热、心慌、疲倦、瞳孔扩大和睡眠障碍等。部分急性中毒者还可能出现咬牙、共济失调、恶心和呕吐等。[1] 长期大量滥用苯丙胺类兴奋剂者,可出现躯体多系统的损害。例如,由于滥用期间厌食和长期消耗,滥用者体重明显下降。此外,由于在滥用时可能有磨牙动作,长期滥用者常会出现口腔黏膜的磨伤和溃疡。此外,长期滥用者常还会损害神经系统,出现肌腱反射增高、运动困难和步态不稳等表现。

(三)致幻类毒品的毒性作用

致幻剂类毒品主要指麦角酸二乙酰胺(LSD)、氯胺酮(K 粉)、摇头丸(MDMA)、大麻等毒品种类。致幻剂毒品进入人体后,会阻断神经传导,使机体发生生理变化,产生一种新的机能而影响人的感知觉系统,使服用者对周围世界的感知觉加工发生改变。

致幻剂对人体的急性毒副作用:服用者能产生栩栩如生、富有鲜明色彩图像的幻觉,使人有神秘的昏昏然的感觉,可以解除疲劳和饥饿感。幻觉鲜明生动,通常为视幻觉,包括明亮的色彩、几何图案或动物形象。另外还有增强性行为的刺激作用,也可产生植物神经刺激症状,如瞳孔扩大、心动过速、血压升高,还可引出肢体反射亢进和静止性震颤、恶心、呕吐等。长期滥用致幻剂类毒品对身心系统可产生严重的损害。以摇头丸为例,长期服用可导致肌肉萎缩、精神恍惚、抑郁、睡眠障碍、焦虑和偏执等;身体损伤包括肌肉紧张、不由自主地咬牙、恶心、疼痛、寒颤或盗汗等,并可使心率加快、血压升高,对于具有循环系统疾病或心脏病的人尤其危险。[2]

---

〔1〕 夏国美等:《新型毒品滥用的成因与后果》,载《社会科学》2009 年第 3 期。
〔2〕 李俊旭:《致幻剂》,载《中国药物依赖性杂志》2007 年第 4 期。

二、常见毒品使用的精神心理效应

了解和掌握不同类型毒品对吸毒人员所产生的精神心理效应,对于开展心理干预和治疗工作具有现实性指导意义,本部分还是按阿片类、苯丙胺类、致幻类三种类型进行阐述。

(一)阿片类毒品使用的精神心理效应

1. 急性使用阿片类毒品的精神心理效应

阿片类毒品在使用后往往会引起心理行为的改变。以海洛因使用为例,使用者的快感体验可分为两个时期。(1)短暂"过电"体验期:强烈快感在吸毒群体中常称为"冲劲"或"闪电",并将其表述为"飘飘欲仙、销魂极乐"或"难以言表的比性高潮更强烈的快感",约历时数十秒至数分钟后进入似睡非睡的松弛状态。(2)持续"升仙"体验期:此期也称"麻醉高潮"或"行星",生理上表现为组胺释放、毛细血管扩张、周身发红、皮肤发痒、抓搔极感舒适;心理上表现为所有不愉快感、焦虑感、罪恶感、自卑感、疲劳感、饥饿感、躯体不适感等一扫而空,而呈现平安宁静感、美妙舒适感、陶醉感、解脱感、想入非非感、羽化成仙感;此期可持续 0.5~2 小时。

快感体验之后的 3~6 小时,感觉良好,精神振作,能投入正常生活状态,但过后若不再次吸毒就会出现戒断综合征。无论是为了追求快感或避免戒断综合征,吸毒者必须在"药劲"刚刚消失或戒断综合征刚刚出现时再次吸食海洛因。

2. 长时滥用的精神心理效应

长时滥用阿片类毒品会引发心理渴求(craving),吸毒者常称为"心瘾"、"想瘾"或"意瘾"。心理渴求为内在心理体验,与阿片类物质的欣快效应、使用者的快感体验和关联记忆有关,常难以克制,具有本能的驱策力,受其驱使常出现强制性觅药行为(外在的行为表现)。心理渴求时心神不宁,一心想着吸毒,专注于吸毒快感的记忆。随着吸毒人员成瘾程度的加深,其心理渴求也会愈加强烈,成为导致戒毒人员复吸的核心因素之一。

长时滥用阿片类毒品还会引发吸毒人员的强迫性觅药行为。为了得到毒品,吸毒者常想方设法、不择手段(甚至不惜违法犯罪)搞到毒品,带有明显的强迫性和不可控制性,具有"不达目的誓不罢休"的特点,此称为强迫性觅药行为(compulsive drug seekingbehavior)。强迫性觅药行为是指使用者不顾一切后果而冲动性使用药物,是自我失控的表现,它和长期使用毒品对前额叶—纹状体环路功能性的破坏直接相关。

长期滥用阿片类毒品还可导致戒断症状。阿片类毒品的戒断症状主要体现在躯体反应上,像疼痛、恶心、食欲下降、胸闷、气短、流涕、怕冷、寒颤等,其在精神心理上的戒断反应通常表现为焦虑、烦躁不安、坐卧不宁、抑郁、睡眠障碍等,偶见错觉、幻觉、谵妄等。吸毒者因停止吸食或减少吸食量而产生的戒断症状和体征可通过再次吸食足量毒品而快速消除,这也使戒断症状也成为戒毒人员复吸的核心因素之一。[1]

(二)苯丙胺类毒品使用的精神心理效应

1. 急性使用苯丙胺类毒品的精神心理效应

急性使用苯丙胺类毒品后可体验到兴奋、欣快感或焦虑不安,同时表现为自信心和自我意识增强、警觉性增高、精力旺盛、饥饿感及疲劳感减轻等,并可出现判断力受损。行为上表现为活动增多、话多、易激惹、坐立不安。毒品继续增加时,可出现严重的焦虑情绪、情感表现愚蠢且不协调。思维联想松散,逻辑性差,并可在意识清晰的状态下出现幻觉(以幻听、幻视多见)、多疑、妄想(被害妄想、关系妄想多见),其症状表现与偏执型精神分裂症的症状相似,但他们又未完全失去自知力,被称为"假阳性"精神病,临床上要注意鉴别。在精神症状的影响下可出现明显的冲动、攻击行为。还可伴有兴奋、谵妄等症状。言语上语速增快,表达含混不清或持续言语。行为上表现为刻板动作,一个行为(如擦桌子)可持续几小时甚至十几个小时而不感疲倦。

2. 长时滥用苯丙胺类毒品的精神心理效应

长时滥用苯丙胺类毒品的吸毒人员存在认知功能损害,主要包括决策功能、抑制反应、计划能力、学习能力、记忆力及注意力、动机等方面的损害。在

---

〔1〕 郑希耕、李勇辉、隋南:《成瘾药物心理依赖及复发的脑机制研究》,载《心理科学进展》2006 年第 4 期。

长期滥用者中,最初用药后的欣快感往往代之以突发的情绪变化,表现为情绪不稳、易怒、易激惹,后者表现为因小事而大发脾气。长期滥用者还会表现出冲动性的增强,如冲动性攻击行为、冲动性觅药行为等,这可能是长期滥用苯丙胺类毒品损害了前额叶—杏仁核神经环路的功能所导致的。

(三)致幻类毒品使用的精神心理效应

1.急性使用致幻类毒品的精神心理效应

急性使用致幻类毒品可引发感觉和精神心理的异常变化。感觉变化:物体的形状扭曲、颜色改变、注意力无法集中、自我感觉听力显著提高,少数情况下会出现感觉错乱(如听到颜色、看到声音等)。精神心理变化:情绪改变(欣喜、悲伤或易激惹)、紧张、时间感扭曲、无法表达自己的想法、人格解体、梦境般的感觉和视幻觉。

2.长时滥用致幻类毒品的精神心理效应

长时滥用致幻类毒品最大的危险显然是其精神效应。长期滥用者会引起认知功能的改变,人格解体,会促发精神病或抑郁症,有时会诱使吸毒者自杀。长时滥用者还会出现"闪回"(Flash Back)现象,所谓闪回就是待药效消失一段时间后,使用者在体内不存在致幻剂的情况下又体验到了致幻剂所引起的某些感觉效应。这些效应多数是视幻觉,有时可以持续数月甚至数年,而且致幻剂使用的频率与闪回的发生频率并无关系。

长时滥用致幻类毒品还会导致吸毒者心理行为的变化。滥用者最常见的是人格改变,即长期使用后外表显得呆板、不修边幅、反应迟钝。另外还会导致记忆力、计算力和判断力下降进而影响工作。青少年使用后容易形成一种称为"动机缺乏症状群"的情况,表现为情感淡漠,缺乏进取精神,人格与道德沦丧,对事物缺乏兴趣和追求。导致上述现象的原因可能是由于致幻类毒品蓄积引发慢性中毒后导致的心理和行为表现。

总之,对不同类型毒品的毒性作用和精神心理效应的认识和了解,有助于从心理行为的角度对戒毒人员开展专业帮助提供理论指导,例如,我们在进行心理干预和治疗过程中,对戒毒人员的精神症状和心理行为的异常表现,能够知道其源头所在,从而提出针对性的干预和治疗方案和措施。

第二节 毒品滥用与成瘾机理

生理、心理、行为、家庭、社会等因素在毒品滥用与成瘾过程中起到不同的作用,像毒品对大脑奖赏环路的激活、对毒品的错误认知、社会模仿学习等,都对毒品滥用成瘾行为发挥着独特的作用。本节就神经生理学、精神分析、行为主义、人本主义、认知心理、人格心理学、家庭因子等理论观点对毒品滥用与成瘾机理过程进行阐述分析。

一、毒品滥用与成瘾的神经生理学解释

神经生理学认为,药物滥用与成瘾是成瘾性药物与机体相互作用所产生的一种特定的病理生理和病理心理变化,表现为一种适应性病态平衡状态。这种平衡状态实际上是一种依赖外源性物质维持的大脑功能和结构发生病理变化的慢性过程,表现为中枢神经元发生了神经生化和神经组织的代偿性变化,这种变化最终导致中枢神经系统处于一种不同于正常本质的病态平衡状态,促使这种病态平衡状态出现的动力是药物的奖赏效应。

人类对奖赏效应的生理和心理认识始于 20 世纪 50 年代。1954 年,美国心理学家奥尔兹(Olds)和米尔纳(Milner)在对实验鼠进行中脑网状系统睡眠控制区电刺激试验时,意外地发现当电极无意插入鼠脑中隔时,脑内某些区域表现出异于平常的本能反应,这种本能反应异常强大,致使进行电刺激的小鼠以每小时 500 ~ 5000 次的速率疯狂地自我踏压杠杆,连续自行刺激。这种刺激比食物、水等本能需要的物质更富吸引力。更令人惊讶的是,实验动物对自我电刺激脑部所产生的奖赏从不满足,始终不间断地压杆以获得快感。据此,奥尔兹和米尔纳认为动物脑内可能存在一种"愉悦中枢"(pleasure center)或"强化区域"(reinforcementarea),只要刺激该区域就可产生一种"奖赏效应"。强烈的奖赏效应和缺乏满足感是直接激活脑部奖赏系统的两大特征。[1] 药物滥用与成瘾所致的奖赏效应是指在使用依赖性药物时所产生的正性情绪、认知变化和行为反应,例如,极度放松、情绪愉悦、精神欣快、思维

---

〔1〕 周雨青、刘星、马兰:《药物成瘾的神经生物学机制研究》,载《生命科学》2014 年第 6 期。

活跃、乐观自信、兴奋激亢、安详惬意、心境满足等。所以,药物成瘾奖赏效应属正性强化作用。正性强化作用作为激活个体用药行为的催化剂,可使成瘾性药物表现出强大的"情绪情感扩张力"和"心理驱动力",其刺激使用药个体可能在首次用药时就产生依赖。[1] 所以,药物滥用与成瘾是奖赏效应的正性强化作用的结果。也就是说,奖赏产生强化,强化导致滥用成瘾(依赖)。研究证实,所有致成瘾性精神活性物质都具有奖赏效应即中枢正性强化作用。

所有成瘾性精神活性物质产生奖赏效应的原理:均可直接或间接升高多巴胺系统区域突触间神经回路的多巴胺递质水平而触发奖赏环路(腹侧被盖区—中脑边缘多巴胺系统—额叶),产生正性强化作用,促使心理和生理依赖及耐受性形成。因此,多数学者认为奖赏机制可能是药物滥用和成瘾机制形成的基础性原因。

二、毒品滥用与成瘾的精神分析观点

精神分析的人格结构理论与性心理发展理论是精神分析心理学的基础性内容,精神分析心理学对毒品滥用与成瘾的认识也是基于这两种理论而建立起来的。

(一)精神分析的人格结构理论对毒品滥用与成瘾的解释

精神分析的创始人弗洛伊德(Freud)认为人格结构由本我、自我、超我三部分组成。本我指人的本能,欲望,是原始的力量源泉,有即刻要求满足的冲动倾向,处于潜意识的最深层,遵循的是享乐原则。因此,精神分析理论学者认为,毒品成瘾者要从药物中寻求即时的"享乐"感,以使自己心里踏实,适应环境,从而满足本我的需要,这是药物滥用的心理基础。

20世纪30年代,雷多(Rado)称药物滥用是自恋障碍,是"对天然自我结构的人为破坏"。当药物作用消退后,药物成瘾者的抑郁情绪便会再度出现,与使用药物时引起的情绪愉悦形成鲜明对比,个体自然会产生更强烈的用药

---

〔1〕 Janet L. Neisewander, Timothy H. C. Cheung, Nathan S. Pentkowski, *Dopamine D3 and 5 - HT 1B Receptor Dysregulation as a Result of Psychostimulant Intake and Forced Abstinence*: *Implications for Medications Development*, 76 Neuropharmacology 301(2014).

渴求。此时,自我成了药物的奴隶,药物成瘾者便更加关注自己的抑郁情绪,而解除情绪困扰的唯一手段就是继续滥用药物。当药物依赖形成后,药物所致的快感常常取代了性欲和性体验,甚至成了性目的,此时自我便受制于受虐本能和死亡本能。克里斯特尔(Krystal)和拉斯金(Raskin)在1970年的研究中说:"在自我不足的人格中,毒品被用来逃避他们面临的也许对别人来说并不构成潜在损害的精神创伤。通过使用毒品,虽然现实被逃避开来,但这只是暂时的,当化学反应消退时,充满邪恶的现实世界又重新回到眼前,他们不得不再次从毒品中获得安慰,从而形成对毒品的依赖。"也有精神分析学者认为,耐受性对药物滥用的形成固然重要,但更重要的可能是药物成瘾者试图与母体合为一体,是缓解自我紧张感的内心需要。部分药物成瘾者采用静脉注射法,这象征着他们愿意退行到胎儿期,从而与母体有更紧密的联系。此外,用药使内心紧张得以释放,自我的完整性得以恢复。[1]

(二)精神分析的性发展理论对毒品滥用与成瘾的解释

精神分析的性心理发展理论认为人的行为都是受性的本能和欲望来支配的,性的背后就是潜在的心理能量叫力比多(libido),也就是性力或欲力,常常驱使人们去寻找快感。当然这个性不仅仅是指以生育为目的的成熟的两性行为,它还包括广泛的身体愉快,甚至还包括心情的愉快和放松。弗洛伊德曾经指出,对成瘾者而言,毒品充当了其性满足的替代品,除非重建正常的性功能,否则戒断后的复发在所难免。

20世纪60年代,萨维特(Savitt)认为产生物质滥用的根本原因在于童年期母爱不足,以及父亲被动和无能的人格特征。也有研究者认为,滥用者在童年早期大多经历过对所爱对象的失望,主要表现为处于恋母期的儿童对同性别的家长感到失望。一般认为,"阴盛阳衰"的家庭(家庭中以母亲为主,而父亲处于被动地位,缺乏阳刚之气)更容易培养出滥用药物的子女。处于主导地位的强势母亲对子女过度溺爱、保护和控制,而弱势的父亲处于被动地位,强势的母亲有意培养儿子对她的依赖性,并贬损父亲的形象,使儿子缺乏可模仿的男性形象。滥用者对母亲多有抵触情绪,滥用行为往往是以此

---

〔1〕 师建国主编:《成瘾医学》,科学出版社2002年版,第262~263页。

来逃避母亲的控制。萨维特还发现,物质滥用者多不能忍受"延迟的满足",他们之所以使用药物,在于用药后即刻便可获得强烈的满足感。

药物成瘾者常常伴有情感与行动调节功能及自尊维持功能受损,这使成瘾者在客体关系中出现问题,导致成瘾者将成瘾性药物视为抚慰性内在客体的替代物,因此成瘾者反复使用药物,以调节自己的情绪状态,消除无力、无助感,并期望补偿自我调节功能的缺损、低自尊以及人际关系问题。

总之,精神分析理论认为药物成瘾者的人格结构多有缺陷,本我力量过于强大,自我力量不足且脆弱、低自尊,为弥补不良的心理结构而滥用药物。在此过程中,药物成瘾者能够重建部分自尊,达到内在的和谐。不幸的是,上述自尊与和谐仅在使用药物后短暂存在,一旦恢复清醒状态,上述效果也随之消失。与单药滥用相比,多药滥用者可能有更为不稳定的童年经历,他们以滥用药物的行为作为"自我治疗"的方式。

三、毒品滥用与成瘾的行为主义解释

行为主义对毒品滥用与成瘾行为的解释,主要集中于经典条件反射、强化理论、社会学习理论等三个方面,主要内容如下:

(一)条件反射理论对毒品滥用与成瘾的解释

经典条件反射,又称巴甫洛夫(Pavlov)条件反射,是指一个中性刺激和另一个带有奖赏或惩罚的无条件刺激多次联结,可使个体学会在单独呈现该刺激时,也能引发类似无条件反应的条件反应。最早应用条件反射理论解释药物成瘾与复发问题的是美国学者威尔克(Wikler),他视成瘾为一种条件反射训练的结果。1971年,威尔克用大白鼠进行了实验研究,发现特定的情境可诱发动物出现戒断样反应。在临床工作中威尔克也注意到,从医院或康复机构出来的滥用者,一踏上原先熟悉的环境就可能触景生情,出现戒断症状,从而产生强烈的用药冲动,且大多数人难以自持。

现实中,毒友、吸毒的环境、工具等刺激本都是一些无关刺激,吸毒人员吸毒时则伴随这些刺激产生独特的欣快感。长期吸毒后上述无关刺激与欣快感反复同时出现,变成了条件刺激,吸毒人员表现为吸毒成瘾后一见到毒友、吸毒环境、烟具、注射器、矿泉水等条件刺激就引起对吸毒的欣快感的回忆,进而产生强烈的觅药渴求,在渴求推动下进一步发展为药物滥用。药物成瘾者不仅承认某些情境或线索会诱发自己对药物的渴求感以及一定程度的戒断症状,还可按各因素对自己的影响程度对其进行排序。

（二）强化理论对毒品滥用与成瘾的解释

在经典条件反射中,强化指伴随于条件刺激物之后的无条件刺激的呈现,是一个行为前的、自然的、被动的、特定的过程。而在斯金纳（Skinner）的操作性条件反射中,强化是一种人为操纵,是指伴随于行为之后以有助于该行为重复出现而进行的奖罚过程。斯金纳将强化分为两种类型:正强化和负强化。当环境中增加某种刺激,有机体反应概率增加,这种刺激就是正强化;当某种刺激在有机体环境中消失时,反应概率增加,这种刺激便是负强化,是有机体力图避开的那种刺激。人们可以用这种正强化或负强化的办法来影响行为的后果,从而修正其行为。药物滥用的形成与强化密不可分,当个体使用成瘾药物后心情愉快放松,甚至产生快感,为再次享受这个状态,个体继续反复使用该药物,最终使用药物的行为得以强化,即正强化。如成瘾者试图停止使用某药物,或使用药物量较前减少时,会出现躯体或心理不适,为了缓解这种不适感,成瘾者往往选择再次使用该药物,最终使这种行为得以增加,即负强化。[1]

正负强化的作用机制虽存在不同之处,但它们的目的是一致的——使药物滥用者达到成瘾状态。正强化主要造成对药物的精神依赖,负强化主要造成躯体依赖,二者相互关联,互相影响。成瘾者从偶然用药到习惯性用药,再到成瘾,是一个渐进的过程,联想性学习在其中起到重要作用。

除了成瘾药物的强化作用外,社会因素也有强化作用,形成药物成瘾的情景和条件也可形成环境上的强化作用,即二级强化。例如,经常加入一块吸毒的小"圈子",取得了情感上的交流,分享吸毒感受和体验找到了归属感,吸毒的环境、工具等都会强化吸毒行为,形成社会性的强化,促使药物成瘾更加顽固。

---

〔1〕 Rotter J. B. ,*Generalized Expectancies for Internal Versus External Control of Reinforcement*,80 Psychol Monogr 1(1966).

（三）社会学习理论对成瘾的解释

社会学习理论由班杜拉（Bandura）最早提出。他认为，人类的许多行为都是依靠观察习得的，依靠替代强化形成的，通俗讲就是由模仿而得，它受注意、保持、动作再现、动机、态度等心理过程的支配。行为结果包括外部强化、自我强化和替代性强化。替代性强化是指观察者看到榜样或他人受到强化，从而使自己倾向于作出榜样的行为。药物滥用就是一种习得性的社会适应不良行为。例如，吸毒人员最初从毒友那里看到他们吸毒及吸毒后的神态，也可能模仿其吸毒行为，在同伴群体中学会了吸毒。持续性的药物使用是由于药物对个体强化效果的增强导致的，而反过来这又加强了对药物使用的积极结果的期待，继而再次促使药物使用行为的增加。

社会学习理论一方面重视榜样的作用，另一方面强调心理控制的作用，指个体认为可以在多大程度上把握和控制自己的行为。社会学习理论观点认为人的心理控制源倾向不是一种特质，也不是一种先天性倾向，而且会随着环境条件的变化而变化。如果一个人的生活需要长期受人照顾或受人约束，则其心理控制源会向外控方向转变。国内外的研究证实，药物成瘾者的内控性低，有比较高的外控倾向，高外控者更易产生焦虑、抑郁的情绪。他们较多地相信行为的结果由外部所控制，而较少地相信成功要依靠自己的努力。[1] 低内控使他们缺乏自我把握和控制能力，所以可能更多地药物成瘾行为归于外部因素，为自己的戒毒失败提前找好各种理由，从而减少吸毒成瘾所带来的愧疚感。

总之，行为主义从学习联结、正负强化、观察学习与内外控等角度对药物滥用与成瘾进行解释，让我们了解到成瘾行为发生的内外部条件和机制。但是，行为主义过于重视外部条件和因素的影响，而完全忽视个体认知加工因素在毒品滥用与成瘾形成中的作用，也是其不足之处。

四、毒品滥用与成瘾的人本主义解释

20 世纪五六十年代，以马斯洛（Maslow）、罗杰斯（Rogers）等为代表的一

---

〔1〕　全东明、刘珍妮、李刚：《海洛因依赖者心理控制源》，载《中国药物依赖性杂志》2001 年第 3 期。

批心理学家创立了人本主义心理学,坚持以人为本的价值观和人格发展,强调把自我实现、自我选择和健康人格作为人生追求的目标,建立了人本主义理论(humanistictheory)。

马斯洛曾提出著名的需求层次理论,认为个体成长发展的内在力量是动机,而动机是由多种不同层次的需求所组成。他将人的需求从低到高分为生理需求、安全需求、归属与爱的需求、尊重需求和自我实现需求五个层次。很多心理学家从需求的层次视角分析青少年药物成瘾问题。青少年正处于好奇心旺盛的阶段,他们追求新奇刺激,喜欢挑战和冒险性行为,网络上不良文学对吸毒行为及感受的美好"描述"对青少年产生了无穷的诱惑,而毒品所产生的奖赏效应又满足了青少年追求新奇刺激感的生理需要。此外,青少年在现实生活中遭遇失败时可以在同伴群体中寻求保护,能够在一定程度上消除他们由于无力应付现实环境中的不安全因素造成的威胁,加入某个同辈团体可以使青少年找到安全感和归属感;不良的同辈团体中如果有吸毒行为的示范,青少年受不良同伴的压力或引诱,很容易以身试毒,从而获得团体的赞扬和肯定,也会获得同伴的尊重;这种归属被尊重的感觉可以部分满足青少年自我实现的需要。上述原因使青少年容易出现药物滥用和成瘾行为。

罗杰斯将自我划分为理想自我和现实自我,认为两者之间存在一定的距离。当现实自我与理想自我接近时,人格便处于和谐状态;而当现实自我与理想自我的差距较大时,人格便处于冲突状态,个体就有可能产生悲愤、怨恨、苦闷等情绪问题。当理想自我和现实自我发生冲突时,个体可能会在滥用药物的过程中借助药效构建虚拟的自我预期世界,以迎合自己的心理需求,减少负性情绪与感受,可一旦停止使用成瘾药物,理想自我与现实自我的冲突重现,导致出现对成瘾药物的心理渴求。当心瘾发作时,理想自我与现实自我的冲突使个体内心的道德感、责任感与罪恶感、失败感相互作用,这种矛盾冲突只能加剧情感负担,其最终结果可能是继续滥用成瘾药物,发展到药物成瘾阶段。

总之,人本心理学关注人的动机和需要,成瘾药物某种程度上满足了个体的生理需要和归属的需要,这是个体在成瘾药物上的心理获益,一定程度上促进了对成瘾药物的渴求和滥用。成瘾者滥用成瘾药物后,在药物的精神心理效应作用下,会构建出一个"理想"的虚拟世界,弥补理想自我与现实自我的差距,但这种虚拟世界随着药物效应的消退而消失,成瘾者又重现陷入矛盾冲突之中,产生了新的对成瘾药物的需要。[1]

五、毒品滥用与成瘾的认知心理分析

认知理论(cognitive theory)聚焦认知方式对成瘾的影响,它强调个体对当前情境的信息加工和理解即认知,是导致人们药物滥用和成瘾行为的关键因素。该理论认为,成瘾的认知过程,主要是由于成瘾者信息加工缺陷,或者认知方式的偏差所致。信息加工缺陷主要是指成瘾者的注意缺陷,比如,对成瘾药物及相关线索存在注意偏向,成瘾者的注意力和注意资源集中于成瘾药物及相关线索而难以转移,诱发渴求,从而产生觅药的想法和行为。

另外,成瘾者也有着独特的认知加工习惯,以特定的方式对信息加以歪曲并且这种歪曲与毒品滥用及成瘾行为有着密切的关系。贝克(Beck)是认知理论的代表人物之一,他认为人脑中那些错误的自动化思维,往往造成认知歪曲,从而产生不良的情绪和行为。滥用成瘾药物是后天习得的行为,随着反复进行,逐渐形成自动思维和特定的行为模式。药物滥用者常常将歪曲的认知与客观真实现象相混淆,作出错误判断;他们也可能会夸大对药物使用的积极结果的期待,并且将负面结果发生的可能性最小化。[2] 例如,药物成瘾者可能会有与药物使用有关的认知歪曲,如"我不使用毒品就无法快乐""为了放松,我必须吸一口"。每当产生情绪波动,面临压力或面对困难时,成瘾者习惯性使用药物解决情绪的问题,回避遇到的困难,从而导致恶性循环。

认知理论还认为,药物滥用和成瘾过程中还存在成瘾者的自动化加工特征。成瘾受储存在长时记忆中自动化行为图式控制,其操作程序不需要注意(自动)就可完成,并且显示出完整性和协调性。自动化的操作图式有快速、省力、无意识等特征,不需要注意的特征提示,当环境刺激或相关线索足够强

---

〔1〕 潘秀霞、杜吉祥:《马斯洛层次需求理论的人工情感建模》,载《华侨大学学报(自然科学版)》2010 年第 1 期。

〔2〕 G. V. Rebec, *Encyclopedia of Cognitive Science*, Nature Publishing Group 32(2003).

时,药物滥用行为就会不由自主地发生,一旦这种行为开始了,就几乎很难停止,表现出像子弹进入弹道一样的倾向,只要开始就意味着控制行为的结束。觅药行为与用药行为已经被反复重复,这就形成了一种自动操作快速有效,经常越过注意就完成了而且很难阻止。

总之,认知心理学侧重于从认知加工过程的角度对药物滥用与成瘾进行解释,关注成瘾者认知模式对成瘾形成的影响,凸显个体内控因素的重要性,为成瘾的认知治疗奠定了基础。不过,该理论没有考虑人格特征等基础结构的影响,而忽视了个体在认知加工上的个体差异性,也是该理论的不足之处。

六、毒品滥用与成瘾的人格心理学分析

不少药物成瘾者认为,滥用药物是他们在空虚、挫折和压力之下,寻求解脱和逃避现实的一种方法。但是,同样是面临挫折和压力,为什么有的人选择滥用药物,有的人则不会呢? 为什么有的人滥用后会较快发展到成瘾,有的人却一直达不到成瘾的程度呢? 答案可能和人格的健全或缺陷有关。

(一)人格发展与毒品滥用

人格心理学认为,人格发展越完善,就越能对自我作出正确的评价,在压力面前对自我态度、自我行为的调节能力就越强,也就越能形成稳定的心理特征,反之就容易出现心理不稳定和心理危机。一些心理承受能力差的人,由于缺乏自我调节能力,使他们无法摆脱心理危机和缓解心理压力,导致一些人滥用成瘾药物,来降低他们的应激反应和提供需要的快乐。

药物滥用作为一种偏离和违反社会规范的行为,大多数药物滥用者在滥用成瘾药物前经历了一个心理危机的过程。科布尔的研究证实了这一点,他在调查中发现,在被调查的药物滥用者中,有86%的人在药物滥用以前是行为越轨者。成瘾者特别是年轻的吸毒者成瘾前的经历,大多都有某些品行障碍和越轨行为,如逃学、偷窃、斗殴和少年犯罪等。他们的成绩差,情绪不稳,与社会格格不入,常无法适应正常的社会生活。这使他们与正常人群疏远,而与不良团体或不良同伴越走越近,沾染不良习气和吸毒的概率大大增加。

(二)人格缺陷与毒品成瘾

个体人格缺陷也是成瘾发生的基础。有研究认为有三种人格缺陷者易

产生药物依赖,即变态人格、孤独人格和依赖性人格。这些人格缺陷所表现的共同特征是,易产生焦虑、紧张、欲望不满足、情绪不稳定、情感易冲动、自制能力差、缺乏独立性、意志薄弱、外强中干、好奇、模仿、冒险、高感觉寻求等。

一些心理学家更多地使用"依附性人格"来解释药物成瘾的原因。依附性人格的特征是缺乏自我控制和自我尊重,享乐主义,缺乏对未来筹划的能力,精神和情绪经常处于抑郁状态。依赖依附性的人格使他们一方面根据快乐原则从毒品中寻求最基本的快感满足,另一方面他们对成瘾行为的后果置若罔闻,只是寻求片刻的满足。这些极易让他们对成瘾药物产生依赖,但最终到底染上其中的哪一种成瘾药物,则视外界的具体条件了。比如,听别人说吸食海洛因后产生美妙的愉快感,就由好奇心、侥幸心、从众心所致想去体验尝试。[1]

也有研究者发现,凡与药物依赖相一致的人格缺陷就可以造成其他物质依赖,像酒精、尼古丁等成瘾物质。成瘾者的这些人格特征证明了心理学家所持的可能存在"成瘾人格"的这种观点。所以,成瘾行为也是一种自我伤害性疾病,伴有意志或人格缺陷。

七、毒品滥用与成瘾的家庭因子分析

家庭关系不良和家庭结构缺失是毒品滥用与成瘾的重要影响因子。家庭关系不良,家庭成员之间的情感支持匮乏,家庭成员之间的互动就处于失衡状态,就比较容易出现毒品滥用的家庭成员。同样,家庭结构有缺失,家庭成员内心容易缺乏安全感,容易从成瘾物质中寻求慰藉,形成药物依赖性。

(一)家庭关系与毒品滥用

稳定的家庭关系和父母正确的教养模式是青少年心理健康的基础和保障。而家庭关系不良对青少年形成和持续成瘾行为产生重要影响。在调查中发现,物质滥用者的家庭中常常缺少稳定的家庭关系,家庭成员之间情感疏离、相互之间的支持差,在遭遇悲伤或不顺时更容易借助成瘾物质排解。研究表明:在药物依赖者的家庭中,父母花费在教育孩子上的时间要少于没

---

〔1〕 Crawford A. M. , *Parallel Developmental Trajectories of Sensation Seeking and Regular Substance Use in Adoles* ,17 Psychological of Addictive Behaviors 179(2003).

有这些问题的家庭,这也是这些青少年滥用毒品的重要原因之一。另有研究发现,青少年遭遇身体虐待与自身药物滥用问题明显相关。从小遭受体罚的青少年,更容易形成使用成瘾药物的习惯性行为,与不受体罚的同龄人相比,他们更容易使用非法手段获取金钱并购买毒品,在使用毒品后容易发生社会越轨行为,并倾向于认为这些物质是无害的或者是不会成瘾的。

针对毒品成瘾的变量分析研究发现,以下家庭变量可预测个体是否发展为成瘾:家庭成员有吸毒行为、与父亲关系疏远、父母婚姻危机、家庭缺少凝聚力、早年反复搬家、母亲对子女监管不力或对子女的要求前后不一致。父母的人生观、价值观、世界观会通过平日的言传身教,对子女产生潜移默化的影响。如果父母吸毒,可能导致子女认同其价值观以及认同其对毒品使用的态度,并模仿他们的行为,这种涉毒环境及子女的模仿行为对于毒品滥用有极大的助力,从而使个体比较容易发展到药物成瘾阶段。

(二)家庭结构与毒品成瘾

家庭结构的缺陷与药物成瘾的形成紧密相关,尤其对于儿童青少年,如单亲家庭、再婚家庭等。研究发现在单亲家庭中的青少年更容易出现过分早熟、交往不良、对人冷漠、敌意和较早滥用成瘾物质(烟、酒等)。斯坦顿(Stanton)提出物质滥用的家庭理论在本质上指的是内稳态模式,如正常的家庭是一个平衡、亲近和相互独立的稳态系统,一旦某一成员受到威胁,便会采取异常行为(成瘾行为是其中之一),这些异常行为具有一定的受家庭成员的关注性,能够使家庭保持内稳态。[1]

近些年,留守青少年的心理行为问题越来越引起社会关注。留守青少年是指年龄处于 10~18 岁,因父母双方或一方外出打工而被留在户籍所在地,不能与父母共同生活,而是与祖父母生活在一起的未成年人。研究发现留守青少年的家庭亲密度低,社会适应不良、社会支持不够,容易受不良同伴的影响,习惯于以消极的方式应对生活事件。留守青少年由于长期缺乏有效教育

---

[1] Xinxin Shi, Juan Wang & Hong Zou, *Family Functioning and Internet Addiction among Chinese Adolescents: The Mediating Roles of Self - esteem and Loneliness*, 76 Computers in Human Behavior 201 (2017).

和监管,容易受到社会不良人员的影响,从而沉迷于网络或精神活性物质。

总之,以上的理论都从各自的角度对毒品滥用与成瘾的机理进行了分析,各有观点、各有特色、各有侧重,帮助我们从不同的角度来去认识滥用与成瘾问题,但它们又有一些共通之处,如毒品滥用是自我满足的一种方式,成瘾者的自控性比较差等,但是并没有任何一种理论能独立地把毒品滥用与成瘾行为解释清楚,因此,今后对毒品滥用与成瘾的研究有必要对各理论进行整合,提出滥用与成瘾的综合观,以整体的思维和理论模型去认识和分析这一问题,为应对、防治毒品滥用与成瘾行为提出有力的理论依据。

第三节　毒品复吸原因

毒品成瘾是一个以精神心理障碍为主要特征的慢性高复发性复杂脑病,而居高不下的复吸率是困扰药物依赖痊愈性治疗的最大症结,也是毒品成瘾成为当今世界治疗难度最大疾病之一的原因所在。所以,在开展科学有效的脱毒治疗基础上,将更多的矫治关注点放在脱毒后康复治疗与防复吸干预,已形成了全球性高度的学术共识。

对复吸开展矫治干预工作,先要明确复吸的原因何在。根据复吸原因制定针对性的训练方案。不同的学科,对复吸的解释也不同,像社会学认为复吸是对社会规范和道德法律的越轨行为等。本节主要从不同学科理论的角度探索戒毒人员复吸的原因和机制,从而为戒毒矫治工作提供理论基础。

一、神经生理学对复吸原因的分析

神经生理学认为,神经生理因素对个体的复吸有着重要的影响,其中,有两个因素最为显著:一是戒断反应与稽延性戒断反应;二是渴求反应。

(一)戒断反应与稽延性戒断反应

戒断反应是停止使用成瘾药物后出现的一系列躯体与精神症状。长期使用成瘾药物后,脑内的细胞和分子水平会产生一系列重要的改变,例如,神经元的一些受体、受体偶联蛋白或细胞内的一些信号转导分子都处在一个代谢活跃的水平,并维持与反复用药相适应的状态,这种状态被称为神经适应性改变。若此时停药,神经细胞工作的平衡性将会被打破,药物成瘾者就会出现戒断反应。常见的戒断反应涉及意识、认知、情绪、睡眠或运动等多种状态的改变,例如,出现幻觉、妄想、抑郁、焦虑、心境低落、易怒、易激惹、失眠、疲乏或多梦等精神症状,同时伴有恶心、腹泻、呕吐、疼痛、乏力、颤抖等躯体症状。不同的毒品类型所导致的戒断反应也存在差异性,但基本都会出现生理和精神症状的问题。戒毒人员为了摆脱这些负性的精神心理效应及躯体感受,会比较快地使用毒品,从而开启复吸行为。

稽延性戒断反应是指毒品成瘾者脱毒治疗后,急性戒断反应得以控制或消除,但仍不同程度地持续或间断出现以焦虑情绪、躯体不适、睡眠障碍三个主要临床特征为代表的症候群。从病理生理学和病理心理学角度看,稽延性戒断反应是导致毒品复吸的重要生物学因素之一。不同类型的毒品所产生的稽延性戒断反应存在较大差异性,海洛因等阿片类药物依赖所产生的稽延性戒断反应最为突出和典型,其他毒品如苯丙胺类、古柯类、大麻类等滥用药物临床戒断反应和稽延戒断反应均相对不明显或甚至不出现。

海洛因等阿片类药物依赖稽延性戒断反应的出现主要由于体内的内啡肽、去甲肾上腺素、血清素、多巴胺功能未能完全恢复,加上毒品本身纯度以及掺杂物对躯体和神经系统造成的损害在短期内未恢复,所以,即便经过临床脱毒,但在一定时间内仍会出现不适的症状反应,包括周身乏力、精神怠倦,食欲低下、情绪恶劣、感觉过敏、失眠、抑郁等临床表现;其持续时间不等,有的仅数周,有的可达数月甚至数年。海洛因等阿片类药物依赖稽延性戒断反应的长时间存在,较大程度上促进了海洛因戒毒人员的复吸行为。但近些年来,随着对稽延性戒断反应治疗水平的提高,稽延性戒断反应对复吸的影响比例有所下降,特别是强制隔离戒毒2～3年的戒毒人员,基本上已无稽延性戒断反应存在,但其复吸率仍居高不下,这也说明毒品复吸原因的复杂性和多元性。

(二)渴求反应

渴求是毒品心理依赖性核心表现。致依赖性药物和毒品通过中枢"奖赏环路",产生强大的正性强化作用。这种正性强化作用使吸毒者经历了强烈而深刻的心理欣快体验,并以成瘾记忆的形式存储于大脑记忆系统中,这些记忆再次激发唤醒时则诱发渴求反应。罗伯特(Robert)等研究提出,滥用的成瘾药物所产生的"脑奖赏"强化效应,可导致用药者的渴求欲望延至多年,甚至终身。戒毒人群中广泛流行的所谓:"一朝吸毒,十年戒毒,终生想毒",就是对此效应的一种写照。

　　渴求反应的外显标志就是毒品复吸行为。由于毒品使用给戒毒人员留下的特殊精神体验,使他们无法控制对这一精神感受的强烈渴求,"再吸最后一口""再用最后一次""再吸一次就戒毒"的欲望几乎是所有戒毒人员难以摆脱的念头;毒品造成的被戒毒人员称为"心瘾"的心理和精神依赖严重程度,是我们正常人难以想象和理解的。渴求反应一方面导致戒毒人员开始复吸,使用越来越多的毒品;另一方面,反复的复吸及毒品使用剂量的累积,反过来也会强化渴求,让戒毒人员的渴求反应越来越严重[1]。

　　临床研究显示,渴求所致复吸是一个从轻到重的演进过程。由于滥用的毒品种类不同,毒品质量和数量不同,吸毒个体差异不同以及脱毒后中止吸毒时间的不同,渴求的程度也不尽相同。在吸毒人员群体中,"渴求"是一个阶段性由最轻逐次递增并不断加重的连续过程。对于每个吸毒者而言,"渴求"的严重程度、发生频率、持续时间与脱离致依赖性药物的时间呈一定的阶段性负相关,即脱毒后的 1 个月内"渴求"的程度最重,发作频繁,每次发作的持续时间也最长。1 个月后其严重程度、发作频率、持续时间开始逐渐减轻;3 个月后减轻的程度比较明显;3 ~ 6 个月低于 1 ~ 3 个月期间,6 ~ 12 个月又有所降低;如果给予针对性治疗干预 6 ~ 12 个月,渴求程度一般可减轻至接近康复临界状态。另外,渴求每次的产生具有一定的规律性,如坐过山车一般,开始表现十分强烈,如果能得到及时干预和接纳调控,渴求会随之降低,并随着干预的时间与自我接纳而逐渐淡化,复吸行为也会得以中止。

二、行为主义对复吸原因的分析

　　行为主义理论认为,无论是动物自身给药行为,还是药物成瘾者的复吸

---

〔1〕 David Belin et al. ,*Addiction*: *Failure of Control over Maladaptive Incentive Habits*, 23 Current Opinion in Neurobiology 564(2013).

行为主要基于下列两点：一是正性强化，二是负性强化。同药物成瘾一样，正、负性强化在药物成瘾人员的复吸行为中发挥着重要作用。正性强化对自身给药行为产生奖赏性效应，而负性强化的目的在于减轻或回避某种行为所带来的负性情感体验。

操作性行为理论认为，初吸是通过正、负性强化而习得吸毒行为；复吸是由于吸毒成瘾后，戒毒人员建立了毒品的易感行为刺激反应链，他们一旦重返吸毒环境、重睹吸毒场面或重见吸毒工具、重闻毒品味道、重新听到吸毒话题，特别是重新回到自己原先所熟悉的吸毒环境之中直接相关。

现实中，许多戒毒人员不管与毒品脱离了多久，一旦重现原先吸毒的情境，便会立即触景生情，产生强烈的用药冲动和程度不同的戒断反应，使大多数人很难自持而重蹈"毒途"。所以，戒毒人员进入"吸毒成瘾—戒除毒瘾—再次吸毒"的循环过程，可能是只戒除生理上的毒瘾，却并未对已习得的易感行为反应模式进行工作。而由马拉特（Marlatt）和戈登（Gordon）提出的复吸认知行为模型则认为复吸是因为当戒毒人员面临高度危险的情景时，如果戒毒者能够有效地进行反应，例如，把戒毒保持行为与自我肯定、长远发展联结起来，他的戒毒自我效能感就会提高，复吸的可能性就会降低；相反，如果面对高危情景不能有效应对，把吸毒行为与快感体验等联结在一起，戒毒自我效能感就会降低，就会重新开始使用药物，导致复吸。

三、人格理论对复吸原因的分析

人格决定了个体的行为方式和生活方式及态度倾向等，影响个体对心理社会压力源的认知评价、情绪产生、心身反应性等。人格影响和决定了个体对外界挑战的适应与应对策略方式、能力与效应以及个体的人际关系，从而决定了获得和利用社会支持的质量。人格既可以作为疾病的特异性因素，在不同的疾病中发挥作用，也可以成为某种疾病发生发展的基础条件。人格特点不仅与药物成瘾的发生有关，也在很大程度上决定着戒毒人员的近期和远期戒毒保持行为，独立、坚韧、主动的人格特征有助于戒毒人员保持操守，远离毒品，拒绝毒友的诱惑，从而减少复吸行为。反之，依赖、犹豫、被动的人格特征很容易使戒毒人员失去底线，在毒品及毒友诱惑下动摇戒毒决心，从而较快地重新走上复吸之路。

事实上,吸毒人员在长期吸毒过程中,人格被扭曲,正常的人生观、价值观、是非观、伦理道德观被破坏,逐渐形成对毒品的"依附性人格",表现为缺乏对家庭、社会的关注和热情,缺乏对生活的责任和追求,思维变得狭隘和懒散,作为人的独立性、创造性和主动性普遍低于常人,只想通过吸食毒品来逃避现实。可短暂的逃避之后,陷入的是更深、更严重的空虚和痛苦,又重启对毒品的使用,反复长期的毒品滥用,反过来又加重其人格变异程度,对毒品的"依附性人格"也越来越得到强化,加大了戒毒矫治工作的难度。

即使经过一定时间的戒毒治疗,其人格扭曲和心理缺陷仍不能得到立即改善。表现出多疑、孤僻、自卑等病态人格,导致对生活失去兴趣,工作能力减退,思考能力下降,行为意向降低。同时,在戒毒期间刚刚形成的对毒品的抵御心理还相当脆弱,一旦在生活中受到某种精神打击(如歧视、嘲讽等),出现各种挫折(如事业、婚姻失败等),情绪极易波动,此时,只要一旦接触毒品,精神防线就即刻崩溃,陷入复吸深渊。

总之,人格因素在戒毒人员吸毒及复吸行为中提供了基础性的发动作用,促使戒毒人员比较快地启动复吸及适应复吸后的变化;但反过来,戒毒人员的屡次复吸,也会改变其人格结构,逐渐形成"依附性人格",推动戒毒人员在复吸之路上越走越远,他们人格的变异也给戒毒矫治工作设置了较大的障碍。

四、认知科学对复吸原因的分析

(一)认知心理加工与复吸

由于认知心理学的发展,有研究开始借助认知心理学的概念对复吸过程的认知加工作出新的解释。例如,通过引入药物成瘾者对与药物有关的及其相关线索的优先加工的假设,来揭示药物成瘾及复吸行为的认知机制,该理论假设认为复吸机制最为显著的特征是药物成瘾者对其成瘾的药物及其相关线索存在一种显著性的注意偏向,这种注意偏向是一种作为药物相关刺激引发成瘾者心理渴求感及复吸行为的关键性认知中介。它是通过调节药物刺激及成瘾者对这些刺激的初始反应即心理渴求感,同时调节成瘾者后续的行为反应如药物寻求与复吸行为而起作用的。

基于认知与情绪信息加工领域的研究从另一个角度对复吸行为进行了解释,该研究认为复吸行为是对负性情绪信息过度加工所导致的。该研究认为在大脑内存在"冷""热"两个对立的神经系统,"冷"系统负责认知控制相关的功能,"热"系统和冲动、非理性等功能加工有关。通常情况下,冷系统与热系统是处于平衡的状态,也使人的行为维持在理性与非理性相平衡的状态。可受毒品的影响,大脑的"冷""热"系统间的平衡性被打破,"热"系统逐渐占据主导性地位,戒毒人员在"热"系统支配下出现更多的冲动、非理性的决策和行为反应,复吸行为就是其中之一。[1]

(二)认知障碍与复吸

长期滥用毒品,会导致戒毒人员认知系统的功能性损害,这也进一步导致其认知偏差、认知扭曲等认知障碍。戒毒人员的认知障碍突出表现为吸毒的侥幸心理和补偿心理等,他们往往出于补偿心态在脱毒治疗后产生"再吸最后一次""再来最后一口""再打最后一针"等的侥幸心理,其结果是不断重复的"最后一次",而没有一次是真正的"最后",这种认知障碍是造成复吸的最常见和最重要原因之一。

戒毒人员的认知障碍还表现为戒毒自我效能感偏低,表现为戒毒动机缺失和戒毒信心不足。自我效能是由班杜拉(Bandura)提出的,自我效能是指个体感觉能有效地控制自己生活的某些方面的能力。如果戒毒人员具有较高的戒毒自我效能感,就对自己能够成功戒毒的预期比较高,就具有较强的改变动机和信心。假如他们能在一次高危情境中完成一次有效应付,自我效能感受就会提高,复吸的可能性就降低;如果缺失成功的应付经历,那么他的戒毒自我效能感就会降低,就会感到无助,进而偶尔用药以获得即刻的满足,发展成反复用药而导致完全的复吸。[2] 所以,戒毒人员的自我效能感、个体对于戒毒的决心及内心关于操守的目标对是否复吸有很大影响。例如,一些

---

〔1〕 Stéphane Potvin et al., *Cognitive Deficits in Individuals with Methamphetamine Use Disorder: A Meta – analysis*, 80 Addictive Behaviors 156(2018).

〔2〕 张英俊等:《羞耻对女性强戒人员复吸倾向的影响:自我效能感和心理弹性的作用》,载《中国临床心理学杂志》2020 年第 4 期。

戒毒人员在求治或被迫治疗时,内心所定的目标并不是彻底戒断,而是希望减少用量和(或)改善躯体状况,因此,治疗后的复吸率自然会高于那些确实有戒毒愿望且希望彻底摆脱的戒毒人员。临床发现,在治疗开始时,出于各种各样的原因(如滥用药物造成不良的社会后果及躯体并发症),许多人戒毒的决心(似乎)很大,动机很强烈。但若干时日之后,戒毒人员会渐渐忘却药物造成的不良后果,戒毒决心及动机逐渐淡化,而成瘾记忆中毒品所致的愉悦、欣快体验逐渐唤醒显露,逐步会产生"再来一次"的想法及实施"吸一次"的行为。也就是说,戒毒人员的戒毒效能感总是在波动状态,不断地权衡利弊得失,不断地与自己的信念作斗争。因此,如何维持他们的戒毒效能感,是广大戒毒工作人员努力的目标之一。

五、社会科学对复吸原因的分析

社会科学主要侧重从家庭、社会适应、社会支持等角度对复吸行为进行解释,阐述外部环境因素对戒毒人员复吸的影响,从而为社会干预提供理论指导。

(一)家庭环境与复吸

家庭是个体生活的终端场所,是人生的避风港和安全岛。人生遭遇挫折时,首先想到的就是家庭的温暖、关爱、支持、鼓励、帮助和保护。但现实是由于家庭出现了吸毒成员,使整个家庭乃至家族蒙受重大耻辱和伤害,吸毒又使家庭消耗了大量金钱财物,家庭其他成员难免对其充满怨恨和怒责。当戒毒人员回归家庭后,家庭其他成员从感情上难以原谅和接受他们,不愿倾听他的心声,也不相信他的言行,更不愿花费时间和精力去帮助他们与毒品"抗争";再加上各种原因造成的家庭结构和功能缺失,使家庭与吸毒成员在情感和本体上疏远。这些必然挫伤戒毒人员的自尊心、自信心和自救心,使其坠入求助无望、求归无纳、万念俱灰、甘心自堕之境,结果只能是自暴自弃,复吸自毁。

1. 家庭态度对复吸的影响

受毒品成瘾性的影响,吸毒成瘾者一次次戒治,一次次复吸,一次次重新循环。每一次复吸给家庭带来的不仅是家庭经济的崩溃,而且在精神和情感层面使家庭遭受难以接受的打击,导致家庭与吸毒成员关系恶化,家庭结构和功能破坏,成员间共同生活氛围消失;特别是戒毒人员的家庭责任缺失,对子女和父母、配偶毫不关心,情感淡漠,也会导致整个家庭对吸毒者的戒毒努力信心丧失。

家庭在对待戒毒人员的戒毒态度上,容易从一个极端走向另一个极端,例如,从开始的满怀希望到后面的悲观失望,以悲愤怨恨的心态将吸毒成员完全排除在家庭之外。正如社会学家所惊呼的:"一个吸毒者不仅毁掉吸毒个体自身,它还将给一个家庭乃至整个家族带来毁灭性灾难"。社会和家庭对吸毒者几乎一面倒地不接受和不相容,导致离开戒毒治疗环境后,戒毒人员"有家难归,有亲难投,有苦难诉,有路难行"。最后只好又投"毒友难朋群",再入"毒品罪恶坑",复吸也就成为意料之中的事情。

2. 家庭结构缺失对复吸的影响

家庭结构的完善对回归的戒毒人员康复至关重要。如果家庭自身有许多问题,像家庭解体、成员复杂、结构不稳、经济困难、文化低下、教育缺失等,难以给予戒毒人员回归家庭提供良性环境,如果家庭或家族还有其他吸毒成员,回到这种家庭如同回到吸毒群体一般,毒品复吸几乎是必然结果。良好的家庭可减少杜绝不良成员的滋生,创设正性向上的家庭环境,能使家庭在良性的道路上不偏离方向;反之,家庭的结构缺失不但滋生和不良成员,而且对成员的负性变化起到催化作用,加快戒毒人员复吸的速度。

3. 家庭功能缺乏对复吸的影响

家庭功能缺失是造成家庭吸毒成员复吸的重要原因之一。由于种种原因有相当一部分家庭缺乏毒品常识和戒毒知识,对戒毒治疗的复杂性和艰巨性认识不足。当吸毒人员戒治回归后,家庭缺乏应有的知识储备,只是简单地认为,吸毒就是思想觉悟不高、意志力低下、道德品质脆弱、无聊、精神空虚至极的结果;除了以怨恨的心态予以责骂、训斥、警告、威胁,甚至肢体冲突外,不能提供戒毒人员最需要的亲情关爱和理解支持,丧失了家庭这个挽救吸毒个体最重要的平台之一的功能。当然这与基层政府、社区(村)没有及时采取措施提高家庭功能也有一定关系。

由于家庭在行为上没有实施具有实际内容的知识教育、情绪疏导、心理交流、亲情沟通；在生活上对回归的吸毒成员缺乏家庭关爱，在管理上缺乏理性的约束帮教；甚至有的家庭错误地认为，戒毒治疗和操守保持是戒毒机构或社会相关部门应该管的事，家庭只要配合（很多家庭拒绝配合）送人就算尽到了责任。可以说，经过多年的吸毒，家庭是吸毒戒治者最后的重生希望之地，因为家庭是吸毒者最可依靠的长久康复操守场所，可以预见，失去了家庭支持，戒毒人员的希望又在哪里呢？戒毒人员逐渐被家庭和社会边缘化和遗弃是一个非常危险的局面，如果这个群体失去了家庭的后盾与支持，他们要在现实社会环境中生存，就必然与其上游毒品供应源头牢牢捆绑，同时，竭尽手段发展下游吸毒新生群体，走上"以贩养吸"的道路，也导致国家和社会吸毒群体的数量越来越大，这对任何一个社会都是不可忽视的问题。

（二）社会适应不良行为模式与复吸

社会心理学理论认为，复吸行为是一个过度学习的不良行为模式。它由一系列适应不良的行为习惯组成，像追求即刻满足，沉溺于感觉寻求，不平衡的生活方式，等等。由于戒毒人员受早年的成年经历、家庭环境、习得性体验、优势强化条件（奖惩）、认知水平及生理因素等影响，个体没有学会正确地应对行为，当他们在生活中遭遇挫折或应激事件时，只能通过不适应的方式来替代，复吸就是其中之一。通过复吸这种病态的行为，来缓解应激反应和减压，但也进一步习得和强化了不良的行为模式。

复吸这种习得性病态行为模式和吸毒群体直接相关。吸毒人群之间相互的情感内动因子对吸毒行为的影响十分明显。临床观察发现，几乎所有吸毒者相互之间似乎存在一种天然的"非血缘亲近感"。两个互不相识的陌生吸毒者相遇，通过气味、外观等途径很快就能识别对方是吸毒者，顷刻之间就似乎毫无障碍地结成了"亲朋熟友"，这在普通人群中是十分难以见到的。除了他们之间存有的吸毒嗜好和共同经历外，似乎无法找到其他合理解释。心理和神经行为学研究提示，这可能是药物成瘾者中存在的一种特殊的"情感内动因子"，是由于吸毒者大脑某些区域的同频放电所致；这些因素使成瘾者在茫茫人海中敏感的找到吸毒同类，在相遇的很短时间内迅速结成所谓的"吸毒行为共同体"。这是一个很普遍的现象，尽管现在还无法从理论上获得相关支持,但有临床数据分析显示,"毒友"之间互相影响所占比率可高达92.7%。许多戒毒人员称,自己一旦回到原先的同伙中或遇到同类吸毒者时,一般情况下,很难抵御吸毒同伴的劝说和引诱,禁不住在"再来一口"或"再来最后一次"的劝诱下,重新滑回吸毒深渊。[1]

(三)社会支持和接纳与复吸

社会支持与接纳度对复吸行为也产生着重要的影响。当下,吸毒人群在任何国家都处于逐渐被家庭及社会边缘化的非主流群体,当戒毒人员戒断治疗后回归社会时,由于其以往的吸毒行为给社会造成的恶劣影响,而广受他人的鄙视和厌恶。"大烟鬼""瘾君子"成了这些人的显著标签和代名词,昔日的朋友、同学、同事甚至亲人挚友都避而远之或遇而嫌之。他们成了社会的"另类",很难重新融入社会主流。这种社会性宽容和接纳的缺失,对戒毒群体是一个难以医治的"硬伤",而结果只能是将他们推向社会的对立面。社会不接纳他们,家人不理解他们,工作单位天然地排斥他们,他们只有投向毒品,在很大意义上讲,这种社会功能缺失所埋下的隐患,犹如"暗雷",随时都可能会因各种不稳定因素的变化对社会产生破坏性作用。

此外,人本主义心理学告诉我们,人需要有个体归属感,如果这种归属感在正常的社会群体里得不到,他们就只有回到吸毒群体里去寻找,在吸毒群体里找到归属感的最快途径则是吸毒,而戒毒人员一旦复吸就等于吸毒群体又得以扩散和增长。因此,为了拯救迷途的吸毒病患者,一个负责任的社会,应该为其回归构建人性化的支持体系,在接纳和救治其受损身心和重塑健康人格的关爱中,共建并共享和谐社会。

总之,影响复吸的因素有很多,像涵盖精神和生理在内的神经生物学因素、人格因素、家庭因素和社会因素等,都可对复吸作出不同层面的诠释。但是,这些因素在复吸中的作用并不是孤立的,而是相辅相成的。生理心理因素是复吸行为的生物学基础,人格因素是复吸存在的先天基础,家庭社会因素是复吸发生的环境前提。而毒品的致欣快强化效应是复吸的核心内在原

---

〔1〕 James D. Livingston, Teresa Milne & Mei Lan Fang, *The Effectiveness of Interventions for Reducing Stigma Related to Substance Use Disorders: A Systematic Review*, 107 Addiction 39(2012).

因,人格的缺陷与障碍起到了辅助性的内因作用;戒断反应与稽延性戒断反应等生理因素、家庭和社会影响是复吸的重要外因,复吸则是各种内外因素综合作用的复杂结果。因此,对复吸有一个理性、综合的科学认识,是解决复吸难题的重要基础与前提。

思考题:

1. 简述行为主义对毒品成瘾的观点。

2. 简述人格心理学对毒品成瘾的认识。

3. 简述毒品成瘾的家庭观。

4. 简述神经生理学关于毒品复吸的观点。

5. 试论毒品复吸的认知科学观。

6. 试论家庭理论对复吸行为的分析。

第四章　现行禁毒戒毒法律制度

　　毒品是一个全世界共同面临的问题,自 20 世纪起,随着毒品对人类身心健康的危害,对社会经济、管理秩序的破坏,引发的刑事犯罪日趋严重,禁毒已成为各国政府的共识与当务之急。联合国多次以公约、条约、协定或宣言等形式,先后制定了若干禁毒方面的规则与指导性意见。各国政府也根据本国的毒品泛滥情况、文化、法律等因素,纷纷制定颁布了禁毒戒毒方面的法律法规,开展形式不同的戒毒康复工作。

第一节　国际禁毒公约

　　国际禁毒公约是指国际性的禁止毒品条约,涵盖各国政府或国际组织签订的关于禁毒方面的公约、条约、协定、纲领或宣言等。国际禁毒公约的形式多样。公约是国际禁毒多边公约中主要、正式而通用的名称;协定是解决禁毒方面某一具体问题的国际协定;议定书多是禁毒公约的附件,有时也是一个正式的国际禁毒条约;宣言和纲领是两个或者两个以上国家、地区就有关禁毒方面会议的问题或者国际禁毒会议就讨论的问题发表的声明。[1] 国际禁毒公约是在国际社会联合禁毒共识的基础上产生并逐步发展的,国际禁毒公约是应对毒品泛滥与毒品犯罪国际化的产物,也是国际社会联合禁毒的根据。

一、联合国成立前主要的国际禁毒公约

(一)国际禁毒公约的萌芽:万国禁烟会议

万国禁烟会议拉开了国际性禁毒活动的序幕,也为国际性禁毒公约的诞生奠定了基础。1909 年 2 月 1 日,中国、美国、英国、德国、日本等 13 个毒品制造、滥用的国家在中国上海召开了禁烟会议。鸦片泛滥以及人类对烟毒认识的深化是万国禁烟会议召开的社会背景。会议由美国倡导,中国主办,共41 名代表参加,主要是宗教人士或商务代表。万国禁烟会议经多国协商,筹备 3 年,经过 14 次会议,通过了 9 项协议,达成共识。协议的主要内容是:(1)与会各国承认中国对禁除鸦片烟出产行销之事所付出的真诚努力和获得的进步;(2)各国将在本境或属地内逐渐推行禁吸鸦片的法令;(3)各国将作医用以外的鸦片均视为禁品,并应防止鸦片运往禁烟之国;(4)禁止制售吗啡;(5)各国应在中国的居留地和租界内禁烟;(6)有关药物法规属领事裁判权限内,各国在华公民应予遵守;等等。这些协议的主要内容多被后继的国际鸦片公约所采纳,成为国际社会联合禁毒的普遍原则。虽然万国禁烟会议通过的 9 项协议没有法律约束力,以"敦促"或"陈请"等措辞建议各国政府采取禁毒政策,但是,它仍是世界上最早的国际禁毒协议,促进各国在鸦片问题上达成初步共识,其历史价值与世界意义仍不能被抹杀。万国禁烟会议是人类历史上第一次多边性国际禁毒会议,公开树立了鲜明的禁毒旗帜,揭开了国际联合禁毒的序幕,也促进了中国禁烟禁毒运动的推进,消除了中国禁烟禁毒的国际障碍。

(二)国际禁毒公约的诞生:《海牙鸦片公约》

《海牙鸦片公约》是第一个国际禁毒公约。为了落实万国禁烟会议通过的协议,有效控制医用必需的鸦片的运输与销售,1911 年,中国、美国、英国

---

〔1〕 肇恒伟、关纯兴主编:《禁毒学教程》,东北大学出版社 2003 年版,第 236 页。

等国家在荷兰海牙召开国际会议,并于 1912 年 1 月 23 日签订《海牙鸦片公约》。《海牙鸦片公约》共 6 章 25 个条文,明确了"生鸦片""熟鸦片""医用鸦片"等关键性概念,并规定了各类毒品的管制措施,主要内容是:"生鸦片的生产、销售和进口,均由各签字国负责制定法律进行限制;熟鸦片的生产、贩卖和吸食,由各签字国根据本国情况逐渐禁绝;切实管理吗啡、海洛因和古柯等麻醉品;鸦片的输入输出,应由政府许可,并遵照输入国的规定办理。对已禁止和将要禁止鸦片进口的国家,则绝对不能输入"[1] 1915 年中国、美国、荷兰等国家实施了《海牙鸦片公约》,但是,德国等与会国基于自身经济利益的考量,却迟迟不批准公约,直到第一次世界大战后,"应同意《1912 年海牙鸦片公约》生效"被纳入 1919 年《凡尔赛条约》中,强制各国遵守,公约才真正在全球范围内得以实施。[2] 可以说,《海牙鸦片公约》的实施并不顺利,但是,它确立了国际社会的禁毒原则,规定了当时主要毒品的控制措施,其适用范围也从万国禁烟会议时的 13 个国家扩展到了全世界。

随后,国际联盟成立,承担监督国际鸦片及其他麻醉品贸易的职责,并创建了鸦片及其他毒品顾问委员会。为了检验《海牙鸦片公约》的实施情况,1924 年 12 月和 1925 年 2 月,鸦片及其他毒品顾问委员会召开两次日内瓦国际禁毒会议,并于 1924 年 12 月 11 日签订了《日内瓦禁毒协定》,1925 年 2 月 11 日签订了《关于熟鸦片的制造、国内贸易及使用的协定》,1925 年 2 月 19 日签订了《日内瓦国际鸦片公约》。随后,国际社会又先后通过了一系列国际禁毒公约:为了严格限制麻醉品的制造,1931 年 7 月 13 日签订《限制制造及调节分配麻醉药品公约》;为了反对和禁止吸食鸦片,1931 年 11 月 27 日通过《远东管制吸食鸦片协定》;为了打击毒品犯罪,1936 年 6 月 26 日签订《禁止非法买卖麻醉品公约》。

二、联合国成立后主要的国际禁毒公约

1945 年,作为世界最大国际组织的联合国成立,始终倡导、支持国际禁毒活动。一方面,联合国下设国际麻醉品管制局、麻醉药品委员会、毒品和犯

---

〔1〕 张义荣主编:《禁毒学》,群众出版社 2007 年版,第 76 页。
〔2〕 刘建宏主编:《新禁毒全书:外国禁毒法律概览》(第 6 卷),人民出版社 2015 年版,第 76 页。

罪问题办公室、国际刑事警察组织、世界卫生组织等国际性禁毒机构,负责监督、协调世界各国的禁毒活动。另一方面,联合国主持、倡导多次国际禁毒会议,商议全世界禁毒方针,签订国际禁毒条约和协定,明确禁毒合作原则,以指导各国禁毒实践。此外,联合国将每年6月26日定为国际禁毒日,各国开展系列性严厉打击毒品行动和禁毒宣传教育。在联合国的组织下,各国开始联合行动,互相协助,标志着世界禁毒斗争进入一个新阶段。

(一)《1961年麻醉品单一公约》

1961年6月30日,联合国大会通过《1961年麻醉品单一公约》。《1961年麻醉品单一公约》整合了此前关于麻醉品管制的国际条约,废止了除1936年《禁止非法买卖麻醉品公约》以外的所有禁毒公约,并根据20世纪60年代禁毒形势创新性地扩展了相应的内容,将鸦片、大麻等天然麻醉品原料的种植纳入列管范围,将非法种植罂粟、大麻、古柯植物明确为犯罪行为。1972年,根据麻醉品管控的新形势,联合国主持召开会议,对《1961年麻醉品单一公约》进行修订,于1972年3月25日正式订立了《修正1961年麻醉品单一公约的议定书》,并以《经〈修正1961年麻醉品单一公约的议定书〉修正的1961年麻醉品单一公约》(以下简称"61公约")为名,提交各国批准,1975年8月8日正式生效。中华人民共和国政府于1985年加入该公约。该公约生效后,之前的大部分条约被废止和更替,成为迄今为止关于麻醉品方面较为全面的国际性禁毒公约。

制定"61公约"的目的是"关怀人类的健康与福利,确认麻醉品在医药上用以减轻痛苦仍属不可或缺,帮须妥为规定俾麻醉品得以供此用途,确认麻醉品成瘾于个人为害之烈,对人类在社会上及经济上的危险亦巨,深感同有预防及消除此项弊害的责任,认为防止滥用麻醉品的措施须出于协调及普遍行动始克有效,深知此项普遍行动端赖国际合作,遵照共同原则,本同一目标以赴,承认联合国在麻醉品管制方面的职权,并欲将各关系国际机关置于该组织体系之内,意欲缔结普遍均可接受的一项国际公约,以替代现行各项麻醉品条约,将麻醉品限于供药及科学用途,并规定继续不辍的国际合作及管制办法供以实现此等宗旨与目标"。

"61公约"的主要内容有：列举了受管制的麻醉品，并规定每类麻醉品相应的管制要求；规定了麻醉品委员会和麻醉品管制局的构成、职责等；明确了各缔约国的基本责任，要求其设有特别管理机关，负责落实公约的规定；确定了估计制度，统计报告制度，控制麻醉品数量的制度，麻醉品制造、贸易、分配、进出口的特许制度；规定了打击非法生产、销售等行为的罚则，以及防止麻醉品滥用，帮助滥用者获得治疗、善后护理、复健及重新与社会融为一体等要求。

（二）《1971年精神药物公约》

为了应对日益严重的精神药物的走私及滥用问题，1971年2月21日联合国通过《1971年精神药物公约》（以下简称"71公约"）。中华人民共和国政府于1985年加入该公约。

制定"71公约"的目的是："关怀人类的健康与福利，察及因滥用某等精神药物而起之公共社会问题，至表关切，决心预防并制止该等物质之滥用及从而引起之非法产销，认为必须采取强力措施，将该等物质之使用限于合法用途，确认精神药物在医学与科学用途上不可或缺，且其仅供此种用途应不受不当限制，深信有效之防杜滥用精神药物措施须有协调及普遍行动，承认联合国在精神药物管制方面之职权，并欲将各关系国际机关置于该组织体系之内，确认必须有一国际公约以达此目的"。

"71公约"的主要内容有：明确了精神药物的管制范围；规定了执照、处方、包装上之警语及广告、记录、国际贸易之规定、禁止及限制其输出与输入、检查等一系列管制措施；确定了缔约国的报告制度，委员会、管制局的职责；规定了缔约国应采取防止滥用精神药物之措施，取缔非法产销之行动；明确了违反公约的罚则以及生效条款、适用领土、退约条款、修正条款、有关争端、保留条款、通知条款等内容。"71公约"是较为全面、细致规定精神药物管制的国际性禁毒公约。

（三）《联合国禁止非法贩运麻醉药品和精神药品公约》

为消除麻醉药品和精神药物的非法生产、需求及贩运对人类健康和幸福构成的严重威胁以及对社会经济、文化及政治基础带来的不利影响，1988年

12 月 19 日联合国在"61 公约""71 公约"等国际性禁毒公约的基础上，通过了《联合国禁止非法贩运麻醉药品和精神药物公约》（以下简称"88 公约"）。"88 公约"是全面规定非法贩运毒品问题的国际性禁毒公约。它的通过与实施对于打击跨国非法贩毒，加强国际禁毒合作具有重要意义。中华人民共和国政府于 1988 年 12 月 20 日签署该公约，1989 年 10 月 25 日向联合国秘书长提交批准书，于 1990 年 11 月 11 日生效。

制定"88 公约"的目的是："深切关注麻醉药品和精神药物的非法生产、需求及贩运的巨大规模和上升趋势，构成了对人类健康和幸福的严重威胁，并对社会的经济、文化及政治基础带来了不利的影响，又深切关注麻醉药品和精神药物的非法贩运日益严重地侵蚀着社会的各类群体，特别是在世界许多地区，儿童被当成毒品消费者市场，并被利用进行麻醉药品和精神药物的非法生产、分销和买卖，从而造成严重到无法估量的危害，认识到非法贩运同其他与之有关的，有组织的犯罪活动结合在一起，损害着正当合法的经济，危及各国的稳定、安全和主权，又认识到非法贩运是一种国际性犯罪活动，必须迫切注意并最高度重视对此种活动的取缔，意识到非法贩运可获得巨额利润和财富，从而使跨国犯罪集团能够渗透、污染和腐蚀各级政府机构、合法的商业和金融企业，以及社会各阶层，决心剥夺从事非法贩运者从其犯罪活动中得到的收益，从而消除其从事此类贩运活动的主要刺激因素，希望消除滥用麻醉药品和精神药物问题的根源，包括对此类药品和药物的非法需求以及从非法贩运获得的巨额利润。认为有必要采取措施，监测某些用于制造麻醉药品和精神药物的物质，包括前体、化学品和溶剂，因为这些物质的方便获取，已导致更为大量地秘密制造此类药品和药物"。

"88 公约"的主要内容有：明确了非法贩运的类型，规定缔约国应当采用可能必要的措施将其确定为国内刑事犯罪；缔约国应当确立对非法贩运的管辖权，应制定可能必要的措施以便能够没收非法贩运所产生的收益、财产等；缔约国可将非法贩运列入引渡的范围；缔约国应在非法贩运的调查、起诉和司法程度中相互提供最广泛的协助；缔约国应在国家一级的控制下，对非法贩运实行控制下交付；缔约国应采取适当措施，防止相关物质被挪用于非法制造麻醉药品和精神药物，根除非法种植含麻醉品成分植物和消除对麻醉药品与精神药物非法需求的措施,并确保商业承运人经营的运输工具不被用于非法贩运;缔约国应尽可能充分合作,依照国际海洋法制止海上非法贩运,制止在自由贸易区和自由港非法贩运,制止利用邮件非法贩运;缔约国应向麻委会提供领土内执行本公约的情报;规定了麻委会、麻管局在管制非法贩运中的职能;规定了加入本公约的具体程序等。

第二节　主要国家现行禁毒戒毒法律制度

一、欧美代表性国家禁毒戒毒法律制度

(一)美国

美国是世界上毒品消费量最大的国家,也是毒品犯罪相当严重的国家。为此,美国联邦制定了比较完善的禁毒法规,各州也制定了具有特色的禁毒法规,形成了相对严密的法律体系。但是,各州的立法程序的不协调性与立法内容的不一致性,在一程度上限制了地方性禁毒法律法规的作用。

1914 年 12 月 17 日,美国国会通过了第一部毒品法案《哈里森麻醉品法》,这是美国禁毒法律史上的标志性事件,为后续的禁毒立法奠定了基础。1966 年,《麻醉品成瘾康复法》规定吸毒成瘾者可以自愿通过民事程序进入公共医疗机构进行治疗,如果成效显著,可以对其撤销指控。这是美国联邦法律首次规定吸毒成瘾者可以通过接受社区治疗而撤销指控。[1] 1970 年美国制定了《全面预防和控制滥用毒品法》,该法将药物分为五类,主要有两类毒品,如海洛因、大麻、可卡因、鸦片制剂等受刑事法律管制的毒品,非法贩运、买卖、持有这些毒品都将受到严厉制裁。[2] 为了打击有组织犯罪以及毒品种植,1984 年美国通过了《综合犯罪控制法》,规定只有部分财产和土地用于种植大麻,也可能全部被没收。该法也被称为美国历史上最严厉的法律之一。1986 年美国国会通过《1986 毒品滥用法》,设定了对毒品犯罪的强制性最低量刑标准。1988 年,美国国会通过《1988 反毒品滥用法》,规定对毒品

〔1〕 刘仁菲:《论美国戒毒模式的经验和启示》,载《云南警官学院学报》2016 年第 3 期。
〔2〕 金伟峰、崔浩等:《禁毒法律制度研究》,浙江大学出版社 2009 年版,第 167 页。

走私犯罪的处罚加重；对与毒品走私、贩卖相关联的凶手案件，增加死刑条款；毒品执法机构可以没收用于支持毒品走私、贩卖的运输工具，不动产以及非法利润。该法案对美国禁毒工作产生了深远影响。为了应对精神类毒品的使用和贩卖，1996 年美国国会通过了《综合甲基苯丙胺控制法案》，强化了对生产甲基苯丙胺的化学原料的控制，提高了走私、贩卖和制造精神类毒品的量刑标准。

社区戒毒是美国戒毒的主力与特色。美国先后通过一系列法案保障社区戒毒顺利运行。1997 年，为实现减少青少年毒品滥用的目标，美国通过《无毒社区法》，开始实施"无毒社区支持计划"，为社区戒毒提供法律和经费支持。2001 年，美国通过《无毒社区法再授权法案》，专门成立国家社区反毒联合体研究所，并将"无毒社区支持计划"延长 5 年。2010 年，为应对日益严重的社区毒品危机，美国颁布《加强无毒社区法案》，规定由国家毒品管制政策办公室主任作为资金管理者，从 2010 年到 2015 年每年为社区反毒联合体提供 5 亿美元。

总体来看，美国禁毒戒毒法律体系较成熟，法律体系相对健全，采取特别刑法的方式规定毒品犯罪，设定了"相对证据"的原则，重视打击参与毒品犯罪的相关企业，强调适用财产刑和没收措施，鼓励社会力量参与戒毒工作。

（二）加拿大

与美国相似，加拿大对毒品问题的调控也起于 20 世纪初。1996 年加拿大颁布了《受控药品和化学品法案》，取代了 1961 年的《毒品控制法》，经过几次修订，一直是加拿大毒品控制的基本法案。《毒品控制法》重新对毒品进行分类，并制定了相应毒品犯罪的量刑标准。第一类毒品主要包括：鸦片类毒品、可卡因和甲基苯丙胺；第二类毒品为大麻；第三类毒品为安非他明。第一类毒品社会危害性最重，是加拿大刑法法律规范的重点。

2012 年加拿大通过了《安全街道和社区法案》。《安全街道和社区法案》将与有组织犯罪相关的毒品走私犯罪作为重点打击对象，增设对从事严重的毒品犯罪的特定犯罪人适用强制性最低量刑条款，重新调整了毒品分类，将安他非明、氟硝西泮、γ－羟基丁酸（Gamma – Hydroxybutyate，GHB）由原来第三类控制毒品上升到第一类控制毒品。《安全街道和社区法案》将严重的毒品犯罪界定为生产、走私、进口、出口毒品，或持有毒品以走私或向境外贩卖为目的。据此规定，严重的毒品犯罪涉及了毒品犯罪的所有重要方面，即生产、走私、持有。所涉及的毒品类型为第一类毒品（包括海洛因、可卡因、甲基苯丙胺和安非他明）和第二类毒品（大麻）。使用强制性最低量刑条款需要满足加重刑罚的三个先决条件，即是否对国家安全、公民健康和安全有潜在的严重危害，具体的衡量标准有：为有组织犯罪集团牟取利益；使用或者威胁使用暴力；使用或者威胁使用武器；犯罪人在 10 年内曾因严重的毒品犯罪而被定罪的；犯罪发生在监狱；犯罪发生在学校、接近学校或青少年经常出现的公共场所；通过青少年实施犯罪或与青少年相关联的；滥用职权进入限制性区域的。[1]

2007 年，加拿大政府宣布实施着重于执法、预防和治疗为基本政策的国家禁毒战略。对毒品犯罪人，加拿大实施比较人性化的处置措施，主要通过毒品惩治法院以司法判决的方式，强制性要求其参加所需的毒品治疗，作为监所关押的替代措施。毒品惩治法院以毒品犯罪人的成瘾性的治疗为首要原则，并为毒品犯罪人拟定全面的治疗计划，具体包括社会保障，案件跟踪管理，提供住房、就业、职业培训及精神和身体健康等方面的系列服务，最大限度地防止复吸。毒品惩治法院受理的案件需要符合一定条件，即除毒品使用的罪名外，毒品滥用犯罪人没有因其他暴力犯罪而被起诉；同时他们必须对被起诉的毒品犯罪认罪。根据《安全街道和社区法案》，虽然法院可以判决毒品吸食成瘾的犯罪人暂缓执行其刑罚，但是，这些犯罪人必须参加由法院认定的戒毒治疗项目。如果成功地完成了戒毒治疗，原有的刑期可以暂缓执行或者被降低。经毒品惩治法院处理的案件，毒品犯罪人要接受经常性的毒品尿检，还必须与由法官、检察官、辩护律师、咨询师等组成的治疗团队定期进行面谈，以了解治疗进展，评估预期目标是否实现。总之，毒品惩治法院是加拿大近年来在毒品滥用矫治方面的创新，其特色是强调对毒品问题的早期

---

〔1〕 参见刘建宏主编：《新禁毒全书：外国禁毒法律概览》（第 6 卷），人民出版社 2015 年版，第17～18 页。

发现、社会化处置、系统干预以及规范评估,以消除毒品犯罪人对毒品需求为目标,进而控制其衍生的其他犯罪活动。

另外,值得一提的是加拿大大麻合法化法案的颁布实施。2017 年 4 月 13 日,加拿大政府正式提出大麻合法化的法案。2018 年 10 月 17 日,加拿大政府正式实行大麻合法化。

关于大麻合法化的争议不断。反对者认为,大麻合法化可能会引发青少年吸食,影响他们健康成长;而支持者认为,大麻合法化可以加强政府监管,防止大麻流入黑市和倒卖给青少年,以此减少青少年吸食。总体来看,加拿大禁毒戒毒法律从严厉打击走向缓和处置,将维护健康放在首位,以减少毒品危害以及非法使用毒品为目标,避免过度干预、强制执法与治疗。

(三)英国

为控制毒品滥用,1971 年英国出台了《药物滥用法案》(2001 年作了修订)。该法案将管制药品分为 A、B、C 三类,A 类包括海洛因、可卡因、"毒蘑菇"、非法美沙酮等毒性特别强的毒品;B 类是安非他明、鸦片等毒品;C 类是其他弱一点的毒品。分类的目的在于处理涉及毒品犯罪时进行量刑的依据,是政府加强处罚力度和惩罚性的表现。同时,该法案规定了管制药品的定义和分类,限制其种植、生产、供应及持有,禁止为制造、供应、配制和吸食鸦片或其他毒品提供场所,违规者应受到相应的刑事惩罚。该法及其实施细则、修正方案构成了英国禁毒立法的"基石"。

英国政府实施严厉的禁毒政策,但对吸毒成瘾者却实施人道化处置措施。英国日益重视毒品管控以及与毒品相关联的洗钱犯罪,采取"零容忍"的态势,不加区分地对海洛因等硬性毒品和大麻等软性毒品都实施严厉的惩罚,是脱盟前欧盟国家中打击毒品问题力度最严厉的。例如,1986 年,英国颁布的《毒品交易犯罪法令》是最早规定洗钱犯罪的刑事立法,明确了"协助他人保持毒品贩运利益罪"。在英国,吸毒是犯罪行为。1997 年的《犯罪量刑法》规定,对于第三次走私 A 级毒品者,给予至少 7 年的监禁。1998 年的《犯罪与扰乱秩序法》规定,吸毒成瘾者可以选择监禁或接受由定期尿检和法庭复查所监控的强制性治疗。虽然英国将吸毒视为犯罪行为,但仍贯彻人道化理念,将吸毒成瘾者的健康作为首要任务。对吸毒成瘾者的刑罚并不局限在限制人身自由,其处罚种类多样,如缓刑、假释、社区服务、电子监控、家中监禁等。英国的《拘留变更执行令》中规定,吸毒者可以选择拘留变更执行方式,到戒毒机构接受治疗。治疗可在一个居民中心进行,也可在家里进行,或者两个地方结合进行。

英国的《吸毒治疗与测试令》规定,将强制违法者进行为期 6 个月或者 3 年的戒毒治疗。还有两个事先附加的安排,一是被告必须定期接受测试,检查是否还在吸毒;二是法庭必须在执行规定期间定期观察被告的情况。对少年进行吸毒测试和治疗的人必须向法庭提出戒毒治疗的方案和戒毒者对治疗反应的报告,法庭了解这些情况后可进一步督促被告戒毒。法庭由此了解并确信戒毒者正在遵守戒毒规定,如果违法者拒绝接受《吸毒治疗与测试令》,或表面接受但不真正遵守,那么,他将受到其他形式的判决,其结果将是被关押。[1]

总体来看,英国秉承人道主义理念,实施"毒品处遇与考察令"政策,用医疗措施代替刑罚措施,以恢复吸毒人员的身体健康为首要任务。时至今日,英国政府根据自身经济文化特点确立了"伤害最小化"的毒品政策。在戒毒模式方面,英国政府采取强制戒毒与自愿戒毒相结合的模式,积极推动社会资源参与毒品戒治工作,强调社区戒毒的重要性。

(四)荷兰

荷兰在世界毒品发展史上曾经占据重要的地位。荷兰现行的毒品犯罪法是以 1928 年颁布的第二部《鸦片法》为蓝本。荷兰现行的《鸦片法》,根据毒品对人体的危害,将毒品分为两大类型。第一类毒品是硬性毒品,主要包括鸦片、可卡因、安非他明等,被认为具有不可接受的危害性;第二类毒品是软性毒品,主要包括大麻、镇静剂等,被认为具有相对小的危害和成瘾性。毒品类型的区分主要是与毒品犯罪的制裁密切相关,走私等严重的毒品犯罪的量刑要高于非法交易等其他类型毒品犯罪的量刑标准。

---

〔1〕 司法部强制隔离戒毒和戒毒康复干部赴英国培训团:《英国禁毒戒毒法律制度及启示》,载《中国司法》2012 年第 9 期。

荷兰对待毒品持相对宽容的态度,特别是大麻的持有和使用。根据荷兰现行《鸦片法》的规定,持大麻 5 克或者以下(或者持有少于 0.5 克的第一类毒品),警察可以自行销案;持有 1 公斤以下的大麻可以处以罚款(每克 5 ～ 10 荷兰盾)。另外,对待大麻的销售和使用上,荷兰也持宽容的政策,即在满足相应法律的条件下,咖啡店可以销售不大于 5 克的大麻向年满 18 周岁的成人,并不受法律的制裁。荷兰认为,部分毒品的宽容政策可以减少接触硬性毒品的机会,也可以减少犯罪和执法成本。目前荷兰硬性毒品的成瘾比例只有欧盟平均水平的 3/5;因静脉注射感染艾滋病的人数比例,欧盟平均水平为 40%,荷兰只有 10%。[1] 总体来看,荷兰对待毒品持宽容的政策。

二、亚洲代表性国家禁毒戒毒法律制度

(一)日本

日本的禁毒法规采取了刑法典与专门法相结合的方式。日本刑法典第二编"罪"(分则)的第十四章是"鸦片烟罪"。该章规定,输入、制造或贩卖鸦片烟,或以贩卖为目的而持有鸦片烟,属于犯罪,可判处 6 个月以上、7 年以下的惩役;输入、制造或贩卖鸦片类烟的器皿,或以贩卖为目的而持有这些器皿,可被判处 3 个月以上、5 年以下惩役;吸食鸦片烟罪,可被判处 3 年以下惩役;持有鸦片烟或吸食鸦片的器皿,可被判处 1 年以下惩役;意图营利而供给他人吸食鸦片烟的房屋,可被判处 6 个月以下、7 年以下惩役。

由于制定刑法典时,毒品的种类仅限于当时出现的毒品,为了应对不断出现的新型毒品,日本制定的相关专门、单行的刑事法规,主要有:[2]《麻醉品及精神药物取缔法》、《大麻取缔法》、《鸦片法》、《兴奋剂取缔法》(《冰毒管理法》)、《关于确保医药品、医疗器械等的品质、有效性及安全性的法律》(以下简称《医药品医疗器械等法律》)和《精神保健福祉法》。《精神保健福祉法》的目的是维护精神障碍患者的权利;为精神障碍患者提供福利措施,以供充分分享受福利;让一般的普通民众也能享受到这种具有宣传性的教育。

---

〔1〕　张兴杰主编:《戒毒社会工作》,中国社会出版社 2020 年版,第 35 页。

〔2〕　参见司法部赴日本戒毒康复培训团:《日本戒毒制度情况介绍及启示》,载《犯罪与改造研究》2019 年第 7 期。

总体来看,日本禁毒法律法规比较完善。虽然吸毒行为被认定为犯罪,属于刑事处罚的范畴,但是仍以宽缓态度对待药物滥用者。如果药物滥用者愿意接受戒毒治疗,并在治疗期间能够配合医生治疗,且在出院后保持操守,就可以获得缓刑。

（二）韩国

韩国禁毒法律比较完善,并且修订频繁。2000 年以前,按照毒品的类型,韩国分别制定了《毒品法》《精神药品管理法》《大麻管理法》。2000 年后,韩国将上述三部法律合并,制定了《毒品类管理法》,有关毒品类管理的统一法律体系,基本涵盖了毒品犯罪的各个领域。同时,为了适应不断变化的毒品形势,韩国于 2002 年 12 月、2004 年 1 月、2008 年 2 月和 3 月、2009 年5 月、2010 年 1 月多次修订《毒品类管理法》,以加大毒品犯罪的打击力度,填补毒品犯罪的法律漏洞。此外,还配套有《精神卫生法》《青少年保护法》《特定犯罪加重处罚法》《防止毒品交易法》《吸毒者治疗保护规定》等,可以说,韩国已经建立了严密的毒品治理法律体系。

韩国对毒品犯罪的打击力度大。根据韩国《刑法》规定,非法从事栽培毒品原植物,非法走私、制造、贩卖、运输、持有、使用、管理、吸食毒品,以牟利为目的提供毒品吸食或提供场所均是犯罪行为。其中,非法吸食毒品罪,指未经法律允许、非医疗、科研目的的吸食或者注射毒品的行为。韩国《毒品类管理法》第 61 条规定:吸食毒品,将处以 5 年以下有期徒刑或 5000 万韩元以下的罚金刑。若是习惯性吸毒,则会根据案情,面临死刑、无期徒刑或者是 10年以下有期徒刑。具体的处罚,根据吸食毒品的次数、场所、计量、中毒程度等综合考虑之后,作出决定。无论是从构罪标准还是刑罚力度来看,韩国对吸食毒品的立法态度均体现了从严的策略选择。[1]

韩国通过建立"临时毒品类指定制度",加强对新型毒品的管控。在韩国,新型毒品的范围比较广泛,除海洛因、可卡因、大麻、病毒外,都被视为新型毒品,其中大部分是精神药品。韩国政府采取有效的防控对策是新型毒品犯罪人数缩减的主要原因,其中最重要的防控措施是建立了"临时毒品类指

---

〔1〕 王心一:《防微杜渐思维下的韩国禁毒策略》,载《中国禁毒报》2021 年 11 月 8 日,第 6 版。

定制度"。2011 年韩国《毒品类管理法》规定了临时毒品类指定制度,是指将新型物质指定为临时毒品类的同时,迅速将其临时分类为毒品类进行管理的制度。与毒品类正式指定不同,即使不能具体认定其被误用和滥用时对身体产生的严重危害,也可以以这种潜在的可能性为前提迅速指定。《毒品类管理法》第 5 条第 2 款规定,食品医药品安全处处长认定为其有保健上的危害性,急需按照毒品类标准处理和管理的物质、药物、制剂、产品等,可指定为临时毒品类。需要迅速指定为临时毒品类的,可以不经施行令裁定程序,由食品医药品安全处处长与有关部门协商指定为临时毒品类。"临时毒品类指定制度"是对新型毒品最迅速、行之有效的法律管制方案之一。[1]

总之,由于独特的地理位置,使其处于"岛国"状态,加之完善的禁毒法律体系与毒品预防教育体系,韩国毒品犯罪及滥用一直保持较低水平。

(三)新加坡

新加坡对毒品犯罪持严厉的政策。1973 年,新加坡政府颁布《滥用毒品法令》,对制毒、吸毒、贩毒等行为零容忍,规定了极其严厉的刑罚。新加坡不仅对其境内的吸毒行为进行严厉的制裁,对新加坡在境外的吸毒行为同样保持严厉的态度。新加坡的禁毒法律制度主要体现在《刑法》和《滥用毒品法令》。《滥用毒品法令》规定,吸毒者及毒品持有者将被判处最多 10 年监禁或 2 万新加坡元罚款或两者兼施。据此,在新加坡吸毒行为是严重的犯罪行为,而不是一般的违法行为。贩卖、制造、运输出入境 15 克以上海洛因、30 克以上吗啡和可卡因、500 克以上大麻、200 克以上大麻脂或 1200 克以上鸦片者若被定罪,将被判处死刑,死刑的处决方式是绞刑。目前新加坡仍保留传统社会的绞刑和鞭刑。贩卖、制造、走私毒品的数量达不到死刑标准的,会被处以监禁、鞭刑。为进一步加大处罚力度,《滥用毒品法令》明确规定了与毒品有关的"假定"或"推定",如持有超过 100 克鸦片、3 克吗啡、2 克海洛因、15 克大麻等即被推定为贩毒。这也体现了对毒品犯罪的高压态势。

新加坡对戒毒人员实施严格的管理,并强调运用社会力量帮助戒毒人员

---

〔1〕 金美兰、张誉龄、赵雪燕:《韩国新型毒品犯罪防控对策及启示》,载《延边大学学报》2020 年第 6 期。

回归社会。戒毒人员被释放后,还需要定期到肃毒单位报到,并接受尿检。如果戒毒人员复吸,会被再次送到戒毒所,并有可能被处以鞭刑。新加坡成立了"半途之家协会",专门帮助戒毒人员远离毒品,回归社会,成为守法公民,其主要采取支持创业、帮助就业等方式。

新加坡的戒毒策略主要是通过执法、医疗和教育三方面来实现。执法方面,由中央肃毒局和各肃毒单位联合警察缉捕毒贩,将犯罪者控上法庭,把吸毒者送入戒毒所;医疗方面,通过戒毒康复等手段改造吸毒者,对其进行脱毒治疗;教育方面,新加坡注重禁毒预防教育,通过课堂、讲座等形式教育民众,使民众特别是青少年了解毒品的危害,切实远离毒品。[1]

第三节 我国现行主要禁毒戒毒法律法规

一、我国(除港澳台地区外)禁毒戒毒法律法规

(一)主要禁毒戒毒法规

1.《禁毒法》

为了预防和惩治毒品违法犯罪行为,保护公民身心健康,维护社会稳定,第十届全国人民代表大会常务委员会第三十一次会议于 2007 年 12 月 29 日通过《禁毒法》,并于 2008 年 6 月 1 日颁布施行。

(1)《禁毒法》的主要内容。《禁毒法》的颁布是对我国长期禁毒工作经验的总结,也标志着我国禁毒工作进入依法全面推进的新阶段。《禁毒法》共 7 章 71 条,明确了禁毒工作的原则、方针、领导体制、工作机制、保障机制、禁毒宣传、毒品管制、戒毒措施以及国际合作等一系列重大问题,主要内容有:

第一,确定禁毒工作方法与领导体制。《禁毒法》第 4 条规定了禁毒工作方针,即"禁毒工作实行预防为主,综合治理,禁种、禁制、禁贩、禁吸并举的方针。"《禁毒法》第 5 条规定了各级禁毒委员会的职责,依法确立了禁毒工

---

〔1〕 王锐园:《新加坡禁毒工作的有益经验》,载《公安教育》2015 年第 11 期。

作领导体制,即"国务院设立国家禁毒委员会,负责组织、协调、指导全国的禁毒工作。县级以上地方各级人民政府根据禁毒工作的需要,可以设立禁毒委员会,负责组织、协调、指导本行政区域内的禁毒工作。"

第二,明确禁毒工作机制和保障机制。《禁毒法》第3条明确了"禁毒是全社会的共同责任。"确立了"政府统一领导,有关部门各负其责,社会力量广泛参与"的禁毒工作机制。《禁毒法》第6条规定了禁毒工作保障机制,即"县级以上各级人民政府应当将禁毒工作纳入国民经济和社会发展规划,并将禁毒经费列入本级财政预算。"

第三,全面规范了禁毒业务工作。其一,在毒品预防和宣传教育方面。《禁毒法》规定了禁毒宣传是法定义务,公共场所、单位基层组织及家庭有落实禁毒宣传教育的责任和义务。其二,在毒品管制方面。《禁毒法》规定了毒品管制的具体措施。其三,在戒毒措施方面。《禁毒法》规定了对吸毒成瘾人员的戒毒治疗和教育挽救的任务,明确涉嫌吸毒人员的检测和登记,创新性地提出社区戒毒制度、强制隔离戒毒制度、社区康复制度,规定了戒毒医疗机构、戒毒康复场所的设置条件、责任等,提及了药物维持治疗工作,再次强调了戒毒人员的权利。其四,在禁毒国际合作方面。《禁毒法》规定了禁毒国际合作的原则、国家开展禁毒国际合作的代表和组织机关、毒品犯罪的司法协助、禁毒执法合作等。

第四,明确了禁毒法律责任。与现行禁毒戒毒法律法规衔接,对《刑法》《治安管理处罚法》等法律法规未明确的罚则,《禁毒法》进一步予以完善。

(2)《禁毒法》的鲜明特色。第一,《禁毒法》变革了戒毒理念。过去将吸毒行为片面地理解为违法行为,法律规范侧重于从道德和维护社会秩序角度对待吸毒人员,通过行政处罚或强制教育改造措施进行惩戒。《禁毒法》变革了戒毒理念,全面科学界定吸毒人员及其成瘾行为。吸毒人员不再是单一的违法者身份,还具有病人、受害者的角色。吸毒成瘾,是指吸毒人员因反复使用毒品而导致的慢性复发性脑病。基于此,对吸毒人员要惩罚,也要教育和救治。《禁毒法》明确提出:"国家采取各种措施帮助吸毒人员戒除毒瘾,教育和挽救吸毒人员。吸毒成瘾人员应当进行戒毒治疗。"同时,《禁毒法》突出了"以人为本,关怀救助"的戒毒理念,如第39条规定的特殊群体可以不适用强制隔离戒毒的特殊别规定,第 44 条规定的分别管理以及不得体罚、虐待或者侮辱戒毒人员,第 52 条规定的戒毒人员在入学、就业、享受社会保障等方面不受歧视等。第二,《禁毒法》重构了戒毒体制。在总结以往戒毒体制的经验和不足的基础上,《禁毒法》重构了戒毒体制,建立了以"强制隔离戒毒为主导,自愿戒毒、社区戒毒和医疗机构戒毒为辅助,以社区康复为补充"的新型综合戒毒模式。《禁毒法》鼓励吸毒人员自愿戒毒,并明确主动登记或接受戒治的不予处罚,并对医疗机构的设置、资质与职责等方面进行了严格的规定;设置社区戒毒措施,强调社会力量的参与,为戒治人员提供了新选择;整合公安机关负责的强制戒毒与司法行政机关负责的劳动教养戒毒,统一为强制隔离戒毒;增加社区康复,为戒毒人员保持操守、适用社会提供了缓冲。同时,《禁毒法》明确了不同类型戒毒措施的期限,更其符合戒毒规律。

2.《戒毒条例》

为了规范戒毒工作,帮助吸毒成瘾人员戒除毒瘾,维护社会秩序,根据《禁毒法》,2011 年 6 月 22 日国务院第 160 次常务会议通过《戒毒条例》。

《戒毒条例》分 7 章共 46 条,主要包括以下几个方面的基本内容:(1)建立了戒毒工作机制。《戒毒条例》将禁毒工作机制贯彻到戒毒工作中,建立了戒毒工作机制。《戒毒条例》第 2 条规定:县级以上人民政府应当建立政府统一领导,禁毒委员会组织、协调、指导,有关部门各负其责,社会力量广泛参与的戒毒工作体制。(2)明确了戒毒工作原则。《戒毒条例》明确了戒毒工作原则,即"戒毒工作坚持以人为本、科学戒毒、综合矫治、关怀救助的原则"。(3)规定了戒毒措施体系。《戒毒条例》第二、三、四、五章分别详细规定了自愿戒毒、社区戒毒、强制隔离戒毒、社区康复的适用与执行。(4)强化了戒毒工作保障。其一,经费保障。《戒毒条例》第 3 条规定:"县级以上人民政府应当按照国家有关规定将戒毒工作所需经费列入本级财政预算。"其二,场所保障。《戒毒条例》第 6 条规定:"县级、设区的市级人民政府需要设置强制隔离戒毒场所、戒毒康复场所的,应当合理布局,报省、自治区、直辖市人民政府批准,并纳入当地国民经济和社会发展规划。"其三,政策保障。《戒毒条例》第 8 条规定:"国家鼓励、扶持社会组织、企业、事业单位和个人参与戒毒科研、戒毒社会服务和戒毒社会公益事业。对在戒毒工作中有显著成绩和突出贡献的,按照国家有关规定给予表彰、奖励。"

（二）《吸毒成瘾认定办法》

为规范吸毒成瘾认定工作,科学认定吸毒成瘾人员,依法对吸毒成瘾人员采取戒毒措施和提供戒毒治疗,根据《禁毒法》《戒毒条例》,2010 年 11 月 19 日公安部部长办公会议通过,并经卫生部同意,发布《吸毒成瘾认定办法》,自 2011 年 4 月 1 日起施行。2016 年 11 月 22 日公安部部长办公会议通过,并经国家卫生和计划生育委员会同意,发布《关于修改〈吸毒成瘾认定办法〉的决定》,自 2017 年 4 月 1 日起施行。

《吸毒成瘾认定办法》明确了吸毒成瘾、吸毒成瘾认定的概念。《吸毒成瘾认定办法》第 2 条规定,"吸毒成瘾,是指吸毒人员因反复使用毒品而导致的慢性复发性脑病,表现为不顾不良后果、强迫性寻求及使用毒品的行为,常伴有不同程度的个人健康及社会功能损害。"第 3 条规定,"吸毒成瘾认定,是指公安机关或者其委托的戒毒医疗机构通过对吸毒人员进行人体生物样本检测、收集其吸毒证据或者根据生理、心理、精神的症状、体征等情况,判断其是否成瘾以及是否成瘾严重的工作。"

《吸毒成瘾认定办法》确定了吸毒成瘾、吸毒成瘾严重的标准。《吸毒成瘾认定办法》第 7 条规定:"吸毒人员同时具备以下情形的,公安机关认定其吸毒成瘾:(一)经血液、尿液和唾液等人体生物样本检测证明其体内含有毒品成分;(二)有证据证明其有使用毒品行为;(三)有戒断症状或者有证据证明吸毒史,包括曾经因使用毒品被公安机关查处、曾经进行自愿戒毒、人体毛发样品检测出毒品成分等情形。戒断症状的具体情形,参照卫生部制定的《阿片类药物依赖诊断治疗指导原则》和《苯丙胺类药物依赖诊断治疗指导原则》、《氯胺酮依赖诊断治疗指导原则》确定。"《吸毒成瘾认定办法》第 8 条规定:"吸毒成瘾人员具有下列情形之一的,公安机关认定其吸毒成瘾严重:(一)曾经被责令社区戒毒、强制隔离戒毒(含《禁毒法》实施以前被强制戒毒或者劳教戒毒)、社区康复或者参加过戒毒药物维持治疗,再次吸食、注射毒品的;(二)有证据证明其采取注射方式使用毒品或者至少三次使用累计涉及两类以上毒品的;(三)有证据证明其使用毒品后伴有聚众淫乱、自伤自残或者暴力侵犯他人人身、财产安全或者妨害公共安全等行为的。"

此外,《吸毒成瘾认定办法》还规定了吸毒成瘾认定的主体及资质,认定的标准与程序、认定工作的保密要求及相关法律责任等。

(三)强制隔离戒毒类法律制度

强制隔离戒毒是《禁毒法》创新性规定的戒毒措施之一。《戒毒条例》明确规定,强制隔离戒毒工作由公安机关和司法行政机关分段执行。为规范、科学、有序推进强制隔离戒毒工作,公安部、司法部出台了一系列部门规章。

1.《公安机关强制隔离戒毒所管理办法》

为进一步规范和加强强制隔离工作,落实《禁毒法》《戒毒条例》明确规定的戒毒措施,2011 年 9 月 19 日公安部部长办公会议通过《公安机关强制隔离戒毒所管理办法》,2011 年 9 月 28 日发布施行。《公安机关强制隔离戒毒所管理办法》共分为 9 章 73 条,对《禁毒法》《戒毒条例》中所规定的强制隔离戒毒措施作出了明确具体的阐释。

《公安机关强制隔离戒毒所管理办法》主要遵循的原则有:(1)一致性原则。在制定《公安机关强制隔离戒毒所管理办法》过程中,吸纳了《禁毒法》《戒毒条例》等法律法规的立法精神,并且与其保持协调一致。(2)规范性原则。在吸收多年来强制隔离戒毒工作成功经验的基础上,详细规定了强制戒毒人员的入所、出所程序以及合法权益保护,明确提出了戒毒人员管理、教育、治疗、康复、生活、卫生等方面的要求,使强制隔离戒毒所的工作有法可依。(3)实践性原则。针对强制戒毒工作实践面临的新情况、新问题,《公安机关强制隔离戒毒所管理办法》从制度层面予以回应,例如,增加了分类管理、所外就医、诊断评估等内容,细化了禁毒法律法规中保护戒毒人员合法权益相关条款的规定。

公安机关强制隔离戒毒所是依法通过行政强制措施为戒毒人员提供科学规范的戒毒治疗,心理治疗,身体康复训练和卫生、道德、法制教育,开展职业技能培训的场所。公安机关强制隔离戒毒所的工作任务是帮助强制隔离戒毒人员戒除毒瘾,将其转化为身心健康的守法公民,其手段包括教育、心理矫治、康复、医疗等。公安机关强制隔离戒毒所的工作原则是坚持戒毒治疗与教育康复相结合的方针,遵循依法、严格、科学、文明管理的原则,实现管理规范化、治疗医院化、康复多样化、帮教社会化、建设标准化。

2.《司法行政机关强制隔离戒毒工作规定》

为落实《禁毒法》《戒毒条例》的立法精神及具体规定,2013 年 3 月 22 日,司法部部会议审议通过《司法行政机关强制隔离戒毒工作规定》,并于 2013 年 6 月 1 日起施行。

《司法行政机关强制隔离戒毒工作规定》共 9 章 65 条,主要内容有:(1)总则部分。介绍了制定目的与依据、工作原则、适用情形、工作要求和经费保障等。(2)场所设置部分。包括场所设置的程序、场所命名、机构设置、医疗机构设置和工作人员等。(3)接收部分。包括接收依据、健康检查、身体和物品检查、登记建档和通知事项等。(4)管理部分。包括分类分期分级管理、直接管理、安全管理、安全警戒、物品和邮件检查、通信联络、探访、外出探视、违纪处分、单独管理、突发事件处置、合法权益保护和工作人员法律责任等。(5)治疗康复部分。包括分类治疗、麻醉药品和精神药品的使用与管理、身体检查与隔离、所外就医、心理矫治、保护性约束措施、医疗合作、身体康复训练、生产劳动和安全生产管理等。(6)教育。包括入所教育、课堂教育、个别教育、文化建设、社会帮教、职业技能培训和回归社会教育等。(7)生活卫生。包括生活设施与环境美化、个人卫生、伙食标准、饮食安全、购买日常用品和疾病预防等。(8)解除。包括诊断评估、解除程序、发放证明、死亡处置和档案保管等。(9)附则。包括自愿戒毒的接收与治疗,生效时间等。

(四)社区戒毒社区康复类法律制度

社区戒毒、社区康复是《禁毒法》在戒毒措施方面的创新。为推进社区戒毒、社区康复工作,公安部、司法部等部门颁布了相关的意见和规划。

为认真贯彻《禁毒法》和《戒毒条例》,进一步提高对吸毒人员的管理和服务工作水平,切实落实戒毒治疗、康复指导、就业安置、救助服务措施,最大限度地减少毒品社会危害,2013 年 1 月 18 日公安部、司法部等部门联合发布《关于加强社区戒毒社区康复工作的意见》。《关于加强社区戒毒社区康复工作的意见》的主要内容有:(1)明确社区戒毒、社区康复工作的指导思想。

以邓小平理论、"三个代表"重要思想、科学发展观为指导,深入贯彻实施《禁毒法》和《戒毒条例》,坚持以人为本、科学戒毒、综合矫治、关怀救助的戒毒工作原则,紧密结合社会管理创新,统筹利用社会资源,充分依靠人民群众,因地制宜、创造性地开展工作,着力建立政府统一领导、禁毒委员会组织实施、有关部门各负其责、社会力量广泛参与的工作体制,着力构建集生理脱毒、身心康复、就业安置、融入社会于一体的社区戒毒社区康复模式,着力加强社区戒毒社区康复工作机构、戒毒康复场所、戒毒康复人员就业安置基地建设,积极帮助社区戒毒社区康复人员戒除毒瘾、融入社会,最大限度地减少毒品社会危害,促进我国禁毒斗争形势持续好转。(2)明确社区戒毒、社区康复工作的基本目标。力争通过2~3年不懈努力,实现以下目标:社区戒毒、社区康复工作体系基本形成,领导机构普遍建立,专职工作人员配备基本到位,工作机制逐步完善,经费保障投入不断加大,社区戒毒、社区康复基层基础工作水平明显提升;社区戒毒、社区康复工作持续健康深入发展,各项工作措施得到有效落实,戒毒康复效果明显提升,社区戒毒、社区康复执行率,戒毒康复人员管控率和戒断巩固率逐年增长,复吸率逐年下降;社区戒毒、社区康复人员就业安置规模逐步扩大,救助服务和社会保障普遍得到落实,生活就业状况明显改善。在此基础上,再经过几年努力,使社区戒毒、社区康复工作措施全面落实,工作机制、保障机制更加完善,戒毒康复效果更加巩固,实现社区戒毒、社区康复工作制度化、规范化、常态化。(3)健全社区戒毒、社区康复工作体系。具体内容包括:健全管理机构,配备工作人员,落实保障政策。(4)落实社区戒毒、社区康复工作措施。具体内容包括:依法作出决定,落实衔接措施,及时签订协议,加强监督管理,规范戒毒治疗,促进就业安置,加强信息维护。(5)加强社区戒毒、社区康复工作的组织领导。具体内容包括:加强协调指导,加强协作配合,加强典型扶持,加强督导考核。

(五)自愿戒毒类法律制度

自愿戒毒是我国戒毒工作体系的重要组成,对吸毒人员戒毒效果的提升和成瘾程度的减轻具有重要意义。为规范和促进自愿戒毒工作,国家卫生健康委、公安部、司法部等部门联发了相关办法。

1.《戒毒治疗管理办法》

为进一步加强戒毒治疗服务管理,规范戒毒治疗服务行为,保证戒毒治疗质量安全,国家卫生健康委、公安部、司法部对《戒毒医疗服务管理暂行办法》进行了修订,2021 年 1 月 25 日印发《戒毒治疗管理办法》。

戒毒治疗,是指经省级卫生健康行政部门批准从事戒毒治疗的医疗机构,对吸毒人员采取相应的医疗、护理、康复等医学措施,帮助其减轻毒品依赖、促进身心康复的医学活动。医疗机构开展戒毒治疗工作时,适用《戒毒治疗管理办法》。《戒毒治疗管理办法》共 6 章 44 条,主要内容有:明确了戒毒治疗的定义及适用情形,规定了设置戒毒医疗机构的登记制度,戒毒医疗机构执业人员的资格及配备,戒毒医疗机构的执业规则,戒毒医疗机构的监督管理制度,《戒毒治疗管理办法》的生效时间。

2.《戒毒药物维持治疗工作管理办法》

为进一步规范戒毒药物维持治疗工作,2014 年 12 月 31 日国家卫生计生委、公安部、国家食品药品监管总局共同制定了《戒毒药物维持治疗工作管理办法》。

戒毒药物维持治疗是指在符合条件的医疗机构,选用适宜的药品对阿片类物质成瘾者进行长期维持治疗,以减轻他们对阿片类物质的依赖,促进身体康复的戒毒医疗活动。戒毒药物维持治疗工作是防治艾滋病与禁毒工作的重要组成部分,必须坚持公益性原则,不得以营利为目的。《戒毒药物维持治疗工作管理办法》共 8 章 46 条,主要内容有:明确了戒毒药物维护治疗的定义及原则,戒毒药物维持治疗工作的组织管理,规定了戒毒药物维持治疗机构的设置及人员资质,戒毒药物维持治疗机构的药品管理,戒毒药物维持治疗机构开展的维持治疗工作,相关部门的监督管理内容,戒毒药物维持治疗工作的保障措施,《戒毒药物维持治疗工作管理办法》的生效时间和适用。

二、我国港澳台地区禁毒戒毒法律法规

(一)香港地区禁毒戒毒法律法规

1.《危险药物条例》

1969 年,香港地区基本效仿《英国危险药物法》,颁布了司法机关处理毒品问题的主要法例《危险药物条例》。该条例是毒品犯罪的主要法律依据，全面规定了危险药物的经营、制造、管有、进口、出口、供应和服用。根据不断变化的毒品发展形势，香港政府定期检视《危险药物条例》，及时把对香港公众卫生或社会构成威胁的有关物质列为危险药物。《危险药物条例》由警务、海关和卫生署共同执行。警务、海关负责对危险药物的贩卖、制造及作非医疗用途实施执法；卫生署负责就医疗用途的危险药物的进口、出口、制造、销售和供应，签发许可证。《危险药物条例》规定了非法制造、使用、持有和提供毒品等犯罪。

2.《化学品管制条例》

1975年，为了管制可用作制造毒品或违禁药物的化学品原料，香港制定了《化学品管制条例》。《化学品管制条例》对多种化学品原料实施发牌规定及其他管制措施。无牌输入、输出、制造、供应或管有不明化学物质，最高刑罚为罚款100万元及监禁15年。同时，该条例规定，负责发牌照的部门也是主要的执法部门。

3.《药剂业及毒药条例》

为了管制药物的医疗使用，香港制定了《药剂业及毒药条例》。为了有效管制危害精神毒品及其他烈性药物，确保这些药物在医疗领域的合法使用，《药剂业及毒药条例》规定了牌照制度。该条规定，凡药剂制品进出口商，如所经营的药剂制品含有毒药名单所列的药物成分，均须领有药剂业及毒药管理局签发的毒药牌照；规定药物的制造商、批发商、零售商、进口商和出口商均须领牌，药剂制品需要注册和实验，备存最新的毒药表，订立归管条文。药剂业及毒药管理局负责执行《药剂业及毒药条例》的条文。

(二)澳门地区禁毒戒毒法律法规

为预防及遏止不法生产、贩卖和吸食麻醉药品及精神药物，2009年8月10日澳门特别行政区政府颁布澳门17/2009号法律，即《禁止不法生产、贩卖和吸食麻醉药品及精神药物》，并于2009年9月10日生效。这是澳门打击毒品问题的专门法规，也是最为重要的禁毒法例。17/2009号法律共5章42条，是对第5/91/M号法律(贩卖及吸食麻醉品及精神病药品法律制度)

的全面修订与检讨,重新设定了一些罪状,删除了徒刑和罚金一并处罚的规定,对于较为严重的犯罪,可通过不同的附加刑加以处罚。《禁止不法生产、贩卖和吸食麻醉药品及精神药物》法案的主要内容如下:

（1）规定了该法案的适用范围。受本法律所定制度规管的麻醉药品及精神药物,是指附于本法律且属其组成部分的表一至表四所载的植物、物质及制剂;可用作不法种植、生产或制造麻醉药品或精神药物的设备、材料及附于本法律且属其组成部分的表五及表六所载的物质,亦受本法律所定制度规管;以上两款所指的附表须在遵守适用于澳门特别行政区的有关麻醉药品及精神药物的国际法文书所定的规则下,按照由联合国本身机关通过的修改作出调整。

（2）规定了编制各表的一般准则和专门准则。各种植物、物质及制剂是按其潜在的致命力,滥用后出现的症状的强烈程度,戒断所带来的危险性与对其产生依赖的程度而分列于表一至表四。表一包括《1961 年麻醉品单一公约》的表一、表二及表四所列植物、物质及制剂。表二包括《1971 年精神药物公约》的表一、表二及表三所列植物、物质及制剂。表三包括《1961 年麻醉品单一公约》的表三所列植物、物质及制剂。表四包括《1971 年精神药物公约》的表四所列植物、物质及制剂。表五包括《1988 年联合国禁止非法贩运麻醉药品和精神药物公约》的表一所列物质。表六包括《1988 年联合国禁止非法贩运麻醉药品和精神药物公约》的表二所列物质。

（3）规定了毒品犯罪的刑法规定,即各类犯罪行为及相应处罚措施。包括:不法生产麻醉药品及精神药物,不法贩卖麻醉药品及精神药物,准备制毒所需的设备和物料,加重情节,较轻地生产和贩卖,怂恿他人不法使用麻醉药品及精神药物,从事职业的滥用,不法吸食麻醉药品及精神药物,不适当持有器具或设备,允许他人在公众或聚会地方不法生产、贩卖及吸食麻醉药品及精神药物,加重违令罪,特别减轻或免除刑,徒刑得暂缓执行,暂缓执行徒刑而附随考验制度,附加刑,法人的刑事责任。

（4）专门规定了毒品犯罪的相关刑事诉讼程序。包括:植物、物质或制剂的检验及销毁,鉴定,法医学鉴定,在公众地方及交通工具搜索与搜查,搜查及鉴定,尿液样本的取检,收集尿液样本的规则,检测结果的通知及反证,样本,关于涉嫌人财富的资料,转运的麻醉药品及精神药物,不予处罚的行为,提供消息者,裁判的通知。

（5）规定了药物依赖的治疗。包括:药物依赖的预防及治疗,受剥夺自由措施约束的药物依赖者,社会工作局、卫生局等部门的职责。

（三）台湾地区禁毒戒毒法律法规

1. 台湾地区关于毒品犯罪的规定

台湾地区现行"刑法"分则中对毒品犯罪设立专章,即第20章"鸦片罪"。鸦片罪从第256条到第265条,共10条,13个罪名,具体有制造鸦片罪,制造毒品罪,贩卖、运输鸦片罪,贩卖、运输毒品罪,输入烟毒罪等。此外,第185条还规定了不能安全驾驶罪,"服用毒品、麻醉药品、酒类或其他相似之物,不能安全驾驶动力交通工具而驾驶者,处……"台湾地区规定的毒品犯罪的主要特点有:第一,罪名齐全。涉毒的各种行为如栽种、制造、运输、贩卖、吸食、包庇等都入罪。第二,罪刑相称。对"烟"和"毒"进行区分,规定不同的法定刑。第三,吸毒行为入罪。第四,公务人员单列作为特殊的犯罪主体。[1]

2. "毒品危害防制条例"

1994年台湾地区再次修正"肃清烟毒条例",并将其更名为"毒品危害防制条例",2008年又对其进行了修订。"毒品危害防制条例"是台湾地区规范毒品犯罪的单行刑事法律,也是当前惩治与防范毒品犯罪最系统的法律,主要内容有:(1)界定了毒品的含义。"毒品危害防制条例"第2条规定,毒品指具有成瘾性、滥用性及对社会危害性之麻醉药品与其制品及影响精神物质与其制品。这种界定方式对应对当今不断更新的毒品类型是有效的。(2)确定了毒品分级制度。根据成瘾性、滥用性及对社会危害性的不同,将毒品分为四级,海洛因、吗啡、鸦片、古柯碱及其相关制品为第一级毒品;罂粟、古柯、大麻、安非他明、配西汀、潘他唑新及其相关制品为第二级毒品;西可巴比妥、异戊巴比妥、纳洛芬及其相类制品为第三级毒品;二丙烯基芭比妥、阿普唑他

---

〔1〕 刘建宏主编:《新禁毒全书:中国禁毒法律通览》(第5卷,上册),人民出版社2015年版,第89页。

及其相类制品为第四级毒品。"毒品危害防制条例"以不同级别的毒品作为
犯罪对象设置法定刑的根据。(3)规定了毒品犯罪罪名及相应的处罚标准。

3."戒治处分执行条例"

2007 年 3 月 21 日,台湾地区颁布"戒治处分执行条例"。主要内容有:
(1)规定了分别收容制度。"戒治处分执行条例"第 2 条规定,受戒治人应收
容于戒治所,执行戒治处分。戒治所附设于(军事)监狱或少年矫正机构者,
应与其他收容人分别收容。受戒治人为女性者,应与男性受戒治人之收容严
为分界。(2)规定了入所的相关工作,包括受戒治人入所应调查之文件、女
性受戒治人携带未满三岁子女之处理、拒绝入所之原因及对被拒入所者之处
置、建立入所受戒治人之个人档案、受戒治人入所之检查、戒治所应告知事
项。(3)规定了处遇的具体要求,包括戒治处分执行之阶段、调适期处遇之
重点、社会适应期处遇之重点、个别阶段处遇计划、各阶段处遇成效之评估、
戒治处分之优先执行。(4)规定了管理措施,包括分类收容及隔离收容、尿
液筛检之实施、送入必需物品及饮食之规定、受戒治人之接见及发受书信、戒
治所对无法防避天灾、事变之因应措施、戒治费用之收取规定。(5)规定了
出所的相关内容,包括戒治之成效合格者得办理出所、戒治处分执行期满、戒
治所应函知出所事由。

思考题:

1. 简述中国加入国际禁毒公约的意义。

2. 分析美国、加拿大、英国、荷兰禁毒戒毒法律法规的特色及启示。

3. 分析日本、韩国、新加坡禁毒戒毒法律法规的特色及启示。

4. 分析《禁毒法》的特色。

5. 简述《戒毒条例》的主要内容。

6. 分析我国香港特别行政区、澳门特别行政区、台湾地区禁毒戒毒法律法规的特色及启
   示。

第五章 我国戒毒工作体制
与统一戒毒模式

　　戒毒工作体制是指国家为实现吸毒人员戒除吸食、注射毒品及毒瘾而设立的戒毒制度和组织体系。戒毒工作体制包括戒毒组织机构、戒毒工作原则、戒毒工作体系等内容,科学的戒毒工作体制是提升毒品成瘾戒治效果的重要保障。戒毒模式是在长期的实践中形成的戒毒工作范式,它对于提高戒毒工作质量具有非常重要的作用。近年来,全国统一的司法行政戒毒基本模式是我国最具代表性的戒毒模式,它是中国对世界戒毒事业贡献的中国智慧。

第一节 我国戒毒组织机构
与戒毒工作体制

　　《禁毒法》第4条规定,禁毒工作实行"预防为主,综合治理,禁种、禁制、禁贩、禁吸并举"的方针。第31条第2款规定,吸毒成瘾人员应当进行戒毒治疗。戒毒是禁毒体系中的一个非常重要的环节,也是禁毒工程的最后一个环节,戒毒质量的高低直接关系到国家毒品治理水平。戒毒组织机构作为戒毒工作的载体,其设置的合理性直接关系到戒毒工作效益。

一、戒毒组织机关的职责

《禁毒法》第 3 条明确规定禁毒是全社会的共同责任,国家机关、社会团体、企业事业单位以及其他组织和公民,都有履行禁毒的职责和义务。我国目前禁毒工作实行政府统一领导,有关部门各负其责,社会广泛参与的工作机制。

（一）禁毒委员会的职责

禁毒委员会是我国禁毒戒毒工作的领导机关。《禁毒法》第 5 条、《戒毒条例》第 2 条规定,国务院设立国家禁毒委员会,负责组织、协调、指导全国的禁毒工作。县级以上地方各级人民政府根据禁毒工作的需要,可以设立禁毒委员会,负责组织、协调、指导本行政区域内的禁毒工作。

（二）公安机关的职责

公安机关在戒毒工作中的职责主要有三个方面:一是县级以上地方人民政府公安机关负责对涉嫌吸毒人员进行检测,对吸毒人员进行登记并依法实行动态管控;二是依法责令社区戒毒、决定强制隔离戒毒、责令社区康复;三是管理公安机关的强制隔离戒毒场所、戒毒康复场所,对社区戒毒、社区康复工作提供指导和支持。

（三）司法行政部门的职责

司法行政部门在戒毒工作中的职责主要有:一是设区的市级以上地方人民政府司法行政部门负责管理司法行政部门的强制隔离戒毒场所、戒毒康复场所;二是对社区戒毒、社区康复工作提供指导和支持。随着戒毒工作形势的变化,司法行政戒毒机关的职能也在不断延伸和拓展,如 2022 年 2 月 18 日通过的《上海市人民代表大会常务委员会关于修改〈上海市禁毒条例〉的决定》,将原第 3 款修改为:司法行政部门负责本系统强制隔离戒毒、戒毒康复场所的管理、涉毒服刑人员的教育改造,组织推动禁毒法治宣传教育等工作。[1] 司法行政机关增加了对涉毒服刑人员的教育改造,组织推动禁毒法治宣传教育等工作等职能。

---

〔1〕《上海市人民代表大会常务委员会关于修改〈上海市禁毒条例〉的决定》,载网易 2022 年 2 月 23 日,https://www.163.com/dy/article/H0TIMVAV05340K23.html。

（四）地方人民政府各相关行政部门的职责

《禁毒法》对县级以上地方人民政府相关部门的职责作出了规定。如卫生行政部门负责戒毒医疗机构的监督管理,会同公安机关、司法行政等部门制定戒毒医疗机构设置规划,对戒毒医疗服务提供指导和支持;民政、人力资源社会保障、教育等部门依据各自的职责,对社区戒毒、社区康复工作提供康复和职业技能培训等指导和支持;乡(镇)人民政府、城市街道办事处负责社区戒毒、社区康复工作。

二、戒毒机构的设置

1. 医疗戒毒机构的设置

《禁毒法》第36条规定,设置戒毒医疗机构或者医疗机构从事戒毒治疗业务的,应当符合国务院卫生行政部门规定的条件,报所在地的省、自治区、直辖市人民政府卫生行政部门批准,并报同级公安机关备案。戒毒治疗应当遵守国务院卫生行政部门制定的戒毒治疗规范,接受卫生行政部门的监督检查。

2. 强制隔离戒毒所与戒毒康复所的设置

强制隔离戒毒所是依照法律规定设立的用于接收强制隔离戒毒人员,进行教育矫治、戒毒康复的执法场所。《禁毒法》第41条第2款规定,强制隔离戒毒场所的设置、管理体制和经费保障,由国务院规定。《戒毒条例》第6条规定,县级、设区的市级人民政府需要设置强制隔离戒毒场所、戒毒康复场所的,应当合理布局,报省、自治区、直辖市人民政府批准,并纳入当地国民经济和社会发展规划。强制隔离戒毒场所、戒毒康复场所的建设标准,由国务院建设部门、发展改革部门会同国务院公安部门、司法行政部门制定。

目前我国强制隔离戒毒所设置实行的是二元化管理体制。公安机关设置的,须经本级人民政府和省级人民政府公安机关分别审核同意后,报省级人民政府批准,并报公安部备案;司法行政机关设置的,应当符合司法部的规划,经省、自治区、直辖市司法厅(局)审核,由省级人民政府批准,并报司法部备案。具备条件的地方,应当单独设置收治女性戒毒人员的强制隔离戒毒所和收治未成年戒毒人员的强制隔离戒毒所。

三、我国戒毒工作体制与戒毒措施

（一）我国戒毒工作体制

体制，是指国家机关、企事业单位的机构设置、隶属关系和权利划分等方面的体系、制度、方法、形式等的总称。[1] 戒毒体制是指国家为实现吸毒人员戒除吸食、注射毒品及毒瘾而设立的戒毒制度和组织体系的总称。1990年，全国人大常委会颁布《关于禁毒的决定》，建立了"自愿戒毒、强制戒毒和劳动教养戒毒"的戒毒工作体制。在 2007 年颁布的《禁毒法》中，吸收先进的戒治理念与方法，改变了对吸毒人员由单一的违法者身份认定，认为吸毒人员既是违法者，又是病人和受害者，对吸毒人员要惩罚，更要教育和救治。[2] 根据社会发展和戒毒工作的需要，对戒毒工作体制进行了改革，确立了"以自愿戒毒、社区戒毒、强制隔离戒毒和社区康复为主，以戒毒康复和药物维持治疗为辅"的新的戒毒体制，体现了我国戒毒理念与政策的重大转变与进步。

（二）戒毒康复措施

1. 自愿戒毒

自愿戒毒，是指具有资质的戒毒医疗机构或强制隔离戒毒机构，对自愿来寻求戒毒的人员进行医疗戒治的一项措施。自愿戒毒是一个建立在药物毒理学、病理生理学、病理心理学、精神病学、医学伦理学等学科基础上的综合治疗措施，所以自愿戒毒也称为医学戒毒、治疗性戒毒、临床干预戒毒等。[3] 根据《戒毒医疗服务管理暂行办法》相关规定，医疗机构开展戒毒医疗服务应当按照《戒毒医院基本标准（试行）》和《医疗机构戒毒治疗科基本标准（试行）》规定，戒毒医疗机构要依据床位及戒毒医疗服务需要配备相应数量的医师、护士、临床药学、医技、心理卫生等专业技术人员和保安、工勤人员。自愿戒毒作为我国戒毒体系中的第一个环节，对于整个戒毒系统的顺利

---

〔1〕　夏征农、陈至立主编：《辞海》，上海辞书出版社 2009 年版，第 644 页。

〔2〕　滕伟主编：《中华人民共和国禁毒法释义及实用指南》，中国民主法制出版社 2008 年版，第 22 页。

〔3〕　杨良主编：《药物依赖学》，人民卫生出版社 2015 年版，第 131 页。

运转,戒毒效果的稳定提升奠定了非常重要的基础。

《戒毒条例》中关于自愿戒毒主要有以下规定:(1)国家鼓励吸毒成瘾人员自行戒除毒瘾。吸毒人员可以自行到戒毒医疗机构接受戒毒治疗。(2)戒毒医疗机构应当与自愿戒毒人员或者其监护人签订自愿戒毒协议,就戒毒方法、戒毒期限、戒毒的个人信息保密、戒毒人员应当遵守的规章制度、终止戒毒治疗的情形等作出约定,并应当载明戒毒疗效、戒毒治疗风险。(3)戒毒医疗机构应当履行下列义务:①对自愿戒毒人员开展艾滋病等传染病的预防、咨询教育;②对自愿戒毒人员采取脱毒治疗、心理康复、行为矫治等多种治疗措施,并应当符合国务院卫生行政部门制定的戒毒治疗规范;③采用科学、规范的诊疗技术和方法,使用的药物、医院制剂、医疗器械应当符合国家有关规定;④依法加强药品管理,防止麻醉药品、精神药品流失滥用。(4)符合参加戒毒药物维持治疗条件的戒毒人员,由本人申请,并经登记,可以参加戒毒药物维持治疗。登记参加戒毒药物维持治疗的戒毒人员的信息应当及时报公安机关备案。戒毒药物维持治疗的管理办法,由国务院卫生行政部门会同国务院公安部门、药品监督管理部门制定。(5)吸毒成瘾人员自愿接受强制隔离戒毒的,经强制隔离戒毒场所所在地县级、设区的市级人民政府公安机关同意,可以进入强制隔离戒毒场所戒毒。从其规定可以看出,对自愿接受戒毒治疗的吸毒人员,公安机关对其原吸毒行为不予处罚。这充分体现了首先将吸毒成瘾者视为“病人”的理念和鼓励吸毒人员主动、积极进行戒毒治疗的政策。[1]《禁毒法》《戒毒条例》《医疗戒毒服务管理暂行办法》等法律法规,将戒毒任务委托给戒毒医疗机构,而且还规定了医疗机构有报告的义务。[2] 自愿戒毒基本上属于医疗机构和吸毒人员之间平等的民事主体法律关系,但它又不是一般性质的民事法律关系,而是一种带有公法色彩的民事法律关系。需要指出的是,吸毒人员在自愿戒毒结束后,是否继续接受社区康复、戒毒康复或戒毒药物维持治疗等法律没有作出相关规定,这就使

---

〔1〕 刘志民:《以人为本,用科学发展观指导戒毒工作——刘志民教授就〈戒毒条例〉相关内容答〈禁毒周刊〉记者问》,载《中国药物依赖性杂志》2012 年第 1 期。

〔2〕 曾文远:《论自愿戒毒:法规范、定位与制度创新》,载《安徽警官职业学院学报》2013 年第 3 期。

自愿戒毒与其他戒毒模式之间的衔接出现了空白。

2. 社区戒毒

社区戒毒,是公安机关对首次查获的符合条件的吸毒成瘾人员,责令其到户籍所在地或者现居住地,在家庭、社区组织以及政府有关部门和社会力量的监督帮助下,在 3 年期限内接受戒毒的强制措施。《禁毒法》第 33 条和《戒毒条例》第 13 条规定,县级、设区的市级人民政府公安机关可以责令吸毒成瘾人员接受社区戒毒。社区戒毒机制的运行涉及各级人民政府、公安机关、司法行政机关、医疗卫生部门及街道办事处等职能部门的通力合作和协调运行。[1] 社区戒毒的内容主要包括接受社区专业人员的戒毒知识辅导,教育、劝诫,监督指导,康复训练,技能培训,就业援助与指导等。

社区戒毒对象包括以下几种:(1)吸毒成瘾被初次查获或者未曾经过强制隔离戒毒措施,并且有稳定生活来源、具备家庭监护条件的吸毒成瘾人员;(2)怀孕或者正在哺乳自己不满 1 周岁婴儿的妇女,或者患有严重疾病(残疾)且生活不能自理的吸毒成瘾人员;(3)年龄不满 16 周岁的未成年人,或者 70 周岁以上,并且具有家庭监护条件,可以不适用强制隔离戒毒的吸毒成瘾人员;(4)其他不适宜强制隔离戒毒的。

社区戒毒人员应当遵守下列规定:(1)履行社区戒毒协议;(2)根据公安机关的要求,定期接受检测;(3)离开社区戒毒执行地所在县(市、区)3 日以上的,须书面报告。社区戒毒人员在社区戒毒期间,逃避或者拒绝接受检测 3 次以上,擅自离开社区戒毒执行地所在县(市、区)3 次以上或者累计超过 30 日的,属于《禁毒法》规定的"严重违反社区戒毒协议"。社区戒毒人员拒绝接受社区戒毒,在社区戒毒期间又吸食、注射毒品,以及严重违反社区戒毒协议的,社区戒毒专职工作人员应当及时向当地公安机关报告。另外,社区戒毒人员被依法收监执行刑罚、采取强制性教育措施的,社区戒毒终止。社区戒毒人员被依法拘留、逮捕的,社区戒毒中止,由羁押场所给予必要的戒毒治疗,释放后继续接受社区戒毒。

---

〔1〕 刘建宏主编:《新禁毒全书》(第 3 卷),人民出版社 2014 年版,第 118 页。

3. 强制隔离戒毒

强制隔离戒毒,是根据县级以上公安机关依据法律规定,将符合法定条件的吸毒成瘾人员置于专门场所,进行强制性戒毒的一种措施。强制隔离戒毒具有以下特点:(1)处罚性。《禁毒法》明确规定吸毒违法与吸毒必戒,由此,它带有行政处罚的色彩。(2)行政性。强制隔离戒毒的决定机关是公安机关,执行机关是公安机关和司法行政机关,由此具有行政性。(3)强制性。强制性主要表现在强制隔离戒毒人员的人身自由在一定期限内受到限制。(4)封闭性。封闭性是由强制隔离戒毒机关的性质决定的,当然,这种封闭性是相对的。(5)教育性。强制隔离戒毒的任务之一是通过一系列的法制教育、道德教育和文化教育等,帮助吸毒成瘾人员转变错误的观念,树立戒毒信心,提高认知能力。(6)戒治性。强制隔离戒毒的根本目的是矫治吸毒恶习,消除心理疾患,戒除毒瘾,完善人格。

根据《禁毒法》第 38 条、《戒毒条例》第 25 条的规定,吸毒成瘾人员有下列情形之一的,由县级以上公安机关作出强制隔离戒毒决定:(1)拒绝接受社区戒毒的;(2)在社区戒毒期间吸食、注射毒品的;(3)严重违反社区戒毒协议的;(4)经社区戒毒、强制隔离戒毒后再次吸食、注射毒品的。除此之外,还有两类吸毒成瘾人员也可成为强制隔离戒毒人员。一是吸毒成瘾严重,通过社区戒毒难以戒除毒瘾的人员,县级、设区的市级人民政府公安机关可以直接作出强制隔离戒毒的决定;二是自愿接受强制隔离戒毒的吸毒成瘾人员,经强制隔离戒毒场所所在地县级、设区的市级人民政府公安机关同意,可以进入强制隔离戒毒场所戒毒。为了保护妇女及未成年人的合法权益,《禁毒法》第 39 条的规定:(1)怀孕或者正在哺乳自己不满 1 周岁婴儿的妇女吸毒成瘾的,不适用强制隔离戒毒;(2)不满 16 周岁的未成年人吸毒成瘾的,可以不适用强制隔离戒毒。依照《戒毒条例》第 26 条的规定,不适用强制隔离戒毒的吸毒成瘾人员,县级、设区的市级人民政府公安机关应当作出社区戒毒的决定。这些特定吸毒成瘾人员,是社区戒毒的重点对象。

按照《戒毒条例》的相关规定,强制隔离戒毒人员在公安强制隔离戒毒场所执行 3 个月至 6 个月后,转至司法行政强制隔离戒毒场所,但在公安强制隔离戒毒场所执行时间不得超过 12 个月。现行的决定与执行体制机制存在明显弊端:一是从决定机制上看,公安机关对吸毒成瘾严重直接作出强制隔离戒毒决定的规定,由于缺乏成瘾严重的量化标准,实践操作中有较大的主观性。二是从执行体制上看,主要有以下问题:(1)职责配置不合理。现行法律对强制隔离戒毒的权责划分不合理,公安机关既是决定机关,又是执行机关的法律规定,与"决定权和执行权相分离"的国际司法精神是相悖的,不利于权力的正常行使和有效制约。(2)工作机制不到位。强制隔离戒毒执行受两方管理,受部门利益驱使,相互争夺戒毒资源。(3)资源利用率不高。二元化执行模式不利于戒毒资源的统筹配置和合理使用,有的地方为"争项目、要经费、增编制"而重复建设,造成人财物的浪费;在当前戒毒人员数量断崖式下降的形势下,这种情况更加突显。(4)戒治效果不佳。分段执行不利于戒毒方案的整体运作,制约戒治效果的提升。鉴于以上弊端,应当从整合戒毒资源、提高戒毒效果考虑,应对原有的戒毒体制进行改革,实行统一的强制隔离戒毒体制。[1]

4. 社区康复

社区康复,是指被依法解除强制隔离戒毒的人员,经原强制隔离戒毒决定机关责令在其户籍所在地或现居住地的乡镇人民政府、城市街道办事处,进行不超过3年的康复、生活和劳动的一种戒毒措施。社区康复的目的是通过提供一个必要的过渡阶段,巩固强制隔离戒毒效果,为顺利回归社会奠定基础。《禁毒法》第33条、《戒毒体例》第48条,对社区康复适用、程序及期限等做了基本规定。《全国社区戒毒社区康复工作规划》(2016～2020年)指出,各地禁毒委员会要指导乡(镇)人民政府、城市街道办事处根据工作需要,建立健全社区戒毒社区康复工作领导小组,由分管领导任组长,综治、公安、卫生计生、民政、司法行政等有关部门负责人为成员,依法履行社区戒毒。《戒毒条例》第38条规定,拒绝接受社区康复或者严重违反社区康复协议,并再次吸食、注射毒品被决定强制隔离戒毒的,不得提前解除。但如果被责令接受社区康复的人员拒绝接受社区康复,或在社区康复期间违反了社区康复协议,但并没有注射吸食毒品的情况,并没有明确规定如何处置。同时,对

---

〔1〕 陈杰:《〈禁毒法〉实施后我国戒毒体制研究》,华东政法大学2010年硕士学位论文,第18页。

于司法行政戒毒机关对社区戒毒和社区康复的指导工作,由于相关制度缺失,强制隔离戒毒场所财力所限,地方政府配合不力等原因,制约了社区戒毒和社区康复指导工作的开展。

5. 戒毒康复

戒毒康复,是指正在进行或已经完成自愿戒毒、社区戒毒、社区康复的人员,以及解除强制隔离戒毒后回归社会人员,自愿到戒毒康复场所进行进一步康复的措施。《禁毒法》第49条规定,县级以上地方各级人民政府根据戒毒工作的需要,可以开办戒毒康复场所;对社会力量依法开办的公益性戒毒康复场所应当给予扶持,提供必要的便利和帮助。戒毒康复有两种形式:一是由县级以上公安机关和司法行政部门主办的戒毒康复场所;二是由社会力量依法开办的公益性戒毒康复场所。戒毒康复场所遵循以"自愿为前提、康复为中心、安居为条件、生产为平台、教育为手段、治疗为保障、回归为目标"的指导思想,为戒毒康复人员提供生理康复、心理康复、行为矫正、吸毒检测、卫生防疫、职业技能培训、就业指导、生产劳动等全方位的服务,使戒毒康复人员在一个特殊的"无毒社区"内像正常人一样生活和工作。

根据《戒毒条例》第41条的规定,社区康复人员可以自愿与戒毒康复场所签订协议,到戒毒康复场所戒毒康复、生活和劳动。另据公安机关规定,强制隔离戒毒期满后,具有下列情形之一的,决定机关可以建议其到戒毒康复场所执行社区康复:(1)无家可归或没有固定住所的;(2)无生活来源的;(3)无业可就或者缺乏就业条件需要进行再就业培训的;(4)不具备社区康复监护条件的;(5)其他需要安置在戒毒康复场所的。另外,《关于改进戒毒康复场所试点项目建设管理工作的意见》(禁毒办通〔2014〕49号)指出,鼓励社区戒毒、康复人员到戒毒康复场所接受戒毒康复。由以上规定可以看出,戒毒康复对象类型比较复杂,特别是强制隔离戒毒、社区戒毒、社区康复与戒毒康复的衔接不具有强制性,因此,实践中,自愿到戒毒康复场所的人员很少。

6. 戒毒药物维持治疗

戒毒药物维持治疗,是指特定医疗机构对符合条件的阿片类物质成瘾者进行长期维持治疗,促进身体康复的戒毒医疗措施。维持治疗是一种以低毒替代高毒的姑息策略,也是一项不以营利为目的的公益活动,其目的在于有效控制艾滋病等传染性疾病感染和预防相关违法犯罪活动。常见的药物维持治疗是美沙酮维持治疗。《禁毒法》第51条规定,省、自治区、直辖市人民政府卫生行政部门会同公安机关、药品监督管理部门依照国家有关规定,根据巩固戒毒成果的需要和本行政区域艾滋病流行情况,可以组织开展戒毒药物维持治疗工作。《戒毒条例》第12条规定,对于符合条件的戒毒人员,经由本人申请和登记,可以参加戒毒药物维持治疗。《戒毒药物维持治疗工作管理办法》(国卫疾控发〔2014〕91号)作为具体指导戒毒药物维持治疗工作的法律性文件,对戒毒药物维持治疗做了比较详细的规定。

维持治疗人员包括两类:一是被解除强制隔离戒毒的;二是经社区戒毒、社区康复转介而来的。[1]申请参加维持治疗的条件包括:(1)年龄在18周岁以上、有完全民事行为能力的阿片类物质成瘾者;(2)18周岁以下的阿片类物质成瘾者,采取其他戒毒措施无效且经其监护人书面同意的;(3)有治疗禁忌证的,暂不宜接受维持治疗。禁忌证治愈后,可以申请参加维持治疗。申请人申请参加维持治疗需要提交个人身份证复印件,吸毒经历的书面材料,相关医学检查报告。维持治疗机构接到申请人提交的合格资料后的5个工作日内,书面告知申请人是否可以参加治疗,并将审核结果报维持治疗机构所在地公安机关备案。

维持治疗机构的任务包括:(1)为治疗人员建立病历档案,并按规定将治疗人员信息及时报维持治疗机构所在地公安机关登记备案。(2)为治疗人员提供维持治疗。(3)开展禁毒和防治艾滋病法律法规宣传。(4)开展艾滋病、丙型肝炎、梅毒等传染病防治和禁毒知识宣传。(5)提供心理咨询、心理康复及行为矫治等工作。(6)开展艾滋病、丙型肝炎、梅毒和毒品检测。(7)协助相关部门对艾滋病病毒抗体阳性治疗人员进行随访、治疗和转介。(8)协助食品药品监管部门开展治疗人员药物滥用的监测工作。(9)与当地社区戒毒、社区康复工作机构及戒毒康复场所建立衔接机制,加强信息的沟

---

〔1〕　参见《关于加强戒毒药物维持治疗和社区戒毒、强制隔离戒毒、社区康复衔接工作的通知》(国卫办疾控发〔2016〕934号)。

通与交流。(10)发现治疗人员脱失的,应当及时报告当地公安机关;发现正在执行社区戒毒、社区康复治疗人员脱失的,应当同时通报相关社区戒毒、社区康复工作机构。(11)治疗人员变更维持治疗机构场所的,负责治疗人员的转介工作,以继续在异地接受维持治疗服务。正在执行社区戒毒、社区康复措施的,应当会同社区戒毒、社会康复工作机构一并办理相关手续。(12)治疗人员在参加维持治疗期间出现违反治疗规定、复吸毒品、严重影响维持治疗机构正常工作秩序或者因违法犯罪行为被羁押而不能继续接受治疗等情形的,维持治疗机构应当终止其治疗,及时报告当地公安机关。

(三)各戒毒措施之间的衔接

《联合国控制麻醉品滥用今后活动的综合性多学科纲要》第 364 条的解释认为,生理依赖可以在 3 ~ 6 个月内消除,而行为矫正、摆脱心理依赖则需要较长时间,国际上公认需要 5 年以上的时间。《禁毒法》规定,社区戒毒的期限为 3 年,强制隔离戒毒的期限为 2 年,但经过诊断评估,经决定机关批准可以延长最多不超过 1 年的期限。而且对于被解除强制隔离戒毒的人员,决定机关还可以责令其接受 3 年以内的社区康复。[1]

根据《关于改进戒毒康复场所试点项目建设管理工作的意见》(禁毒办通〔2014〕49 号)第 9 条之规定,戒毒康复场所要加强与强制隔离戒毒所、社区戒毒、社区康复工作办公室的协作配合,建立有序衔接、整体联动的工作机制,最大限度接收强制隔离戒毒出所人员和责令社区戒毒、社区康复人员。《关于加强戒毒药物维持治疗和社区戒毒、强制隔离戒毒、社区康复衔接工作的通知》(国卫办疾控函〔2016〕934 号),明确提出建立健全由公安、司法行政、卫生计生部门及相关社区戒毒、社区康复工作机构、维持治疗机构参与的维持治疗和社区戒毒、强制隔离戒毒、社区康复衔接工作机制。我国目前已经形成了各戒毒措施之间的衔接机制。(见图 5-1)

维持治疗机构要为强制隔离戒毒所,社区戒毒、社区康复工作机构开展维持治疗政策和知识宣传教育提供技术支持;强制隔离戒毒所要将维持治疗相关政策、知识和维持治疗机构联系信息等内容纳入戒毒人员出所教育,通

---

〔1〕 王新兰:《吸毒行为戒治》,华中科技大学出版社 2012 年版,第 109 页。

过发放宣传手册、安排现场参观体验等形式,使其掌握维持治疗相关知识和政策;社区戒毒、社区康复工作机构要加强对正在执行社区戒毒和社区康复措施人员的动态管理,做好符合维持治疗条件人员的动员与咨询,主动为自愿申请参加维持治疗的人员(含强制隔离戒毒出所人员)提供维持治疗机构联系信息,并通过适当形式(电话、邮件、社区禁毒专职人员、禁毒社工或社会组织陪同转送等)将其转介至维持治疗机构;维持治疗机构接收正在执行社区戒毒和社区康复措施的人员后,应当向其详细说明维持治疗期间需要遵守的各项规章制度及有关管理措施,并按规定对其进行审核。

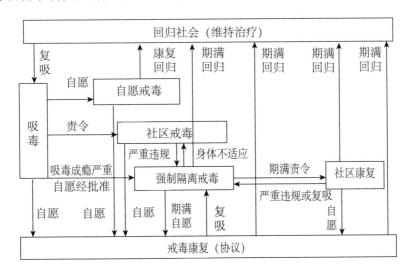

图 5-1　戒毒措施衔接示意

由以上规定可见,我国基本上形成了各种戒毒康复措施相互衔接的工作机制,但由于很多规定是自愿性质的,不具有强制性,而且因运行机制和保障措施不力,实际执行效果并不尽如人意。

第二节　我国戒毒工作原则与戒毒体系

原则是指说话和做事所依据的准则。[1]《戒毒条例》第 2 条确立了坚持

---

〔1〕 路丽梅、王群会、江培英主编:《新编汉语辞海》,光明日报出版社 2012 年版,第 1646 页。

"以人为本、科学戒毒、综合矫治、关怀救助"的戒毒工作原则。这一原则是对我国戒毒工作经验的高度概括,强调了戒毒工作应遵循以人文本、关怀救助的善治观和依照戒毒康复规律进行综合矫治的科学观,体现了用科学发展观指导戒毒工作和我国经济社会发展新形势下与时俱进的指导思想。[1]

一、我国戒毒工作原则

（一）以人为本的原则

以人为本的思想在我国源远流长。中国古代历来就有"人本"和"人贵"的思想,早在《吕氏春秋·顺民》中就讲到"先王先顺民心,故功名成"。以人为本思想是重视人的价值、人的尊严和人的权利,强调人的自由、平等,强调人的主体地位和根本性作用。

戒毒工作中的以人为本原则,是指戒毒工作充分体现社会主义的人道主义和人文关怀,做到不放弃、不歧视,树立尊重、接纳、宽容、温暖、关怀和服务的理念,尊重戒毒人员的人格权、生存权和健康权,关注他们的利益和需求,切实保障戒毒人员的合法权益。吸毒人员既是违法者,也是病人和受害者的身份定位,充分体现了"以人为本"的戒毒理念,它体现了过去法律法规偏重从道德和维护社会秩序角度看待吸毒成瘾者,而如今更多的是从医学或人道主义出发,体现出更多的人文关怀的变化。[2]《禁毒法》和《戒毒条例》关于"国家采取各种措施帮助吸毒人员戒除毒瘾,教育和挽救吸毒人员""城市街道办事处、乡镇人民政府,以及县级人民政府劳动行政部门对无职业且缺乏就业能力的戒毒人员,应当提供必要的职业技能培训、就业指导和就业援助""戒毒人员在入学、就业、享受社会保障等方面不受歧视。有关部门、组织和人员应当在入学、就业、享受社会保障等方面对戒毒人员给予必要的指导和帮助""对戒毒人员戒毒的个人信息应当依法予以保密"等规定,充分体现了以人为本的原则。

以人为本原则能够最大限度调动戒毒人员接受教育矫治的积极性和主

---

〔1〕 刘志民:《以人为本,用科学发展观指导戒毒工作——刘志民教授就〈戒毒条例〉相关内容答〈禁毒周刊〉记者问》,载《中国药物依赖性杂志》2012 年第 1 期。

〔2〕 姜祖桢:《刍议我国戒毒体制的重构与完善》,载《犯罪与改造研究》2008 年第 4 期。

动性,激发和强化他们主动戒毒的动机。通过提供心理辅导、行为矫正、法律咨询、就业指导、助学帮困等服务,从根本上使吸毒人员感受到人格平等和社会关爱,促进吸毒人员自身和谐的进程。[1]

(二)科学戒毒原则

科学戒毒,是指戒毒工作机关和戒毒工作者,树立科学戒毒理念,运用科学的戒毒理论和先进的方法和技术开展戒治工作。吸毒成瘾是一种慢性、复发性脑疾病,吸毒不仅侵害吸毒人员的生理系统,更为重要的是损伤他们的心理和精神功能,其危害是全面而深入的。戒毒工作实践证明,仅靠空间隔离、封闭管理和行为管控以及教条式的毒品危害与遵纪守法教育,达不到戒除毒瘾的目的。要充分认识到吸毒人员难以遏制的"心理渴求"与不计后果的"觅药行为",是生理、心理、精神和环境等多方面因素导致的,不能简单地归结为缺乏法治观念、道德水平低下、自控能力差。[2] 因此,要提升戒毒工作效果,就必须运用科学的戒毒理念和戒毒方法。遵循科学戒毒的理念,增强戒毒医疗的专业性,不仅注重吸毒成瘾后吸毒者生理的病理特质的救治,也为戒毒人员戒除毒瘾后回归社会奠定了基础。[3]

科学戒毒原则,要求我们自觉遵循戒毒工作规律,运用医学、心理学、教育学、管理学、社会学等多学科知识和方法,构建科学、系统的"生理—心理—社会"的戒治模式,改变"重强制、轻服务,重管教、轻戒治,重戒治、轻康复,重形式、轻实效,重经验、轻创新,重眼前、轻长远"的传统做法。《戒毒条例》第29、30条明确要求强制隔离戒毒场所应当配备设施设备及必要的管理人员,依法为戒毒人员提供科学规范的戒毒医疗、心理矫治、身体康复训练和卫生、道德、法制教育,开展职业技能培训以及对戒毒回归人员进行后续照管和衔接帮扶。科学戒毒还体现在落实分别管理、针对性治疗和分级管理三项制度,其核心在于,根据戒毒人员的不同情况设定不同的管理和治疗措施,做到

---

〔1〕 刘丽梅:《构建和谐社会中的社区禁毒探讨》,载《吉林公安高等专科学校学报》2008 年第 5 期。

〔2〕 司法部戒毒管理局组编:《司法行政工作概论》,法律出版社 2017 年版,第 70 页。

〔3〕 孙宝华:《整合创新戒毒模式强化以人为本理念——以强制隔离戒毒的先进性为视角》,载《法制博览》2012 年第 7 期。

科学合理地区别对待。[1]

(三)综合矫治原则

综合矫治,是指戒毒工作机构综合利用行为养成、戒毒医疗、心理矫治、康复训练,以及后续照管等多种手段和方法,对戒毒人员的毒品依赖与心理行为问题进行系统化戒治工作。多年来,国内外不同学科领域的专家学者、实务工作者对戒毒问题进行了卓有成效的研究和探索,但至今尚未取得一种举世公认的,具有特效的戒治方法。生物医学认为,吸毒成瘾是一种慢性、复发性脑疾病,如何阻断"病理性快乐机制",恢复大脑的正常功能是治疗吸毒成瘾的关键;心理学则认为,成瘾是一种和认知、情绪、意志和人格等因素具有密切关系的心理问题,需要运用心理治疗的方法来消除心理依赖;而社会学则认为,吸毒成瘾者是社会化失败者,因此,需要帮助他们进行再社会化的训练,使他们能够正常地进行社会交往,习得必要的生活本领,顺利回归家庭与社会。[2]

众所周知,吸毒成瘾的原因是复杂多样的,既有吸毒人员个人生理、心理和人格上的原因,也与毒品药理特性以及家庭、社会方面的因素具有不可分割的关系。《禁毒法》第31条规定,国家采取各种措施帮助吸毒人员戒除毒瘾,教育和挽救吸毒人员。《戒毒条例》第2条的规定精神,要通过建立社会力量广泛参与的戒毒工作体制,采取自愿戒毒、社区戒毒、强制隔离戒毒、社区康复等多种措施,运用戒毒治疗、康复指导和救助服务等多项工作,切实提高戒毒工作质量。"综合矫治"就是要运用医学、药学、心理学、精神病学、教育学、社会学和管理学等多学科的理论和方法,利用自愿戒毒、社区戒毒、强制隔离戒毒、社区康复等多种措施,动员政府多部门、社会多组织、社会志愿者和家属积极参与,开展生理脱瘾、心理矫治、行为养成、人际关系修复、职业技能培训、社会帮扶等活动,形成一套完整系统的综合性戒治方案,以提高戒毒工作质量。

---

〔1〕 参见胡江:《制度细化与理念更新:〈戒毒条例〉解读》,载《福建警察学院学报》2011年第5期。

〔2〕 参见黄开诚、李德主编:《禁毒法》,清华大学出版社2019年版,第183页。

（四）关怀救助原则

关怀救助，是指戒毒过程中，基于人道主义理念和提高戒治工作质量的需要，对戒毒人员在精神上予以关心关怀，在生活工作等方面给予关照援助。

根据《禁毒法》《戒毒条例》的精神，以及《关于改进戒毒康复场所试点项目建设管理工作的意见》和《关于加强戒毒康复人员就业扶持和救助服务工作的意见》（禁毒办通〔2014〕30 号）的规定，关怀救助原则主要体现在：（1）社区戒毒、社区康复机关以及强制隔离戒毒机关等组织戒毒人员参加生产劳动的，应当参照国家劳动用工制度的规定支付劳动报酬；（2）社区康复机构应当为社区康复人员提供必要的心理治疗和辅导、职业技能培训、职业指导以及就学、就业、就医援助；（3）戒毒康复场所应当配备必要的管理人员和医务人员，不断完善职业技能培训设施，大力加强职业技能培训工作，为戒毒人员提供戒毒康复、职业技能培训和生产劳动条件；（4）戒毒康复场所应当加强救助服务，积极帮助戒毒康复人员落实社会保障、解决生活困难；（5）对符合条件的戒毒康复人员提供就业登记、就业困难人员认定、就业援助、最低生活保障、医疗保险、养老保险、失业保险等社会保障；（6）对因特殊原因造成基本生活出现暂时困难的戒毒康复人员给予临时救助；（7）对招用符合条件的戒毒康复人员的劳动康复企业，按规定享受相应的税收优惠政策；（8）对招用符合就业困难人员条件的戒毒康复人员给予社会保险补贴；（9）鼓励企业参与戒毒康复事业。

另外，关怀救助原则还体现在建立建全社会支持系统，对回归社会的戒毒人员进行后续照管，及时了解和解决他们的现实处境和困境，并给予及时的心理疏导和帮困辅助，使他们每时每刻都能感受到温暖，从而树立告别毒品、重新做人的决心和信心。

二、戒毒工作目标与戒毒理念

（一）建立先进的戒毒文化体系

科学戒毒需要先进的文化做支撑，建立健康、理性、积极向上的戒毒文化体系是提高戒毒质量的前提。（1）要明确戒毒人员是戒毒工作的主体，而非被动戒治对象。戒治效果归根到底取决于戒毒人员自身认知与努力。正如毛泽东同志所讲"外因是变化的条件,内因是变化的根据,外因通过内因而起作用"。只有戒毒人员有了自我戒治的愿望,才能在戒治过程中克服困难,实现从"要我戒"到"我要戒"的转变,取得良好的戒治效果。(2)要以诱导、非说教、互动为主导形式,以尊重、关爱、非歧视、诚信、自尊、责任为基调,引导戒毒人员认同社会主流思想意识,激发其戒毒动机,自主筑起摆脱毒品纠缠的心灵防线。(3)彻底摒弃传统思维和认识偏差,坚持"规范化执法、人文化管理、专业化戒毒、社会化矫治"的发展理念,积极进行戒毒工作的战略谋划。(4)突出科学戒治的核心地位,把提高教育戒治质量和水平作为根本出发点和落脚点。(5)探索规范化、标准化、精细化、个别化、科学化的戒治康复模式,增强戒毒工作的整体效能。坚持走教育戒治科学化、专业化道路,综合运用多种手段,帮助戒毒人员戒除毒瘾、回归社会。

(二)制定正确的戒毒工作目标

过去,我们将戒毒工作目标定位为"彻底戒断毒瘾",从多年的戒毒实践来看,这个目标在现实工作中是很难实现的。各国戒毒"高复吸、低操守"的戒治效果充分证明了戒毒是一项世界性难题。因此,我们要面对现实,转变"彻底戒断毒瘾"作为戒毒工作唯一目标的观念,认识到"带瘾生存"是大多数戒毒人员生存之道。科学和理性地把戒毒目标确定为"戒断或减少使用毒品,降低复发的频度,降低吸毒带来的危害,促进生理、心理和社会功能的康复"。

戒毒工作目标细化为高中低三个层次的具体目标:一是初级目标,增强戒毒人员的戒毒信心,提高其戒毒意愿。这个目标对于绝大多数戒毒人员而言,通过我们的毒品危害教育和戒毒动机教育,是基本能够实现的。二是中级目标,降低戒毒人员的复吸频率,延长其操守时间。通过科学的戒治和康复训练,以及耐心细致的教育矫正工作,大部分戒毒人员能够实现这一目标。三是最终目标,使戒毒人员彻底戒断毒瘾,恢复其健康生活方式。通过艰苦细致的戒毒康复,科学合理的后续照管等各种措施,少数戒毒人员能够达到这一目标。

(三)秉持科学的戒毒工作理念

理念是行动的先导和指南。事实证明,戒毒理念科学与否直接关系到戒毒工作质量。科学研究与实践经验表明,提高戒毒工作质量,必须以科学理念为前提。具体包括:(1)正确认识戒毒人员的三重属性、成瘾及复吸的深层次原因以及戒毒工作的复杂性与艰巨性。(2)明确遗传、生化、神经递质等生物学因素在成瘾中起着重要作用。研究表明,毒品滥用会导致多巴胺等神经递质系统、奖赏通路和大脑基因功能发生病理改变,戒毒稽延性症状与大脑病理学改变有关,而且易并发各种躯体和精神疾病。心理渴求有着复杂的生物学基础,非主观意志所能控制。因此,医疗戒治是不可或缺的基础性工作。(3)树立与强化戒毒人员的戒治动机是戒毒工作的前提。人类有意识的行为是在动机的支配下实施的,动机强度直接影响行为的效果。最大限度地培养和激发戒毒人员的戒毒动机,实现从被动戒毒向主动戒毒转变,是戒毒工作的必要条件。(4)充分认识到时间是决定戒毒效果的关键因素之一。"病来如山倒,病去如抽丝",国际社会公认有效的戒毒康复至少需要3~5年的时间。因此,保持适当的戒治时间是非常必要的。(5)康复包括生理、心理、社会及经济能力的全面康复。WHO 认为,康复是指综合地、协调地应用医学的、教育的、社会的、职业的各种方法,使病、伤、残者已经丧失的功能尽快地、最大限度地得到恢复和重建,使他们在体格上、精神上、社会上和经济上的能力得到尽可能地恢复,使他们重新走向生活,重新走向工作,重新走向社会。戒毒人员的康复同样需要遵循这一原则。(6)戒毒工作是一项需要全社会参与的系统工程。人是社会中的人,个人的存在和发展离不开社会。社会学因素在毒品滥用中具有重要的影响,毒瘾戒治与戒毒人员要顺利回归社会,同样也不能离开家庭、学校、社区和社会各相关部门的参与,社会力量的通力协作是开展戒毒工作的重要保障。(7)任何一种戒治模式都不可能适合所有类型的戒毒人员。就吸毒原因而言,既有一般性,也有特殊性,而且戒毒人员的个人情况、吸毒历史、生理状况、心理特征、人格类型以及家庭情况千差万别,不同类型毒品的作用机理及症状特点也不尽相同。因此,戒治模式不可能千篇一律,要遵循具体问题具体分析的原则,在戒治方案的设计上做到个别化与精准化。

三、我国戒毒工作体系与戒治方法体系

戒毒工作体系,是指在戒毒领域中由不同的戒毒模式和戒治方法,按照一定的标准和程序组合而成的整体[1]。毒品滥用与成瘾是一个非常复杂的现象,吸毒行为具有复杂的生物学、心理学与社会学病因机制。因此,戒毒工作应当依照"生理—心理—社会"的系统原则,设立"生理脱毒—身心康复—回归社会"的戒毒流程。《戒毒条例》第 2 条明确规定,"戒毒工作要建立戒毒治疗、康复指导、救助服务兼备的工作体系"。

(一)戒毒工作体系

1. 戒毒治疗

戒毒治疗是戒毒的一项基础性工作。它是通过医学手段,对戒毒人员进行生理脱瘾,治疗因吸毒导致的躯体并发症和各种躯体疾病,其目的是消除戒毒人员躯体依赖,促进身体健康,顺利渡过急性戒断反应期,为下一步心理脱瘾和康复奠定基础。

2. 康复指导

康复不仅针对疾病而且着眼于整个人,从生理上、心理上,社会上及经济能力进行全面康复。康复指导是指戒毒人员的身心康复、职业技能培养,以及为社会功能康复提供帮助和技术指导。工作内容包括体质、体能康复训练,心理矫治与康复训练,抗复吸训练和社会功能的康复等,旨在消除戒毒人员稽延性戒断症状和心理依赖,提高他们社交、求职、处理家庭关系和应付生活压力的能力。

3. 救助服务

救助服务是指对戒毒人员及戒毒期满回归社会的人员,进行职业技能培训、重返社会辅导,在精神上予以关怀,在工作、生活上予以照管救助,帮助其解决就业创业、医疗保险、养老保险、社会救济、法律援助等方面的问题,重新融入家庭和社会。WHO 药物依赖专家委员会提出戒毒治疗应达到三个目的,其中第三个目的是确保毒品滥用者能最大可能地增加其接受戒毒治疗和得到各种服务的机会[2]。

---

〔1〕 黄开诚、李德主编:《禁毒法》,清华大学出版社 2019 年版,第 171 页。

〔2〕 王晓云等编:《最新毒品中毒临床诊断与戒毒治疗实务全书》,安徽文化音像出版社 2003 年版,第 238 页。

(二)我国戒治方法体系

戒毒工作是一项由急性脱瘾、生理恢复、心理行为康复和再社会化等内容组成的系统工程。要建立一个包含戒毒医疗戒护、综合教育矫治、戒毒流程管理、后续照管及效果监测评估等内容的综合性的戒毒工作方法体系[1]。它需要应用法学、生理学、心理学、医学、病理学、药理学、精神(神经)医学、教育学、管理学、社会学和其他学科一切可能的理论、方法和技术。戒治康复方法体系主要有:(1)药物治疗。主要有药物维持治疗、抗抑郁药、抗焦虑药、情绪稳定剂、典型抗精神病药、非典型抗精神病药、中医药治疗等。(2)物理治疗。主要有重复经颅磁刺激、VR 虚拟(增强)现实毒瘾测评与干预、脑电生物反馈训练、成瘾认知控制能力训练、毒瘾渴求情绪调节(生物反馈)、针刺疗法、无抽搐电休克治疗、深部脑刺激、迷走神经刺激等。(3)心理治疗。主要包括动机强化疗法、认知行为疗法、记忆干预疗法、意志力训练、家庭治疗、团体辅导(治疗)、同伴支持疗法、正念疗法、音乐治疗、艺术戒治等。(4)其他疗法。主要有行为养成训练、运动戒毒康复训练、传统文化教育、奖惩激励、所区文化建设等。

第三节　全国统一的司法行政戒毒基本模式

模式,是指标准的形式或样本[2]。换言之,就是可以供人们仿效学习的解决某一类问题的样板。戒毒模式,是指戒除吸毒人员毒瘾的途径与方法范式。纵观人类戒毒的历史,是世界各国一直在不断探索、寻求规范高效戒毒模式的进程。目前国际社会戒毒目标的价值取向主要有戒断毒瘾和降低相关危害两种策略。由于各国文化背景、社会价值观、刑事政策的差异,加之对戒毒成本效益的考虑,世界各国的戒毒模式存在许多样态,核心原因是各国对吸毒问题采取的价值取向一直处于争论状态[3]。国外主要的戒毒模式包

---

〔1〕 司法部劳教局:《劳动教养戒毒基本模式》,载《中国司法》2003 年第 3 期。
〔2〕 路丽梅、王群会、江培英主编:《新编汉语辞海》,光明日报出版社 2012 年版,第 928 页。
〔3〕 房红等:《国外禁吸戒毒模式述评》,载《云南警官学院学报》2010 年第 1 期。

括基于医学治疗的医学戒毒康复模式和基于社会学、心理学、医学的社会心理康复模式两种。[1]

一、我国戒毒模式的发展历程

我国自 20 世纪 90 年代以来,包括自愿戒毒在内的戒毒领域,就对戒毒模式进行了有益的探索,但最成体系、影响最大、效果最好的当属司法行政戒毒系统。

司法部戒毒管理局(原劳动教养管理局)和各省、自治区和直辖市劳动教养管理机关,依据我国法律规定,遵循戒毒规律,在借鉴国内外戒毒工作先进经验的基础上,充分挖掘自身的特色和亮点,形成了各具特色的地方戒毒模式。比较典型的有:广东省的"三期一体验"模式,上海市的"四疗并举、三个港湾工程"模式,重庆市的"以人为中心"(Pc)模式等。2002 年,司法部劳动教养管理局在总结各地戒毒模式的基础上,确定了"相对封闭、分期管理、综合矫治、后续照管"的劳教戒毒基本模式。《禁毒法》实施以来,各地司法行政戒毒系统吸收先进的戒毒理念,构建了一系列新的戒毒模式。比较具有特色的有:广东省的"新三三六"模式,上海市的"两个三分、六大手段、一个平台"的"2361"模式,北京市的"三期五疗一延伸"模式,贵州省的"三分四期"戒毒模式,山西省的"三三一"戒毒模式,内蒙古自治区的"三期六级"戒毒模式,山东省的"三六三"戒毒模式,重庆市的"三期三自"模式,四川省的"常青藤生命复原戒毒模式",浙江省的"四四五"强制隔离戒毒模式,等等。

20 多年来,各地司法行政戒毒机构因地制宜地创造出了一些戒毒模式,推动了戒毒工作的发展。但也存在模式大同小异、工作标准各异、流程分段随性、教育矫治陈旧、戒毒链条断裂等弊端,无形中制约了戒毒工作整体水平的提升。为了深入贯彻落实习近平总书记对戒毒工作的重要指示,持续推进司法行政戒毒工作规范化、专业化和科学化发展,2018 年司法部印发《关于建立全国统一的司法行政戒毒工作基本模式的意见》,提出建立"以分期分

---

[1] 史宏灿、鞠永熙:《毒品成瘾的基本理论与中西医结合防治实践》,高等教育出版社 2014 年版,第 83 页。

区为基础、以专业中心为支撑、以科学戒治为核心、以衔接帮扶为延伸"的统一戒毒模式,标志着新时代司法行政戒毒工作已经由"转型"走向"定型"。

二、统一戒毒模式的基本内容

统一戒毒模式通过构建区域分设、专业戒治、医教并重、有效衔接的工作体系,形成工作标准、流程和制度更加完善,基层基础更加坚实,工作特色更加明显,戒治质量更加优良的工作格局,推动司法行政戒毒工作提升到新的更高水平。

(一)以分区和流转为基础,突出戒治流程规范运行

统一戒毒模式将强制隔离戒毒过程划分为四期(区),即生理脱毒期(区)、教育适应期(区)、康复巩固期(区)和回归指导期(区),界定了各自的工作对象、目标与任务。

1. 生理脱毒期

新收治需要急性脱毒的戒毒人员,在生理脱毒区开展 7～15 日的急性生理脱毒。工作内容主要有:(1)开展入所体检、吸毒史调查、脱毒观察;(2)根据吸毒种类和成瘾程度,科学制订脱毒方案,分类实施急性脱毒治疗,消除急性戒断症状,治疗各种疾病;(3)对公安机关转送的已经度过急性脱毒期的戒毒人员,在生理脱毒区进行不少于 7 日的入所观察;(4)开展性病、艾滋病、肝病、肺结核病等传染病和高血压、糖尿病等慢性病以及精神障碍的筛查与治疗;(5)进行安全风险性评估和转区流转评估。

2. 教育适应期

戒毒人员完成生理脱毒并通过转区流转评估后,在教育适应区接受不少于 1 个月的入所适应性教育。工作内容主要有:(1)在继续缓解和消除其稽延性戒毒症状、恢复其生理机能的同时,对戒毒人员开展入所教育和行为养成教育;(2)帮助戒毒人员尽快熟悉场所环境,顺利适应戒毒生活;(3)开展认知教育,引导戒毒人员正确认识毒品危害,明确戒毒目标;(4)进行入所心理测试、心理健康教育和心理危机干预;(5)建立心理治疗档案、教育矫治档案和诊断评估档案;(6)对教育适应期满的戒毒人员进行考核评估,合格者转入康复巩固区。

3. 康复巩固期

由教育适应区转入的戒毒人员在康复巩固区接受教育戒治。工作内容主要有:(1)全面开展教育矫治、戒毒医疗、康复训练和职业技能培训等各项活动,帮助戒毒人员实现身心康复;(2)开展日常治疗、疾病防控、定期体检;开展针对传染性疾病、慢性病和精神障碍等的监测和防治;(3)开展戒毒知识、法律常识、文化素质、思想道德教育;(4)开展个案化心理矫治和团体心理辅导;(5)开展拒毒能力和防复吸训练;开展身体机能的康复训练,以职业技能培训为核心的康复劳动;(6)对戒毒人员进行期满一年综合诊断评估。

4. 回归指导期

戒毒人员在期满前 1 个月或提请提前解除强制隔离戒毒后,由康复巩固区转入回归指导区,进行回归适应性教育。主要工作内容有:(1)开展综合性诊断评估,出具综合性诊断评估报告;(2)开展形势政策教育、就业指导;(3)鼓励被责令社区康复的人员到戒毒康复场所进行社区康复,帮助戒毒人员了解社区戒毒(康复)的机构和流程;(4)出所前体检;(5)为戒毒人员构建后续帮扶平台、构建家庭和社会支持系统,做好回归社会后续衔接帮扶工作。

(二)以专业中心实体运作为支撑,实现科学精准戒毒

专业中心是戒毒场所最为重要的专业部门,承担着戒毒工作最为重要的戒治康复工作。专业中心包括戒毒医疗中心、教育矫正中心、心理矫治中心、康复训练中心和诊断评估中心。

1. 戒毒医疗中心任务与建设

"戒毒医疗中心"承担着戒毒人员急性脱毒治疗和所内基本医疗工作。其任务主要有:(1)加强生理脱毒病房、戒毒康复门诊、精神卫生门诊科室建设,配备戒毒治疗和传染病筛查设备;(2)建立具有戒毒等相关知识和专业技能的医师队伍;(3)戒毒医疗中心使用的生理脱毒方法应当科学规范,确保安全;(4)管理使用好麻醉药品和精神药品;(5)加强与社会医院合作,建立专家定期来所坐诊、远程会诊制度,开通戒毒人员救治绿色通道,方便疑难病症诊治和急难危重戒毒人员的抢救与治疗。

2. 教育矫正中心任务与建设

教育矫正中心的主要任务是改变戒毒人员错误认识、增强戒毒人员戒毒动机和戒毒信心。其任务主要有：(1)加强电化教学设备、图书资料、文化活动设备和职业技能培训基地的建设；(2)建立集教学点播、教学效果考核、教育管理信息采集于一体的教育管理网络；(3)建立涵盖多学科的专、兼职教师队伍；(4)采取资源共享、购买服务、教研合作等多种方式，引进社会力量参与所内教育矫正工作，帮助戒毒人员掌握就业谋生技能、增强社会适应能力；(5)引进现代化教育理念，运用启发式引导式互动教育方法，调动戒毒人员主动参与的积极性。

3. 心理矫治中心任务与建设

心理矫治中心的主要任务是帮助戒毒人员戒断"心瘾"。其任务主要有：(1)配齐心理咨询室、心理测验室和心理治疗室，配备生理测验、生物反馈、毒瘾测试等专业设备；(2)开展心理健康教育、个案化心理矫治、团体心理辅导，抗复吸训练，传授拒毒技巧等活动；(3)积极加强与社会专业机构合作，借力借脑；(4)开发戒毒专用测试量表，探索戒断"心瘾"的新方法、新手段。

4. 康复训练中心任务与建设

康复训练中心的主要任务是增强戒毒人员意志力，恢复和改善身体机能。其任务主要有：(1)建设室内室外运动康复训练馆、运动场等，配备用于力量、柔韧性、耐力、速度、灵敏度、平衡协调训练的器械设备和测试仪器；(2)建立专、兼职康复训练指导队伍；(3)对戒毒人员身体状况进行测试，由专业人员开具有针对性的个人运动处方，合理确定训练项目和运动强度；(4)对运动效果进行定期测试评估，根据评估结果调整训练计划。

5. 诊断评估中心任务与建设

诊断评估中心的主要任务是开展戒毒效果阶段性评价和全过程效果评估。其任务主要有：(1)建设诊断评估工作队伍，从医师、心理咨询师、教师、康复训练专业指导员和大队干警中选拔专、兼职诊断评估人员；(2)建立诊断评估会商制度；(3)对戒毒人员的生理脱毒、身心康复、行为表现、社会环境与适应能力等情况进行综合考核、客观评价；(4)出具《综合性诊断评估报告》,提出有针对性的建议或指南。

(三)以科学戒治为核心,融科学方法与综合施策为一体

戒毒是一项专业性、技术性很强的工作,涉及生理学、药学、医学、心理学、精神医学等学科内容。因此,提高戒治的科学化、专业化水平,是戒毒工作可持续发展的一个基本要求。科学戒治是戒毒工作的根本要求。其工作任务是:(1)建立融科学理念、专业方法和综合施策的一体化戒治方案,帮助戒毒人员戒除毒瘾,实现科学精准戒毒;(2)研发、实施戒毒康复和教育矫治优势项目;(3)运用和推广戒毒新技术新方法;(4)建立综合配套的戒毒技术标准和规范体系。

(四)以衔接帮扶为重点,实现戒毒康复指导社会化延伸

戒毒工作的最终目标是使戒毒人员顺利回归社会,但由于衔接与帮扶工作不力,导致戒毒回归人员复吸的现象屡有发生。戒毒人员出所后的衔接帮扶与后续照管是戒毒人员融入社会的"最后一公里"。衔接帮扶的任务主要有:(1)戒毒人员出所衔接。建立与禁毒部门、社区戒毒社区康复等部门、社会组织之间的信息对接平台,从而通力协作,综合治理。(2)开展出所评估调查,回访跟踪出所人员的就业状况、家庭情况、生活情况、保持戒毒操守等情况。(3)延伸所内戒毒效果,通过建立戒毒康复指导站等形式,对社区戒毒、社区康复进行专业指导,就业帮扶、困难帮助和戒毒指导。(4)办好戒毒康复场所,鼓励戒毒人员到戒毒康复场所接受戒治,调动戒毒康复人员自觉主动戒毒的主体意识。

三、统一戒毒模式的完善措施

(一)建设统一戒毒模式的意义

1. 是贯彻落实习近平总书记重要指示精神的重要措施

2014年4月21日,习近平总书记在听取司法部工作汇报时作出重要指示,"戒毒工作是新时期司法行政工作的重点之一",要"不断提高戒毒工作水平"。建立统一戒毒模式,是坚持党对司法行政戒毒工作绝对领导的具体体现,是充分发挥司法行政强制隔离戒毒机关的政治优势和司制度优势,完善毒品治理体系的具体体现。统一戒毒模式是根据司法行政戒毒工作的政

治属性、人民属性、法治属性和社会属性,对标新时代新要求,立足新职能新任务,作出的符合戒毒工作规律、具有中国特色的战略部署。

2. 是落实司法行政戒毒法治建设要求的必然选择

司法行政戒毒工作既是一项专业性工作,也是一项重要的执法活动,还是政法机关的重要组成部分。司法行政机关是禁毒人民战争的生力军,在法治建设中担负着重要职能、发挥着重要作用。通过建设统一戒毒模式,进一步健全中国特色司法行政戒毒工作制度,是贯彻习近平总书记关于"走中国特色毒品问题治理之路"指示精神的生动实践。统一戒毒模式是建设中国特色社会主义法治体系的重要内容,为世界毒品治理贡献的中国智慧。

3. 是探索新时代司法行政戒毒工作发展的必要途径

建设统一戒毒模式,从顶层设计上解决了各地司法行政戒毒工作标准不统一、工作职责不明确、组织架构欠明晰等突出问题,把握住了司法行政戒毒工作的时代性、科学性、创新性。建设统一戒毒模式,有助于坚持惩戒打击、人文关怀、治病救人相结合;有助于理论创新、制度创新、方法技术创新;有助于不断健全完善中国特色司法行政戒毒制度。

4. 是提升司法行政戒毒教育戒治质量的迫切需求

建设统一戒毒模式,有助于加强戒毒人民警察队伍建设,提升其专业化水平;有助于规范戒毒工作流程,充分保障戒毒人员的合法权益;有助于坚持教育戒治专业化科学化的发展方向,推行科学有效的戒毒方法,不断提高教育戒治质量,最大限度地帮助戒毒人员戒除毒瘾,减少毒品对社会的危害;有助于更好地贯彻落实党的戒毒工作方针政策,充分体现了坚持以人民为中心发展思想和戒毒工作在毒品治理中的社会价值。

5. 是提高戒毒人民警察规范执法水平的客观需要

司法行政戒毒工作离不开公平公正、规范文明的执法管理。建设统一戒毒模式,有助于规范戒毒人民警察的执法理念和管理方式,健全执法标准和执法程序;有助于建立完善的戒毒执法考评、执法监督体系;有助于严格、公正、文明执法、维护法律权威,进一步提升司法行政戒毒工作规范执法水平。

（二）统一戒毒模式建设以来取得的成就与存在的问题

1.统一戒毒模式建立以来取得的成绩

近年来,统一戒毒模式建设取得了很大成就,推进了司法行政戒毒工作的快速发展。具体表现为:(1)经费投入不断加大,硬件设施设备不断完善;(2)戒毒民警队伍的"四化建设"不断深入,专业化水平逐步提高;(3)戒毒场所规范化建设日趋完善,场所安全程度不断提升;(4)阶段新技术、新方法不断研发,戒毒工作质量得到提升;(5)社会化延伸工作发展迅猛,戒毒人员操守保持率逐年提高。

2.统一戒毒模式建设中存在的短板和问题

尽管统一戒毒模式建设取得了一定成绩,但也暴露出一些问题,主要表现在:(1)部分民警的戒毒工作理念与新时代戒毒工作的发展要求不相适应,对统一戒毒模式认识不到位、理解不透彻;(2)专业戒治力量缺乏,戒治方法落后,场所戒治专业化程度低,导致科学戒治的核心地位不突出;(3)配套制度不健全,专业中心与科室之间的定位不够清晰,职能任务不够明确,工作运行机制不够顺畅;(4)科技推广应用不平衡,信息化建设滞后,智慧戒毒建设与统一戒毒模式的融合度还不够高;(5)四区建设"重塑形、轻流转"问题比较突出,规范化程度不足;(6)后续照管体制、机制缺失,社会支持系统不健全,戒毒一体化建设举步维艰;(7)诊断评估科学性不强,影响了统一戒毒模式的实施成效。

（三）完善统一戒毒模式的对策

1.以政治建设统领统一戒毒模式的发展

(1)提高政治站位,充分认识统一戒毒模式是贯彻落实习近平总书记关于戒毒工作重要批示指示精神的重大举措,是中国特色社会主义制度优越性在司法行政戒毒领域的具体体现。扎实推进统一戒毒模式建设,事关中国特色社会主义戒毒制度体系的确立,事关新时代司法行政戒毒工作整体水平的提升,必须坚持不懈,强力推进,确保实效。(2)强化使命担当,要求我们充分认识到戒毒工作的终极目标是最大限度戒治挽救吸毒者,减少毒品对社会的危害,净化社会环境,更好地满足广大人民群众对美好生活的需要。统一戒毒模式的建设能够进一步坚定戒毒信心,推动戒毒工作高质量、高效率地发展。(3)转变工作理念,彻底摒弃惯性思维和认识偏差。坚持规范化执法、人文化管理、专业化戒毒、社会化矫治的戒毒工作发展理念,不断突出科学戒治的核心地位,努力实现科学精准戒毒。坚持"惩戒打击、人文关怀、治病救人"相结合的思想,巩固教育矫治主业地位,要以规范化执法为前提,以人文化管理为手段,以专业化戒毒为核心,以社会化综合矫治为保障,全面提高教育戒治质量。(4)要处理好当前政治工作与业务工作的关系,坚持政治学习和业务工作齐抓并进,确保戒毒工作始终保持正确政治方向;处理好"塑形"和"立魂"的关系,坚持软硬并举,既对标基本模式各项要求,加快"四区五中心"硬件建设,又要丰富戒毒文化内涵,为统一戒毒模式"立魂"。

2.加强高素质戒毒人民警察队伍建设

"四区五中心"作为统一戒毒模式的建设基础,是决定统一戒毒模式有效运行的关键,务必要严格按照建设标准和操作指南稳步推进。(1)注重四个分区的功能性、整体性、协同性发展,确保流转顺畅。要加强对四区流转环节的考核和监督,严格按照四区流转操作指南、实施细则及考核验收标准对戒毒人员进行流转。(2)强化五大专业中心的支撑作用,确保规范化运作。要厘清科室、大队和专业戒治中心的职能定位,通过整合优化职能配置、机构设置和警力配备,盘活五大中心功能和机制,形成"中心管业务、管流转,大队管现场、管日常,科室管协调、管考核,各负其责、相互衔接"的管理体制。(3)建立并理顺各专业中心对兼职专业民警的有效考核、考绩渠道。(4)配齐配强各专业中心的设施、设备,提高科技含量,强化科技支撑。

按照习近平总书记对新时期政法队伍建设提出的总要求,坚持政治建警、改革强警、科技兴警、从严治警,加强戒毒人民警察"四化"队伍建设,履行好党和人民赋予的神圣职责使命。(1)加强队伍革命化建设。要坚持党对司法行政戒毒工作的绝对领导,以政治建设为统领,强化理论学习,坚定政治信仰,用习近平新时代中国特色社会主义思想武装头脑、推动戒毒工作的发展。(2)加强队伍正规化建设。要把坚持严明纪律与加强作风建设、内在养成与外部约束、正面引领与反面警示、从严查处与健全制度相结合,坚持"严在平时、管在日常"。(3)加强队伍专业化建设。专业人才是戒毒技术创新的关键。注重专业人才培养,不断提高干警专业素质和能力。(4)加强队伍职业化建设。健全干警履职保护制度、职业保障制度,改革人才的考核激励和管理机制,注重专业人才的招录、培养和使用,积极推进专业戒治人才认证管理,认真落实从优待警各项政策,不断增强干警的职业认同感和荣誉感。

3.加强戒毒新技术、新方法的研发与运用

统一戒毒模式突出科学戒治的核心地位,要把提高教育戒治质量作为根本出发点和落脚点,加大戒毒新技术、新方法和教育戒治优势项目的探索、实践和推广,坚持走戒治科学化专业化道路。(1)努力完善戒毒技术标准和规范体系,实现精准戒治,科学戒毒。(2)加强与大专院校、科研院所、行业协会交流合作和课题研究,采取聘用、购买、交流等方式引进专业人才和专业技术,积极构建智慧戒毒工作体系,全面提升科学戒毒工作水平。(3)要不断加强场所硬件优化升级。加强医疗设备、教学设施、心理健康辅助设备、运动康复训练场地、测试器材等基础要件的建设。(4)加强戒毒康复和教育矫治优势项目的研发和实施,以统一戒毒模式建设为统领,大力推行"个十百千"建设工程,推进教育矫治、戒毒医疗、康复训练的科学化专业化。

4.加强统一戒毒模式与智慧戒毒深度融合

统一戒毒模式与智慧戒毒深度融合,体现在:(1)坚持整体化设计,智慧戒毒建设要根据统一戒毒模式的建设任务、运行需求,坚持整体化设计、高起点规划、高水平建设,推动信息基础设施互联互通、共建共享。(2)坚持平台化融合。坚持以统一戒毒模式科学、规范、高效运行为导向,推动智慧戒毒管控平台建设,不断提高戒毒工作科技含量。建立起戒毒人员信息数据智能化采集、存储、分析、评估和应用等一套完善的系统,实现戒毒医疗、康复训练、教育矫正、心理矫治和诊断评估的数字化应用,实现科学精准戒毒。(3)运用大数据构建"戒毒智慧云",科学评估研判戒毒人员异常行为,提升场所安防管理智能化水平。(4)加强医疗信息化建设,建立医疗协作网,大力发展远程诊疗、远程教学、远程培训以及远程医疗协作服务,实现医联体内诊疗信息互联共享。(5)构建以学分制考评为主的个性化教育体系,打造"云课堂"、电子图书馆等教学平台,在各戒治大队分区建立教学点,打造精品课堂。(6)深化智能康复训练系统、VR身心康复疗愈系统的开发应用,全面落实运动戒毒康复常态化科学训练。(7)建成包括经颅磁刺激治疗、虚拟现实毒瘾评估矫治等在内的集传统心理矫治功能、智能化所内心理自助功能于一体的心理矫治系统。

5.建立健全科学的诊断评估系统

在建设统一工作模式的过程中,戒毒场所要适应戒毒形势的发展,建立科学、全覆盖、多维度的诊断评估体系,通过大数据分析建立完善的诊断评估模型,修正评估基准问题,找准矫治关键点,提高评估精确度。[1]（1)完善考核激励,弱化管理色彩,降低行为表现分值占比,明确诊断评估在各期段、各模块的考核评估权重比例,严格对照各专业中心诊断评估结果,按规定比例进行计分考核以兑现奖惩。(2)优化评估方法,积极研究开发专门针对戒毒方面的专用量表,不断完善并统一规范检测工具、操作流程和标准,有条件可引入测谎技术,保证诊断评估的精确性。(3)丰富评估内容,诊断评估可进一步细化为入所筛查评估、安全性评估、治疗性评估、综合性诊断评估、社区康复评估五个大项,以构建强制隔离戒毒所大诊断评估体系,增加危险性、人格特征、戒治需求、动机程度、社会关系网络、防复吸风险等内容。

6.推进社会化延伸工作体制与运行机制的建设

衔接帮扶与后续照管是戒毒工作最后一个非常重要的环节,社会化延伸需要全社会共同的努力,解决困扰戒毒工作"最后一公里"的问题。(1)要加强所地合作,打造完整"戒治链"。戒毒场所要加强与公安机关、社区戒毒、社区康复机构的联系配合,充分发挥专业戒毒优势,加强对社区戒毒、社区康复的指导帮扶,完善衔接帮扶机制。(2)要建立多部门分工明确的后续照管体系。建立由各地党委或政府负总责、各地禁毒委员会牵头、相关部门分工合作的后续照管体系。(3)戒毒所要利用走访、回访等多种教育手段帮助戒毒人员提高拒毒能力。(4)社区要改善专业人员和经费不足的局面,加大防复吸方面的探索研究,主动联系各方帮助戒毒人员解决在生活保障、就业、医疗、社会适应等方面的现实困境。(5)公安机关要利用公安数据信息网络优势,加速全国戒毒人员信息联网工作"硬件升级",建立全国戒毒人员信息管

---

〔1〕　田杰:《统一戒毒基本模式下的诊断评估改善和提升策略》,载《中国司法》2019 年第 5 期。

理数据库,根据戒毒人员的信息进行跟踪查询和动态监控,提高对出所戒毒人员的管控和教育,为其他后续照管部门提供数据信息服务。(6)要完善戒毒人员社会支持系统。要整合社会资源,呼吁社会团体、公益组织、热心市民和戒毒人员家庭等更多力量广泛参与到戒毒事业中来,加大禁毒、戒毒工作宣传,减少大众对戒毒人员的偏见和歧视,为他们回归社会营造良好的氛围。

思考题:

1. 简述戒毒组织机构的职责。

2. 简述我国戒毒工作体制。

3. 简述我国戒毒康复具体措施的特点。

4. 简述强制隔离戒毒的基本特征。

5. 简述我国戒毒工作的原则。

6. 试论戒毒工作理念与方法体系。

7. 简述国外戒毒康复模式的特点。

8. 试述全国统一司法行政戒毒基本模式的内容。

第六章　戒毒工作者与戒毒人员

戒毒工作主体主要由戒毒工作人员和戒毒人员构成。戒毒工作者是戒毒工作的执行者,他们的职业素质和戒治能力直接关系到戒毒工作质量。戒毒人员包括自愿戒毒人员、社区戒毒、强制隔离戒毒人员和社区康复人员,还有一些戒毒康复人员和药物维持治疗人员等,了解和掌握他们的基本情况、心理特征和成瘾情况等,是从事戒治工作的前提和基础。

第一节　简　　述

一、戒毒工作者概述

（一）概念

戒毒工作涉及面广,相关业务横跨多个政府职能部门,一些工作也离不开社会群团组织、科研院所、社会服务机构等社会力量的广泛支持。《戒毒条例》第 2 条规定:"县级以上人民政府应当建立政府统一领导,禁毒委员会组织、协调、指导,有关部门各负其责,社会力量广泛参与的戒毒工作体制。从广义上看,大多数直接或间接从事与戒毒相关工作的人员都可以被视为戒毒工作人员。从这个角度来讲,戒毒工作人员的范围非常广泛。但是,我们也需要相对准确地划定范围,这对准确界定有关部门职能,有力推动重点部门工作,有效协同禁毒各方面力量具有重要意义。从这个意义上说,我们立足戒毒工作中心任务,确定直接从事戒毒工作的人员群体作为研究对象。这里探讨的戒毒工作者,是指直接从事戒毒工作的人员,包括从事自愿戒毒、社区戒毒、强制隔离戒毒、社区康复和药物维持治疗等工作的人员。

（二）主要分类

《禁毒法》和《戒毒条例》确立了我国戒毒工作的主要措施,包括采取自愿戒毒、社区戒毒、强制隔离戒毒、社区康复以及戒毒康复和药物维持治疗等多种措施。这也为戒毒工作从业人员的分类提供了依据。根据戒毒工作属性和职能内容,直接从事戒毒工作的人员包括从事自愿戒毒的医疗人员,从事强制隔离戒毒、戒毒康复工作的人民警察及有关工作人员,从事社区戒毒和社区康复工作的乡镇（街道）工作人员和社区工作者,从事戒毒药物维持治疗的医务人员及有关工作人员。

在我国所有戒毒措施中,最为成熟、规范,戒治效果最为突出的当属强制隔离戒毒,本书戒毒工作人员探讨戒毒机关人民警察,其他类型的戒毒工作人员不予介绍。

二、戒毒工作对象概述

（一）概念

我国《禁毒法》第 31 条规定:"国家采取各种措施帮助吸毒人员戒除毒瘾,教育和挽救吸毒人员。吸毒成瘾人员应当进行戒毒治疗。"戒毒工作对象是指依照我国法律规定,在戒毒机构接受戒毒康复的吸毒成瘾人员。在我国,吸毒是违法行为,吸毒成瘾人员需要进行戒毒治疗。

在当前戒毒工作体系下,根据戒毒措施为标准可以将戒毒人员划分为以下几大类型:自愿戒毒人员、社区戒毒人员、社区康复人员、强制隔离戒毒人员、戒毒康复人员以及接受药物维持治疗的人员。

（二）戒毒人员具体分类

戒毒人员分类就是运用科学的方法,按照一定的标准将戒毒人员区分为不同类别的过程。分类是科学戒断毒瘾的必然要求,也是禁毒法律法规的必然要求。

1. 以性别为标准,分为男性戒毒人员与女性戒毒人员

不同性别的戒毒人员差异显著,需要采取不同的戒治措施。从数量上看,女性戒毒人员较男性戒毒人员少,但有上升趋势。我国禁毒法律法规明确了男性戒毒人员与女性戒毒人员进行分类戒治。《司法行政机关强制隔离戒毒工作规定》第 6 条规定,男性、女性戒毒人员应分别收治;第 17 条规定,女性戒毒人员必须由女性人戒毒工作人民警察直接管理;第 44 条规定,应当依照性别明确分别管理的内容。另外,对特殊类型的女性戒毒人员给予特殊保护。《禁毒法》第 39 条规定,怀孕或者正在哺乳自己不满一周岁婴儿的妇女吸毒成瘾的,不适用强制隔离戒毒,适用社区戒毒。女性戒毒人员需要与男性戒毒人员分开戒治,并在脱毒、治疗、康复阶段,设计符合女性戒毒人员特征的治疗方案。

2. 以年龄为标准,分为未成年戒毒人员与成年戒毒人员

不同年龄的戒毒人员差异显著,需要采取不同的戒治措施。从数量上看,未成年戒毒人员较成年戒毒人员少。根据 2019 年中国禁毒报告数据,截至 2019 年年底,中国现有吸毒人员 214.8 万名,18 岁以下 7151 名,占 0.3%。[1] 我国禁毒法律法规明确了不同年龄的戒毒人员进行分别管理。《禁毒法》第 44 条规定:"强制隔离戒毒场所应当根据戒毒人员的年龄情况,对戒毒人员实行分别管理。"《戒毒条例》第 30 条也有类似规定。另外,我国禁毒法律法规对未成年人吸毒行为持宽容、保护态度。《禁毒法》第 39 条规定:"不满十六周岁的未成年人吸毒成瘾的,可以不适用强制隔离戒毒。"这里要注意,这是一个选择性法律条款,即不满 16 周岁的未成年人吸毒成瘾的,也可以适用强制隔离戒毒。对于放任不管或无力监管的未成年人适用强制隔离戒毒,以提高戒毒治疗的针对性。

3. 以身体健康为标准,分为病残戒毒人员与普通戒毒人员

不同身体健康状态的戒毒人员,需要采取不同的戒毒措施。病残戒毒人

〔1〕《2019 年中国毒品形势报告》:载中国禁毒网,http://www.nncc626.com/2020 - 06/24/c_1210675813.htm。

员是指患有艾滋病、传染性疾病、精神病等特殊患者及伤残吸毒成瘾人员。我国禁毒法律法规对病残类戒毒人员的政策逐步转变,1995 年实施的《强制隔离戒毒办法》第 20 条规定:"吸食、注射毒品成瘾人员患有急性传染病或者其他严重疾病的,不宜收入强制隔离戒毒所"。2008 年实施的《禁毒法》第 44 条规定:"强制隔离戒毒场所应当根据戒毒人员的性别、年龄、患病等情况,对戒毒人员实行分别管理。"2014 年,中共中央、国务院印发的《关于加强禁毒工作的意见》中明确"探索建立病残吸毒人员的专门场所或区域"。2015 年国家禁毒办、公安部等八部委联合下发了《关于加强病残吸毒人员收治工作的意见》中强调按照"应收尽收,应治尽治"的原则收治戒毒人员,并对病残吸毒人员收治工作的组织领导、场所建立、收治管理制度完善提出了具体的指导意见。从"不收"到"应收尽收"说明收治病残类戒毒人员的必要性与重要性。

4. 以吸食毒品种类为标准,分为吸食传统毒品的戒毒人员和吸食新型毒品的戒毒人员

我国将毒品区分为麻醉药品和精神药品两类。以流行时间为标准,毒品可分为传统毒品和新型毒品。不同类型的毒品对戒毒人员的身体、心理及精神等方面的伤害程度不同,进而戒毒人员的成瘾程度及戒断症状不同,需要差异化的治疗。《禁毒法》第 43 条规定:"强制隔离戒毒场所应当根据戒毒人员吸食、注射毒品的种类及成瘾程度等,对戒毒人员进行有针对性的生理、心理治疗和身体康复训练。"《戒毒条例》第 30 条规定,"对吸食不同种类毒品的,应当有针对性地采取必要的治疗措施。"《司法行政机关强制隔离戒毒工作规定》第 34 条规定:"强制隔离戒毒场所应当根据戒毒人员吸食、注射毒品的种类、成瘾程度和戒断症状等进行有针对性的生理治疗、心理治疗和身体康复训练。"可见,禁毒法律法规强调,对吸食不同类型毒品的戒毒人员,实施不同的戒治措施。

第二节 强制隔离戒毒机关人民警察

一、强制隔离戒毒机关人民警察的概念及职责

（一）强制隔离戒毒机关人民警察的概念

强制隔离戒毒机关人民警察，是指在强制隔离戒毒场所内，依法从事戒毒执法管理、教育矫正与戒治康复等任务的人民警察。按照现行管理体制，分为公安机关管理的强制隔离戒毒机关人民警察与司法行政部门管理的强制隔离戒毒机关人民警察，两者除分段执行任务有所侧重外，其他职能并无差异，都是我国人民警察序列中的专业警种。

（二）强制隔离戒毒机关人民警察的职责

1. 依法收治

依据《禁毒法》《戒毒条例》《司法行政机关强制隔离戒毒工作规定》，强制隔离戒毒机关人民警察享有依法收治权，即强制隔离戒毒所及其人民警察履行强制隔离戒毒工作职责的法定职权。主要工作有：（1）依据县级以上人民政府公安机关强制隔离戒毒决定书接收戒毒人员。实施身份信息核查、身体健康检查、携带物品检查，制作《强制隔离戒毒人员入所健康状况检查表》《物品登记表》，由移送地公安机关工作人员和戒毒人员本人签字确认。（2）对符合入所条件的戒毒人员，填写《强制隔离戒毒人员入所登记表》，检查戒毒人员在公安机关强制隔离戒毒期间的相关材料，自戒毒人员入所之日起5日内书面通知其家属。（3）对不符合收治条件的戒毒人员，依法出具《不予（暂缓）收治戒毒人员通知书》，由移送地公安机关工作人员带回。

2. 所政管理

根据《禁毒法》等法律法规，强制隔离戒毒机关人民警察依法履行所政管理职责，对戒毒人员实行直接管理，其他人员不能代行管理职权，直接管理原则明确了管理主体的唯一性。依据戒毒人员特点，强制隔离戒毒机关人民警察应当对戒毒人员实行分类管理，主要内容有：（1）依据戒毒人员性别、年龄、患病等情况，对戒毒人员实行分别管理。（2）依据戒毒治疗情况，对戒毒

人员实行分期管理。(3)依据戒毒人员表现,实行逐步适应社会地分级管理。以分别分期分级为主要内容的分类管理,体现了所政管理科学规范要求。(4)根据履行职能需要,强制隔离戒毒所应当建立健全安全警戒管理、教育矫正管理、康复治疗管理、戒毒医疗管理、安全生产管理等管理制度体系与工作运行机制。

3. 教育矫正

强制隔离戒毒所应当对戒毒人员实施有针对性的教育矫正。(1)在形式选择上,结合入所时间、教育内容、教育资源等因素,采取入所教育、出所教育、集体教育、个别教育、社会帮教等多种形式开展教育矫正活动。(2)在内容安排上,主要有戒毒法律法规、所规所纪教育、卫生知识教育、行为养成教育、法律常识教育、思想道德教育、戒毒常识教育、心理健康教育、文化素质教育、戒毒康复训练、体能康复训练、心理康复训练、劳动教育和职业技能培训和回归社会教育,以及教育矫正效果评估等。

4. 戒毒治疗

强制隔离戒毒所根据戒毒人员吸食、注射毒品的种类、成瘾程度和戒断症状等进行有针对性的生理治疗、心理治疗和身体康复训练。(1)在生理治疗方面,除要在戒毒人员入所时进行健康检查外,还应当定期对戒毒人员进行身体检查,对患有疾病的戒毒人员及时提供治疗,对患有传染病的采取必要的隔离治疗措施,对患有严重疾病、不出所治疗可能危及生命的允许所外就医。(2)在心理治疗方面,要求建立戒毒人员心理健康档案,开展心理健康教育,提供心理咨询,对戒毒人员进行心理治疗,对心理状态严重异常或者有行凶、自伤、自残等危险倾向的戒毒人员应当实施心理危机干预,同时,对可能发生自伤、自残等情形的戒毒人员使用符合医疗规范的保护性约束措施。(3)在康复训练方面,通过组织体育锻炼、娱乐活动、生活技能培训等方式对戒毒人员进行身体康复训练,帮助戒毒人员恢复身体机能、增强体能,也可以组织有劳动能力的戒毒人员参加必要的生产劳动。这些规定和职责都为充分保障戒毒人员身心健康合法权益提供了制度保证。

5. 解除或变更戒毒措施

强制隔离戒毒所按照有关规定对戒毒人员进行诊断评估。诊断评估,是解除或变更戒毒措施的法定依据,也是责令强制隔离戒毒人员接受社区康复的重要依据。对强制隔离戒毒期限届满且经诊断评估达到规定标准的戒毒人员,应当解除强制隔离戒毒。经诊断评估,对符合规定条件的戒毒人员,可以提出提前解除或者延长强制隔离戒毒期限的意见,并按规定程序报强制隔离戒毒决定机关批准。强制隔离戒毒所也可以依据戒毒人员戒断康复情况、现实表现等因素进行复吸风险评估,向强制隔离戒毒决定机关提出社区康复的建议。

二、强制隔离戒毒机关人民警察的职业素质

职业素质是从业人员对所从事的行业了解和适应的能力体现,主要表现在职业兴趣、职业能力、职业发展等方面。职业素质水平受教育程度、成长环境、实践经历和社会环境等因素影响。从事戒毒工作的人民警察,首先要具备人民警察的任职资格,其次还要掌握戒毒相关工作的专业知识和技能,以胜任戒毒治疗这一项具有较高专业技术含量、跨学科的专业工作。本节就强制隔离戒毒机关人民警察的职业素质进行探讨。

(一)思想政治素质

政法机关是人民民主专政的国家政权机关,是捍卫党的领导和社会主义政权的重要力量。这一性质决定了政法队伍必须坚定理想信念,拧紧思想上的"总开关",始终做政治上的"明白人",旗帜鲜明坚持党的领导。政法干警要始终坚持把思想政治建设摆在第一位,确保政治过硬。强制隔离戒毒所是政法机关的组成部门,强制隔离戒毒机关人民警察是政法干警队伍组成部分,要坚持以习近平新时代中国特色社会主义思想为指导,深入贯彻习近平法治思想,增强"四个意识"、坚定"四个自信"、做到"两个维护",牢固树立科学的世界观和方法论,提高运用马克思主义立场观点方法分析解决实际问题的能力。深化社会主义法治理念教育,坚决抵制西方错误法治观点侵蚀,坚持党对司法行政戒毒工作的绝对领导,坚定不移地走中国特色社会主义法治道路,确保司法行政戒毒工作正确政治方向。加强党史、新中国史、改革开放史、社会主义发展史、革命传统和形势政策教育,加强人民警察核心价值观教育,引导广大干警坚定理想信念,脚踏实地工作,把个人的前途命运融入党

和人民的事业中去,在推进改革发展中坚定理想信念。坚持教育戒治中心任务,切实维护场所安全稳定,努力提高戒毒工作能力水平,为推动司法行政戒毒工作高质量发展提供坚强思想政治保障。

（二）法律业务素质

法律业务素质是政法干警的基本职业素养。强制隔离戒毒所是执法机关,强制隔离戒毒工作本质上是行政执法工作,强制隔离戒毒机关人民警察依法履行职责、行使职权,应当立足新形势下戒毒工作职能任务需要,把握戒毒工作基本理论、基本法律、基本政策和基本要求,提高法律素养,掌握做好戒毒工作的职业素养和专业本领,履行职责所必备的法律知识,增强依法行政、依法办事意识,提高运用法治思维和法治方式开展工作的能力,提高公正文明执法能力,牢固树立法治意识,加强法律逻辑训练和法治实践锻炼,严格依照法定程序,秉公执法,防止权力滥用,克服人民警察职业道德失范和司法腐败,严格依法依规完成强制隔离戒毒行政执法工作。

（三）专门业务素质

业务过硬是政法队伍的立身之本。（1）从总体要求看,强制隔离戒毒工作既有执法内容,又有专业要求,要求从事戒毒工作的人民警察具备法学、医学、心理学、社会学、管理学等多种学科专业知识,便于开展综合性的戒毒治疗工作。（2）从具体需求看,强制隔离戒毒机关人民警察要熟悉管理执法职责要求和程序规定,保障戒毒管理执法工作依法依规顺利进行,有力维护管理执法权威;了解戒毒医学、心理学知识和技能,为戒毒康复提供医疗和心理服务;掌握社会形势政策,为回归就业融入社会提供指导。从事管理执法岗位的,上岗前,要经过系统专业的培训,取得管理执法资格,从事医学、心理学、精神卫生学等专业岗位的还要具备相应的专业资质。

（四）文化科技素质

文化科技素质是政法干警基本素质的重要内容。强制隔离戒毒机关人民警察要注重知识更新,适应时代进步和禁毒形势发展要求,广泛学习经济、政治、文化、社会、生态文明等方面知识,加强禁毒领域特别是戒毒工作理论动态和实践成果的学习和应用,不断丰富和更新通识知识、专业知识储备。

要提高科学素养,增强科技应用能力,加强科技应用培训,学习掌握先进的信息技术,积极主动运用现代科技最新成果攻克工作难题,提高工作效能,加强大数据、物联网、区块链、人工智能在戒毒工作中的研发应用,打造智慧戒毒工作格局。

（五）体能实战素质

强制隔离戒毒机关人民警察是人民警察队伍序列中的一个专业警种。为依法有效应对和处置场所发生的追逃、聚众闹事、暴力袭警等安全事故和突发事件,保证人身安全,强制隔离戒毒机关人民警察应当具备一定的体能素质和防护技能,要在力量、速度、耐力、柔韧性、灵活性等体能素质方面符合人民警察职业标准,要学习掌握常用警械武器、防卫与控制技术、警务战术等警务实战技能和战术应用,以适应强制隔离戒毒警务执法实战需要。

（六）健康心理素质

健康的心理素质是人民警察必备的基本素质之一。强制隔离戒毒工作具有一定的危险性,因环境相对封闭、内容单调重复、安全管理压力大等特点,决定了强制隔离戒毒机关人民警察必须要具备健康的心理素质,包括建立正确的认知、成熟稳定的情感、坚毅顽强的意志,以及较强的心理压力承受能力、自我控制能力等内容。同时,长期吸食毒品的人员大多具有不同类型和程度的心理问题或心理疾病,需要从事戒毒工作的人民警察通过心理学专业学习训练,掌握心理学方法和技术,通过交流沟通和仪器设备,对有心理异常的戒毒人员进行准确识别、教育疏导和积极干预,改善他们的不良心态和适应方式,恢复心理平衡,治疗心理疾病。

三、强制隔离戒毒机关人民警察的专业能力

专业能力是指强制隔离戒毒机关人民警察应当具备戒毒治疗领域的专门知识与技能,主要包括以下内容:

（一）组织管理能力

组织管理能力,是指强制隔离戒毒机关人民警察为了保障戒毒工作顺利进行,运用科学技术和方法,对戒毒工作各项内容进行计划决策、组织指挥、监督控制等能力。这是强制隔离戒毒机关人民警察核心能力之一。

1. 牢固树立科学管理观念

主要包括以下内容：（1）要树立人本观，人民警察管理和强制隔离戒毒人员管理，本质上都是人的管理，这就要求在管理中要把"人"放在第一位，重视人的精神思想和价值观念的作用，充分调动人的积极性、创造性，在管理实践中认真回答戒毒工作"为了谁"，搞好戒毒工作"依靠谁"的问题；（2）要树立系统观，戒毒是禁毒领域的一项内容，其自身也构成一个独立系统，强制隔离戒毒机关人民警察在管理执法工作中，要自觉运用系统论的理论和方法，善于站在全局看问题，处理好戒毒系统内部诸要素之间的关系，安排好与禁毒领域其他工作之间的衔接配合，协调好内外资源的联动，聚焦工作重心，把握问题关键，统筹兼顾，更大程度地发挥整体优势和功能；（3）要树立战略观，强制隔离戒毒机关人民警察要深刻认识禁毒历史趋势，把握发展大势，认清当前形势，善于将规划部署与事业发展大局联系起来，从全局和长远角度看待问题、分析问题，加强融合性，避免盲动性，引导管理工作符合长远预期和短期目标。

2. 熟练运用现代管理方法

管理方法，是指运用的观念思维、思路方式、措施手段、路径模式等。强制隔离戒毒机关人民警察在管理执法过程中要学习运用现代管理方法，达到事半功倍的管理效果。既要善于运用传统实用方法，如行政的方法、法律的方法、心理的方法等，这些方法是经过长期管理实践总结出来的，符合管理学特点和规律，各有优势侧重，能有效解决特定领域问题，又要积极学习现代科学方法，随着戒毒工作向规范化标准化深入推进，一些先进的管理方法标准也逐步应用到管理中来，如 ABC 管理法、SWOT 分析法、5S7S 管理法、全面质量管理法等，这些依据管理特点和规律，立足于管理业务规范化和标准化，被社会广泛使用、功效显著且有普遍推广价值的管理方法，受到实务界欢迎。

3. 具备优秀组织管理能力

管理能力的评价一般指向这几个基本维度，主要包括：（1）队伍管理水平，是指人民警察队伍的素质结构、专业能力、成长环境等要素，反映了管理能力中"人"的核心作用，体现了管理者通过人才选拔、使用、管理、激励，达到人尽其才、才尽其用，实现管理目标的能力；（2）科学管理水平，是管理科学化、现代化的重要标志,强调的是管理过程中科学的方法、手段、流程、模式和机制的应用程度和运行水平,集中体现了管理者的科学素养和科学管理能力;(3)持续发展能力,是指对戒毒工作未来发展的预测、规划、决策、创新等方面内容,能反映管理者对态势规律的深度感知、趋势发展的战略远见和发展潜能的深刻把握。

(二)教育矫正能力

教育矫正是强制隔离戒毒所及其人民警察以及有关受委托的职业教育机构依法对强制隔离戒毒人员开展以入所教育、康复巩固阶段教育、职业技能教育、回归社会教育等为主要内容的教育活动。

1.课堂教学技能

课堂教学是教育矫正工作的主要方式。强制隔离戒毒机关人民警察要从教学组织、表达技巧、实践操作等方面提高课堂教学技能水平。(1)教学组织,包括课堂教学秩序主持、文体活动安排、实操训练组织等内容,要求能保持较好的课堂教学秩序,提高戒毒人员学习积极性和主动性,授课学习取得良好效果;(2)表达技巧,包括在课堂内外的口头语言表达、动作辅助表达、总结讲评等方面,要求语言准确简练、生动形象、通俗易懂,富有说服力、感染力和启发性,善于运用肢体动作、面部表情等辅助传达教育内容,迅速准确捕捉戒毒人员优缺点,适时开展即时性、阶段性总结点评;(3)实践操作,要熟悉教学器具的制作、使用、演示等技能,包括计算机、投影仪、幻灯片、影视播放设备以及已经投入使用的虚拟现实、成瘾脱瘾评估等智能教学和效果追踪评估设备。

2.个别教育技能

个别教育是指强制隔离戒毒机关人民警察根据戒毒人员的生理、心理、吸食毒品种类、成瘾程度、戒断症状等差异性特点,采取有针对性的谈话、辅导的教育活动。它强调戒毒人员的差异性与教育的针对性,尊重戒毒人员的人格和尊严,注重法治精神和人文关怀、心理疏导和思想引导、以理服人与以情感人相结合。个别教育有多种形式,戒毒所常用的有个别谈话和个别辅导。(1)个别谈话,是指强制隔离戒毒机关人民警察针对戒毒人员差异化特点,通过面对面沟通交流的方式,有目的地了解戒毒人员情况、获取状态信息、掌握思想动态、进行教育疏导、帮助解决问题,促进戒毒人员自我改善的教育活动。它是个别教育最基本、最常用的形式。(2)个别辅导,是强制隔离戒毒机关人民警察针对戒毒人员遇到的困难、问题及其戒毒治疗需求,运用专业知识和技能,采取科学的方式方法,对戒毒人员采取辅助帮扶、训练指导、启发引导的教育过程。目的是帮助戒毒人员正确了解自己、认识环境,学会自我调适,努力克服戒毒过程中的障碍,增强社会适应能力,顺利回归社会,成为守法公民。个别辅导不同于心理咨询,更不是心理治疗,而是促进戒毒人员的发展,健全其人格,其本质是一种教育活动。个别教育要求强制隔离戒毒机关人民警察要在全面了解戒毒人员的基础上,掌握疏导调节情绪、缓解气氛压力、对话沟通交流、转变观念认知、分析化解矛盾等教育沟通技巧。

3. 心理健康教育技能

这里的心理健康教育技能,主要是指心理健康教育、心理疏导等工作,区别于心理咨询师、心理治疗师的专业心理咨询和心理治疗工作。(1)心理健康教育,是强制隔离戒毒机关人民警察针对戒毒人员开展的心理健康知识普及性、常识性教育,教育引导戒毒人员懂得识别常见心理问题、情绪调节方法、寻求帮助途径等。(2)心理疏导,是强制隔离戒毒机关人民警察针对戒毒人员紧张、焦虑、轻度抑郁,以及戒毒环境适应不良造成的常见心理问题,采取观察倾听、答疑释惑、教育疏导等方式,达到端正认知、正确归因、消除疑虑、缓解焦虑等目的的活动。

4. 辅助教育技能

辅助教育是指根据教育矫正的目的和要求,在集体教育、分类教育、个别教育等基本组织形式以外,组织戒毒人员开展的各种有利于教育矫正的一系列教育活动。实际上,实务界尚未有关于辅助教育的准确概念,从戒毒工作实践看,常见的辅助教育有社会帮教、场所文化建设等内容。(1)社会帮教,是指强制隔离戒毒所及其人民警察联合政府部门、社会服务机构、戒毒人员家属等资源,为戒毒人员所内戒毒治疗和解除强制隔离戒毒后提供戒毒康复指导、回归社会政策扶持、心理咨询、困境救助,帮助戒毒人员与其亲属建立经常性联系,教育引导戒毒人员培育亲情观念、修复亲情关系、巩固亲情联结,营造稳定和谐的家庭帮教环境等教育帮扶活动。（2）场所戒毒文化建设,是指在戒毒场所中,以教育矫正和戒毒康复为目标,借助在戒毒工作中形成的器物文化、制度文化、行为文化、精神文化等文化样态,进行潜移默化、逐步渗透、深入持续的熏陶感染式教育,逐步达到观念根植、思想深埋、主导积极健康正向行为的效果。不论社会帮教工作,还是场所文化建设,或者其他形式的辅助教育,都需要强制隔离戒毒机关人民警察掌握较强的公共关系意识与经营能力,具体来说包括表达理解能力、人际融洽能力、合作协调能力、解决问题能力,以及社会学习能力、包容能力、抗挫折能力等,对警察个人的综合素质提出了较高要求。

（三）戒毒治疗能力

戒毒治疗,是指经有关部门批准从事戒毒治疗的医疗机构,对吸毒人员采取相应的医疗、护理、康复等医学措施,帮助其减轻毒品依赖、促进身心康复的医学活动。戒毒治疗能力就是具备戒毒医疗护理、心理治疗、康复指导等专业资质,并具有较高的戒毒治疗专业水平,是强制隔离戒毒机关人民警察的核心能力之一。与其他专业能力不同,戒毒治疗能力具有行业准入门槛,需要具备医疗护理、心理治疗、康复指导等专业资质。近年来,司法部在广泛调研的基础上,协调联系国家禁毒办、公安部、国家卫健委等有关部门,加强顶层设计,出台支持政策,注重典型示范,大力开展在职人员专业培训,协调融入社会医疗机构"医联体""医共体"建设,联合专业科研院所开展合作研究,购买推广科研项目服务,多措并举、协同发力,司法行政戒毒场所戒毒医疗力量不断增强,戒毒治疗水平不断提高,社会影响力不断提升,有力补强了职能转型初期戒毒治疗总体水平较弱这个短板弱项,成为戒毒治疗工作主力军。与此同时,我们也要看到,因毒品不断更新换代,长期吸食毒品导致的各种器质性、精神性问题层出不穷,国际上对新精神活性物质的毒理性、药理性研究尚未取得实质进展,针对毒品导致的系列问题,需要广大戒毒治疗专业人员不断深入研究,提出有针对性的方案。因此,这里说的戒毒治疗能力除了资质要求外,还要不断丰富戒毒治疗实践经验,熟悉并能迅速有效处置戒毒治疗过程中常见症状及并发症,不断提升戒毒治疗专业化水平。

(四)警务技能

警务技能是人民警察依法必备、区别于其他国家公务员的独有技能,是警察职业能力的重要体现。具体到强制隔离戒毒机关人民警察这一特定警种,特指从事强制隔离戒毒执行工作的人民警察为合法合理、安全及时地完成管理、执法、安全警戒等执法战斗任务,所采用的一系列技能与方法。基于强制隔离戒毒警务执法战斗特点,戒毒警务技能主要包括以下内容:(1)通用警务技能,是为保证戒毒所管理安全与执法安全,强制隔离戒毒机关人民警察在执行职务过程中遭遇脱逃、暴力袭击等对抗时,依法使用警械、武器,以及在不具备使用警械、武器条件下,在法律法规允许的范围内,徒手制伏执法对象的一系列技能,具体包括徒手防卫控制技能、警械使用技能、武器使用技能等内容。通用警务技能是所有警种人民警察都要掌握的基本职业技能。(2)安全防控类技能,是为防止强制隔离戒毒所发生各类等级安全事故,保障戒毒执法顺利实施,由强制隔离戒毒机关人民警察实施警戒、盘查、巡逻等安全防控类勤务活动而采取的一系列方法、技能。(3)案(事)件与灾害处置能力,是强制隔离戒毒机关人民警察在处置场所安全类、自然灾害类以及戒毒人员矛盾纠纷等警情时,为保证戒毒人员的人身安全、合法权益和管理执法活动的顺利进行而实施的一系列方法、技能,主要有场所安全类警情处置、所内案件先期处置、灾害事故的处置、矛盾纠纷的处置等内容。(4)制订警务行动方案,是实施警务行动的基本依据,方案是否科学可行直接关系到警务行动的成败和效果。制订警务行动方案要在充分掌握警情的基础上进行,需要把握警情性质、涉案(事)人数、影响范围、人员信息、心理状况、环境条件、天气变化等情况,从任务分配、警力部署、明确指挥层级、警械武器等装备准备、行动实施等要素进行战前准备,并做好战前动员。(5)警务指挥能力,是为有效处置戒毒所内发生的突发警情,警务指挥员依据情报信息研判,制订战术方案,部署战术行动,最后完成处置任务,"以最小代价换取最大的效益"的一系列警务活动所运用的能力、方法和谋略。

(五)科技应用能力

科技在戒毒工作中发挥了越来越重要的作用,不但深刻影响着强制隔离戒毒机关人民警察队伍的思想观念,不断推动警务模式和工作方式发生变革,还为提升人民警察个体素质和管理执法战斗力发挥了越来越重要的作用。近年来,司法部不断加大信息化建设力度,加快推动新时期司法行政改革发展,部署"数字法治、智慧司法"信息化体系建设,戒毒工作新模式、新机制落地运行,戒毒治疗新技术、新方法方兴未艾,视频巡查、远程诊疗、虚拟现实技术应用、经颅磁(电)刺激技术、生物反馈仪等一批戒毒"黑科技"呈现出前所未有的蓬勃之势。全国司法行政戒毒系统信息化水平大幅提升。科技应用能力是衡量人民警察队伍素质能力的一项重要标志。提升人民警察的科技应用能力,主要从以下方面着手:(1)强化科技观念意识,通过宣传教育和组织培训,引导广大强制隔离戒毒机关人民警察学习科技知识,掌握应用计算机和网络科学技术本领,不断提高科技素质和观念意识,在实际工作中善于应用科技的方法解决管理执法和戒毒治疗问题,提高科技应用水平,促进科技与戒毒工作有机融合;(2)提高科技应用水平,在智慧安防、智慧戒毒、智慧服务三个基本应用方向上开发更多的分析模块和应用工具,更好地为管理执法、决策指挥、精准戒治、延伸照管提供快捷、精准、有效地服务,不断提高戒毒工作效能;(3)拓展科技服务领域,提升优化环境,确保信息化工作规范、科学运行,强化信息安全保障,构建统一的信息服务体系,加强科学技术应用于戒毒工作的制度规范和标准体系建设,推进戒毒管理模式不断创新,遵循信息安全原则,在此基础上探索服务外包、项目代建、购买服务等市场化、专业化探索试点,让科学技术在戒毒工作领域得到广泛和深度应用,切实提高科学戒毒、智慧戒毒专业水平。

四、戒毒人民警察的职业道德

职业道德泛指调整行业从业人员职业行为的一系列准则、规范和价值判断。从本质上说,职业道德属于社会道德体系范畴。不同国家、不同时期的警察行业有不同的职业道德内容,甚至不同警种系统也有特定的职业道德内容。人民警察职业道德是人民警察在管理、执法和服务中所遵循的道德规范,警察职业道德面貌的好坏,不仅关系到人民群众的切身利益,而且还关系到党的威望和国家的声誉。

党中央高度重视人民警察队伍职业道德建设,因特殊的历史原因,新中国早期的人民警察是从人民解放军部队转隶而来,与人民解放军军人职业道德内容很长一段时期是相重合或相接近的,同时,人民警察队伍也在逐步建立自己的职业道德规范体系。建党早期,中央对承担锄奸保卫任务的中央特科成员明确规定,要"有坚定信念,政治上绝对可靠"。1931 年 11 月,江西中央苏区对承担公安保卫任务的国家政治保卫局工作人员规定了"服从命令听指挥,一切要服从组织决定,随时准备牺牲个人的一切""严守秘密,严守党的纪律、保卫工作纪律……"〔1〕五点纪律内容。1940 年,中央社会部修改转发了《晋察冀边区公安局警务公约》,提出了"警务人员,抗日当先,拥护政府,保障民权……"〔2〕的职责内容。

中华人民共和国成立后,1957 年 6 月 25 日通过并发布的《人民警察条例》规定,"人民警察必须依靠人民群众,经常保持同群众的密切联系,倾听群众的意见,接受群众的监督,必须严格遵守宪法和法律,努力为人民服务"。〔3〕 1958 年,第九次全国公安会议通过了《公安人员八大纪律十项注意》,对公安人员提出了更为具体的纪律要求。1995 年 2 月 28 日颁布实施、2012 年 10 月 26 日修订后施行的《人民警察法》,作为新中国第一部人民警察法,"总则"中的"全心全意为人民服务""人民警察必须以宪法和法律为活动准则,忠于职守,清正廉洁,纪律严明,服从命令,严格执法";"义务和纪律"中规定"秉公执法,办事公道;模范遵守社会公德;礼貌待人,文明执勤;尊重人民群众的风俗习惯"。2000 年 4 月 28 日,我国第一部系统规范公安机关及其人民警察纪律以及对违反纪律行为给予处分的部门规章《公安机关人民警察内务条令》颁布实施,条令中规定的总则、宣誓、内部关系等,以上内容实际上都是对人民警察职业道德规范的实践探索与经验总结。党的十八

---

〔1〕 公安部宣传局:《公安机关人民警察职业道德规范解读》,中国人民公安大学出版社 2013 年版,第 3 页。

〔2〕 公安部宣传局:《公安机关人民警察职业道德规范解读》,中国人民公安大学出版社 2013 年版,第 3 页。

〔3〕 公安部宣传局:《公安机关人民警察职业道德规范解读》,中国人民公安大学出版社 2013 年版,第 3 页。

大以来,党中央对人民警察职业道德建设提出了新要求,习近平总书记在2017年5月19日接见全国公安系统英雄模范立功集体表彰大会代表时发表重要讲话,进一步强调了对党忠诚、服务人民、执法公正、纪律严明的总要求。2020年8月26日,习近平总书记向中国人民警察队伍授旗并致训词,再次强调了"我国人民警察要对党忠诚、服务人民、执法公正、纪律严明"的总要求,以及"全心全意为增强人民群众获得感、幸福感、安全感而努力工作"这个党和人民赋予的使命任务。习近平总书记对人民警察队伍的训词精神,特别是"对党忠诚、服务人民、执法公正、纪律严明"的总要求,成为新时期中国人民警察队伍职业道德规范的重要内容,为新时代人民警察队伍建设发展进一步指明了前进方向,是我们总结提炼和丰富完善司法行政机关人民警察职业道德内涵的根本遵循。

在实践中,我们要做到:(1)始终坚持对党忠诚是根本前提。旗帜鲜明讲政治,始终坚持人民警察职业根本政治属性,坚持对党忠诚这一永远不变的根和魂,坚持党对司法行政工作的绝对领导,坚持政治建警方针,增强"四个意识"、坚定"四个自信"、做到"两个维护",确保司法行政机关人民警察队伍绝对忠诚、绝对纯洁、绝对可靠。(2)要始终坚持服务人民是根本宗旨。全心全意为人民服务是我们党的根本宗旨,也是人民警察的性质本色所在。要坚持以人民为中心的根本立场,坚定贯彻执行党的群众路线,忠实践行初心使命,坚持总体国家安全观,坚持国家利益至上,做到一切为了人民、一切依靠人民,全心全意为增强人民群众获得感、幸福感、安全感而努力工作。(3)要始终坚持执法公正是价值追求。公平正义是社会主义法治的核心价值理念,是执法司法工作的生命线。要坚持公平正义的核心价值取向,恪守执法公正的基本职业操守,积极适应深化全面依法治国新形势新要求,聚焦建设法治政府目标,持之以恒推进执法规范化建设,切实把严格规范公正文明执法落到实处,不断提高执法公信力,努力让人民群众在严格执法和热情服务中感受到公平正义。(4)要始终坚持纪律严明是重要保证。始终坚持从严治警方针,严格落实全面从严管党治警各项要求,进一步严明警纪、纯洁队伍,聚焦实战、强化训练,着力锤炼铁一般的理想信念、铁一般的责任担当、铁一般的过硬本领、铁一般的纪律作风,充分展现党领导的社会主义国家人民警察克己奉公、无私奉献的良好形象。[1]

第三节 戒 毒 人 员

一、戒毒人员的特征

(一)戒毒人员的基本情况

自 20 世纪 80 年代以来,我国毒品滥用人数一直呈持续增长态势,毒品滥用人数从 1990 年的 7 万人增加到 2012 年的 209.8 万人。2014 年以来,全国累计登记吸毒人员呈现连续上升趋势,到 2017 年达到历史顶峰。2018 年以来,每年新增吸毒人员增幅减缓,现有吸毒人员逐年递减,戒断 3 年未发现复吸人数持续上升。2008 年《禁毒法》颁布实施以来,全国滥用海洛因人员一直占据主要位置,这一结构自 2014 年发生改变,滥用合成毒品人员累计登记人数首次超过滥用以海洛因为代表的传统毒品人数,截至 2020 年年底,滥用合成毒品 103.1 万人,占现有吸毒人员总数 57.2%,滥用阿片类毒品 73.4 万人,占现有吸毒人员总数 40.8%。[2]

(二)戒毒人员的特点

1. 法律特点

戒毒人员是违法者。在我国刑事立法中,对应吸食毒品行为没有相关罪名,即吸毒不属于犯罪。《治安管理处罚法》第 72 条规定:"吸食、注射毒品处十日以上十五日以下拘留,可以并处二千元以上罚款。"据此,在我国,吸毒行为属于违法行为,戒毒人员是违法者。

2. 医学特点

戒毒人员是慢性复发性脑病患者。《吸毒成瘾认定办法》(公安部令第 115 号发布)第 2 条也明确指出:"吸毒成瘾是指吸毒人员因反复使用毒品而导致的慢性复发性脑病,表现为不顾不良后果、强迫性寻求及使用毒品的行

---

〔1〕 《习近平向中国人民警察队伍授旗并致训词》,载《人民日报》2020 年 8 月 27 日,第 1 版。

〔2〕 《2020 年中国毒品形势报告》:载中国禁毒网,http://www.nncc626.com/2020 – 06/24/c_1210675813.htm。

为,同时伴有不同程度的个人健康及社会功能损害。"随着科技的进步,现代医学对吸毒行为的疾病观念已达成共识。从医学角度讲,毒品滥用易产生成瘾性,而成瘾是慢性复发性脑病,随之的异常行为是脑组织功能失调的结果。

3. 心理特点

戒毒人员的心理特点主要表现为以下方面:(1)人格缺陷。突出表现为固执、自以为是、反抗感强、缺少毅力、独立性差、依赖性强。(2)认知偏差。主要表现为:偏执、极端,武断,固执,猜疑,夸大消极面等。(3)负性情绪明显。该群体广泛存在抑郁和焦虑状况。[1] (4)行为特点。主要表现为自控力低,冲动性强,欺骗性强,逆反敌对性强等方面。[2]

4. 社会特点

戒毒人员的社会特点主要是从年龄、性别、文化程度、职业、家庭支持等社会因素分析戒毒人员的群体特点。从年龄上看,18~35岁年龄段占主体;从性别上看,戒毒人员以男性为主,大概占80%,但女性戒毒人员呈逐年上升的趋势;从文化程度上看,戒毒人员文化程度普遍偏低;[3]从职业上看,无业的戒毒人员占据主导地位,[4]无业的戒毒人员大多数与其他违法犯罪行为有密切联系;从家庭支持看,戒毒人员的家庭支持系统薄弱,家属成员与戒毒人员的关系紧张,拒绝、排斥戒毒人员,甚至断绝亲属关系;从婚姻状况方面来看,有近一半的戒毒人员处于未婚或离异状态。即使保持婚姻状态,配偶也对戒毒人员不抱希望。

---

〔1〕 梁英豪:《达州市 232 例强制戒毒者吸毒特征及其心理健康状况调查》,载《乐山师范学院学报》2017 年第 12 期。

〔2〕 参见丛伟东等:《福建省 1000 名男性强制戒毒人员心理健康状况及人格特征的分析》,载《齐齐哈尔医学院学报》2013 年第 19 期;王春光等:《甲基苯丙胺成瘾者情绪加工障碍的机制及其临床干预方法的整合研究进展》,载《生物化学与生物物理进展》2017 年第 44 卷第 6 期;何军佳、曹生兵、李志军:《强制隔离戒毒人员心理行为特征与戒毒心理重构研究》,载《犯罪与改造研究》2012 年第 8 期。

〔3〕 丛伟东等:《福建省 1000 名男性强制戒毒人员心理健康状况及人格特征的分析》,载《齐齐哈尔医学院学报》2013 年第 19 期。

〔4〕 贾一夫等:《无业海洛因依赖者的生涯及经济来源调查》,载《中国药物滥用防治杂志》2005 年第 3 期。

二、与各类戒毒人员相关的法律规定

(一)自愿戒毒人员

1. 适用条件

《禁毒法》第 31 条规定,国家采取各种措施帮助吸毒人员戒除毒瘾,教育和挽救吸毒人员。《戒毒条例》第 9 条规定,国家鼓励吸毒成瘾人员自行戒除毒瘾。吸毒人员可以自行到戒毒医疗机构接受戒毒治疗。对自愿接受戒毒治疗的吸毒人员,公安机关对其原吸毒行为不予处罚。

2. 权利义务

《戒毒条例》第 10 条,对如何落实自愿戒毒作出明确规定,戒毒医疗机构应当与自愿戒毒人员或者其监护人签订自愿戒毒协议,就戒毒方法、戒毒期限、戒毒的个人信息保密、戒毒人员应当遵守的规章制度、终止戒毒治疗的情形等作出约定,并应当载明戒毒疗效、戒毒治疗风险。自愿戒毒人员应当履行戒毒协议内容,自觉遵守规章制度和约定内容。

3. 变更与解除条件

按照规定,戒毒治疗期限与终止戒毒治疗的情形是自愿戒毒人员与戒毒医疗机构通过签订协议或作出约定的方式确定的。

(二)社区戒毒人员

1. 适用条件

根据《禁毒法》的规定,社区戒毒的适用条件是吸毒成瘾。吸毒成瘾是指吸毒人员对毒品产生依赖,具体表现为在心理上、精神上的连续性的给药行为,一旦停止给药,生理上就会出现戒断症状,并且,因不同类型毒品的特性和人体的耐受性,吸毒成瘾人员需要不断提高吸毒量,加速对身心的损伤。对于吸毒尚未成瘾的人员,一般可以给予治安管理处罚,不进行戒毒治疗。关于吸毒成瘾的认定办法,《禁毒法》也明确由国务院卫生行政部门、药品监督管理部门、公安部门规定。从适用规定上看,虽然《禁毒法》《戒毒条例》未明确规定社区戒毒的适用对象,但可以从吸毒成瘾依法应当接受戒毒治疗,同时在不符合或者不适合适用强制隔离戒毒措施的范围中进行界定。依据《禁毒法》第 33 条、第 39 条和《戒毒条例》第 31 条的规定,社区戒毒适用对象是，怀孕或者正在哺乳自己不满 1 周岁婴儿的妇女吸毒成瘾的，不适用强制隔离戒毒；不满 16 周岁的未成年人吸毒成瘾的，可以不适用强制隔离戒毒；因健康状况不再适宜回所执行强制隔离戒毒的所外就医人员，可以不适用强制隔离戒毒；以及公安机关认为可以适用社区戒毒的四类吸毒成瘾人员。

2. 权利义务

《禁毒法》第 35 条规定："接受社区戒毒的戒毒人员应当遵守法律、法规，自觉履行社区戒毒协议，并根据公安机关的要求，定期接受检测。对违反社区戒毒协议的戒毒人员，参与社区戒毒的工作人员应当进行批评、教育；对严重违反社区戒毒协议或者在社区戒毒期间又吸食、注射毒品的，应当及时向公安机关报告。"本条第 1 款是关于社区戒毒人员应当遵守义务的规定，首先是遵守法律法规，为了保证社区戒毒取得良好的效果，戒毒人员应当遵守有关法律法规，不得违反法律、法规，特别是有关禁吸戒毒的相关规定；其次是自觉履行社区戒毒协议，对于社区戒毒协议的内容，戒毒人员应当采取积极的态度，主动配合和履行；最后是根据公安机关要求，定期接受检测，定期检测是确定戒毒人员是否复吸的基本和有效方式。社区戒毒的执行机关要把定期检测作为社区戒毒协议的一项内容予以规定和落实。第 2 款是关于社区戒毒人员违反社区戒毒协议如何处理的规定，对于违反社区戒毒协议的戒毒人员，应当进行批评、教育。批评、教育要根据社区戒毒人员违反戒毒协议的原因和程度，对于严重违反社区戒毒协议或者在社区戒毒期间又吸食、注射毒品的人员，由公安机关作出强制隔离戒毒的决定，送交强制隔离戒毒机构。《戒毒条例》对严重违反社区戒毒协议的具体标准作了细化：逃避或者拒绝接受检测 3 次以上，擅自离开社区戒毒执行地所在县（市、区）3 次以上或者累计超过 30 日。

3. 变更与解除条件

《戒毒条例》规定了社区戒毒变更的三种情形，社区戒毒人员的户籍所在地或者现居住地发生变化、被依法收监执行刑罚或采取强制性教育措施、被依法拘留或逮捕。户籍所在地或者现居住地发生变化的，由变更前后的乡（镇）人民政府、城市街道办事处办理材料交接手续，同时，明确社区戒毒人员报到时间等;被依法收监执行刑罚或采取强制性教育措施,社区戒毒终止,"终止"的意思是不再执行;被依法拘留或逮捕的,社区戒毒中止,"中止"就是当拘留或逮捕情形消除后,需要继续接受剩余期限的社区戒毒,在拘留或逮捕期间,由羁押场所给予必要的戒毒治疗。《戒毒条例》规定社区戒毒自期满之日起解除,明确了社区戒毒是到期自然解除,社区戒毒执行地公安机关应当出具解除社区戒毒通知书送达社区戒毒人员本人及其家属,并在7日内通知社区戒毒执行地乡(镇)人民政府、城市街道办事处。

（三）社区康复人员

1. 适用条件

《禁毒法》第48条规定,对于被解除强制隔离戒毒的人员,强制隔离戒毒的决定机关可以责令其接受不超过3年的社区康复。责令社区康复的机关是作出强制隔离戒毒决定的机关,强制隔离戒毒所依据戒毒人员戒毒治疗期间的综合表现,向强制隔离戒毒决定机关提出责令社区康复的建议,决定机关依据强制隔离戒毒所出具的综合诊断评估结论和建议,可以责令解除强制隔离戒毒的人员接受社区康复。

2. 权利义务

《戒毒条例》第38条规定,被责令接受社区康复的人员,应当自收到责令社区康复决定书之日起15日内到户籍所在地或者现居住地乡(镇)人民政府、城市街道办事处报到,签订社区康复协议。被责令接受社区康复的人员拒绝接受社区康复或者严重违反社区康复协议,并再次吸食、注射毒品被决定强制隔离戒毒的,强制隔离戒毒不得提前解除。社区康复人员应当遵守法律法规,自觉履行社区康复协议,并按照要求,自觉接受检测。除了遵守法律法规,履行社区康复协议、自觉接受检测,也是社区康复人员应当履行的义务。

3. 变更与解除条件

《戒毒条例》第41条规定,自愿戒毒人员、社区戒毒人员、社区康复人员可以自愿与戒毒康复场所签订协议,到戒毒康复场所戒毒康复、生活和劳动。这是社区康复执行地点变更的依据,既可以由社区康复人员户籍所在地或者现居住地乡(镇)人民政府、城市街道执行,也可以在戒毒康复场所执行。《戒毒条例》规定,社区康复自期满之日起解除,明确了社区康复也是到期自然解除,由社区康复执行地公安机关出具解除社区康复通知书送达社区康复人员本人及其家属,并在7日内通知社区康复执行地乡(镇)人民政府、城市街道办事处。

(四)强制隔离戒毒人员

1.适用条件

根据《禁毒法》第38条第1款的规定,对吸毒成瘾人员强制隔离戒毒的条件作了明确规定,需要符合下列四项法定情形之一:拒绝接受社区戒毒的;在社区戒毒期间吸食、注射毒品的;严重违反社区戒毒协议的;经社区戒毒、强制隔离戒毒后再次吸食、注射毒品的。《禁毒法》第38条第2款规定,对于初次被发现地吸毒成瘾人员,首先由公安机关责令其接受社区戒毒,对于拒绝接受社区戒毒或者经社区戒毒达不到效果的,需要进行强制隔离戒毒。此款明确了公安机关对于吸毒成瘾严重,通过社区戒毒难以戒除毒瘾的人员,可以直接作出强制隔离戒毒决定。根据立法解释,这种情形需要综合考虑吸毒成瘾的严重程度、本人戒毒意愿和自行戒毒的经历、本人工作情况和家庭社会环境等因素。《禁毒法》第38条第3款规定,对于自愿要求强制隔离戒毒的人员,需要经公安机关同意,同意后,就要按照强制隔离戒毒的规定进行戒毒治疗。此款是关于吸毒成瘾人员可以自愿接受强制隔离戒毒的规定,这一规定是考虑到实践中一些吸毒成瘾人员具有戒毒意愿,但是戒毒信心不足,希望借助外部约束、专业资源等帮助支持来达到戒毒目的。

除了这三款内容,《禁毒法》第39条还规定了不适用强制隔离戒毒的情形。一是怀孕或者正在哺乳自己不满一周岁婴儿的妇女吸毒成瘾的,不适用强制隔离戒毒,这里的"不适用"是刚性规定,没有选择余地,只要是吸毒成瘾人员怀孕或者正处于哺乳自己不满1周岁婴儿的,就一律不适用。二是对于16周岁的未成年人吸毒成瘾的,一般不适用强制隔离戒毒的措施。对于家庭或其他监护人无看护管束能力,不能帮助其戒毒,采取社区戒毒措施又没有效果的吸毒成瘾未成年人,需要对其采取强制隔离戒毒,帮助其戒除毒瘾。同时,本条第2款还对不适用强制隔离戒毒的吸毒成瘾人员,要求将其作为社区戒毒的重点对象,负责社区戒毒的部门要加强教育帮扶和监督。

2. 权利义务

强制隔离戒毒是在总结我国多年戒毒实践经验的基础上,对原公安强制戒毒和司法行政劳动教养戒毒两种措施进行整合改革而设立的强制性戒毒措施。从强制隔离戒毒的法律属性看,它作为一种行政强制措施,目的在于帮助吸毒成瘾人员戒除毒瘾,而不是对其实施惩罚的行政处罚措施。因此,强制隔离戒毒人员在强制隔离戒毒期间的权利义务关系因戒毒治疗和场所安全等因素有一些变化。从《禁毒法》《戒毒条例》规定和现行管理执法实践看,强制隔离戒毒人员在所期间权利主要有:对强制隔离戒毒决定提起复议或诉讼权,所外就医权,接受探访权,接受探视权,提前解除强制隔离戒毒权等;义务主要有:遵守法律法规,遵守戒毒人员行为规范、行为守则,服从管理,接受戒毒治疗等。

此外,《禁毒法》还规定戒毒人员在入学、就业、享受社会保障等方面不受歧视。有关部门、组织和人员应当在入学、就业、享受社会保障等方面对戒毒人员给予必要的指导和帮助。在所期间,戒毒人员依法享有合法的婚姻家庭权、依法取得国家赔偿权、获取工资的权利等,为接受戒毒治疗的人员在入学、就业、社会保障等方面提供了法律保障。

3. 变更与解除条件

解除强制隔离戒毒有三种形式,提前解除强制隔离戒毒、按期解除强制隔离戒毒和延长解除强制隔离戒毒。执行依据是诊断评估结论。根据《禁毒法》《强制隔离戒毒诊断评估办法》,对戒毒人员戒毒情况进行诊断评估,强制隔离戒毒场所可以提出提前、延长或按期解除强制隔离戒毒的意见,报强制隔离戒毒的决定机关批准。诊断评估内容包括生理脱毒评估、身心康复评估、行为表现评估、社会环境与适应能力评估,基本涵盖了戒毒的主要评估维度。诊断评估程序,一是入所7日内,强制隔离戒毒所应当为其建立诊断评估手册,记载其生理脱毒、身心康复、行为表现、社会环境与适应能力等情况,作为诊断评估依据;二是执行强制隔离戒毒3个月后,强制隔离戒毒所参照生理脱毒评估标准对戒毒人员生理脱毒情况进行阶段性评价,评价结果应当作为一年后和期满前生理脱毒诊断评估的重要依据；三是执行强制隔离戒毒一年后的综合诊断评估，一年期评估结论是提前或延长解除强制隔离戒毒的依据。

目前，在评估标准操作实施上，对生理脱毒、身心康复、行为表现评估结果均达到"合格"的戒毒人员，强制隔离戒毒所应当按期解除强制隔离戒毒；对生理脱毒、身心康复评估结果中有一项以上为"不合格"的，强制隔离戒毒所可以提出延长强制隔离戒毒期限 3～6 个月的意见；对行为表现评估结果尚未达到"合格"的，强制隔离戒毒所根据其情况，可以提出延长强制隔离戒毒期限的意见，延长时间不得超过 12 个月。

（五）戒毒药物维持治疗人员

1. 适用条件

戒毒药物维持治疗，是指在符合条件的医疗机构，选用适宜的药品对阿片类物质成瘾者进行长期维持治疗，以减轻他们对阿片类物质的依赖，促进身体康复的戒毒医疗活动。戒毒药物维持治疗人员，是指年龄在 18 周岁以上、有完全民事行为能力的阿片类物质成瘾者，可以按照自愿的原则申请参加维持治疗。18 周岁以下的阿片类物质成瘾者，采取其他戒毒措施无效且经其监护人书面同意，可以申请参加维持治疗。戒毒药物维持治疗适用人员还包括符合上述条件的自愿戒毒人员、社区戒毒人员和社区康复人员以及未被发现的阿片类物质成瘾者。

2. 权利义务

《戒毒条例》第 23 条、第 24 条、第 26 条、第 30 条等规定内容明确了申请参加维持治疗的人员应当履行的义务和享有的相关权利。第一，应当承诺治疗期间严格遵守维持治疗机构的各项规章制度，接受维持治疗机构开展的传染病定期检查以及毒品检测，并签订自愿治疗协议书；第二，符合维持治疗条件的社区戒毒人员、社区康复人员，经乡（镇）、街道社区戒毒、社区康复工作机构同意，可以向维持治疗机构申请参加维持治疗。

3. 变更与解除条件

按照规定，是否批准申请人员进入维持治疗，要结合对申请维持治疗的人员医学评估和行为表现来决定。(1)医学评估方面,主要是检查是否有治疗禁忌证,对有治疗禁忌证的,暂不宜接受维持治疗,禁忌证治愈后,可以申请参加维持治疗;(2)行为表现考察方面,一是有关人员脱失的,维持治疗机构发现治疗人员脱失的,应当及时报告当地公安机关;发现正在执行社区戒毒、社区康复治疗人员脱失的,应当同时通报相关社区戒毒、社区康复工作机构。二是是否存在违规违法犯罪行为的,治疗人员在参加维持治疗期间出现违反治疗规定、吸食毒品、严重影响维持治疗机构正常工作秩序或者因违法犯罪行为被羁押而不能继续接受治疗等情形的,维持治疗机构应当终止其治疗,及时报告当地公安机关。被终止治疗者申请再次参加维持治疗的,维持治疗机构应当进行严格审核,重新开展医学评估,并根据审核和评估结果确定是否接受申请人重新进入维持治疗。维持治疗机构应当将审核结果及时报所在地公安机关备案。

思考题:

1. 简述戒毒人民警察应当具有的能力。

2. 试述戒毒人民警察应当具备的职业道德。

3. 简述戒毒人员的类型及其特点。

中　篇

第七章　戒毒人员管理

　　戒毒人员的管理是戒毒工作的重要组成部分,没有一个安全稳定的戒治环境,戒治康复工作就无从谈起。对戒毒人员进行依法、严格、科学和文明的管理,不仅能够促进戒毒人员的行为养成,维护戒毒人员的合法权益,更能促进戒毒场所安全稳定秩序的建设。这就要求戒毒管理工作者要树立正确的管理理念,严格遵守戒毒工作管理原则,不断提高执法管理水平,促进戒毒质量的提高。

第一节　戒毒人员管理概述

一、戒毒人员管理的概念与属性

（一）戒毒人员管理的概念

　　戒毒人员管理,是指戒毒机关为了教育和挽救吸毒成瘾人员,根据有关法律法规的要求,对戒毒人员在戒毒期间从事各种戒治活动时进行的管理活动。戒毒人员管理的目标是对戒毒人员通过执法管理活动,使戒毒人员遵纪守法,纠正不良心理和行为恶习,进而戒除毒瘾,顺利回归社会。

　　戒毒人员管理是一种再社会化的活动。戒毒人员管理是通过采取各种行为、心理矫正和训练,使戒毒人员改变以前有偏差的或错误的价值标准和行为方式,重新接受一种符合社会利益的价值观念、社会规范和行为方式,以此完成戒毒人员的再社会化。戒毒人员管理是一种特殊行业的管理,我们既要以先进的管理理论作为工作指导,同时也要根据我国戒毒管理的实际情况,通过自身的不断摸索、探究,找到适合戒毒工作的管理方法,把戒毒管理的科学性和艺术性有机结合起来。只有将管理的科学性和艺术性统一起来,相互补充,共同作用,才能更好地实现戒毒人员管理的有效性和针对性,完成新时期赋予戒毒机关的艰巨任务。

从戒毒工作实践来看,戒毒人员的管理主要是对处在封闭环境的强制隔离戒毒人员的管理,其他诸如自愿戒毒和社区戒毒、社区康复等管理,相对于强制隔离戒毒而言,是松散的,其规范性和系统性程度较低。本章中的戒毒人员管理,主要是从强制隔离戒毒人员管理这个角度来论述的。

（二）戒毒人员管理的属性

1. 行政性属性

强制隔离戒毒是一种行政强制措施,戒毒人员管理在管理依据、管理主体等方面都具有行政性的属性。一是戒毒人员管理主要是依据行政管理方面的法律、法规和规范性文件进行的。二是戒毒人员管理是由戒毒机关及其人民警察具体实施、县级以上公安机关、卫生部门、民政部门配合。

2. 强制性属性

强制隔离戒毒的强制性主要表现在戒毒人员的人身自由在一定时期受到限制,在这段期限内,戒毒所有权采取一系列强制措施来防止戒毒人员接触毒品并接受一系列的脱毒、抗毒、拒毒的治疗、矫治、训练等活动。在这一系列活动过程中,戒毒人员自伤或伤害他人,戒毒所可以采取必要的保护性措施,防止戒毒人员伤亡事故的发生。

3. 非处罚性属性

强制隔离戒毒本质上不是对吸毒者进行的行政处罚,而是针对吸毒成瘾且其他戒毒措施难以有效戒毒的吸毒成瘾人员的一种戒毒措施,这种措施不是简单的关押看管、强制隔离,而是强制隔离之外辅之以教育、治疗、行为矫治等多种方法并用的综合性戒毒措施。

4. 戒治性属性

戒毒人员管理通过对吸毒成瘾的戒毒人员进行有针对性的生理治疗、心理治疗、身心康复训练,也本着教育、挽救的精神,让他们接受文化知识、道德法律常识、心理健康知识、毒品危害知识的教育,学习和掌握必要的生产生活技能,为回归社会打下良好基础。

二、戒毒人员管理的要素与环境

(一)戒毒人员管理的要素

戒毒人员管理最基本的构成要素是管理者、管理对象和管理手段。

1. 管理者

管理者是管理活动的主体,是谁对谁的管理,谁来实施管理,这是研究管理活动首先遇到的问题之一。我国的戒毒人员管理是一种行政执法活动,管理的主体是戒毒机关,具体实施的是戒毒机关的人民警察。

2. 管理对象

管理对象是管理活动的承受者,管理学界普遍认为管理对象是指管理活动的对象,即人和组织。本书中戒毒人员管理的管理对象是指强制隔离戒毒人员。强制隔离戒毒人员,是指依法被县级以上公安机关决定,在戒毒所进行戒毒的吸毒成瘾人员,是强制隔离戒毒戒治的对象。

3. 管理手段

戒毒人员管理的管理手段是指为教育挽救戒毒人员,帮助他们成功回归社会,而采取的综合的方法和措施。绿色发展的监管手段包括法律手段、行政手段、监督手段、教育矫治手段、戒毒医疗手段、康复训练手段和科技手段七种。

(二)戒毒人员管理的环境

环境是指围绕着人类的外部世界,是人类赖以生存和发展的社会和物质条件的综合体。[1] 环境是相对于某一中心事物而言的,是指能对中心事物产生影响的各种外在因素的总和。戒毒人员管理的环境,是围绕戒毒人员管

---

〔1〕 《辞海》编辑委员会:《辞海》,上海辞书出版社 1999 年版,第 3417 页。

理这一中心内容展开,并对管理活动能够产生影响的所有外界因素的总称。对于戒毒人员管理来说环境分为外部环境、内部环境和心理环境。

1. 外部环境

戒毒人员管理的外部环境是强制隔离戒毒机关和人民警察在管理过程中所处的外部条件。主要有政治法律环境、经济环境、社会环境、科技环境等。其中政治法律环境和科技环境对戒毒人员管理的影响尤为明显。

2. 内部环境

戒毒人员管理的内部环境是指存在于戒毒机关内部,戒毒机关有能力控制的因素。包括戒毒人员管理的目标、戒毒所的组织结构、强制隔离戒毒所的资源、戒毒所的组织文化等。其中戒毒所的组织结构、强制隔离戒毒的资源对戒毒人员管理的影响是显性的,场所的组织文化对戒毒人员管理的影响是潜移默化的。

3. 心理环境

德国心理学家库尔特·勒温提出人的行为可表示为人和环境的函数。这一环境勒温称作心理环境。心理环境,乃是指对个体有实际影响的那些事实,[1]它已经超出了物理、生物、社会、文化意义上的环境,它对人的影响是最切近的和最直接的。[2] 具体来说,勒温把人和环境看作一个格式塔整体,称之为"生活空间、心理场",并思考在这个环境氛围中人的心理状态和变化过程,比如承受力、想法和动机等心理因素。[3]

戒毒人员管理的环境是不断变化的,作为管理者要关注和研究戒毒人员管理环境的变化和发展趋势,认清自身的优势和劣势,及时应对和调整管理理念、管理模式、管理制度和管理方法,才能作出正确、及时的决策,才能使戒毒工作不断发展,使帮助戒毒人员成功再社会化的管理目的得以实现。

三、戒毒人员管理原则

根据《公安机关强制隔离戒毒所管理办法》(2011 年 9 月 28 日,公安部

---

〔1〕 田浩:《拓扑心理学的理论启示》,载《赣南师范学院学报》2006 年第 1 期。

〔2〕 葛鲁嘉:《心理环境论说——关于心理学对象环境的重新理解》,载《陕西师范大学学报》2006年第 1 期。

〔3〕 张静:《完形心理学家勒温和他的"场论"》,载《大众心理学》2006 年第 6 期。

令第 117 号)第 3 条规定,强制隔离戒毒所应当坚持戒毒治疗与教育康复相结合的方针,遵循依法管理、严格管理、科学管理、文明管理的原则。

(一)依法管理原则

戒毒管理的本质是国家行政机关的一项执法活动。戒毒管理的原则首先就是要遵守社会主义法治原则,即依法管理原则。依法管理原则是指戒毒机关和戒毒工作者在行使管理职权,从事管理活动时,要增强管理人员的法治观念,树立敬畏法律的思想,坚决落实戒毒法律法规,不论是戒毒工作者还是戒毒人员都必须遵守法律法规,依法行事。

(二)严格管理原则

严格管理是指戒毒管理必须依照国家法律、法规和政策规定,贯彻从严精神,把戒毒人员置于严密的监督和严格管束之下,建立严密的戒治、学习、劳动和生活组织,严明纪律,严格奖惩,以体现戒毒管理工作的强制性。严格管理原则主要体现在:一是依法制定严格管理的规章制度;二是管理机构要严格履行管理职权;三是严密控制管理工作的全过程;四是充分发挥奖惩在管理中的积极作用,从而进一步调动戒毒人员遵规守纪和戒毒的积极性,营造良好的戒毒氛围。

(三)科学管理原则

科学管理原则是以科学的制度和方法管理戒毒人员的准则。科学管理要求戒毒工作者采用综合性的管理手段,最大限度调动和发挥戒毒人员接受教育戒治的积极性和主观能动性,实现由"要我戒"到"我要戒",由"强制戒"到"自觉戒",不断提高其自身抗毒拒毒的能力。在戒毒形势发生了巨大变化的新时代,戒毒管理职能、体制结构、制度建设、管理方式等理应随之进行改革。

(四)文明管理原则

文明管理是指管理机关和管理者在管理过程中,秉持"以人为本"的理念,尊重被管理者的人格和尊严,保障他们的合法权益。文明管理原则主要体现在:一是充分保障戒毒人员享有我国宪法赋予的权利,如享有行政复议和行政申诉的权利,人格不受侮辱,人身安全不受侵犯的权利等;二是戒毒管理机关和管理人员要认真正确地贯彻执行戒毒法律法规、政策和工作原则，在管理中体现以人为本，更多地使用正面教育、正面激励的管理手法，给予戒毒人员更多人文关怀。

第二节　强制隔离戒毒人员管理的内容

一、执法管理

戒毒执法管理是戒毒民警对戒毒人员从接收入所、戒毒所内日常执法到解除强制隔离戒毒出所整个过程中的管理活动。

（一）接收与解除

1. 接收

强制隔离戒毒所接收由公安机关投送的戒毒人员，是戒毒人员管理的第一个环节，也是强制隔离戒毒执法的开始。戒毒所要审查和检验《强制隔离戒毒决定书》《吸毒成瘾认定意见书》《吸毒人员动态管控情况表》等法律文书是否合法、合规，戒毒人员的相关信息是否真实、是否与法律文书相符等。检验合格后进行入所检查，包括身体健康检查和安全检查。医生按照检查情况如实逐项填写《强制隔离戒毒人员入所健康检查表》。对符合接收条件的戒毒人员，接收民警办理接收手续，并在 24 小时内进行信息采集和权利义务告知。

现实中，公安机关和司法行政机关虽然同样使用同一《诊断评估办法》和《诊断评估细则》，但是，在具体操作上，却是各行其是，例如，公安机关对戒毒人员的奖罚分，只有总分，没有具体的说明材料；在办理移交时，不一定向司法行政机关提供《戒毒人员诊断评估手册》等[1] 司法行政机关戒毒所也只能接收，导致戒毒人员诊断评估衔接不畅、资料不完整，从而影响诊断评估的有效性。

---

〔1〕　参见陈进婉:《强制隔离戒毒人员诊断评估工作存在问题研究》,载《中国药物滥用防治杂志》2020 年第 4 期。

2. 解除

解除强制隔离戒毒需要严格依照法律规定标准和程序,标志着戒毒所与戒毒人员之间的法律关系消失。按照规定要求,对强制隔离戒毒期限届满且经诊断评估达到规定标准的戒毒人员,应当解除强制隔离戒毒。戒毒所会提前通知原决定机关,出具《解除强制隔离戒毒证明书》送达其本人,同时通知其家属、所在单位、其户籍所在地公安派出所前来接送。

但是,实践中大部分戒毒人员是自行离开戒毒所的。有些省份推行后续照管工作,戒毒所会对接后续照管站,并要求戒毒人员出所后到后续照管站报告,签订后续照管协议。[1]

(二)通信、通话、探访、探视

通信、通话、探访、探视是戒毒人员与外界进行交流、沟通的主要手段,充分体现了国家的立法初衷和"以人为本"的工作理念,在戒毒期间与外界进行交流、沟通,有利于戒毒人员感受到家庭、社会的关心,也有利于借助家庭、社会的力量开展帮教工作。

1. 通信

戒毒所不干涉戒毒人员的通信行为,只履行登记、签名手续,并及时邮出和分发。遇有特殊情况需要检查戒毒人员信件时,应当有两名以上民警进行严格的检查和记录,并注意保护戒毒人员的隐私。

2. 通话

经戒毒所批准,戒毒人员登记后可以使用指定的固定电话与其亲属、监护人或者所在单位、就读学校有关人员通话,包括运用台式电脑进行网络视频通话。通话时,必须有民警在场,并由民警记录相关情况。

3. 探访

探访,是指戒毒人员的亲属和所在单位或就读学校的工作人员可以按戒毒所指定的时间探望戒毒人员,了解其戒毒状况,鼓励戒毒人员戒除毒瘾以便早日回归社会。探访人员探访要根据相关规定进行身份审核、登记,按规定时间、在规定地点探访,由民警进行相关记录。

---

〔1〕 罗辉:《强制隔离戒毒措施运行状况实证研究》,东南大学 2019 年硕士学位论文,第 10 页。

4.探视

探视,是指戒毒所允许戒毒人员在一定的期限内回家探望亲人、处理家庭重大事务。戒毒人员执行强制隔离戒毒期间,可能会出现其配偶或者直系亲属病危、死亡或者家庭发生其他重大变故的情形,在这种情况下,由戒毒人员提出申请,经戒毒所审批和省戒毒管理局备案后发给戒毒人员探视证明,戒毒人员在规定的时间内回家探视、回所,并按照规定的程序进行检查和记录。

(三)保护性约束措施和单独管理

1.保护性约束措施

保护性约束措施,是指戒毒人员因毒瘾、精神疾病发作可能发生自伤、自残等情形时,为了保护戒毒人员自身安全而采取的一种强制医疗保护措施。对戒毒人员使用保护性约束措施,要经过严格的审批程序,手续齐全。采取保护性约束措施应当遵守有关医疗规范,防止因使用不当导致戒毒人员受伤。戒毒警察和医务人员应当密切观察,当可能发生自伤、自残或者伤害他人的情形消失后,立即停止使用保护性约束措施。

2.单独管理

单独管理是为查清戒毒人员违纪、违法问题,防止发生危险而采取的一种与他人隔离的管控措施。单独管理要严格审批使用条件,履行审批手续,做好单独管理戒毒人员的身体、携带物品的检查工作,防止携带危险品和违禁品进入单独管理室。单独管理期间要做好审查和教育疏导工作,做好审查记录。同时,要保障好戒毒人员的基本权利,如按时按标准提供饮食,保持单独管理室的通风、卫生,不得长时间连续使用单独管理措施。

(四)离所就医和所外就医

离所就医和所外就医是人道主义精神在戒毒人员管理活动中的具体体现,戒毒人员相较于一般人更易罹患各种疾病,有时起病急、病情发展快、恶化迅速,病因复杂,救治难度大,而许多戒毒所内的医疗资源、医技水平难以适应救治需求,可能会延误治疗甚至危及生命,因此需要到社会医院接受更好、更专业的治疗。

1. 离所就医

离所就医是指戒毒人员因病、因伤,确需到社会医院诊治的,由戒毒所医疗机构出具诊断证明或者提出书面建议,经戒毒所主要负责人批准,可以离开戒毒所到社会医院就医地活动。戒毒人员离所就医,戒毒所应当配备两名以上人民警察直接管理,并对戒毒人员的治疗、管理情况作详细记录。

2. 所外就医

所外就医是指戒毒所对患有严重疾病,不出所治疗可能危及生命的戒毒人员,根据医疗机构的诊断证明,报请有关部门批准,允许其到所外医院就医的执法活动。戒毒人员所外就医,由戒毒人员所在大队根据二级及以上医疗机构的诊断证明提出申请,填写《强制隔离戒毒人员所外就医审批表》,经戒毒所业务部门审查,戒毒所审核,由戒毒所所在省级司法行政机关戒毒管理部门批准。批准后,戒毒所应将戒毒人员所外就医审批结果,报戒毒决定机关备案,并发放《强制隔离戒毒人员所外就医证明书》,于5日内书面通知戒毒人员亲属或者所在单位、就读学校以及户籍所在地或者居住地公安机关。戒毒人员由家属接走或者戒毒所送回。

(五)诊断评估

强制隔离戒毒诊断评估是指戒毒所对戒毒人员在强制隔离戒毒期间的生理脱毒、身心康复、行为表现、社会环境与适应能力等戒治情况进行的综合考核和客观评价。

1. 诊断评估的机构

各个戒毒所成立由所领导、管理、教育、医疗、康复劳动等多岗位工作人员组成的诊断评估委员会,并下设诊断评估委员会办公室。

2. 诊断评估的内容

诊断评估的主要内容包括:生理脱毒评估、身心康复评估、行为表现评估、社会环境与适应能力评估四个方面。生理脱毒评估、身心康复评估、行为表现评估结果分为"合格""不合格"两类;社会环境与适应能力评估结果分为"良好""一般"两类。诊断评估的结果是戒毒人员解除、提前解除强制隔离戒毒或延长强制隔离戒毒期限和责令社区康复的依据。由于司法行政机关和公安机关的戒毒模式不统一,导致了工作标准的不统一,造成了戒毒人员的诊断评估难以保有客观性以及衔接不畅。[1] 同时司法行政机关身兼诊断评估的执行机关和诊断评估的决定机关,执法权和决定权都掌握在同一机关的手中,加上缺乏第三方的执法监督,容易导致不规范执法和随意执法,影响了法律的权威性和公正性。

(六)戒毒人员死亡的处理

吸毒人员由于长期吸食毒品,身体各个器官严重受损,往往同时患有多种疾病,一旦并发症爆发,极易出现因病死亡。个别戒毒人员由于人生观、世界观、价值观扭曲,产生严重的心理疾病,也容易发生自杀等非正常死亡事故。

戒毒人员死亡的处理,由公安机关、司法行政部门、卫生计生行政部门、民政部门分工负责,共同协作,坚持依法、公正、及时、人道的原则。戒毒人员死亡由医疗机构或者公安机关出具死亡证明书。具体工作由戒毒所组成工作组,依法接受省戒毒局、当地检察机关以及社会监督,并做好舆情控制。戒毒所应加强与新闻宣传部门的沟通联系,防止媒体恶意炒作,安排专人负责收集相关网情舆论信息,召开新闻媒体信息通报会,发布信息,做好应对处置。

(七)戒毒人员权益保障

戒毒人员的权益,是指戒毒人员在戒毒所强制戒毒法律关系存续期间,依法所享有或应享有的权利和利益。保障戒毒人员的合法权益是"以人为本"管理思想的具体体现,有利于调动戒毒人员的积极性,促进戒毒所的和谐稳定,同时也是适应国际人权保障的需要。

1. 戒毒人员的主要权利

(1)政治权利。戒毒人员虽然身在戒毒所,但他们依法享有一定的政治权利。这些权利包括选举权和被选举权、言论权、通信权、出版权等政治权利。但由于他们的人身自由受到限制,实际上此项权利处于停止行使的状

---

[1] 陈进婉:《强制隔离戒毒人员诊断评估工作存在问题研究》,载《中国药物滥用防治杂志》2020年第4期。

态。实践中,由于戒毒人员特殊的身份地位,较多依靠场所机关和警察的工作主动性和行政运作,其权利的行使较难得到充分保障。[1]

(2)民事权利。戒毒人员的民事权利主要包括生命健康权、姓名权、肖像权、名誉权、荣誉权、婚姻自主权,财产权,知识产权等。实践中,戒毒人员的部分民事权利的行使是受到限制的,如对其财产所有权的支配、结婚等权利。

(3)受教育的权利。强制隔离戒毒期间戒毒人员受教育的权利包括戒毒人员在强制隔离戒毒期间具有接受文化、道德、卫生、法律、戒毒等知识的教育和实用技能培训的权利。

(4)获得法律救济和赔偿的权利。戒毒人员对强制隔离戒毒机关及其民警具有批评、建议、检举、申诉、控告的权利。但由于提起对象的主体不明确,受理期限未规定,不作为的法律后果未规定等,导致部分手段形同虚设。

(5)劳动、休息的权利。戒毒人员具有参加劳动、获得劳动报酬、劳动保护和节假日、休息日休息等方面的权利。实践中普遍存在劳动定额偏高、劳动时间偏长的现象。而且由于戒毒人员的报酬制度尚不健全,没有明确的数额界限和标准,使各地在戒毒人员劳动报酬方面乱象丛生。

2.戒毒人员的权益保障

(1)法律上的保障。首先是立法上的保障。强制隔离戒毒的法律法规需要随着时代的发展进行修订和完善,补充戒毒人员权益方面的缺失,同时细化执法规范的可操作性;其次是执法上的保障。一是更新戒毒民警观念,提高执法能力和水平;二是规范民警的执法行为。从制度建设入手,建立健全民警执法准则,对执法工作的所有部门的岗位职责、工作程序作出详细规定,把民警的一切执法活动都置于法律制度、行政规章的约束之中。

(2)保障机制上的完善。首先是加强对戒毒管理人员的教育,切实做好对戒毒人员多方面的教育,提高其文化水平和法律意识,学会用正当手段维护自己的权益;其次,加强场所文化建设,发挥文化的引导、凝聚、约束、激励、辐射作用,逐步塑造民警和戒毒人员的人格品质、理想信念和行为准则;最

〔1〕 赵海军:《强制隔离戒毒人员权益保障研究》,内蒙古大学2007年硕士学位论文,第15页。

后,进一步构建强制隔离戒毒监督机制,通过加强内部监督和外部监督,防微杜渐。

(八)执法监督

戒毒执法监督是指具有监督权的国家机关、其他社会组织及公民个人依照法律规定,对人民警察在戒毒所和司法行政机关中的戒毒执法活动,进行观察、检查、评价、督促、建议的活动。

1. 执法监督的内容

对戒毒人员执法活动是否合法进行监督、对戒毒人员教育矫治、生活卫生、戒毒治疗、诊断评估、习艺劳动、文化建设等管理活动进行监督、对戒毒人员逃跑、破坏监督秩序、重大疫情、所内吸毒、安全生产事故、所内死亡等事故进行监督。

2. 执法监督的主要种类及其方法

(1)行政监督及其方法。行政监督是来自戒毒所上级行政机关的监督,是最有效、最直接的监督。上级机关通过规定强制隔离戒毒权力的范围、行使方式及法律责任等方式,达到防止戒毒执法活动违法或滥用执法权的目的。上级机关对检查中发现的问题给予指出,批评、建议,直至撤销下级的错误决定,也可以作出限期整改的决定,确保监督中发现的问题得以妥善解决。

(2)检察监督及其方法。检察监督是指人民检察院对强制隔离戒毒执法的监督。检察监督主要采取经常检察和重点检察相结合、重点问题及时检察的方法,主要通过听取情况介绍、调阅有关资料、列席戒毒所会议、召开座谈会、进行个别谈话以及查看戒毒人员的生活、学习、劳动、康复现场等形式开展工作。在现实中因为相关法律的缺失,导致了检察机关不能有效地对戒毒所的日常戒毒管理行为进行直接的、有效的监督。近年来各地司法行政机关与当地立法部门和国家机关采取措施出台了一些强制隔离戒毒检察监督的地方性法规和规范性文件,弥补了这一漏洞。

(3)社会监督及其方法。社会监督是国家机关以外的党派、社会组织或公民为主体进行的监督。社会监督的方法主要有监督主体对戒毒所和强制戒毒民警提出批评、建议、申诉、控告、揭发、检举和报道等。

二、现场管理

现场管理指戒毒民警在戒毒人员的活动现场,包括生活、教育、劳动、康复现场进行组织、指挥、监督和控制的管理活动。现场管理是戒毒所形象、管理水平、矫治质量控制和执法、矫治工作面貌的综合反映,是衡量场所综合素质及管理水平高低的重要标志。

(一)现场管理的内容

1. 生活现场管理

生活现场管理是戒毒民警对戒毒人员生活场所的设施、环境的管理和对戒毒人员有目的有意识的生活行为的管理。为了使戒毒人员安心戒治,要为其提供必要的生活物质保障,创造良好的生活环境,保证戒毒人员衣暖食饱、人身安全和身体健康,才能打消戒毒人员的顾虑,稳定戒毒人员的改造情绪,调动戒毒人员改造的积极性。

2. 劳动现场管理

劳动现场管理是指戒毒民警为完成康复训练和完成生产任务的双重目的,对戒毒人员的劳动场所的环境及劳动场所的戒毒人员实施的管理活动。通过生产劳动,使戒毒人员学会及掌握一定的生产技能,为回归社会后的就业打下牢固的基础。

3. 学习现场管理

学习现场管理是戒毒民警为了完成教育矫正的任务,对组织、控制戒毒人员学习环境和学习情况,以求实现教育矫正戒毒人员目标的管理活动。学习现场管理包括课堂学习现场、集体学习现场和戒毒人员自学现场。戒毒民警通过对戒毒人员教育决策的决断、学习目标和标准的制定、学习规则的建立,以达到提高戒毒人员文化素质、教育改造戒毒人员的目的。

4. 心理矫治现场管理

心理矫治现场管理,是指为了完成心理矫治的任务,对戒毒人员心理矫治的环境和在心理矫治场所的戒毒人员实施的管理活动。在管理过程中,戒毒民警对自己要准确定位,牢记自己教育者、管理者的身份和角色,既要严格执行制度,也要密切关注戒毒人员的思想动态和行为表现,及时发现戒毒人员的心理变化,准确作出判断,安抚戒毒人员的负面情绪,引导戒毒人员走出误区,避免危险行为的出现。

5.康复现场管理

戒毒人员康复现场管理包括戒毒人员医疗康复现场和体能康复现场。医疗康复、康复训练两大活动围绕提高戒毒人员身体体质和恢复身体健康和机能进行。做好康复训练现场管理能够有效地帮助戒毒人员缓解和消除吸毒行为给身体带来的损害,帮助戒毒人员进行身体功能障碍的恢复,培养戒毒人员健康的生活方式,提高戒毒人员的健康水平,更好地促进戒毒矫治的深入开展。

(二)现场管理的方法

1.目视管理

目视管理是对现场需要加强管理或需要明确的事物进行标志,使管理工作变得清晰透明,信息传递更加快速有效,工作效率得到有效提升。

2.定置管理

定置管理通过工作研究和动作分析以及对工作环境的分析,对现场的人、机、料以及场所环境进行定位管理,以减少寻找工具、物品的时间以及移动时间,同时减轻戒毒人员的操作强度,提高工作效率。

三、安全管理

安全管理,是指针对场所安全稳定、确保戒毒人员人身安全实施的日常管理活动,主要包括警戒设施、所政、生活卫生、医疗、生产劳动等方面的安全管理。[1]"预防为主,防控结合、联防联动、处置高效"是安全管理遵循的基本原则。做好安全管理,为强制隔离戒毒提供安全、有秩序、和谐的工作条件,是戒毒人员管理目标得以实现的基础和保障。

(一)预防管理

预防管理指戒毒机关及其人民警察在危机发生前或发生初期,采用管理手段或方法,对安全风险进行排查、研判、控制和化解,防止突发事件发生或

---

〔1〕《司法行政戒毒所安全管理工作规定》(司戒毒字〔2015〕13号),第2条。

演变为危机,从而有效地减少损失,达到安全管理的目的。[1]　由于风险可能演变成突发事件,造成危机,因此做好突发事件预防,可以及时有效化解风险。

1.安全排查

安全排查是为了消除和化解隔离过程中的风险,进行现场检查、实地巡视、资料分析、意见收集等活动,及时发现各种安全风险,并采取措施整改的过程。安全排查主要包括危险人员排查,物防技防设施隐患排查,违禁、危险违规物品排查,生产安全排查,公共卫生安全排查,执法安全排查。

2.安全防控

(1)警戒护卫。警戒护卫是为了保障戒毒所封闭环境的安全,进行的戒备、巡查、监督等活动。安全警戒通过安全警戒设施设备的管理、安全警戒护卫组织建设和值守与巡查三个方面的工作预防安全风险的演变。

(2)重点防控。重点防控包括重点人员防控、重点部位防控和重点时段防控等。重点人员防控是对有危险倾向人员的防控,主要通过民警责任制和实施相关管理制度实现;重点部位防控指戒毒所重要的警戒设施和需要重点防卫的其他部位,主要防控措施有外围巡查、院内巡查、实时监控和现场控制等;重点时段是指戒毒所对警力相对薄弱、易出现隐患的时间范围,主要包括:起床、就餐、就寝、就医、出收工、交接班、节假日及重大庆典等特殊时期及异常气候,这段时间的防控非常重要。

(3)安全稳定形势研判。研判的主要内容有:戒毒人员思想动态和管教情况;重点人员的思想动态、行为表现、健康状况及包夹情况;大队民警的值班情况;安防设施设备运行状况;落实上级工作部署情况等。戒毒大队应每天进行研判,戒毒所每周进行研判,省戒毒局每月进行一次研判。

(4)应急预案制定与演练。应急预案是戒毒所为了有效预防、及时控制和消除引发的突发事件的风险和危害,针对可能发生的突发事件迅速、有序地开展应急行动而预先制定的行动方案。应急预案要发挥应有的作用,必须

---

〔1〕　黄瑜:《风险管理视角下广东 A 强戒所突发事件预防机制的研究》,暨南大学 2018 年硕士学位论文,第 3 页。

进行定期演练。演练可以提高戒毒民警的安全防范意识和应急处置能力,确保一旦发生突发事故,做到临事不乱、有效组织、快速反应、高效运转,最大限度地减少事故危害。演练后发现预案存在的不足和缺陷要进行完善和补充。

（二）应急处置

应急处置指的是戒毒所突发事件的应急处置。突发事件,指突然发生,造成或者可能造成严重社会危害,需要采取应急处置措施予以应对的自然灾害、事故灾难、公共卫生事件和社会安全事件。[1] 戒毒所突发事件是指在戒毒所内突然发生的,扰乱或破坏管教秩序的具有一定规模、危害后果严重并需要紧急处置的各种灾害、事故及犯罪活动的总称。戒毒所发生突发事件后,场所应争取在第一时间内作出反应,值班所领导应在最短时间内赶到现场,组织力量对事件的性质、类别、危险程度、影响范围等进行评估,应急指挥中心应立即开始运作,先期处置,控制事态发展,同时立即向上级报告,启动应急预案进行相关处置。

四、档案管理

戒毒人员档案是戒毒人员从被接收入所到解除强制隔离戒毒措施出所过程中形成的一系列文书资料,它们既是戒毒人员戒治过程的反映,也是民警执法过程的记录。戒毒所应设立档案管理部门,配备档案管理人员,负责管理戒毒人员档案。做好戒毒人员的档案管理,对于提高戒毒人员的戒治质量,提高戒毒工作管理水平,规范执法行为,实现戒毒人员出所与社会无缝对接具有十分重要的意义和作用。

（一）档案管理的内容

档案管理主要是对戒毒人员的档案资料进行收集、整理、保管、利用和销毁的过程。戒毒人员档案内容包括:强制隔离戒毒决定书、戒毒人员入所登记表、强制隔离戒毒人员入所健康状况检查表、财物保管登记表、病历、心理健康档案、诊断评估结果(诊断评估手册)、提前解除强制隔离戒毒决定书、延长强制隔离戒毒期限决定书、解除强制隔离戒毒证明书、在强制隔离戒毒

---

〔1〕《突发事件应对法》第3条。

期间产生的重要文书、视听资料。

（二）档案管理的环节

戒毒人员档案管理的环节包括档案的收集、档案的整理、档案的保管、档案的利用，以及档案的销毁五个工作环节。

五、特殊类型戒毒人员的管理

戒毒人员情况复杂，在实践中有两类戒毒人员因具有特殊的生理、心理和行为特点，需进行特殊的管理，这两类特殊类型的戒毒人员是指艾滋病戒毒人员和精神异常类戒毒人员。

（一）艾滋病戒毒人员的管理

目前，我国戒毒场所对艾滋病戒毒人员的管理主要有集中管理、隔离管理、医学管理三种。这三种管理模式各有利弊，适用不同的戒毒人员。在某种特殊情况下，管理方式需要调整，或相互转换。其目的是方便管理，保护艾滋病感染者隐私，保护健康人群。[1]

1. 医疗管理

艾滋病戒毒人员的医疗管理实行巡诊制度，所内医院医生定期开展医疗巡诊，方便艾滋病戒毒人员就诊，及时发现机会性感染等重大隐患性疾病的存在，将患病风险降至最低。有针对性地进行抗病毒治疗，努力提升艾滋病戒毒人员的 CD4 数值水平，使个体免疫功能维持稳定，延长生命，提高生活质量。

2. 戒治管理

一是预防机会性感染。一旦确认为艾滋病感染者，立即将其列为重点人员，密切监测健康状况，并加强对其他常见吸毒人员易感疾病如：肝炎、肺结核、高血压、皮肤病等疾病的观察与治疗。二是进行心理疏导。引导戒毒人员正视现实，通过协助戒毒人员承认压力并协助其寻找压力源，给予戒毒人员情绪辅助，使其切实表达宣泄悲伤情绪，说出内心感受。建立互助小组，促

---

〔1〕 庄鸣华等：《监管场所 HIV 感染者管理模式探讨》，载《中国性病艾滋病防治》2001 年第 4 期。

使他们彼此分享自身的生活经历,释放心理压力。[1]

3. 职业暴露防护

强制隔离戒毒场所人员集中,管理封闭、严格,当发生意外突发事件时容易造成职业暴露。因此,应加强和重视场所工作人员的艾滋病职业暴露防护教育,采取科学的预防手段和处置办法,减少意外伤害。[2]

(二)精神异常类戒毒人员的管理

精神异常类戒毒人员,是指在日常教育、戒治管理过程中发现的存在认知、情感、意志、行为等精神活动出现持久明显异常情况的戒毒人员。[3] 戒毒场所主要通过四级排查机制确定精神异常类戒毒人员及其等级,并根据不同等级进行相应的管理。

1. 医疗管理

精神异常类戒毒人员的医疗管理由戒毒医疗中心的专业医生或聘请专门医院的精神科专家,对精神异常类戒毒人员进行跟踪治疗。对长期的轻微精神疾病人员通过日常巡诊询问及观察完成日常诊断;对于出现严重问题倾向的患者,戒毒医疗中心通过远程会诊、邀请专家定期复查,根据实际情况进行药物及用量的调整。

2. 戒治管理

戒毒场所主要从药物治疗和精神治疗两方面开展。药物上采取专人发放,监督服用,并在强制隔离戒毒人员中落实包夹,小组专门人员进行重点时间和季节变化阶段及特殊节点的防控。精神上由心理矫治中心通过沙盘游戏、心理测量及生物反馈、宣泄室等心理矫治手段定期帮助该类戒毒人员进行压力释放,情绪调整,实现情绪调节。同时与全体戒毒人员一起在康复训练中心进行康复训练,提升身体素质,提高免疫力。

---

〔1〕 梁波等:《强制隔离戒毒人员 HIV 感染现状分析与管理体会》,载《中国药物滥用防治杂志》2016 年第 5 期。

〔2〕 梁波等:《强制隔离戒毒人员 HIV 感染现状分析与管理体会》,载《中国药物滥用防治杂志》2016 年第 5 期。

〔3〕 李宁、王思远:《戒毒场所内精神异常人员管理策略》,载《中国药物滥用防治杂志》2018 年第 3 期。

3.安全管理

对精神异常类戒毒人员实行分别管理、分级管控、分类教育措施。加强对"重点人员""重点时段""重点部位""重点环节""重点物品"的管理,实行专管民警交班制和戒毒人员 24 小时双岗轮班协助包夹管控相结合的方式,必要时实施物理隔离,重点防止突发事件发生。[1]

第三节　戒毒人员管理的方法

一、分类管理的方法

对戒毒人员实施科学、合理的分类管理,努力营造良好的戒治环境,切实提高戒毒矫治质量具有重要作用,有力地促进了强制隔离戒毒工作的健康发展。

(一)分别管理

分别管理,是指戒毒所根据戒毒人员的基本情况,如性别、年龄、患病情况,进行分所、分队管理。

1.按性别分别管理

根据相关法律法规的规定,应当单独设置收治女性戒毒人员的戒毒所,实行男女分别管理。目前,绝大多数地区的司法行政机关都设立了女子戒毒所,统一接收所辖地区的女性戒毒人员。尚未单独设立女子戒毒所的地区,也将女性戒毒人员单独编队。女性戒毒人员由女性人民警察直接管理。

2.按年龄分别管理

为保障未成年人的相关权益并结合未成年人的生理、心理等特点,根据相关法律法规的规定,应当单独设置收治未成年戒毒人员的戒毒所。未单独设所的地区,应当将未成年戒毒人员单独编队管理。

3.按患病情况分别管理

戒毒人员的身体素质较差,身体免疫功能低,极易罹患各类心脑血管、呼

---

〔1〕　李宁、王思远:《戒毒场所内精神异常人员管理策略》,载《中国药物滥用防治杂志》2018 年第 3 期。

吸系统疾病,更是艾滋病、性病的高危人群。为了防止戒毒人员相互传染,戒毒所按患病情况分别管理,主要是将患有艾滋病、结核、肝炎、性病等传染病的戒毒人员分开管理,防止传染,便于治疗。

(二)分期管理

1. 统一模式分期(区)管理

统一模式分期(区)管理是2018年全国统一戒毒模式推广的一种分类方式。它是根据戒毒治疗的需要,将强制隔离戒毒期限从时间上划分为不同的阶段,将不同阶段的戒毒人员安置在不同的区域进行管理。根据戒毒人员从入所到出所全过程的不同时间期段,统一设置:生理脱毒区、教育适应区、康复巩固区、回归指导区,实现不同期段之间的区域分设,[1]根据各区戒毒人员的不同情况进行分类管理。

2. 按矫治靶点分类管理

北京市天堂河强制隔离戒毒所依据分类戒治理论和动机分期理论、根据自己的实际情况构建了STM分期分类戒治工作新模式,通过诊断评估按照影响戒毒的靶点问题分类,把戒毒人员分为"人身危险性类、戒断症状类、情绪情感类、戒毒动机类、戒毒认知类、戒毒行为类、社会支持类、药物依赖类"八个类别,[2]开展有针对性的分期管理。

(三)分级管理

"分级管理"是指根据戒毒人员在各期区的行为表现和戒毒效果评定管理等级,实行动态管理,对不同级别的戒毒人员在管理强度、生活待遇等方面实行区别对待的管理方式。即依据戒毒人员级别,给予宽严有别的不同待遇。分级管理有利于提高戒毒人员的戒毒积极性。

1. 级别划分

根据戒毒人员的入所时间、戒毒康复情况、行为表现状况、认知状况等进行等级考评,并依据考评结果确定相应级别。实践中有的戒毒所设为三等六

---

〔1〕 司法部:《关于建立全国统一的司法行政戒毒工作基本模式的意见》,司发〔2018〕3号。

〔2〕 倪振雄:《戒毒人员分期分类戒治模式实践与探索》,载《中国司法》2017年第8期。

级,依次为严管一级、严管二级、普管一级、普管二级、宽管一级、宽管二级。[1] 也有的戒毒所分为严管、普管、宽管三个级别,严管级别的对象为生理脱毒区和教育适应区的戒毒人员,普管级别的管理对象为康复巩固区的戒毒人员,宽管级别的对象为回归指导区的戒毒人员。

2. 基本处遇

戒毒人员的基本处遇主要包括:保障戒毒人员享有国家规定的基本食物量标准、生活供给;保障戒毒人员接受针对性的戒毒治疗与护理;保障戒毒人员接受体质康复锻炼;保障戒毒人员节假日休息、通信、探访等合法权益;参加劳动取得劳动报酬,享有劳动保护的权益;符合条件的予以奖励、建议提前解除等;以及其他戒毒人员应依法享有的合法权益。

3. 差别化处遇

根据戒毒人员所处级别的不同,给予不同的差别化待遇。在参与管理方面,如担任班组长、寝室长、内值班、戒委会成员;在对外交流方面,如拨打亲情电话、探访、享受亲情会餐、探视、参加所内外各类活动;在生活服务方面,如购物、自选餐等。

二、目标管理

目标管理,是指由戒毒机关及其人民警察根据戒毒法律法规的要求使管理活动围绕和服务于戒除毒瘾、回归社会的目标,采取多种手段,以圆满实现管理目标的一种管理方法。是一种结果导向型的管理方法。

(一)确定目标

戒毒人员管理的总体目标是,戒毒人员戒除毒瘾,回归社会,这是目标管理的起点。由总目标再分解成戒毒机关各部门各个大队的分目标、每个民警和每个戒毒人员的具体目标。总目标、分目标、个人目标,左右相连,上下一贯,彼此制约,融会成目标结构体系,形成一个目标链锁。

(二)目标管理必须根据目标制订出严密的计划

戒毒所根据戒毒人员的不同情况进行分类管理、分区管理,每个期区都

---

[1]　李宁:《戒毒所推进"三分"管理制度的构想》,载《犯罪与改造研究》2017 年第 8 期。

有不同的戒毒目标,不同情况的戒毒人员根据各自的目标制订不同的戒毒计划,然后要按照计划实施,在实施的过程中不断进行考核和调整,以便更好地实现目标。

(三)目标管理要通过目标责任机制实施

戒除毒瘾、回归社会是戒毒人员管理行动的纲领,实现这一目标的分目标要由戒毒机关制定、核准并监督执行。因此戒毒机关要进行权力下放,形成责权统一的责任机制。

(四)普遍地培养戒毒人员参与管理的意识

戒毒人员管理工作的成功实现还要建立在"以人为本"这一基础上,在鼓励戒毒人员的同时,还要挖掘他们自身具有的自主性、创造性的价值。让戒毒人员参与到管理中,让他们获得认同感,让他们体会到自身价值得以实现的自豪感和荣誉感。

(五)制定衡量目标的标准和方法

强制隔离戒毒是否达到了戒毒人员戒除毒瘾、回归社会的目标,需要制定评估标准及程序,运用科学的方法进行检查、评估来进行验证。通过诊断评估,既能发现戒毒人员中具有普遍性、代表性和倾向性的突出问题,又能掌握戒毒人员个体差异所具有的个性化、个别化问题,便于及时调整对戒毒人员的戒治方法和策略,[1]使戒毒人员管理向更科学、合理的方向发展。

三、直接管理

戒毒人员的直接管理是指戒毒民警依法对戒毒人员的学习现场、劳动现场、生活现场和康复训练现场进行组织、指挥和领导,不假手于人的管理方法。直接管理,将戒毒人员一切活动纳入监管视线,有利于及时了解和掌握戒毒人员的思想动态,及时处理和解决存在和发生的问题,可以有效地预防和减少各种事故的发生。同时,对戒毒人员心理上产生一种震慑作用,使其收敛自己的不当行为,从而遵守纪律,积极接受教育,有利于建立和维护正常的场所秩序。

---

〔1〕 王勇:《我国戒毒诊断评估制度研究》,安徽大学 2014 年硕士学位论文,第 5 页。

（一）建立健全直接管理制度

直接管理制度是实施直接管理的重要保证。要对戒毒民警进行定岗定位，明确职责、权利。如戒毒民警岗位责任制、责任追究制度、交接班制度、现场管理制度等。

（二）严禁代行职权

严禁由所内工人、临聘人员、戒毒人员等除警察以外的人员代行执法职权。法律法规中明确规定的必须由警察直接管理的内容，不能由其他人员代为执行。

（三）严格执行现场管理制度

严格执行现场管理制度，加强对戒毒人员生活、劳动、学习、康复"四大现场"的直接管控，确保不脱管、不漏管、不失控。

四、民主管理

民主管理是指依据国家有关法律法规的规定，有条件有目的地让戒毒人员参与某些日常事务，是在戒毒民警管理下相互监督自我约束的管理方法。民主管理是戒毒民警在"民主、公平、公开"的原则下进行的，强调以人为本，充分发挥戒毒人员在戒治过程中的积极性、主动性和创造性，以便提高戒毒矫治效果，发挥集体的制约作用，促进场所管理秩序的稳定。

（一）民主管理组织的形式

在强制隔离戒毒工作实践中，要按照民主管理组织的内涵和特征建立起多种多样民主管理组织形式，为管理工作注入新的活力，例如，为了更好地组织戒毒人员开展学习、体能康复以及其他的戒毒活动，在他们中建立学习兴趣组、康复训练活动组、心理互助组等民主管理组织，帮助人民警察开展一些事务性管理工作。

（二）工作任务

1. 获得戒毒人员的认同，便于管理

运用民主管理方法，将管理目标和要求传达给每名戒毒人员，使他们易于理解和乐于接受，从而高效率地执行戒毒民警的管理指令。另外，戒毒人员民主管理组织将收集到的戒毒人员对管理教育、生活卫生、生产劳动等方面的意见和建议以及他们的思想动态及时向民警反映,便于戒毒民警掌握戒毒人员的情况,及时调整管理策略。

2. 激发戒毒人员戒毒的主动性

在民主管理组织的帮助下,通过开展自主管理、同伴教育,集体互助戒毒治疗,让同伴监督同伴,让同伴教育同伴,更容易形成互相帮助、共同进步的良好戒毒氛围,激发戒毒人员戒毒的主动性。

3. 掌握戒毒人员思想动态,为安全服务

民主管理要围绕安全工作目标有效开展,发挥好各民主管理组织成员的权限和职责,对戒毒人员中出现影响场所安全的苗头性问题及时向人民警察报告,必要时,协助戒毒民警处置突发事件,共同维护场所安全秩序。

4. 保障戒毒人员合法权利

民主管理既是戒毒人员的自主管理活动,也是戒毒民警尊重戒毒人员人格尊严,保障戒毒人员合法权利的具体体现。

(三)考核监督

民主管理的考核监督是保障民主管理工作开展,防止民主管理流于形式、"走过场"的重要举措,要通过建立民主管理考核监督机制和民主管理考核标准,发挥人民警察在民主管理考核监督的主体作用,确保民主管理发挥应有的作用。

五、考核与奖惩

(一)考核

戒毒人员考核是检验戒毒人员戒治效果的主要手段,考核的结果是对戒毒人员进行诊断评估以及奖惩的重要依据,考核的目的是要调动戒毒人员戒毒行为的积极性,提高戒治效果。

1. 考核内容

戒毒人员的行为表现考核的是戒毒人员在戒治期间的外在行为表现,主要围绕戒毒人员的行为是否违法、违规违纪以及违反社会公德等方面进行。

2. 考核方式

在戒毒工作实践中,先后实行了多种考核戒毒人员的方法,主要有查评法、汇报考核法、记事考核法、计分考核法。其中计分考核法是当前戒毒工作中适用较多的方法。计分考核是对考核内容进行分解量化，采取日积累、月考评，逐月累计的计分形式进行动态考核。大队负责建立起戒毒人员行为考核台账，及时记载考核情况并统计分数。

（二）奖惩

奖励与惩戒是激励戒毒人员专心戒毒、提高戒治效果的重要手段，可以使戒毒人员产生直接的强烈的情绪体验。

1. 奖励的种类、条件

（1）奖励的种类。有精神奖励、物质奖励、行政奖励三类。所有类型奖励可按规定给予计分考核，在诊断评估时可以作为建议提前解除其强制隔离戒毒期限的重要条件。

（2）奖励的条件。戒毒人员戒治期间服从管理教育，遵守所规所纪；能够接受戒毒治疗，参加康复训练；能够积极参加教育矫治活动、参加康复劳动；对自身和他人的违法犯罪活动能够及时坦白、检举等方面起到模范带头作用的，戒毒所可以视表现程度给予相应的奖励。

2. 惩戒的种类及条件

（1）惩戒的种类。惩戒的种类包括警告（口头警告形式）、训诫（个别谈话形式）、责令具结悔过（责令书面检查形式）。

（2）惩戒的条件。对于违反戒毒人员行为规范、不遵守戒毒所纪律，经教育不改正的；欺侮、殴打、虐待其他戒毒人员的；隐匿违禁品的；交流吸毒信息、传授犯罪方法的，应当根据不同情节分别给予警告、训诫和责令具结悔过。

第四节　戒毒人员管理的规范化

资料显示，截至 2020 年 12 月底，全国 287 个收治戒毒人员的场所全部通过考核验收，这标志着司法行政戒毒工作不仅实现了从转型到定型的重大跨越,也站在了新时期高质量发展的崭新起点上。[1] 戒毒所作为国家政法机关的一部分,要全面践行依法治国方略,按照全国统一的司法行政戒毒工作基本模式,以管理规范化带动和促进各项工作的规范化建设,促进戒毒事业的发展,维护社会的安全与稳定。管理规范化是戒毒工作向着科学化、现代化发展,适应新形势要求的必然趋势。

一、戒毒人员规范化管理的含义

(一)规范化管理的概念

规范化是指根据某种事物的发展需要,合理地制定组织规程和基本制度以及工作流程,以形成统一、规范和相对稳定的管理体系,通过对该体系的实施和不断完善,达成井然有序、协调高效的目的。规范具有制度化、流程化、标准化、表单化、数据化等特点。规范是规范化管理的核心。规范化管理的目标是实现管理的科学化和规范化。[2]

戒毒人员规范化管理是指戒毒所依据国家的法律法规、政策和有关部门的规定,通过建立一套公开透明、上下认同的制度,使整个管理环境以及活动达到预定的目标和模式。规范化的过程就是要把"人治"彻底转变为"法治",使戒毒人员管理最终实现制度化、流程化、标准化。规范化管理既能够克服戒毒执法管理活动的随意性和盲目性,又便于管理者和被管理者理解和操作,从而发挥最佳的"双赢管理"局面。

(二)规范化管理的特征

1. 一致的价值观念体系

规范化管理的价值观念体系对戒毒人员管理的活动、行为进行整合、指导。强制隔离戒毒机关是一个有机体,其管理的行为方式、方法不能零散破碎、不成整体,强制隔离戒毒机关是由一个个的人构成的,强制隔离戒毒工作发展的核心资源也是人,而主导人的意志行为的是他的价值观。所以,每个组织要想拥有规范化的管理,就必须拥有一套属于本组织内部一致认同的价

---

〔1〕 朱剑:《全国统一的司法行政戒毒工作基本模式全面建成》,载司法部 2021 年 6 月 25 日,http://www.moj.gov.cn/pub/sfbgw/jgsz/jgszjgtj/jgtjjdglj/jdgljtjxw/202106/t20210625_428763.html。

〔2〕 任妮:《数字图书馆信息安全规范化管理研究》,南京农业大学 2016 年硕士学位论文,第 9 页。

值观念体系作为指导思想,从而来指导组织的运行和管理的行为,使组织不管是从上到下,还是从内到外融合为一个整体,并彼此协调照应。[1]

2. 吸收古代管理思想

管理是对人的意志行为进行规范和引导,戒毒人员管理是采用多种方法对戒毒人员进行引导、规训。中华文明上下五千年,在这不断变化的社会发展历史过程中,积累和发展了丰富的对人的教育矫治的思想理论。将中国传统文化积累的思想运用到管理实践中,会收到更好的效果。[2]

3. 将人的地位放到首位

规范化管理强调人的价值、地位和个性。人在管理中处于主导地位。我们应该重视对人的价值的体现,这里的人指的不只是戒毒民警,也包含戒毒人员。双方为了戒毒人员摆脱对毒品的依赖,康复身心,回归社会这一共同目标而努力。

4. 具有自动修复功能的制度体系

规范化管理需要制度化、标准化、流程化,从而构建一个具有自我免疫、自动修复的体系,使组织形成一种内在的自我免疫功能,自动适应外部环境的变化,抵御外部力量的侵害。当组织在发展过程中遭遇外部创伤后,健全的制度体系能自动地修复愈合,它赋予组织一种生命力量,在发生创伤和病变后,无论是内部原因还是外部原因,都能自动愈合、产生抗体抵御病源,恢复健康的机能。

二、戒毒人员规范化管理的内容

规范化管理,通过对戒毒人员管理的决策程序化、考核定量化、组织系统化、权责明晰化、奖惩有据化、目标计划化、业务流程化、措施具体化、行为标准化、控制过程化,最终实现对戒毒人员管理的规范化。

(一)管理战略规划和决策的规范化

戒毒人员管理是确保戒毒工作顺利开展的重要保障,必须要有一个科

---

〔1〕 参见苏新敏:《北京连锁教育机构的规范化管理研究》,昆明理工大学 2013 年硕士学位论文,第 21 页。

〔2〕 参见舒化鲁:《企业规范化管理实施方案》,中国人民大学出版社 2003 年版,第 593 ~ 594 页。

学、规范、务实的战略分析系统,确定戒毒工作的理念和文化,进行行业定位、角色定位、社会功能定位和职能的定位等,以此来明确戒毒工作战略,随后"量体裁衣"制定戒毒工作的战略规划和各职能层战略。正确的战略规划和决策应当做到组织资源和环境的良好匹配,并且具备目标明确、可执行性良好、组织人事落实、灵活性好的特点。

（二）管理流程的规范化

戒毒人员管理流程的建立是一项系统性工程,涉及场所的各个部门。需要对管理过程中的各个流程进行明确,把各部门纳入管理流程中,成为戒毒人员管理流程中的一个结点,各司其职,各负其责。

（三）组织结构的规范化

戒毒人员管理的组织机构是戒毒所,对场所组织结构的规范化是戒毒人员管理规范化的前提条件之一。组织结构的规范化在于协调好场所部门与部门之间、人员与任务之间的关系,使人民警察职工以及戒毒人员明确自己在戒毒所这一组织中应有的权、责、利,以及工作形式、考核标准,有效地保证场所各项活动的开展,最终保证戒毒目标的实现。

（四）规章制度的规范化

规章制度是规范化管理的有效工具,对戒毒所各个部门、岗位的运行准则进行有效的界定,能够使场所的管理体系更加规范,使每个戒毒民警、戒毒人员的行为受到合理的约束与激励,做到"有规可依、有规必依、执规有据、违规可纠、守规可奖"。

（五）资料信息体系规范化

当今世界是飞速发展的信息时代,各行各业离不开信息处理。需要建立起现代信息化处理系统,借助计算机及网络技术对信息进行管理,实现数据资源的共享,以提高工作效率及安全,提高决策的准确性。

（六）管理控制的规范化

要使戒毒人员管理取得成效,需要有一套有效的管理控制。首先要强化戒毒民警队伍建设,努力打造一支高素质的司法行政戒毒民警队伍。其次,管理控制的规范化需要强化监督机制建设,对事前、事中、事后进行监督、指导和纠正,确保战略目标的实现。

三、规范化管理的标准

近年来为了提升司法行政戒毒工作的管理效能,积极推进戒毒工作的高质量发展,我国一些省份的司法行政机关强制隔离戒毒所进行了强制隔离戒毒规范化管理的探索和实践,根据国际 ISO9001 质量管理体系的要求和国家标准 GB/T 19001—2016/ISO 9001:2015 或本省标准化建设工作意见的要求,依据强制隔离戒毒的法律法规和规范性文件,结合戒毒管理工作的实际情况,编制了省级地方标准或者发布了内部业务标准,内容覆盖了司法行政强制隔离戒毒管理工作的方方面面,如戒毒执法、安全管理、教育戒治、生活卫生、戒毒医疗、生产劳动、队伍保障等。概括起来主要有以下几个方面。

（一）目的

目的是管理标准中的第一项内容,主要描述管理工作的管理目的,即指戒毒管理机关和民警在每项管理活动中要达到的目标和结果,为管理工作指明方向。

（二）范围

主要描述管理活动适用的对象、种类、内容、区域、环境等,为戒毒管理活动划定了范畴。如保护性约束措施的使用范围适用于具有急性戒断反应或稽延性反应,可能发生自伤、自残或者伤害他人的戒毒人员。

（三）机构、人员的职责

不同的管理活动会由不同的管理部门负责,管理部门则需要配备一定的管理人员共同来实施管理活动、完成管理目标。为此需要对管理部门及其人员的职责进行划定和分配,明确各部门、各岗位的管理人员在管理活动中的职责,各部门和管理人员按照职责规定各司其职、分工协作,完成管理任务。

（四）工作流程

工作流程是指工作事项的活动流向顺序,包括戒毒管理工作过程中的工作环节、步骤和程序。明确管理活动谁来做、具体做什么、应该怎么做,这样就可以使管理工作更为经济、合理和简便。

（五）记录

记录指的是通过表格、文字、图片、视频、台账、档案等形式将管理活动的要点、遇到的问题、处理的方式记载下来,以便备忘、查询、检查、监督、整改等,从而使戒毒管理工作不断得到改进。

四、规范化管理的要求

(一)观念层面

加强学习,全面提升警察规范化管理意识。规范化建设涵盖戒毒工作全过程、各环节、各方面,必须全员动员、全员参与。要组织全体戒毒民警学习有关法律法规、制度和文件,抓好学习培训及成果的考核检验,使其进一步深刻认识加强规范化管理的重要性和必要性,深刻认识管理不规范的严重危害性,不断增强贯彻落实部党组决策部署的自觉性和坚定性,加深对规范化管理内涵目标、具体要求、方式方法的理解把握,切实增强推进规范化建设的责任感和紧迫感。在实际工作中,纠正执法不公正、管理不规范、纪律不严明、履职不严格现象,引导广大干警坚持执法良知,讲求职业操守,严守法律、严守纪律、严守规范。[1]

(二)制度层面

健全和完善法律法规和管理制度。根据戒毒工作的形势发展要求,适时对《禁毒法》《戒毒条例》部分条款予以必要的修订和完善,制定出台可操作性、实用性较强的相关法规和规章。当前全国司法行政戒毒工作统一模式刚刚定型,建章立制工作显得尤为重要。要依据法律法规、工作实际以及改革进展情况,坚持于法周延、于事方便,强化问题导向、实践导向,注意加强各项制度之间的配套衔接,建立起一整套科学完备、有机协调的司法行政戒毒工作制度体系。如针对《禁毒法》《戒毒条例》中缺少检察监督的条款进行修订;完善《人民警察法》,对从事司法行政戒毒工作的人民警察的警种名称、法律地位、权利义务作出明确规定;针对目前诊断评估标准的模糊性及地区间的差异性,司法行政戒毒系统应当尽快建立统一的,适用于不同区域、性别、年龄的诊断评估标准,[2]等等。

---

〔1〕 白震:《全面提升司法行政戒毒工作规范化建设水平的思考》,载《中国司法》2016年第8期。

〔2〕 姜祖桢、张凯:《司法行政戒毒工作的现状困境及发展趋势》,载《犯罪与改造研究》2020年第1期。

特别是要严格规范戒毒人员日常管理、安全防范、教育矫治、戒毒治疗、康复训练、生活卫生、生产劳动、诊断评估等各个执法环节,建立健全戒毒人员从入所到出所各环节的执法规程,实现各项工作有法可依、有规可遵、有章可循。其中,要注意不得法外设定权力,不能因为戒毒所安全稳定形势的严峻性、复杂性而人为地严上加严,非法限制或缩减戒毒人员的应有权利;也不可单纯片面纠结于戒毒人员的病人、受害者身份而法外开恩。[1]

(三)操作层面

1. 加强民警队伍建设

在统一戒毒模式的背景下,围绕"五大中心"的具体职能,强化在岗培训,提升专业技能,强化督导考核,同时增加专业人员的引进、配备以及培训,不断提高戒毒民警的专业素质和规范化管理的能力。

2. 构建运行规范化管理体系

根据法治原则和管理要求,戒毒民警在管理过程中,应做到严格规范依法履职行为,把各个岗位、环节的管理行为纳入制度和规范之中,确保严格依照法定权限、程序与标准履行职责、行使权力。通过构建"管理流程制度化、管理监督透明化"的管理体系,通过依法依规进行各种管理活动,明确每一个管理岗位的职责,强力推动执法规范化建设,做到主体合格、程序规范、结果公开。要根据职能特点、戒毒流程和管理要求出台相关标准,合理界定场所警力配置,健全完善安全防范、内部管理、教育矫治、康复训练、医疗戒治设施设备、生产劳动等标准,并抓好落实。

3. 完善和发布内部管理标准及运行细则

为了加强对戒毒人员的日常管理工作的规范化,要完善和发布相关管理标准和运行细则。一是细化内部管理标准。内部管理标准主要是针对执法工作以及戒毒人员管理的标准,落实相关的管理细则,并做到每位戒毒民警和戒毒人员都能熟悉,同时注重发挥戒毒人员第二主体的作用,完善戒毒人员民主管理的相关制度和具体执行细则。二是加强戒毒人员的日常管理工作的公示制度。对戒毒人员、各项戒治活动进行常规公示,按照规定管理程

---

〔1〕 白震:《全面提升司法行政戒毒工作规范化建设水平的思考》,载《中国司法》2016 年第 8 期。

序开展工作,保证管理工作的透明性和规范性。

4.加强监督,完善相关制度

一是积极完善戒毒所的监督制度,设立专门的监督机构和监督人员,细化监督部门的监督制度,包括监督内容和监督方式。二是落实线上监督制度,设定监督系统。在戒毒所的办公系统或是管理系统内部引进监察系统,保证戒毒所的执法行为能全面接受相关部门的监督。三是定期召开内部自检和接受相关部门的检查会议,并做好会议报告和会议记录进行备案。

戒毒管理规范化建设是一个内涵丰富的工作体系,需要戒毒所各个部门分工协作、相互协调,完善健全制度设计、配套相关设置、加强部门协调联动和利用信息手段等,切实推动戒毒管理规范化建设的发展。

思考题:

1.在戒毒管理实践中践行"以人为本"和"服务型"管理理念的措施。

2.思考环境对戒毒人员管理的影响。

3.根据戒毒人员的特点进行有效管理的方法。

4.思考在实践中,把戒毒管理的规范化和管理手段的多样化相结合的策略和方法。

第八章　戒毒人员医学治疗

　　戒毒人员既是违法者,也是毒品的受害者,更是特殊的病人。大量的科学研究表明,吸毒成瘾有其复杂的生理机能原理,吸毒导致多种躯体和精神疾病,这些疾病也是部分戒毒人员复吸和违法行为的诱因。戒毒治疗同样是一个生理机能矫正恢复的复杂过程。我们必须从尊重每个生命个体的角度出发,实施综合治疗,不断提升戒毒医疗工作的专业化、规范化、社会化水平,关注戒毒人员生命健康,开展贯穿戒毒康复全过程的健康管理、缓解脱毒及戒断症状、医治严重疾病和慢性疾病,防范危及场所安全的危险因素,确保每一位患病戒毒人员都能够得到及时有效的医疗救治。

第一节　戒毒人员医疗概述

　　戒毒医疗是对戒毒人员在戒毒期间发生的与吸毒、戒毒密切相关的可及的医疗干预措施。戒毒医疗服务,是指经省级人民政府卫生部门批准从事戒毒医疗服务的医疗机构,对戒毒人员采取相应的医疗、护理、康复等医学措施,帮助其减轻毒品依赖、促进身心健康的活动。[1]

---

〔1〕《戒毒医疗服务管理暂行办法》(卫政医发〔2010〕2号)。

一、戒毒医疗治疗原则和诊断要点

世界卫生组织和各国均发布了一系列药物成瘾治疗指南,如《国际疾病分类标准 ICD—10》,美国成瘾医学会《国家实践指南:应用药物治疗成瘾性包括阿片类药物的使用》等。我国政府也非常重视物质滥用的诊断和治疗,国家卫健委先后发布了《阿片类物质使用相关障碍诊断治疗指导原则》《苯丙胺类兴奋剂滥用及相关障碍的诊断治疗指导原则》《氯胺酮依赖诊断治疗指导原则》等文件,戒毒医疗诊疗总体思路。(见图 8 – 1)

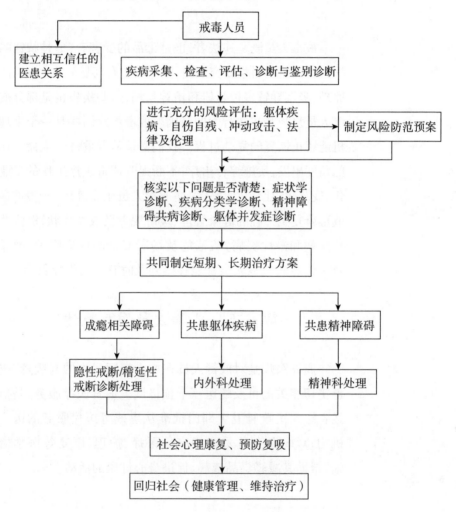

图 8 – 1　戒毒医疗诊疗总体思路

（一）医疗原则

戒毒医疗是一个"以患者为中心的、全面的、系统的和综合的治疗体系"，不是单纯的只针对戒毒人员"吸毒与否"治疗。吸毒成瘾是一种慢性疾病，需要开展专业的治疗。

1. 综合治疗原则

强调"生理—心理—社会"的综合治疗，在治疗时不仅要考虑戒毒人员的药物治疗因素和躯体状况，还要考虑其治疗当时的心理及社会支持系统状况。提倡开展中西医结合治疗，在药物脱毒中遵循多系统、多器官、多靶点施治，将断瘾后诸症的治疗向前延伸到戒断治疗中。

2. 治疗的可获得性

由于戒毒人员的戒毒愿望并不充分，门诊巡诊不失时机地干预、及时收入医院治疗也是保证戒毒效果的前提。对患有慢性疾病短期内不能恢复、疾病难以确诊且有生命危险的人员纳入重点管理。对于拒接治疗的患者，一定的保护性强制措施，可以使他们获得及时的救治。

3. 个体化治疗

在戒毒人员的治疗过程中，根据不同戒治期段，开展诊断评估，整合多种治疗方式，如药物治疗、心理咨询、职业恢复以及社会和法律服务，需要医务人员与其他人员协调合作。

4. 保证治疗的系统性

一是要保证足够的治疗时间，特别是生理脱毒期间的成瘾治疗是走向好转的"门槛时间"。二是要持续的监控毒品等非法物质再用情况，通过对尿液和毛发的检测，能帮助戒毒人员减少毒品渴求，避免吸毒中毒情况的发生。三是药物脱瘾仅仅能处理戒断状态时的躯体和精神症状。对伴有精神疾病的戒毒人员，药物治疗及行为矫正都重要。

5. 注意躯体疾病的治疗

戒毒人员普遍伴有并发症，包括艾滋病等传染病、心血管疾病和精神疾病。应根据不同阶段的诊断评估情况，开展重点治疗，以帮助戒毒人员调整和改变行为习惯，保持戒断状态。

（二）诊断要点

诊断是确立个性化戒毒治疗方案的基础和前提。对戒毒人员来说，有的不愿提供自己的吸毒事实，有的拒绝提供真实的吸毒史，给临床正确诊断带来困难，这正是戒毒医疗工作的特点。

1. 病史采集

通过问诊和分析公安部门移交的材料，详细了解滥用物质种类、初次滥用时间，有无与之相关的躯体并发症等，是否接受过任何形式的戒毒治疗。观察临床表现，有无精神障碍、人格障碍等。采集病史时，要耐心说明病史准确与否关系到诊断治疗的重要性，消除顾虑，取得可靠的合作。

2. 躯体和神经系统检查

躯体和神经系统的问题与成瘾状态有着密切联系，其检查结果是戒毒医疗诊断的重要依据。躯体检查，重点是血压、脉搏、呼吸、躯体外伤瘢痕、甲状腺、水肿征象。如果观察到面貌、皮肤等存在异常征象，一定要高度重视，重点检查。一些精神障碍可能有躯体印记，如手臂和腹部的大量伤痕往往是人格障碍者反复自伤留下的躯体痕迹，为进一步检查提供参考方向。躯体情况是制订药物治疗方案时必须考虑的因素，许多药物通过肝代谢肾脏排泄，有些药物可能对心脏功能造成影响，这些都对戒毒医疗诊断有意义。

3. 评估风险

躯体疾病是戒毒医疗过程中最大的风险来源，一些戒毒人员突然发生心脏骤停、脑血管意外等严重威胁生命的紧急情况，与长期合并的有关躯体疾病相关。认真仔细的检查，是防范这些情况发生的首要屏障。

4. 实验室和其他辅助检查

（1）实验室检查主要有常规检查（血尿便常规、生化常规、肝肾功能、血糖等）、特殊检查（妊娠试验、骨密度等）、病情和治疗需要的检查（血液浓度测定、服用氯氮平的定期血象测定等）；（2）物理检查主要有常规检查（胸透、心电图、脑电图）、特殊检查（B超等）；（3）量化评估主要有常规检查（BPRS等）、特殊检查（人格及神经功能测验等）。

（三）戒毒医疗内容

基于吸毒成瘾是一种慢性、复发性和复杂性的脑疾病，表现为不顾后果的、不可控的和强迫性觅药和用药行为,并可伴有心理、行为障碍和其他疾病,并针对成瘾病因、病理生理、临床表现、治疗药物,以及治疗效果、转归和预后等特点,治疗包括以下几方面。

1. 开展入所健康检查

每名戒毒人员收治时,必须开展血常规、胸片、心电图、腹部 B 超检查。医师认真询问戒毒人员吸毒史、身体情况、既往病史、药物过敏史、家族病史等情况。

2. 开展急性脱毒治疗

对新入所戒毒人员的生理和脱毒情况进行全面医疗甄别和评估,对未完成脱毒的戒毒人员开展急性生理脱毒治疗,包括替代递减和替代维持治疗。

3. 开展稽延性症状治疗

对具有稽延性戒断症状,如顽固性失眠、疼痛、焦虑、抑郁等较为严重的戒毒人员酌情对症处理。

4. 治疗与成瘾相关的疾病

针对吸毒行为密切相关的躯体疾病,如心血管疾病、艾滋病、慢性肝病等,开展针对性治疗。包括使用抗病毒药物治疗传染性肝炎和艾滋病等疾病。

5. 开展精神疾病防治

对入所后精神、行为异常戒毒人员开展药物治疗,同时辅以心理和行为治疗。例如,针对苯丙胺类物质成瘾人员使用抗精神病药物治疗,使用抗抑郁、抗焦虑障碍药物治疗抑郁和焦虑。

6. 开展戒毒医疗宣教

开展吸毒相关健康危害教育,以及艾滋病等传染性疾病防治知识介绍,帮助戒毒人员养成良好生活习惯,从而在解除强制隔离戒毒措施回归社会后,能经得住毒品诱惑,保持操守。

7. 开展健康管理

以健康体检为切入点,以健康档案为基础,结合日常巡诊、门诊和动态分析情况评估戒毒人员健康状况,制定个性化干预方案,跟踪戒毒医疗效果。

二、吸毒成瘾特点和风险防范

(一)戒毒医疗特点

所有与吸毒相关的损害都表现在躯体、心理和社会功能的损害。其共同点如下：

1. 突出的寻求方式

吸毒人员在生活中把获得和使用毒品放在首位，尽管知道危害，仍不择手段的寻求吸食毒品。这给戒毒医疗带来极大的风险，容易发生戒断后复吸引发安全风险。

2. 伴发躯体疾病

长期大量的吸毒会带来任何躯体疾病，特别是中枢神经系统疾病，传染病和癌症的发生率比正常人高。医生在接收一个吸毒人员时一定要重视其躯体疾病，及时处理以保证生命安全，必要时需要及时转诊。

3. 伴发精神疾病

戒毒人员患精神疾病的概率远高于正常人群，特别是焦虑抑郁的情绪。成瘾与抑郁的关系紧密，特别要预防戒毒人员自杀。戒毒人员的情绪通常是极端化的，在无毒环境下生活，一定会有剧烈的负性情绪反应，医生要与患者尽快建立治疗关系，处理好这些情绪才能保证持续的治疗。

(二)戒毒治疗风险防范

戒毒人员因病死亡或致残给戒毒医疗造成的压力是巨大的，应高度重视并加以有效应对。

1. 早发现是关键

严重疾病的早发现主要有四个环节，一是戒毒人员自己察觉到身体异常，二是其他戒毒人员发现患者身体异常，三是管教民警发现戒毒人员身体异常，四是医生发现戒毒人员出现严重疾病的临床表现。要对入所戒毒人员进行患病常识教育，保证其掌握致命性疾病的特殊症状，提高严重疾病的自辨能力。

2. 躯体疾病风险评估与防范

躯体疾病是戒毒场所猝死的重要原因。资料收集时应特别注意收集躯体疾病史和既往用药史,结合病史资料的判断进行认真仔细的神经系统和躯体检查。特别在使用苯丙胺等对心血管有影响的药物时必须给予心电图检查。

3.暴力风险的评估与防范

暴力及冲动行为是影响正常开展戒毒医疗的危险因素。多药滥用及吸食苯丙胺类毒品、反社会性人格,在躁狂发作期的戒毒人员暴力风险高。应使用支持性和解释性语言来缓解患者的愤怒情况,在心理干预无效的情况下,为了控制和制止危害行为发生,有必要对患者实施保护性约束措施。

4.“诈病”的识别和防范

在戒毒过程中“诈病”现象比较突出。主要原因是急于逃避法律处罚、提前解除强戒或变更执行方式。“诈病”的表现虽然有其一定的规律性,但因精神疾病临床表现变化颇多,且缺乏客观指标,需要多角度观察甄别。但因长期吸毒影响的部分戒毒人员确也疾病缠身,故既要对“诈病”保持警惕,也必须通过客观的临床观察及各种检查进行全面分析予以诊断。

三、戒毒医疗展望

随着毒品迭代,特别是新精神活性物质的流行,戒毒医疗面临着新的严峻挑战。因此,当务之急是需要深入研究和探索新的治疗方法和模式。

(一)建立多维度的戒毒医疗评价标准和体系

评估主要内容:毒品使用情况,包括使用合法药物替代非法物质等;医疗与躯体健康状况改善情况,如看病次数、高危行为减少,总体健康水平和认知功能改善;心理社会功能改善情况等;工作与职业状况改善,获得新工作的可能性提高;违法犯罪行为和暴力行为情况减少;复吸风险降低,复吸所引发的各种问题减少等。这样,司法行政戒毒才能形成符合自身特色的戒毒医疗综合防治体系,更好地应对未来将要面对的严峻挑战。

(二)推动设置戒毒综合医院

考虑到兼顾面向社会服务的定位,既集中收治强制隔离戒毒人员,又收治社会自愿戒毒人员。因此,戒毒综合医院在功能区设计上,要跟普通医院有所区别,划分门诊服务区、自愿戒毒治疗区、戒毒人员住院治疗区和社会人员住院治疗区四个主要功能区域。医疗科室设置以戒毒治疗科、传染病科、精神病科为重点建设科室,内科、外科、妇产科、皮肤科、五官科、麻醉科、预防保健科等为相关辅助科室。医技科室设置药房、化验室、放射科、病理科、理疗科、手术室、血库、消毒供应室、病案室、B超室等相关科室。

（三）开展戒毒医疗研究和新技术推广

目前对药物成瘾的传统治疗主要是针对阿片类成瘾者使用美沙酮等药物进行脱毒治疗和替代维持治疗,但不能有效降低成瘾者的心理渴求,有复吸的风险。对于合成毒品和新精神活性物质没有特异的治疗方法,主要采取对症治疗策略。因此,针对传统治疗及其局限性,需要联合社会力量开发能有效治疗成瘾心理渴求的新方法、新药物,并注重引进和吸收戒毒医疗的先进成果,不断提高戒毒医疗水平。

第二节　不同药物类型成瘾的诊断与治疗

一、阿片类药物成瘾的诊断与治疗

常见的阿片类物质有鸦片、吗啡、海洛因、美沙酮、丁丙诺啡、哌替啶和芬太尼等,均具有镇痛、镇静、改变心境（如欣快）、镇咳及呼吸抑制等药理、毒理作用。反复使用阿片类物质可出现耐受性、依赖综合征、戒断综合征等物质使用相关障碍。

阿片类物质使用相关障碍是一种可以治疗,但难以治愈的慢性、复发性、复杂性的大脑疾病,治疗是一个长期的过程。

（一）诊断

在全面检查评估基础上,根据患者物质使用史及相关临床表现,结合健康检查与精神科检查结果进行诊断。

1.急性戒断症状和体征

（1）症状:渴求感、恶心、呕吐、肌肉疼痛、骨关节痛、腹痛、不安、食欲差、疲乏、发冷、发热等;

（2）体征:流泪流涕、哈欠、喷嚏、瞳孔扩大、出汗、鸡皮征、血压升高、脉搏和呼吸加快、体温升高、震颤、腹泻、失眠、男性自发泄精、女性出现性兴奋等；

（3）精神障碍：焦虑、抑郁和睡眠障碍等。

2.稽延性戒断症状

部分患者在急性戒断状态消退数月甚至数年后，仍可出现如睡眠障碍、疼痛、情绪障碍、消化道症状、渴求、全身乏力等症状，统称为稽延性戒断综合征，是导致复发的主要原因之一。

3.躯体损害

阿片类物质常掺有其他药物或杂质，可对躯体各系统（包括中枢神经系统、呼吸系统、消化系统、免疫及内分泌系统等重要生命器官）造成损害，此外，注射使用还可导致艾滋病、乙肝等传染病的感染，还可出现许多其他并发症。

4.其他精神和行为障碍

包括人格改变、抑郁、焦虑、睡眠及性功能障碍等，还可能出现精神病性障碍、记忆障碍和智能障碍。这些障碍有的可能与阿片类物质使用存在因果关系，有些可能相对独立，有些则可能是始动因素。临床上应注重分析阿片类物质使用与上述障碍之间的关系并加以鉴别诊断。

（二）治疗

成瘾治疗的目的主要有两方面：一方面是治疗生理依赖。主要是脱毒治疗，采用一定的药物或其他方法，使患者脱离身体对阿片类成瘾药物依赖状态，消除戒断症状。另一方面是降低心理渴求，防止复吸。主要通过药物或其他方法治疗，使患者降低对阿片类成瘾药物的渴求及强迫性觅药行为，起到防止复吸的作用。

1.生理脱毒治疗

通过药物治疗或物理治疗减轻患者因突然停止摄入阿片类物质导致的躯体戒断症状。生理脱毒治疗都是一种递减治疗方法，目的是减轻患者的躯体戒断症状，治疗因人而异，只减不增。根据个体摄入阿片类物质种类、剂量、时间、途径不同，确定首次用药剂量后，酌情减量，待身体戒断症状消除后停止用药。

（1）替代递减治疗。主要是使用非阿片类受体激动剂或拮抗剂来减轻阿片类药物依赖的戒断症状，然后在一定的时间内逐渐减少替代药物的剂量直至停止，目的使患者脱离生理依赖状态。常见替代药物有美沙酮、丁丙诺啡等。

（2）对症治疗。一是中药脱毒治疗。国家食品药品监督管理总局（CF-DA）批准用于治疗阿片类药物依赖的中成药有福康片、济泰片等，主要作用是解毒止痛，扶正祛邪，清心除烦，能明显缓解和消除阿片类等毒品的戒断症状。二是物理方法脱毒治疗。采用重复经颅磁技术（rTMS）、直流电刺激（tDCS）对脑部相关靶区刺激治疗，改善患者的睡眠状况，调控康复期患者的情绪障碍，缓解情绪。其他还有中医按摩、针灸治疗等方法。

2. 心理脱瘾治疗

对于已完成生理脱毒治疗的患者，还要降低其心理依赖以防止或减少复吸。身体依赖的症状容易治疗，但心理依赖则难以治疗。在目前情况下，预防复吸的解决方法主要是美沙酮替代维持治疗、物理抗复吸治疗、正念防复吸治疗等。

二、苯丙胺中枢神经兴奋剂成瘾的诊断与治疗

苯丙胺类兴奋剂是指苯丙胺及其同类化合物。常见的包括：苯丙胺、甲基苯丙胺（冰毒）、3,4-亚甲二氧基甲基苯丙胺（摇头丸）、甲卡西酮（俗称浴盐、丧尸剂、丧尸药、喵喵）、麻黄碱、伪麻黄碱和哌甲酯等。苯丙胺类兴奋剂具有兴奋中枢神经系统的药理作用，可引起急性中毒、依赖和戒断综合征及各种精神障碍等。

（一）诊断

在全面检查评估基础上，根据患者苯丙胺类兴奋剂使用史及相关临床表现，结合体格检查和精神科检查，以及实验室检查等结果进行诊断。

1. 戒断综合征

停止或减少苯丙胺类兴奋剂使用后出现的一组症状或体征，可表现为极度的疲劳与情绪抑郁及食欲增加等，伴有快感缺失与渴求使用苯丙胺类兴奋剂,常需要数天的休息与恢复,严重者出现自杀观念与行为。

2. 精神障碍

使用苯丙胺兴奋剂期间或之后不久,出现的精神病性综合征(如幻觉、妄想、兴奋或抑郁、躁狂等),只要不再继续使用更多的药物,上述症状多数持续时间较短,大多数典型病例在1个月内部分缓解。如果肯定患者没有继续使用苯丙胺类兴奋剂,但症状长期持续存在,则应考虑与精神分裂症的共病问题。

(二)治疗

苯丙胺类物质成瘾一般采用对症治疗,不论患者处于何种治疗阶段及治疗环境,采用何种治疗模式,治疗均包括药物治疗、心理行为治疗和社会干预的综合治疗措施等。

1. 戒断综合征的治疗

(1)处理原则。一般来说,患者的躯体戒断反应较轻,一般无须特殊处理,也无须住院治疗,除非存在严重的躯体并发症或者严重的抑郁、焦虑情绪,需要积极处理。

(2)抑郁焦虑和睡眠障碍。在戒断期,患者出现较重的抑郁、焦虑时需要积极处理,可使用抗抑郁药物如5-羟色胺再摄取抑制剂氟西汀、帕罗西汀或舍曲林;也可使用去甲肾上腺素和5-羟色胺再摄取抑制剂文拉法辛,或去甲肾上腺素和特异性5-羟色胺再摄取抑制剂米氮平。失眠较严重患者可以使用苯二氮卓类药物如地西泮或者氯硝西泮,但使用时间不宜过长。

2. 精神病性障碍的治疗

用药前必须排除禁忌证。对于合作患者,给药方法以口服为主,对于幻觉、妄想等精神病性症状,优先考虑第二代抗精神病药物奥氮平、喹硫平、利培酮或帕利哌酮等。通常采用逐渐加量法,从小剂量起始,1~2周内逐步加至有效治疗剂量,药物剂量一般应小于治疗精神分裂症等原发的精神疾病所使用的剂量。

三、氯胺酮成瘾的诊断与治疗

氯胺酮滥用可导致多种临床问题,如急性中毒、成瘾、引起精神病性症状及各种躯体并发症等,具有致幻作用、躯体戒断症状轻的特点。

(一)诊断

诊断要点:

(1)依赖综合征。特征为强迫性觅药、渴求等行为失控症状,躯体上表现耐受性增加与戒断症状。与阿片类相比,戒断症状往往不严重,但如果患者不合作,会给诊断带来困难。

(2)精神病性障碍。以幻觉、妄想、行为紊乱为主要临床表现。与精神分裂症相比,与氯胺酮滥用有关的幻觉、妄想画面生动鲜明,患者往往有明显的情绪反应。发生过幻觉、妄想的氯胺酮滥用者在症状消失后,非常小剂量再次使用也可诱发幻觉、妄想。

(3)认知功能损害。较常见,往往不被注意,主要表现为记忆力、理解力下降,注意力不集中,新知识学习困难,抽象思维较差等。慢性使用者持续时间较长,较难逆转。

(4)氯胺酮相关泌尿系统损伤。患者有明确的氯胺酮滥用史,临床表现以尿频、尿急、尿痛、血尿等下尿路症状为主,影像学检查发现膀胱挛缩,容量变小,膀胱壁不均匀增厚时,应考虑本病。

(二)治疗

对氯胺酮依赖的治疗应遵循慢性复发性疾病治疗原则,需要进行躯体戒断治疗,然后采取药物、心理、社会综合治疗,促进躯体、心理、社会的全面康复,重建健康的生活方式,预防复发,保持操守。氯胺酮所致精神病性障碍,以精神科治疗为主,必要时应住院治疗。

1. 依赖综合征

目前尚无减轻氯胺酮心理渴求的药物,亦无特定的抗复吸治疗药物。治疗上以心理社会干预措施为主。伴有其他心理障碍的可试用选择性 5 - 羟色胺再摄取抑制剂(SSRIs)、曲唑酮等药物治疗。对氯胺酮戒断症状治疗主要是对症治疗,如镇静催眠类药物,抗焦虑药和抗抑郁药等,同时辅以支持疗法,补充水或电解质,加强营养等。

2.精神障碍

（1）精神病性症状治疗：出现幻觉、妄想等精神病性症状时，推荐使用非典型抗精神病药物利培酮、奥氮平、喹硫平等，也可用氟哌啶醇，增加剂量应缓慢。精神病性症状消失后可逐渐减少药物剂量，视情况予以维持治疗。

（2）抑郁、焦虑症状的治疗：抑郁症状可使用 SSRIs 等新型抗抑郁药物，可选用盐酸氟西汀、盐酸帕罗西丁、舍曲林。还可使用文拉法辛或三环类抗抑郁药物等。

急性焦虑症状可使用苯二氮卓类药物，但应注意防止此类药物滥用，或使用曲唑酮。如焦虑症状持续存在也可选用丁螺环酮或 SSRIs 等非苯二氮卓类药物治疗。

四、大麻类成瘾的诊断与治疗

大麻植株花枝中的树脂含有四氢大麻酚 THC 的化学成分，具有致幻作用。大麻有三种最普通制剂，大麻烟、大麻树脂和大麻油，它们之间含 THC 的浓度有差别。THC 系脂溶性物质，可以通过肺泡壁和胃壁快速吸收，较多分布在脑内和睾丸。合成大麻素是一类药理、生理作用与天然大麻的主要活性成分 THC 相似的化合物。THC 的药理作用类似于安眠药，具有抗惊厥和镇痛作用。口服后大约 1～2 小时起效，可产生幻觉体验，药物效应可以持续 4 小时左右；烟吸方式进入血液的速度更快。[1] 使用大麻产生的体验主要有爱说话，兴奋、放松，对声音和色彩的感悟提高。现在流行的 spice、K2、K3、巧克力、暗红色干花、小树枝、果冻等毒品疑似物，都可能含有大麻类毒品应引起注意。大麻通常被称为诱导性毒品，即吸食大麻后会增加接触其他毒品的机会，如海洛因、冰毒等。

（一）诊断

1.戒断综合征

长期使用大麻停止使用后可以出现戒断反应，患者一般在脱毒前期会出现失眠、出汗、心慌、发抖、四肢麻木、皮肤感觉异常、意识不清晰、惊恐发作

---

〔1〕　See Huestis MA, *Human Cannabinoid Pharmacokinetics*, 8 Chem Biodivers 1770 (2007).

(胸闷、呼吸困难、极度恐惧和濒死感)等戒断症状。

2. 精神疾病

使用大麻不仅易产生急性焦虑及精神病症状,还可能提高精神疾病的发生率或导致精神病复发,出现幻觉和被害妄想,情感反应不协调,存在怪异行为。

(二)治疗

1. 戒断症状

临床上可使用盐酸帕罗西丁、奥氮平、阿普唑仑缓解戒断症状。为促进患者情绪稳定,可口服丙戊酸钠缓释片,米氮平改善抑郁情绪,镇静睡眠对症及神经营养支持治疗。治疗师可以开展心理治疗戒断,帮助患者摆脱心瘾。

2. 精神疾病

大麻所致精神障碍目前主要以药物对症治疗为主。大麻滥用时间较长,针对幻觉和被害妄想等阳性精神症状,临床首选使用利培酮进行抗精神病治疗。滥用大麻时间较短,精神症状相对较轻,且患者不能耐受利培酮,可采用富马酸喹硫平片治疗等抗精神病药改善思维迟缓和被害妄想等精神症状。

五、可卡因类成瘾的诊断与治疗

可卡因是从古柯类植物树叶中提取出的一种生物碱,可溶解于盐酸中形成水溶性盐,是强效的中枢神经兴奋剂和局部麻醉剂。可卡因可以使血压升高和心率加快,即使是健康的年轻人亦可以引起心脏病发作,但猝死多见于长期用药者。

(一)诊断

吸食可卡因后,吸毒者表现为精神兴奋、瞳孔扩大和心率加快。严重的滥用者还会有焦虑、怪癖、夸大和性行为过度,因精神混乱被送进急诊室的吸毒者往往有明显的偏执状态。通过血液和小便化验可以确定吸毒者是否服用了可卡因。可卡因戒断不会出现身体上的症状,通常是对可卡因的强烈渴求。此外,还会出现其他症状,如疲劳、烦躁、焦虑、嗜睡、躁动或自杀的念头。

(二)治疗

1. 戒断症状

急性脱毒期间,患者一般会出现兴奋、失眠、烦躁不安、易激惹、心悸、坐立不安等戒断症状,可服用安定等催眠药及抗精神病药氯丙嗪,更严重者可使用氟哌啶醇肌注或口服奥氮平、利培酮片(维思通)辅以口服谷维素。待所有症状消失,遂停止治疗,无须口服维持治疗。

2. 精神症状

治疗可卡因依赖主要是对症、支持治疗和康复治疗。对于成瘾者伴有的精神症状,如抑郁和双相障碍,则可用抗抑郁药或锂盐治疗。

六、新精神活性物质成瘾的诊断与治疗

新精神活性物质(New Psychoactive Substances,NPS),又被称为"策划药"或"实验室毒品",是不法分子为逃避打击而对管制毒品进行化学结构修饰得到的毒品类似物,具有与管制毒品相似或更强的兴奋、致幻、麻醉等效果,成为继传统毒品、合成毒品后全球流行的第三代毒品。根据结构特征和作用药理不同,新精神活性物质分为人工合成大麻素类、卡西酮类、氯胺酮、苯乙胺类、哌嗪类、植物类(如恰特草、鼠尾草、卡痛叶、阿拉伯茶叶等)和其他类(芬太尼类)7类。[1]

(一)诊断

1. 戒断综合征

指反复使用特定的NPS类物质后,停止或减少该物质,出现一组症状或体征,这些症状和体征常与物质的药理学效应相反。诊断要点如下:(1)具有时限性特点,即停用该类物质后,经过一段时间,若没有并发症,这些症状不管轻重都会逐步减轻或消失。持续时间长短与不同的物质有关,如芬太尼类依赖在停用后7~10天。(2)戒断症状轻重不一,如卡西酮兴奋剂类的戒断症状轻微,与使用剂量无关;[2]芬太尼类则非常严重,患者难以忍受,十分痛苦。(3)症状可因再用原类物质而消失,这些症状不管严重程度如何,都因使用原物质或同类物质而很快消失。

---

〔1〕　参见周澌颖、崔巍、张鑫等:《新精神活性物质分类现状与管控展望》,载《中国药物滥用防治杂志》2020年第6期。

〔2〕　王文甫:《超大剂量使用冰毒、麻古伴肺部感染1例》,载《中国药物依赖性杂志》2018年第2期。

2. 精神障碍

使用 NPS 期间或之后不久,会出现幻觉、妄想、兴奋或木僵、双相障碍、躁狂等精神病性症状。典型病例 1 个月内部分缓解,6 个月内痊愈,症状的变异与 NPS 种类、使用者文化、人格有关。芬太尼类物质一般不会出现精神病性症状(少数重度依赖者在戒断症状高峰期可能会出现短暂精神病性症状)。

(二)治疗

1. 合成大麻素类物质

合成大麻素类物质被包装成各类形态,以"小树枝""电子烟油""娜塔莎"等名称贩卖,主要滥用方式是溶于电子烟油及喷涂于烟丝、花瓣等植物表面,或者与氯胺酮、大麻等其他毒品混合吸食。主要毒理效应包括:放松感、愉悦、产生时间错觉、注意力不集中,情绪变化以及记忆功能损伤等,常见的临床症状依次为心动过速、激动、困倦、呕吐、幻觉、恶心。患者出现的急性戒断反应以及并发的精神症状,主要以药物治疗为主,行为干预治疗为辅。在药物治疗方面,维持适度剂量的奈法唑酮可减少某些大麻戒断症状,但不能改善整体情绪,其他抗焦虑药物也可能有用,而情绪稳定剂则效用不明显甚至加重焦虑。发作时若伴有明显精神障碍,及时使用抗精神病药物控制住患者的精神症状和激越状态,可用洛非西定、米氮平、喹硫平和唑吡坦等多种药物治疗与合成大麻素类物质有关的睡眠问题。

2. 合成卡西酮类物质

合成卡西酮类物质属于一种精神兴奋剂,其药理作用与可卡因、苯丙胺类物质类似,具有交感兴奋作用,可直接作用于中枢神经系统,引起中枢神经系统、心血管系统和呼吸系统明显的副作用。卡西酮类新精神活性物质主要包括卡西酮、甲卡西酮类、乙卡西酮类、含有亚甲二氧基基团的卡西酮类、含有吡啶环的卡西酮类、包括洽特草(Khat)其他类物质。现如今合成卡西酮(俗称"喵喵""筋儿")常以白色粉末、晶体或胶囊形式出售,且常常标有"非供人使用""浴盐"等商标,以规避法律监管。吸食合成卡西酮类物质可产生精神欣快、兴奋、发汗、多语、高血压、食欲下降、入睡困难及双手颤抖等效应,并且能加快心率和升高血压。它产生的不良影响有失眠、头疼、幻觉和抑郁、焦躁、偏执等,严重者可致死。

吸食合成卡西酮类物质常导致滥用者出现精神障碍,甚至是精神病性症状,在现实中做出极其异常的行为,相当部分的自残、自杀以及暴力攻击等行为与之有关。治疗甲卡西酮所致精神障碍的药物多为奥氮平(欧兰宁)、利培酮(维思通)这两种非典型抗精神病药物。临床医生需要结合患者临床特点和个体差异来选择这2种药物。

3. γ–羟基丁酸

γ–羟基丁酸 GHB 在国外被称为"Liquid Ecstasy"、"Gamma–O"以及"Liquid"等,在国内俗称"G""神仙水""液体迷魂药""卡宴合欢液"等,也有掺入酒精饮料中,如"咔哇酒"。该药是一种无色、无味、无臭的中枢神经系统抑制剂,有白色粉末、药片和胶囊等剂型。因 GHB 具有增加性欲和顺行遗忘的作用,常被用作欣快剂及迷奸药,与此有关的性犯罪时有发生,甚至导致使用者中毒及死亡。GHB 尿检时间窗口小于 10 小时,成瘾性强、无特异性解毒剂、戒断症状严重。

戒断症状主要有焦虑、激惹、出汗、坐立不安、失眠、轻度高血压;中度戒断症状表现为震颤、心动过速、恶心呕吐、腹痛腹泻;重度戒断表现为心动过速、幻觉妄想、谵妄、高血压、横纹肌溶解、癫痫发作。这些表现无特异性,平均持续 3～21 天。最好的干预策略是在戒断症状较严重的 1～7 天,尽早使用苯二氮䓬类药替代,单用效果不显著,可合并抗癫痫药丙戊酸钠或抗精神病药奥氮平。对于 γ–羟基丁酸使用量超过 30 g/d 的患者,推荐以地西泮替代,如存在谵妄,地西泮加量,如谵妄持续存在,可考虑应用戊巴比妥、右旋美托咪啶。如 GHB 使用频率及剂量较少者可门诊留观或随诊,一般使用地西泮治疗,急性症状控制后,建议继续口服苯二氮卓类药物数周。[1]

4. 氟硝西泮

氟硝西泮又叫"迷魂水""听话水""蓝精灵"等。氟硝西泮能够微量溶于

〔1〕 董慧茜、沈屹东、郝伟:《新型毒品 γ–羟基丁酸中毒、戒断的研究》,载《中国药物依赖性杂志》2013 年第 5、6 期。

水,易溶入酒精,若与酒精混用,会加速起效,维持时间短,使人体肌肉处于过度镇静状态,导致精神运动能力受损,在一定程度上会丧失行动能力甚至短暂失忆,在酒吧等娱乐场所极易成为谋杀、迷奸和麻醉抢劫案件的犯罪手段,因此,也被称为"约会强暴药"或者"迷奸药"。在脱毒期间的戒断反应的严重程度主要跟患者的耐受性有关,一般2~10天。最轻微的戒断反应是出现失眠症状,最常见的生理症状是肌肉紧张、痉挛、疼痛、流感样症状(如寒颤、出汗)以及手脚发麻,最常见的心理症状是焦虑、惊恐障碍、易激惹、抑郁、情绪不稳、注意力无法集中、失眠或者噩梦以及现实感丧失;感官功能障碍常见于听觉过敏、畏光、感觉迟钝等。严重的戒断反应包括精神病性的妄想、幻觉、人格解体以及撤药性的谵妄。

临床治疗建议每周减少50%的剂量,以免患者发生严重的戒断反应。低剂量氟硝西泮依赖患者的戒断治疗可以在门诊中完成,而高剂量的患者则需要住院观察。氟硝西泮依赖人员如果有同时服用阿片类药物,临床不推荐在氟硝西泮戒断反应期间同时进行阿片类药物的戒断治疗,可考虑用丁丙诺啡降低氟硝西泮戒断治疗的风险。

5. 笑气

笑气在室温下为稳定有甜味的无色气体,可以起到轻微麻醉作用,能够让人感到轻松、快乐、发笑,甚至产生幻觉。因其具有抗焦虑、镇痛等作用,常用于外科和牙科手术以辅助麻醉。日常生活也可用于奶油发泡剂,但包装盒上标明为食品加工辅助剂,不能直接食用。笑气作为一种短效吸入性全身麻醉剂,吸入15~30秒即产生欣快感,所以还被滥用于娱乐活动上,也就是俗称的"打气球"。吸食笑气可使人产生2~3分钟的欣快感,为了维持这种短暂欣快感,成瘾人员会吸食大量的笑气,以致成瘾。虽然笑气的危害比其他毒品要小,但长时间或大剂量滥用,会阻碍维生素B12的吸收,导致恶性贫血,末梢神经及脊髓病变,出现四肢麻木等症状;还能造成精神异常,如嗜睡、抑郁或精神错乱等,症状严重者可危及生命。长期滥用会导致周围神经病变,甚至瘫痪。

笑气患者主要临床表现为肢体活动障碍伴麻木、排尿困难。一般注射或服用甲钴胺,补充维生素B12治疗,辅以针灸与推拿相结合的方式进行康复。个性化功能锻炼可有效改善患者的运动能力及日常生活活动能力。有精神行为异常等症状出现时应在治疗原发病的同时进行心理疏导。

第三节　多药滥用并发症的治疗

多药滥用指个体以加强或降低一种药物的效果为目的,同时或相继使用一种(类)以上的药物的现象。多药滥用是一种常态药物滥用模式,[1]会引致复杂的躯体并发症与难以处理的戒断综合征。[2] 目前对于多药滥用没有一个统一的诊断标准,也缺乏可靠的、大样本的流行病学调查。多药滥用给诊断评估带来很多困难。

一、多药滥用危害

多药滥用必然会增加人身安全和艾滋病传播风险。多药滥用一旦发展成多重药物依赖,会出现更为复杂的戒断症状,需要有更多种类的药物来缓解。长期多药滥用的个体对于单个毒品的代谢加快,因此会缩短药物的作用时间,更不易戒断毒瘾。很多依赖性物质本身含有多种毒品,如滥用者使用所谓的"开心水"或"奶茶",多数同时含有冰毒、K 粉或"蓝精灵"等毒品。

多药滥用诊断的不确定性必然给戒毒治疗带来风险。多药滥用治疗前的评估非常重要,需要评估多种依赖药物间的相互作用、戒断症状的复杂性、多种并发症的风险。在问诊中也需要关注毒品与酒精合并使用情况,其危害比一般药物滥用严重得多。对于合并其他躯体疾病、精神疾病的戒毒人员,需要适用"生物—心理—社会医学模式"相统一的综合治疗。

数种多药滥用组合的危害性值得特别关注。[3] 苯二氮卓类药物(如氟硝西泮)与酒精都是中枢抑制剂,如果同时使用会增加呼吸抑制以致死亡的风险,阿片类药物和酒精导致的死亡案例占药物滥用导致死亡案例中的多

---

〔1〕 陈素青、翟海峰:《多药滥用:一种常态药物滥用模式》,载《中国药物滥用防治杂志》2010 年第 6 期。

〔2〕 参见姜佐宁主编:《药物成瘾的临床与治疗》,人民卫生出版社 2003 年版,第 275～286 页。

〔3〕 陈素青、翟海峰:《多药滥用:一种常态药物滥用模式》,载《中国药物滥用防治杂志》2010 年第 6 期。

数。酒精可以升高可卡因及其活性代谢产物古柯乙烯的血药浓度,因此酒精和可卡因共滥用可大幅提高可卡因的心脏毒性,还会增加暴力行为和自杀风险。可卡因和阿片类药物均可以导致呼吸抑制,从而存在相对过量的风险。可卡因升高生命体征(如扩瞳),海洛因则降低生命体征(如缩瞳),两种药物合用会出现混合生理反应,给急性中毒者的诊断和救治带来困难。阿片类药物和苯二氮类药物共滥用会导致呼吸抑制和死亡。吸烟加重可卡因外周毒副作用,增加心肌梗死风险。摇头丸和酒精共滥用会损害体温调节功能,增加脱水风险。

二、诊断与治疗原则

(一)诊断

毛发检测是重要的检查方法,当然体格检查和精神检查结果也是重要的诊断依据,更多的是靠戒毒人员的自述和其本人戒毒资料的记载。多药滥用治疗相关的几点特殊性需要特别关注:一是厘清主要滥用品种和次要滥用品种;二是判断是否已形成多重药物依赖;三是鉴别多药滥用的动机。

(二)治疗原则

对同时滥用多种物质者,首先在确定主要滥用物质和次要物质的基础上对主要滥用物质做出相应的处理,对主要滥用物质进行替代治疗(如阿片类)或对症治疗(如兴奋剂类)。对次要滥用物质主要进行对症治疗。对相继使用各类毒品的患者,主要是针对目前使用的物质进行替代或对症治疗。多药滥用人员常因试图改善睡眠、缓解疼痛、增强欣快感、替代原滥用药物、用于自行戒毒等目的而滥用其他精神活性物质,所以必须有针对性地对不同用药动机采取必要的心理干预措施。康复期间内需要根据具体情况进行综合治疗,包括躯体疾病的治疗。

戒毒场所中出现的并发症,指除去戒断症状以外的许多疾病和症状,但许多症状不管是并发症还是戒断症状在临床上的表现极为相似,很难区分,或者二者兼之。一般可分为三类:

(1)未吸毒前患者固有疾病引起的头痛、胃病所致胃痛、腰腿关节痛,胆囊痛,外伤性神经痛等。这些疾病应在脱毒治疗后到综合医院的各专科继续进行治疗。

（2）吸毒对机体的危害而引起的疾病症状。

（3）由于应用苯二氮卓、氯丙嗪或其他脱毒药物治疗引起的症状。不管什么原因引起的并发症，应全面考虑病症处理或治疗，权衡利弊，依照医疗规范，决定治疗方案。

（三）并发症的治疗

1. 皮肤感染

（1）皮肤感染主要有以下情况：一是蜂窝组织炎和脓肿，由于不洁器具肌注毒品而引起。多为溶血性链球菌或葡萄球菌引起。其处理使用抗菌素，切开排脓，外敷消炎止痛药膏。二是皮肤坏疽，处理同上，但坏死组织应待用药治疗后决定切除或使其自然脱落。

（2）接触性皮炎，过敏性皮炎，除用抗菌素消炎药外涂，适当进行抗过敏治疗。

2. 急慢性肝炎

由不洁注射器污染病毒所致，主要是多人共用同一注射器而传播的病毒性肝炎，或毒品及其掺杂物直接或间接引起的中毒性肝炎。

3. 肾脏疾病

与变态反应有关，主要是海洛因掺杂物奎宁、乳糖等物质。进入血液的细菌均可作为半抗原，形成抗原抗体复合物，沉积于肾，固定补体，损伤肾组织，而急性肾炎尤与溶血链球菌有关，当病菌消灭后可自行缓解。与继发感染有关，细菌可随血流而达肾皮质，故皮质可有脓肿。尚有少数其他原因，可引起急性肾小球肾炎，肾病综合征，甚至急性肾功能衰竭等。

4. 呼吸系统疾病

患者采用鼻饲方式吸食冰毒、K粉、可卡因等，均可引发气管的高过敏反应而产生炎症，肺气肿等。故并发症以抽吸毒品者为多。但静注也可引起，因药物杂质会沉降于肺毛细血管床内。各种并发症中，患者有2/3合并肺病，并发症常见有咽炎，气管炎和支气管炎，急性肺水肿，细菌性肺炎，肺结核，部分患者有呼吸抑制，鼻中隔穿孔等。

5.心血管疾病

(1)染性内膜炎。主要常见于使用苯丙胺类和可卡因类毒品的患者。感染性心内膜炎,为金黄色葡萄球菌、念珠菌或混合感染。患者可有不明原因发热,X光有移动性肺浸润影,有栓塞现象或血培养(+),(或仅有发热)听诊收缩期杂音。死亡率非常高。

(2)中毒性心肌病。常见于多药滥用者,一次大量吸食毒品产生阵发性心律失常,最后心衰而死亡。掺杂物奎宁、滑石粉、可卡因对心肌皆可直接毒害。

(3)心律失常。常见于多药滥用人员,均有心电图异常。海洛因、可卡因、苯丙胺、氯胺酮也可致房颤。

6.血管病

(1)血栓性静脉炎。肘部或上臂之大静脉都发生硬化、阻塞,亦可致手部筋膜腔感染(虚胖手)。可实施筋膜切开,肝素治疗。

(2)栓塞。动脉和静脉皆有,皆因不洁含杂质的静脉注射引起。在栓子的回心途中可造成回心性栓塞或经心脏再送到全身各器官产生离心性栓塞。常见有肺栓塞,脑、肾、肢体亦可见。

(3)坏死性血管炎。多见于海洛因、苯丙胺等毒品注射者。表现为结节性动脉周围炎,常累及肾、胃肠及心脏。症状取决于病变的分布,反应强度及持续时间。进一步可发展为胰腺炎、肾功能衰竭、高血压、复发性肺水肿、周围神经炎、关节或肌肉疼痛。

7.神经系统并发症

主要原因是吸毒过量致昏迷,导致大脑缺氧;脑栓塞;感染,随血液流至大脑;免疫超敏反应,戒毒后重新使用成瘾药物导致微循环障碍。常见病有以下几种:

(1)脑栓塞。起病急,在数秒至数分钟内发展至高峰。可突然失眠、失聪,刚起病时短暂的意识模糊。临床表现由栓子性质大小、多少阻塞部位而定,多发生在大脑中动脉,可致局限性癫痫,肢体瘫痪,肢体感觉减退,失语等。治疗可采用抗凝治疗,或加抗菌治疗。

(2)肝性脑病即肝昏迷。吸毒引起肝功能损害是明确的,若病情加重,不能清除血中有毒代谢产物,如血氨浓度升高,则易致中枢神经系统功能紊乱产生意识障碍等一系列精神神经症状。

（3）周围神经炎。在静脉注射部位或远隔部位造成永久性损害,可引发急性多发性神经炎或亚急性不对称性多发神经炎,病理改变为退行性变。

8.精神障碍

（1）分裂样精神病。由吸食致幻剂和兴奋剂引起。主要临床症状为猜疑、被害妄想、夸大妄想、幻听、思维散漫,情感迟钝、孤僻、行为怪异、紧张性木僵。甚至有攻击性行为和自杀企图。

（2）急性精神障碍。即处于急性病理性兴奋状态。特别使用致幻剂（如苯环己哌啶）,患者可有恐怖反应,处于强烈兴奋状态中。患者意识模糊,有幻觉,并可能发生暴力行为。在初吸者或吸毒量较大者或有情绪危机者较易发生此类情况。

9.肌病和骨关节疾病

主要发生在静脉注射海洛因混合物后几小时内,表现为肌红蛋白血症,肌红蛋白尿,广泛的肌松弛无力,可伴肾功能衰竭。

10.膀胱炎

吸食氯胺酮或间歇性混用其他毒品,如摇头丸、麻古、大麻、可卡因、止咳水等,会引起尿频、尿急、尿痛以及下腹疼痛,严重的会发生血尿、排尿困难和急迫性尿失禁。以下药物对缓解症状有一定效果。（1）尿常规检查有白细胞者,可使用抗生素莫西沙星;（2）肾上腺素能受体阻滞剂坦索罗辛。疗程依据症状缓解情况,一般可持续用药 2 ~ 4 周。

11.鼻部并发症

（1）慢性鼻炎。治疗包括鼻内用糖皮质激素、减充血剂滴鼻,以及生理盐水鼻腔冲洗。

（2）鼻中隔穿孔。保守治疗可每日用盐水冲洗鼻腔,用 10% 硝酸银烧灼穿孔边缘的肉芽组织,并涂以 2% 黄降汞等,直至穿孔愈合。无效者可行鼻中隔穿孔修补术。

上述因吸毒引起的并发症,应提早确诊,减少因抗生素的经常使用而出现的不良反应。必须一面进行坚决地脱毒治疗,同时进行针对性地对因治疗或对症治疗。

第四节　药物过量中毒的诊断与治疗

一、常见新型毒品中毒的特点与诊断

（一）海洛因

过量使用海洛因、芬太尼等阿片类物质所致的一种临床急症,主要表现有反应迟钝、意识丧失、呼吸抑制,甚至死亡。典型临床表现为昏迷、针尖样瞳孔和呼吸 2~4 次/分钟的"三联征"。其他表现有皮肤湿冷、体温降低、紫绀、肺水肿、心律减慢、休克、下颌松弛及舌后坠等。在诊治急性海洛因中毒时,还应想到多药滥用中毒的问题,常见的有合用苯二氮卓类药物或巴比妥类药物。除应详尽询问病史之外,心电图发现心律不齐、心电图 P - R 间期或 QT 延长等,应考虑多药滥用中毒,采用相应的急救措施。急性海洛因中毒的主要死因是呼吸衰竭、休克、成人呼吸窘迫综合征、败血症等。

（二）苯丙胺

一般是由于一次性吸食大量冰毒、甲卡西酮类物质所致。由于经常与其他精神活性物质混合使用,使临床表现更为复杂。急性中毒症状取决于物质的使用剂量、途径、持续时间和使用频率。临床表现为活动过度、高热和高血压,简称"苯丙胺急性中毒三联症"。[1]

服用冰毒、甲卡西酮类物质后的急性中毒在神经系统方面通常表现为头昏、头痛、震颤、腱反射亢进、易激惹、烦躁、偏执性幻觉或惊恐状态,有的会产生自杀或杀人倾向,严重的可产生惊厥、脑出血致死。心血管方面症状如心悸、心律不齐、心绞痛、血压改变甚至心跳骤停。消化道症状表现为口干、口中金属味、厌食、恶心呕吐、腹泻腹痛等。恶性高热也被证实为中毒致死原因之一,不同于阿片类中毒所表现的针尖样瞳孔,冰毒中毒表现为瞳孔扩大。

（三）氯胺酮

氯胺酮中毒主要表现为神经精神症状,如兴奋尖叫、定向认知障碍、易激

---

〔1〕　郝伟、赵敏:《苯丙胺类兴奋剂相关障碍临床诊疗指南》,人民卫生出版社 2018 年版,第 44 页。

惹行为、谵妄、精神错乱、幻觉、肌颤和木僵等。对循环系统的影响则表现为如高血压、心率增快、心肌损害甚至猝死。虽然氯胺酮对呼吸系统影响甚微，但若通过静脉快速注入，可能发生呼吸抑制危及生命。其他表现如消化道反应的流涎、恶心、呕吐，还会出现流泪、一过性视力模糊及眼压上升。急性中毒的危重症患者则可能表现为突然全身抽搐、意识混乱、肌肉震颤、喉部肌肉收缩、呼吸停止、心脏停搏等症状。

（四）γ-羟基丁酸

γ-羟基丁酸的急性中毒在神经精神方面的改变表现为中枢抑制，如困倦、嗜睡、短暂性记忆缺失、昏迷、肌痉挛等，抑制状态一般持续1~3小时，完全恢复需4~8小时。而胃肠道反应一般发生于嗜睡昏迷期间，更易导致误吸情况的发生。中毒在呼吸循环方面表现为呼吸抑制、心率减缓、血压下降甚至心跳骤停，这往往是导致死亡的主要原因。尤其是与其他神经抑制剂如酒精等一起使用时，会大大增加呼吸抑制风险。

（五）可卡因

在吸食可卡因3~5分钟后即出现强烈的欣快感，继而有轻度中枢抑制。刺激期以兴奋、躁动、语妄为特征，可能系抑制性神经通路受到阻抑的结果。进一步发展便是较低级的运动中枢受累而引致共济失调、反射增强和呼吸加快，并可能有恶心、呕吐和抽搐。随之下位中枢神经系统受抑。如用量较大，最后将导致呼吸衰竭。

（六）大麻

大麻使用后中毒期间出现精神病性障碍、焦虑障碍和谵妄，在中毒期间或戒断期间出现睡眠障碍。（1）大麻急性中毒。大麻急性中毒的症状为眼结膜充血、恶心、呕吐、口渴、鼻孔黏膜干涸、呼吸缓慢、血压变化，触觉、听觉、嗅觉、味觉亢进；（2）大麻慢性中毒。大麻慢性中毒的特征是呼吸障碍、头疼、睡眠障碍，集中力、记忆力降低，工作能力减退，陷入错乱状态等。

二、中毒治疗

急性中毒抢救及其治疗是戒毒医疗的重要内容。其基本点主要是以下几点：（1）无症状的急性中毒可以是非常严重的中毒；（2）任何中毒的治疗都有其特殊性,不应单一化;(3)急性中毒治疗应该总是以对症治疗为先。

(一)诊断治疗

急性中毒治疗中最关键最主要的是对症治疗,严密监测生命体征的变化,采取有效的医疗对策,挽救患者生命。而通常对症治疗也是改善患者中毒症状及其预后和后遗症的重要治疗手段。其内容包括清除尚未吸收的毒物、促进毒物排泄、各种解毒剂治疗,提高毒品急性中毒患者的急救治疗成功率。

1. 评估病情,积极救治

评估患者,按中毒严重程度决定救治程序。严密观察生命体征变化。中毒者多有中枢神经系统损害,特别要注意呼吸情况,保持呼吸道畅通。如呼吸停止心跳尚存或叹息样呼吸的患者应先气管插管、人工呼吸。注意有无头痛、抽搐症状,必要时进一步检查。给予基本生命支持,进行心电监护,由专人监测呼吸、血压、心率、体温、氧饱和度、意识、皮肤、瞳孔变化,并做好详细记录。

2. 明确中毒毒品类型,对症处理

(1)要尽快通过有效渠道了解病史,掌握患者所服用毒品类型,对有意识障碍或言行紊乱患者,医生可根据临床特征,初步推测中毒毒品类型,以侧重关注较易出现的相应系统损害症状,比如对于氯胺酮、苯丙胺类和苯二氮卓毒品中毒患者,要特别注意心血管症状和呼吸情况。

(2)建立静脉通路,保证畅通。中毒患者多数有狂躁不安、兴奋激越、行为紊乱等剧烈活动,往往导致体能极度消耗、处于透支状态,容易出现脱水、酸碱失衡和电解质紊乱,需要大量补充电解质和能量,而且需要补充大量液体加快毒物从尿液中排出,故应选择粗、大、直、易于固定的血管进行穿刺并妥善固定,保证静脉通路补液积极有效,维持水、电解质及酸碱平衡。

(3)镇静。中毒患者大多表现极度兴奋狂躁、谵妄、惊恐不安、惊厥、易激惹、伤人自伤、不配合诊疗,需要应用地西泮、氟哌啶醇等镇静药物,必要时采取保护性约束措施,强制应用约束带等控制患者躁动,避免患者危害自身或他人安全。

（4）催吐洗胃。新精神活性物质等多为口服使用，催吐、洗胃可促进胃内毒物清除，应尽早、尽快准备彻底洗胃，防止毒物继续吸收。此类患者多伴有不同程度酒精过度使用，洗胃时注意保护胃黏膜，应用胃黏膜保护剂，反复冲洗，直至洗出的液体澄清透亮为止。中重度中毒患者洗胃时，注意保护呼吸道通畅，防止吸入性肺炎窒息的发生。

（5）用药治疗。合理应用毒物拮抗剂等药物，是抢救毒品中毒患者的有效手段，早期、足量静脉注射纳洛酮是抢救急性毒品中毒致呼吸抑制伴意识障碍患者的关键。镇静药物应用期间，应密切观察患者神志、瞳孔、睡眠及生命体征变化。故在遵嘱用药后，要注意监控治疗效果和不良反应。

（二）安全监护

吸食毒品患者多伴有精神症状幻觉、幻听、幻视、妄想，从而易引发暴力行为。接触患者时密切注意观察其动向，病房内不存放危险锐利物品，病情可能需要采取的保护措施的应按规定办理相关手续。在出现冲动行为前，采取保护性约束，防止暴力事件的发生。加强监护，有异常活动者重点预防摔伤或坠床。对于经抢救苏醒后仍存在幻觉、妄想等精神病性症状的患者，及早转入精神科病房治疗。

第五节 艾滋病、传染疾病的诊断与治疗

戒毒人员是患有传染性疾病的高危人群。首先，戒毒人员间借助共有注射器传播疾病，所以此类患者极易感染丙肝与乙肝，还可能由于吸毒和性行为混乱而感染梅毒以及艾滋病等。所以，戒毒人员收治入所后需要进行包括艾滋病、乙肝五项、梅毒以及胸片等实验室定性检查，对患有传染性疾病的戒毒人员应及时实施对症治疗。

一、治疗原则

提倡"四早"（早发现、早报告、早隔离、早治疗），隔离传染源，减少发病率。做好场所内传染病患者的发现、报告、登记、治疗和档案管理，实行疫情报告卡制度，对患者的发现、治疗、复诊、转诊要做到及时准确。

1. 对确诊患者要做好宣传,解除思想顾虑。

2. 治疗以短程化方案为主,也可中西医结合治疗。

3. 治疗期间加强患者的隔离,密切注意患者的思想动态和病情变化情况。

4. 转诊需办理转诊手续,以免在转诊途中造成漏诊、漏治、漏管。确诊患者坚持早期、联合、适量、规律、全程的"十字"方针。

5. 及早隔离传染源,切断传播途径,重点是检测阳性患者的管理问题。

以上措施有利于控制传染源及改善疫情,保障戒毒人员健康有序的戒毒康复。

二、传染病诊断与治疗

(一)艾滋病

艾滋病(AIDS)是由人类免疫缺陷病毒 HIV 引起的一种免疫缺陷为主要特征的传染病,HIV 能够破坏人体免疫系统的核心 T 淋巴细胞(以下简称 CD4 细胞),导致免疫系统全面受损。主要表现为各种机会性感染和肿瘤。大部分感染者接受抗病毒治疗后均能实现病毒的有效控制和 CD4 细胞重建。HIV 感染者的预后和生存质量均得到明显改善,艾滋病已逐渐成为一种可控的"慢性感染性疾病"。

1. 诊断与临床表现

(1)诊断标准。HIV/AIDS 的诊断需要结合流行病学史(包括静脉注射毒品史和不安全性行为等)、临床表现和实验室检查等进行综合判断。一般戒毒人员入所都应接受 HIV 抗体筛查阳性检测。

(2)实验室检查。戒毒场所对戒毒人员开展病毒检测是判断疾病进展、临床用药、确定疾病分期、判断疗效和 HIV 感染者的临床并发症的重要指标。一般建议对于大于 350 个/微升(无症状)的 HIV 感染者,每 6 个月检测 1 次;对于已接受抗病毒治疗的患者在治疗的第一年内每 3 个月检测 1 次,治疗 1 年以上且病情稳定的患者可改为每 6 个月检测 1 次。对于体内病毒被充分抑制、长期处于稳定水平的患者,在 300 ~ 500 个/微升的患者,建议每 12 个月检测 1 次;大于 500 个/微升的患者可选择性进行检测。

(3)临床表现。HIV 感染后相关症状和体征主要表现为持续 1 个月以上的发热、盗汗、腹泻；体重减轻10%以上。部分患者表现为神经症状，如记忆力减退、精神淡漠、性格改变、头痛、癫痫及痴呆等。另外，还可出现持续性全身淋巴结肿大，其特点为：①除腹股沟以外有两个或以上部位的淋巴结肿大；②淋巴结直径大于等于1厘米，无压痛，无粘连；③持续3个月以上。

根据感染后临床表现及症状、体征，HIV感染的全程可分为急性期、无症状期和艾滋病期，场所内大多数戒毒人员HIV感染者处于艾滋病感染期，患者小于200个/微升，HIN血浆病毒载量明显升高。此期主要临床表现为HIV相关症状、体征及各种机会性感染和肿瘤。

2. 治疗及预防阻断

（1）治疗。在开始抗病毒治疗前应充分向患者说明依从性对治疗成败的重要性，配合地区疾病预防控制中心（或艾滋病治疗医院）尽量采用简单的治疗方案、固定剂量联合方案，持续监督药物分发和有效提高依从性。艾滋病抗病毒治疗及相关性并发症的诊治参见《中国艾滋病诊疗指南》（2018年版）。

（2）预防阻断。人民警察在职业工作中与HIV戒毒人员的血液、组织或其他体液等接触而具有感染HIV的危险，即职业暴露。发生职业暴露的途径包括损伤皮肤（刺伤或割伤等）和暴露源沾染患者不完整皮肤或黏膜。职业暴露后局部处理原则：①用肥皂液和流动的清水清洗被污染局部；②污染眼部等黏膜时，应用大量等渗氯化钠溶液反复对黏液进行冲洗；③存在伤口时，应轻柔由近心端向远心端挤压伤处，尽可能挤出伤处的血液，再用肥皂液的清水清洗伤口；④用75%的酒精或0.5%碘伏对伤口局部进行消毒、包扎处理。

（二）肺结核

肺结核是由于人体经呼吸道感染结核杆菌引起的慢性传染病，可累及全身各个脏器。传染途径主要是活动性肺结核患者经咳嗽、喷嚏时将带有结核杆菌的飞沫经空气传染给易感者。人感染结核杆菌后，常出现慢性咳嗽、咳痰、午后潮热、倦怠、乏力、盗汗、体重减轻等低毒性症状。

1. 诊断

（1）肺结核患者筛查。结核可疑者指具有结核中毒症状（低热、乏力、盗汗等)或伴呼吸道症状者(咳嗽、咳痰2周以上,或伴咯血);或通过健康体检发现的肺部阴影疑似肺结核者。痰菌检查以晨痰为主,进行厚涂片抗酸杆菌及结核杆菌培养检查。

(2)肺结核诊断要点。①涂阳肺结核患者。凡符合下列两项之一者为涂阳患者。a.初诊肺结核患者,直接痰涂片镜检2次,痰菌阳性;b.1次涂片阳性加项培养阳性;c.虽一次涂片阳性,但胸片显示有活动性肺结核病变阴影。②涂阴肺结核患者。a、b为主要指征,c、d、e为参考指征。a.初诊肺结核患者,直接痰涂片镜检3次痰菌阴性;b.X线胸片显示与活动性肺结核相符的病变;c.具有咳嗽、咳痰、血痰或咯血、胸痛、胸闷、气短、低热等症状;d.5个单位结核菌素(PPD)试验阳性;e.肺部病理诊断为肺结核性病变。

2.治疗

(1)初治肺结核的治疗。有下列情况之一者为初治:①尚未开始抗结核治疗的患者;②正进行标准化疗方案用药而未满疗程的患者;③不规则化疗未满1个月的患者。初治方案为强化期2个月+巩固期4个月。药名前数字表示用药月数、药名右下方数字表示每周用药次数。

常用方案:①S(E)HRZ/4H2R2;②2S(E)HRZ/4H2R2;③2S(E)HRZ/4HRE;④2RIFATER/4RIFINAH(RIFATER即卫非特、RIFINAH即卫非宁)。

(2)复治肺结核的治疗。有下列情况之一者为复治:①初治失败的患者;②规则用药满疗程后痰菌又复阳性的患者;③不规则化疗超过1个月的患者;④慢性排菌的患者。复治方案为强化期3个月+巩固期5个月。

常用方案:①2SHRZE/1HRZE/5HRE;②2SHRZE/1HRZE/5HRE;③2SHRZE/1HRZE/5HRE。

第六节　药物维持治疗与健康管理

一、药物维持治疗

(一)美沙酮维持治疗

美沙酮维持治疗(MMT),是指在符合条件的医疗机构中,对阿片类物质成瘾患者进行持续美沙酮药物治疗以消除成瘾者戒断症状的一种替代治疗方法。[1] 美沙酮维持治疗是国际公认最有效的替代疗法,[2]在实践中显现出了较好的疗效。

由于美沙酮半衰期长,患者在接受美沙酮维持治疗期间不必每天为毒品而奔波,将每日必须出入毒品交易地代之以可随时得到医疗和心理服务的医疗机构,使他们有机会得到心理治疗、行为治疗和家庭治疗。同时,由于服药期间可维持正常的生理功能,这样也就为从事正常生活(如上学和就业)和融入社会提供了条件,最终达到减少毒品危害和需求的目的。

1. 进入美沙酮维持治疗的条件

吸食海洛因确实已形成躯体依赖 1 年以上,但对于患有其他躯体疾病(如艾滋病)以及 18 岁以下的青少年或以前曾经接受过美沙酮脱毒治疗者不受此期限限制,18 岁以下青少年需得到家长或合法监护人的同意,并且在进入维持治疗前,必须曾经接受过至少 2 次正规的脱毒治疗。

2. 维持治疗剂量

美沙酮使用剂量一般应在 60 毫克以上,低于这个剂量只有少数人尿检可以保持阴性,且治疗保持率下降。治疗开始的剂量应为每天 20 ~ 30 毫克,为安全起见,最初使用剂量不应超过每天 40 毫克。剂量调整分为 3 个阶段:

第一阶段是根据缓解戒断症状的程度调整用药剂量,其间可在 5 ~ 24 小时增加 5 ~ 10 毫克。第二阶段是根据渴求减轻的程度调整使用剂量,渴求的缓解程度可通过尿吗啡检测结合患者的主观感受进行判断。每 5 ~ 10 天增加 5 ~ 10 毫克,一般须达到每天 60 ~ 80 毫克或更高剂量。第三阶段是最终调整阶段,在确定了稳定剂量后,要根据患者对药物的耐受程度进行最后的调整,有时需要降低剂量。最终的维持量以达到阻断渴求和尿吗啡检测保持阴性为目标。药浓度的测定是重要的参考依据,通常每天 150 ~ 200 毫克会

---

〔1〕 Joseph & Stancliff, *Methadone Maintenance Treatment(MMT): A Review of Historical and Clinical Issues*, 67 Mt Sinai J Med 347(2000).

〔2〕 董佩杰、韩佳禹、杨淑娟等:《四川省美沙酮维持治疗患者脱失现状及其影响因素》,载《现代预防医学》2019 年第 23 期。

有效地阻断渴求和防止出现戒断症状。[1]

3.实施时间

按照 WHO 1990 年对于美沙酮治疗时间的规定,美沙酮维持治疗分为短期维持和长期维持,以 6 个月为界限,不足 6 个月为短期维持,超过者则为长期维持治疗。前者治疗时间多限于 21 天,但也有长达 30～180 天的,采取剂量递减的方式,以最终实现不使用阿片类药物为目的。长期维持治疗则指以相对稳定的剂量维持治疗 3 个月以上,直至患者具备停药的条件。

(二)强制隔离戒毒与美沙酮维持治疗的转介

转介大致分为两种形式,一种是戒毒所与美沙酮门诊点开展合作,建立转介机制,进行直接转介;另一种则是借助禁毒社工组织或其他平台,完成两者间的转介衔接,称为间接转介。

1.强制戒毒机构工作内容

(1)组织并协助对本机构相关岗位人员进行美沙酮治疗和转介流程培训;

(2)整理强制戒毒人员名单,并初步筛选符合转介条件的人员名单;

(3)组织并协助医疗机构对所内戒毒人员进行美沙酮维持治疗知识培训;

(4)对解除强制措施的患者填写并发放转介服务卡,并跟踪随访;

(5)对前来探视患者的亲属发放美沙酮维持治疗宣传资料和转介服务卡。

2.美沙酮门诊工作内容

(1)对戒毒所相关岗位工作人员进行美沙酮治疗和转介流程培训;

(2)对初筛合格的所内患者进行确定,并对该人群分批进行防艾知识、美沙酮维持治疗相关知识培训及问卷调查;

(3)在戒毒所制作统一的宣传栏,并接受强制戒毒人员家属咨询;

(4)收集整理转介对象的资料,配合戒毒所对出所的患者进行随访。

3.转介工作流程

戒毒人员在离所前主动提出转介申请,戒毒所将转介申请和转介协议书送(寄)戒毒人员户籍或者居住所在地的美沙酮维持治疗机构、公安机关办

---

〔1〕 郭裕:《美沙酮维持治疗方案》,载《中国药物依赖性杂志》2001 年第 2 期。

理转介准入、备案手续；手续批复后，戒毒所及时填好转介卡，在戒毒人员办理离所手续时，将转介卡连同其他离所证明文书发给其本人，戒毒人员凭转介卡到指定的美沙酮维持治疗机构办理转介准入手续，获得维持治疗机构提供的美沙酮维持治疗、疾病预防咨询和心理辅导等服务。

二、健康管理

健康管理是一种前瞻性的卫生服务模式，其以较少投入获得较大的健康效果，增加医疗服务的效益，提高医疗保险的覆盖面和承受力。[1]

（一）健康管理概念

1. 定义

健康管理是一种对个人和人群的健康危险因素进行全面管理的过程。戒毒场所实施的健康管理是循环不断运行的过程。即对健康危险（特别是复吸风险）的检查监测（发现健康问题）→评估（认识健康问题）→干预（解决健康问题）→再监测→再评估→再干预→复吸风险评估反馈给社区戒毒康复机构。其中健康危险因素干预（解决健康问题）是核心。健康管理循环每循环一次，解决一些健康问题不断使戒毒人员增强健康水平，降低复吸风险。（见图 8 - 2）

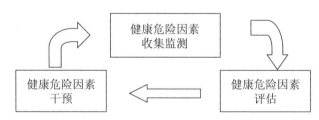

图 8 - 2　健康管理循环的闭环运行

2. 操作步骤

健康管理一般情况下有以下五个步骤：第一步，收集戒毒人员的个人健康信息，即健康信息，主要是身心健康状况和复吸风险因素；第二步，进行健康及疾病风险评估，即健康评估（特别是复吸风险评估）；第三步，制定健康

---

〔1〕　郭楠:《健康管理发展现状及研究进展》，载《解放军医院管理杂志》2013 年第 6 期。

干预计划和实施方案,即健康干预,特别要开展个体化预防复吸干预;第四步,制定的管理措施执行健康干预计划即健康改善;第五步,对健康改善的状态进行跟踪随访,即健康跟踪,有条件的地区应对解除强制戒毒人员进行跟踪干预。健康管理的这五个步骤可以通过戒治成效评估系统来帮助实施。[1]

(二)健康管理实践

以戒毒人员健康档案为基础,结合门巡诊,以健康体检为切入点,结合健康管理系统(或戒毒成效评估系统)分析戒毒人员健康状况的复吸风险性,扎实开展健康教育促进工作,落实干预措施跟踪戒毒康复项目,循序渐进,完善健康档案。根据医生和民警管理团队的意见,开展戒毒医疗和康复活动,定期检查,分析病情发展趋势再次制定个性化的干预方案,从而探索统一戒毒模式下的智慧戒毒健康管理架构。(见图8-3)

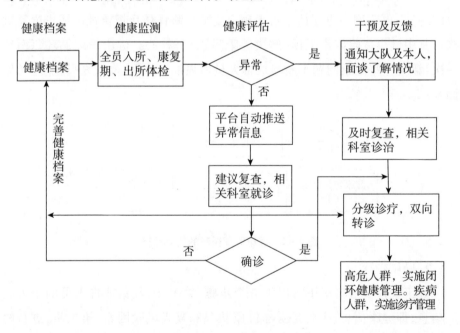

图8-3 智慧戒毒健康管理架构

----

〔1〕 王东晟:《基于大数据的司法行政戒毒成效评估指标体系建设研究》,载《中国司法》2020年第12期。

1. 健康检查、监测

健康检查的目的是有效地发现健康危险因素,包括复吸风险。健康监测是戒毒人员在新入所生理脱毒期、康复巩固期和回归指导期进行的体检、门巡诊和每月的大队的动态分析报告,对主要的健康危险因素进行定期、连续不断地观察,掌握其动态变化。

（1）通过体检信息和戒毒人员成瘾程度调查表（问卷）,收集日常生活行为、病史中的健康危险因素,作为健康检查的重要内容。

（2）针对不同年龄段、吸毒原因和生活环境,根据不同健康危险因素和复吸风险的差异,设计有针对性的健康检查项目和复查的周期。

（3）检查项目分成共性的、必检的基本项目和根据不同对象的实际需要选择的检查项目两大类。

2. 健康危险因素评估

通过检查积累个体动态的健康监测基础资料,建立健康危险因素评价和戒毒人员复吸风险预测模型,进行个体和群体的健康及复吸风险因素评价。通过健康危险因素评估,分成一般人群、高危人群、疾病患者,制订干预计划,进行分类干预。

3. 健康危险因素的干预

干预的核心是改变不良的生活行为习惯,养成平衡的、健康的生活方式。对一般人群进行健康教育;对高危人群要进行非药物治疗的个体化指导和预防复吸训练;对疾病患者应采用健康促进诊疗管理的模式,对健康危险因素进行综合干预,改变单纯依靠药物治疗的传统做法。健康促进诊疗管理是"以饮食、运动、平衡促健康"量化管理的手段,在病因（非药物）治疗基础上加上合理用药。

（三）戒毒医疗促进戒毒人员回归社会

促进戒毒人员身心健康降低复吸风险必须以预防为主,防治结合。戒毒医疗要改变重治疗、轻预防,防与治分离的局面。戒毒医疗不仅治疗疾病,更应该是疾病产生的风险控制。

1. 开展健康管理研究

开展疾病治疗、饮食、身体活动与健康(保持操守)的监测与评估、健康管理与复吸风险的评估研究,逐渐建立监测、评估的指标体系,通过评估,促进戒毒人员戒毒康复。

2. 指导戒毒人员回归社会

对戒毒人员在强制隔离戒毒期间的健康的变化情况,特别是复吸风险因素做出评估,用于社区健康管理。向戒毒人员本人、家属、社区提出健康生活指导意见。鼓励戒毒人员进行针对性的病因治疗,养成健康的生活方式。

思考题:

1. 简述戒毒医疗的原则。

2. 简述戒毒医疗的特点。

3. 简述多药滥用的治疗原则。

4. 简述常见毒品的中毒症状及鉴别要求。

5. 简述戒毒场所内常见传染疾病的防治原则。

6. 试述强制隔离戒毒与美沙酮维持治疗转介的工作内容。

7. 试述健康管理贯穿于戒毒全过程。

第九章　戒毒人员教育矫正

　　教育矫正作为戒毒人员提高自身素养、实现再社会化的教化育新活动,既有普通教育的目的性、计划性和系统性等共同特点,也有司法矫正的法定性、复杂性、综合性等特殊之处。在掌握以人为本、因人施教、综合矫治、面向社会、科学创新等教育矫正原则的基础上,需要科学而合理地选取教育矫正内容、运用教育矫正方法、实施教育矫正评估,从而促使教育矫正活动始终朝着既定的目标推进。

第一节　教育矫正概述

　　在司法行政戒毒系统中,教育矫正不仅是帮助戒毒人员改变错误认知、强化戒毒动机、坚定戒毒信念的基本手段,还是引导他们转变成瘾行为、应对复吸危机、顺利回归社会的主要途径。准确理解教育矫正的概念界定、主要特征以及基本原则,对于系统掌握教育矫正的内容与方法、有序开展教育矫正评估工作,都具有一定的积极意义。

一、教育矫正的概念界定

　　教育矫正是以教育为手段,旨在实现矫正目的、符合矫正需要、提升矫正质量而进行的一种特殊社会实践活动。鉴于概念界定的逻辑起点在于分析其构成语素的释义,因此"教育矫正"的概念界定应以对"教育""矫正"含义的解析为前提。

（一）教育的含义

教育的概念是随着教育活动的开展和教育思想的深化而渐趋形成、逐步延伸的。中国是世界上最早以文字记述教育事宜的国家之一。从《说文解字》中"教,上所施,下所效也""育,养子使作善也"等经典章句中可窥见古人很早便对"教""育"分别赋予了"授受知识""培养善德"之义。其中,"教"既重视教育者的教授、示范,也强调教育对象的受教、仿效;"育"侧重教育者把教育对象培养成为有道德的人。"教育"一词最早见于《孟子·尽心上》中的"得天下英才而教育之"。从先秦时期到19世纪末,人们通常单用一个"教"字来指称教育活动。例如,《中庸》曾对"教"作如下的阐释:"天命之谓性,率性之谓道,修道之谓教",即教育是引导人的思想、行为遵循善良天性之道的活动;《荀子·修身》中提道,"以善先人者谓之教",即教育是用善行引导或影响人的活动;《礼记·学记》中有云:"教也者,长善而救其失者也",即教育者的职责在于帮助教育对象发扬长处、纠正过失,将劣势转化为优势。进入20世纪以后,许多学者开始从不同的角度对"教育"进行诠释和解读。例如,梁启超在《学术演讲集》中明确指出,"教育就是教人学做人——学做现代人"[1] 陶行知认为,"教育是依据生活、为了生活的'生活教育',培养有行动能力、思考能力和创造力的人"[2] 顾明远主编的《教育大辞典》把教育解释为"传递社会生活经验并培养人的社会活动"[3]

在西方,把教育视为"汲取""引出"而非"灌输""塞进"的观念可以追溯到古希腊哲学家苏格拉底(Socrates)[4] 苏格拉底不仅提出"美德即知识"的命题,[5]而且认为教育是教育者通过提问、谈话等方式,引导教育对象主动寻找问题答案、探索事物真理、养成美德善性的内发活动。在德国教育学

---

〔1〕 梁启超:《饮冰室合集·文集》(1),中华书局1989年版,第68页。

〔2〕 褚远辉、张平海、闫祯主编:《教育学新编》,华中师范大学出版社2006年版,第6页。

〔3〕 教育大辞典编纂委员会编:《教育大辞典》(第1卷),上海教育出版社1990年版,第3页。

〔4〕 [英]彼得·沃利:《课堂提问的技术与艺术》,彭相珍译,中国青年出版社2020年版,第130页。

〔5〕 [古希腊]苏格拉底:《苏格拉底的教化哲学》,唐译编译,吉林出版集团有限责任公司2013年版,第186页。

家鲁道夫·洛赫纳(Rudolf Lochner)看来,"教育是一种既有一定计划性,也有一定随意性,但无论如何却是有意识的人类活动。"[1]法国社会学家埃米尔·涂尔干(Émile Durkheim)认为,"教育就是系统地将年轻一代社会化"[2]。美国教育家约翰·杜威(John Dewey)在《民主主义与教育:教育哲学导论》中提出,"教育即生活需要""教育即社会指导""教育即成长发展""教育即经验改造""教育即能力训练"[3]。

时至今日,尽管国内外学者对教育含义的表述依然众说纷纭、莫衷一是,但有三点基本达成共识:第一,教育是培养人的实践活动,而不是纯粹的思想理念,或在某种理念支配下的制度规则;第二,若要回答"培养什么样的人、如何培养人、为谁培养人"的教育之问,则必先将教育根植于一定的社会背景之中,对人的培养既不能脱离社会,也不能无视甚至违背个体的身心发展规律;第三,就应然角度而言,教育作为个体的社会化与社会的个性化之耦合体,是教育者积极施教、教育对象能动参与的双边活动过程。由此,可以把"教育"界定为:在一定社会背景下发生的促进个体社会化、社会个性化的实践活动[4]。

(二)矫正的含义

从中文词源角度分析,"矫"的原初字"𥰲"由表示箭头的"矢"(今文为"矢")和表示高大且曲折的"喬"(今文为"乔")组合而成;"正"的原初字"𤴓"表示不偏不斜,引申义为"合乎规范""改去偏差或错误"[5]。"矫"的基本动作也可被称为"矫正",其内涵是纠偏祛邪以促其入情入理。例如,《荀子·性恶》论及"古者圣王以人之性恶,以为偏险而不正,悖乱而不治,是以为之起礼义、制法度,以矫饰人之情性而正之";《汉书·眭两夏侯京翼李传》

〔1〕 [德]沃尔夫冈·布列钦卡:《教育科学的基本概念:分析、批判和建议》,胡劲松译,华东师范大学出版社 2001 年版,第 25 页。

〔2〕 中国大百科全书总编辑委员会编:《中国大百科全书·教育》,中国大百科全书出版社 2002 年版,第 173 页。

〔3〕 John Dewey, *Democracy and Education: An Introduction to the Philosophy of Education*, Macmillan Company 7(1916).

〔4〕 全国十二所重点师范大学联合编写:《教育学基础》,教育科学出版社 2014 年版,第 1 页。

〔5〕 王镇国主编:《构词字典》,四川辞书出版社 1998 年版,第 602 页。

谈及"先帝大圣,深见天意昭然,使陛下奉承天统,欲矫正之也";《南史·列传第五》述及"穆之斟酌时宜,随方矫正,不盈旬日,风俗顿改"。这些古代名言佳句均从不同侧面说明矫正的最终目的是通过匡谬正俗、改过迁善来恢复其原有的存在价值与良性功能。

从英文词源角度分析,始现于 14 世纪中叶的"correction"(中文"矫正")意指扶正摆直、修正改良、悔过自新的行动或状态。早期的"correction"尤其被用来表示"通过约束、斥责或惩罚的方式纠正某人心理、行为等方面的错误、过失,使之符合标准、恢复原貌、归于正常",后来也引申为"对孩子在说话或拼写时出现的缺点或错误加以纠正"[1]。司法矫正最早萌芽于 16 世纪中叶的欧洲。1557 年,英国政府在伦敦建立了布莱德威尔感化院(Bridewell House of Correction)[2]。16 世纪末,荷兰在阿姆斯特丹建立了两个矫正院。在 19 世纪 70 年代,矫正作为一种行刑改良模式而成为西方司法制度的一个重要概念,意即"法定有权对判有罪者进行监禁或监控机构及其所实施的各种处遇措施"[3]。

综上所述,尽管"矫正"一词在中国古已有之,但把它引入司法领域则源自西方国家。在司法行政系统中,"矫正"通常被界定为:纠正和改变违法犯罪人员的错误思想观念、偏差心理倾向、不良行为方式,以使其悔改向善、复归社会、重获新生的一系列处遇措施。

(三)教育矫正的含义

从语用源流的角度来看,教育、矫正分属不同的人文社会系统和学术研究领域。教育属于社会文化系统,是教育学研究领域的重要概念;矫正属于司法行政系统,是犯罪学研究领域的重要概念。而把教育引入司法行政系统并将之作为矫正的一种手段,可以追溯至 19 世纪 70 年代。1870 年,在美国

---

[1] Douglas Harper, *Correction*, Online Etymology Dictionary(Dec. 20, 2021), https://www.etymonline.com/search? q = correction.

[2] 学界通常把"house of correction"译为"感化院""教养院",也有部分学者把它译为"矫正院"、"矫正所"或"矫正工作场"。Bridewell(中文"布莱德威尔")的地名在后世成为 house of correction(中文"感化院""教养院")的代名词。

[3] [美]克莱门斯·巴特勒斯:《矫正导论》,孙晓雳等译,中国人民公安大学出版社 1991 年版,第 27 页。

俄亥俄州辛辛那提召开的第一届美国监狱工作大会通过了《原则宣言》(De-claration of Principles)，其要点包括"刑罚的目的在于矫正，而不是报复，教育是矫正罪犯最重要的手段"。[1] 1876 年，在美国纽约州的埃尔米拉感化院依照《原则宣言》提出的两个新主张，[2]实施了一种新型的矫正模式，涉及分类制度、不定期性、文化教育、职业教育、娱乐活动等诸多措施。[3]

通过勤俭观念教育、亲戚朋友规劝、习艺劳动锻炼、禁毒政策宣传等手段对吸毒人员进行矫正也是近代以后的事情。1894 年，中国近代启蒙思想家、教育家郑观应在筹建上海戒烟会时提出以"上行则下效""父勉其子，兄勉其弟，妻勉其夫"等方式促使"既吸者将痛改前非"。[4] 中国共产党自诞生之日起就旗帜鲜明地号召人民群众积极参与禁毒战争，并在 20 世纪 40 年代出台了一系列戒毒政策法令，主张采取开会教育、个别教育、亲情规劝、说服教育、宣传教育等方式帮助戒毒人员改变错误认知、强化戒毒动机、转变成瘾行为。如今，教育矫正已经成为司法行政戒毒工作的重要组成部分，贯穿于司法行政戒毒工作的全过程。

教育矫正有广义、狭义和特指义之分。广义的教育矫正是泛指一切增进人的知识技能、转化人的思想观念、纠正人的行为方式的再社会化活动总称。狭义的教育矫正是以违法犯罪人员为对象，依法对他们的思想观念、心理特征与行为方式进行重新塑造、改造和矫治，同时调动他们接受教化的积极性，培养他们具有责任感和适应社会能力的系统影响活动。狭义的教育矫正通常发生在监狱、未成年犯管教所、社区矫正机构、强制隔离戒毒所等特定场所中，由专业人员对监狱服刑人员、社区矫正对象和戒毒人员等实施转化工作。本书特指义的教育矫正是指在戒毒场所中，以实现戒毒人员再社会化为本质，依法有目的、有计划、有系统的影响和改变其不良的思想观念、心理特征

---

〔1〕　高莹主编：《矫正教育学》，教育科学出版社 2007 年版，第 3 页。

〔2〕　David J. Rothman, *Conscience and Convenience*：*The Asylum and its Alternatives in Progressive America*, Little, Brown and Company 32 (1980).

〔3〕　[美]克莱门斯·巴特勒斯：《矫正导论》，孙晓雳等译，中国人民公安大学出版社 1991 年版，第 18 页。

〔4〕　(清)郑观应：《盛世危言》，北方妇女儿童出版社 2001 年版，第 130 页。

与行为方式,并为他们提供一定的学习资源和机会,使之逐步戒除毒瘾、顺利回归社会的教化育新活动。

二、教育矫正的主要特征

就特指含义而言,教育矫正不仅是戒毒人员在戒毒期间享有受教育权的根本体现,而且是他们提高自身素养、实现再社会化的基本保障,更是他们在解除戒毒之后保持操守、防止复吸的重要前提。教育矫正既有普通教育的目的性、计划性和系统性等共同特点,也有司法矫正的法定性、复杂性、综合性等特殊之处。

(一)工作的法定性

依法执教、依法施教是教育矫正工作的必然要求,教育矫正工作的所有过程和所有措施都必须依法实施。目前,我国戒毒教育矫正工作的法律依据主要包括《禁毒法》《戒毒条例》和公安部、司法部等有关部门制定的《公安机关强制隔离戒毒所管理办法》《司法行政机关强制隔离戒毒工作规定》《强制隔离戒毒人员教育矫治纲要》《强制隔离戒毒诊断评估办法》等一系列带有法律性质的行政规章及其他规范性文件。这些法律和规章制度的出台实现了教育矫正有法可依、有章可循,充分保障了戒毒工作法治化、规范化运行。其中,2014 年 7 月司法部印发的《强制隔离戒毒人员教育矫治纲要》的规定内容涉及教育矫正的工作目标、基本原则、主要内容、方式方法、组织实施等诸多方面。

教育矫正工作具有法定性的特点,一方面要求教育矫正工作者必须严格遵守法律的规定,依法履行国家赋予其开展教育矫正工作的职责;另一方面,要求戒毒人员必须依法履行其接受教育矫正的义务,并在教育矫正工作者的引导下树立学法、尊法、守法、用法的观念,逐渐从内心深处真正理解和认同法律的正义性、权威性,进一步强化规则意识、遵守法律规范。

(二)任务的复杂性

教育是一种具有目的意向性的活动,即教育者和教育对象对于教育活动的目的与方向都有一个认识,且教育活动的效果取决于教育者和教育对象双方的目的意向。在普通教育领域中,教育者和教育对象的目的意向是一致的。换言之,双方的意向是基本统一在共同的教育目的上。但在教育矫正领域中,教育矫正工作者的意向代表着党和政府对教育、感化、挽救戒毒人员的期望以及人民群众对社会安全稳定的期盼,而戒毒人员的意向则代表着他们自己的利益。这两种意向常常是相背离或相抵触的。这就决定了教育矫正要比普通教育更为复杂而艰巨。

教育矫正工作者受国家和社会的委托,要把戒毒人员从歧途引向正道,使戒毒人员的身心发展、思想状态与教育矫正目的相一致。因此,教育矫正工作者既要向戒毒人员传授文化知识,又要进行法律常识教育、思想道德教育,还要开展习艺劳动教育、职业技术教育。对于特殊情况的戒毒人员,更要采取及时的心理咨询、心理矫治、行为矫正等方式。教育矫正不仅要促进戒毒人员个体的社会化发展,而且要转变其思想、矫正其恶习。这种破立结合、先破后立的双重任务使教育矫正更具复杂性、挑战性。

（三）活动的综合性

教育矫正是在遵循教育矫正原则的基础上,选择多项教育矫正内容,运用多种教育矫正方法,来发挥教育矫正功能的综合性活动。教育矫正活动的综合性主要表现在三个方面:第一,主张以人为本、因人施教、综合矫治、面向社会、科学创新等诸多原则相结合;第二,强调法律常识教育、思想道德教育、禁毒专题教育、心理健康教育、文化素质教育、职业技术教育等诸多内容相结合;第三,注重集体教育、分类教育、个别教育、辅助教育等诸多方法相结合。集体教育是以解决戒毒人员群体普遍性问题为主的教育方法,主要包括课堂教育、讲评教育、专题教育等。分类教育是根据戒毒人员的性别、年龄、吸毒种类、成瘾程度等不同情况而进行分门别类教育的方法。个别教育是以解决戒毒人员个体特殊性问题为主的教育方法,主要包括个别谈话、个别感化、个别辅导等。辅助教育是用以配合集体教育、个别教育、分类教育等正规教育而实施的教育方法,主要包括电化教育、专网教育、场所文化建设、社会帮教、亲情帮教、同伴教育、榜样教育等。

教育矫正活动具有综合性的特点,一方面要求教育矫正工作者全面而深刻地理解各项原则的内涵及其内在关系,并在实践活动中将其有机结合、综合应用;另一方面,教育矫正工作者应根据国家在不同时期部署的司法矫正任务以及不同戒毒人员的具体情况,及时调整教育矫正方案,使教育矫正内容、方法实现有机组合,从而达到教育矫正资源利用的最优化和整体功能的最大化。

三、教育矫正的基本原则

教育矫正原则,是指教育矫正工作必须遵循的行为准则和基本要求。它既是教育矫正本质属性的具体体现,又是教育矫正实践经验的科学总结,还是教育矫正工作者选择教育矫正内容、教育矫正方法的理论依据和行动指南。《强制隔离戒毒人员教育矫治纲要》总结了五个教育矫正原则,即以人为本原则、因人施教原则、综合矫治原则、面向社会原则、科学创新原则。这些教育矫正原则并非彼此孤立,而是相辅相成、辩证统一的有机整体。

（一）以人为本原则

以人为本原则,是指从尊重戒毒人员的合理需求与正当权利出发,为实现戒毒人员戒除毒瘾、回归社会的总体目标而采取人性化教育矫正措施的准则。[1]“以人为本”中的“人”既可以是集合名词,也可以是个体名词。前者情况下的“以人为本”是以全体戒毒人员为本,尊重群体共同性,满足群体的普遍需求;后者情况下的“以人为本”是以个体戒毒人员为本,尊重个体差异性,满足个体的合理需求。无论在何种情况下,教育的根本目的都在于结合人的不同需要而“使人作为社会的人得到充分的发展”。[2]戒毒人员是兼具违法者、受害者、病人三重属性的特殊人群。他们作为违法者,有改变认知、重塑观念的再社会化需要;作为受害者,有得到关怀、受到扶助的需要;作为病人,有治疗疾病、康复训练等方面的需要。

在贯彻以人为本原则时,教育矫正工作者应做到以下三个方面的要求:第一,教育矫正工作的实施应当契合戒毒人员在改变认知、重塑观念、得到关怀、受到扶助、治疗疾病、康复训练、就业指导、修复社会支持系统等方面的多

---

〔1〕 张凯、宋秋英:《司法行政戒毒教育矫正原则的释义及实践》,载《河南司法警官职业学院学报》2020年第2期。

〔2〕 联合国教科文组织编:《教育——财富蕴藏其中》,联合国教科文组织总部中文科译,教育科学出版社2014年版,第16页。

重需要,引导他们逐渐恢复原有的生命存在价值与良性社会功能;第二,要把感化、矫治、挽救戒毒人员作为教育矫正工作的出发点和落脚点,充分调动戒毒人员参与教育矫正活动的主观能动性,科学安排教育矫正内容,采取适切的教育矫正方法;第三,应把人本理念贯穿到教育矫正过程之中,在严管的前提下给予厚爱,同时尊重戒毒人员的人格,保障戒毒人员的权利,增强他们戒除毒瘾的信心和回归社会的勇气。

(二)因人施教原则

因人施教原则,是指根据戒毒人员的生理状态、心理特点、行为方式、成瘾程度、戒断状况以及家庭关系等方面的特征,设计个别化教育矫正方案,采取个性化教育矫正措施的准则。因人施教作为践行以人为本原则的具体体现,是各类教育矫正措施中最普遍、最经常、最有效的一种形式。因人施教原则更加强调教育矫正工作者的情感投入和专业技术方法的应用,并把个性化的教育矫正活动作为一种沟通心灵、交流思想、真诚对话的艺术。

在贯彻因人施教原则时,教育矫正工作者应做到以下三个方面的要求:第一,不仅深入分析戒毒人员的群体性特征,归纳戒毒人员存在的普遍性、共通性问题,而且科学研判戒毒人员的个体化特征,发现戒毒人员存在的个性化、个别化问题;第二,在掌握戒毒人员群体特点和个性特点的基础上,针对不同戒毒人员的矫正需求、思想症结、现实表现,尤其是人身危险性、心理教育阻抗、成瘾严重性指数、复吸可能性等具体情况,制定和实施个别化的教育矫正方案,帮助每一位戒毒人员实现不同程度的改变和成长;第三,要善于发现戒毒人员的新情况、新东西,适时抓住有利的转化契机,及时排除矛盾的"引爆点",把隐患问题解决在萌芽状态,灵活机动地采取个别谈话、个别辅导方法,突出教育矫正的针对性和实效性。

(三)综合矫治原则

综合矫治原则,是指将不同的教育矫正内容、方法与资源整合起来,形成教育矫正合力,进而提高教育矫正效果的准则。吸毒成瘾是多种因素共同作用的结果,既涉及人体生理因素、个人心理因素,也包括药物毒理因素、社会环境因素等。而吸毒成瘾的主要原因在于认知偏差和需求错位,由此进一步导致身心疾患频发、生命意识淡漠、生活态度颓废、行为方式异常等一系列问题。这就决定了戒断毒瘾工作必须采取多学科综合研究的方法,实施综合教育矫治,尤其要发挥教育矫正的关键作用,才能对戒毒人员起到示范引领、教化育新的功能。

在贯彻综合矫治原则时,教育矫正工作者应做到以下三个方面的要求:第一,要树立系统整体意识和全局观念,把握好教育矫正与监督管理、医疗戒治、心理矫治、习艺劳动、康复训练等诸多要素之间的关系,充分发挥各要素所蕴含的教育戒治功能;第二,从符合社会发展和个体需求的角度出发,实施阶段化、系统化的教育矫正措施,向戒毒人员提供内容丰富、形式多样的学习资源,使其身体素质、认知能力、拒毒能力、社会适应力得到不同程度的提升;第三,应当综合运用课堂教育、讲评教育、专题教育、分类教育、个别教育、专网教育、亲情帮教、同伴教育等多种方法,最大限度地发挥不同教育矫正方法的优势,提高教育矫正水平。

(四)面向社会原则

面向社会原则,是指树立开放理念,充分调动社会优质教育资源,使其积极助力教育矫正工作的准则。封闭性、隔离性是多数戒毒场所的突出特点。虽然戒毒人员是在相对封闭的戒毒场所内接受戒毒治疗,但不能将戒毒人员与外界的社会环境完全割裂。据此,在教育矫正工作中,戒毒场所应当打破隔离束缚,加强与社会的沟通与交流,充分利用社会力量,拓展新的教育矫正路径,进一步提高教育矫正质量。

落实面向社会原则主要体现在以下六个方面:第一,戒毒场所应主动与当地政府、企事业单位、教育机构、社会组织等签订联合帮教协议,共同做好戒毒人员及解除戒毒后回归社会人员的教育帮扶工作;第二,邀请专家、学者、各类先进典型人物以及出所后保持操守、表现良好的原戒毒人员到戒毒场所内做讲座,传播知识,分享经验,增强戒毒人员信心;第三,建立教育戒治专家人才库,为戒毒人员提供抗复吸指导、心理疏导、法律咨询等延伸帮扶服务和专业技术支持;第四,聘请社会工作者、志愿者与戒毒人员实现结对帮教,也为后续照管提供基础;第五,定期(特别是在重要节日时)组织戒毒人员的亲属、朋友到所开展"亲友帮教"活动，[1]以发挥感化教育的作用；第六，设立场所开放日，邀请新闻媒体、社会公众到所参观，既能够宣传报道戒毒工作，发挥禁毒宣传的作用，又能够提高社会公众对戒毒工作的认知度，进而提升其参与度。

（五）科学创新原则

科学创新原则，是指遵循戒毒工作的规律，积极探索解决教育矫正工作问题的有效途径，推动教育矫正理论创新、机制创新和方法创新的准则。戒毒工作是一项复杂而艰巨的系统工程。教育矫正作为其中重要的子系统，是不同于普通教育的独特再社会化活动，在唤醒戒毒人员心灵、教化戒毒人员思想、矫正戒毒人员行为中起着关键作用。在相关理论基础不够深厚、调查研究不够系统、实践经验不够成熟的情况下，教育矫正领域亟须更多符合客观规律的创造性实践探索与研究成果，致力于提高戒毒人员的戒断率，促使其成功融入社会。

在贯彻科学创新原则时，教育矫正工作者应做到以下三个方面的要求：第一，时常关注国内外司法矫正领域的最新研究成果，及时更新滞后的教育矫正理念，积极开展教育矫正行动研究，将科学方法、技术研发与教育矫正工作有机结合，逐步构建起配套完整、覆盖全面的教育矫正工作链条；第二，不断创新教育矫正内容，可以设置诸如生理卫生教育、健康防疫教育、生命教育、恋爱婚姻教育、家庭关系修复教育之类的课程，也可以研发一系列融入地域文化特色、贴合戒毒人员身心特点的孔子学堂、阳明心学、年画教育、乐艺教育等课程；第三，不断创新教育矫正方式，力求从说教式、灌输式教学向引导式、启发式教学转变，从居高临下的训示模式向平等交流的互动模式转变，同时充分利用云计算、大数据、物联网、区块链、人工智能等技术手段，采取教育矫正云课堂、云端就业指导、线上线下混合教学、订制式远程视频教学、沉浸式 VR 互动体验教学等形式，提升教育矫正的科学化、专业化水平。

---

〔1〕 王高喜主编：《戒毒社会工作基础》（第 1 册），军事医学科学出版社 2011 年版，第 162 页。

第二节　戒毒人员教育矫正内容

教育内容作为教育者与教育对象之间授受活动的客体,不仅在不同的社会背景、地域文化、历史时期、学习阶段有着不同的知识范畴和表现形式,而且也因教育对象的不同而有所区别。在司法行政系统中,由于戒毒人员在法律地位、身份属性等方面不同于监狱服刑人员、社区矫正对象,所以其教育矫正内容也有所差异。通常而言,戒毒人员的教育矫正内容主要包括但不限于:法律常识教育、思想道德教育、禁毒专题教育、心理健康教育、文化素质教育、职业技术教育。

一、法律常识教育

法律常识教育是指按照社会主义法治国家的要求,有目的、有计划地培养戒毒人员法治观念、规则意识、守法行为习惯的系统影响活动。戒毒人员普遍存在着遵纪守法观念相对淡薄、行为规范意识差、吸毒违法行为频发等问题。因此,法律常识既是戒毒人员接受教育的必修科目,又是教育矫正工作的基础内容。

(一)开展法律常识教育的意义

随着全面依法治国方略的深入推进,对戒毒人员开展法律常识教育显得尤为重要。第一,通过开展法律基础知识教育,有利于戒毒人员了解公民所享有的基本权利和必须履行的义务,从内心深处真正理解和认同法律的正义性、权威性,不断增强遵纪守法的规则意识,学会通过法律途径维护自身的合法权益;第二,通过开展禁毒、戒毒法律法规的教育,有利于戒毒人员充分认识到吸毒行为的违法性和社会危害性,积极开展反毒品政策的检讨,逐步转变戒毒观念,从思想和行为上构筑"抵制毒品的防线";[1]第三,通过开展戒毒场所相关制度的学习以及行为规范教育,有利于戒毒人员适应场所戒毒环境,树立组织纪律观念,明确国有国法、家有家规、所有所纪,进而自觉遵守各

---

〔1〕　马立骥、余洪:《强制隔离戒毒模式创新与思考》,武汉大学出版社 2016 年版,第 176 页。

项规章制度,确保场所的安全稳定。

（二）法律常识教育的主要目标

戒毒人员的法律常识教育既要遵循法治宣传教育的一般要求,也要体现教育矫正的特色。法律常识教育的主要目标是:从"学法""尊法""守法""用法"四个维度,帮助戒毒人员了解日常生活法律知识,明确依法治国的重要性,树立法治观念,自觉遵守国家法律法规以及所规所纪,远离吸毒违法行为,善于运用法律手段维护自身的合法权益,为其回归社会、做守法公民打下良好基础。

（三）法律常识教育的学习范畴

在《民法典》颁布实施之后,根据《强制隔离戒毒人员教育矫治纲要》的相关规定,可以将法律常识教育的学习范畴梳理为四个方面:第一,社会主义法治理念,主要包括依法治国、执法为民、公平正义、服务大局、党的领导;第二,法律基础知识,主要包括宪法、民法典、刑法、治安管理处罚法、劳动法等;第三,禁毒、戒毒法律法规,主要包括《禁毒法》《戒毒条例》《司法行政机关强制隔离戒毒工作规定》《司法行政强制隔离戒毒所戒毒人员守则(试行)》《司法行政强制隔离戒毒所强制隔离戒毒人员行为规范》《强制隔离戒毒诊断评估办法》等;第四,戒毒场所相关制度,如强制隔离戒毒所的所规所纪等具有一定效力的规范性文件。

二、思想道德教育

思想道德教育,是指依据社会主义核心价值观要求和戒毒人员身心发展特点,有目的、有计划地提高戒毒人员思想觉悟、道德水平的系统影响活动。鉴于戒毒人员普遍存在人生观和价值观错位、道德情感缺失、家庭和社会责任感低下等问题,非常有必要开展戒毒人员的思想道德教育。

（一）开展思想道德教育的意义

法律作为"成文的道德",是一种底线伦理;道德作为"内心的法律",以社会舆论、风俗习惯、社会价值观念、内心信念的形式发挥约束作用。[1] 因

---

〔1〕　王秉中主编:《新编伦理学》,中国市场出版社 2005 年版,第 260 页。

此,法律常识教育与思想道德教育是相辅相成的关系,而戒毒场所应将两者有机结合起来,有条不紊地交错推进,使他们共同发挥育人功能。其中,思想道德教育是教育矫正工作的核心内容。开展思想道德教育有利于戒毒人员正确认识社会道德生活的规律和原则,逐渐提高思想觉悟和道德水平,强化道德自律,在某种程度上可以为社会减少不利因素、增加和谐因素。

(二)思想道德教育的主要目标

《新时代公民道德建设实施纲要》对全体公民提出了道德规范要求,其中指出要发挥各类阵地道德教育作用。戒毒场所作为教育戒毒人员、提升戒毒人员思想道德素质的重要阵地,应该深入贯彻新时代公民道德建设的核心精神与基本要求。思想道德教育的主要目标是:从"明大德""守公德""严私德"三个维度,把国家、社会、个人层面的价值要求贯穿到思想道德教育中,引导戒毒人员强化是非、善恶、美丑的辨别意识,确立"正确的世界观、人生观和价值观",[1]增强爱国主义精神和民族自豪感,正确认识集体利益与个人利益的辩证关系,逐步培养积极健康的道德认知、道德情感、道德品质及道德行为,尤其树立自尊、自信、自强、自立观念,提升社会责任感和家庭责任感,为其回归社会、做合格公民创造良好的条件。

(三)思想道德教育的学习范畴

在中共中央、国务院相继印发《新时代公民道德建设实施纲要》《新时代爱国主义教育实施纲要》之后,根据《强制隔离戒毒人员教育矫治纲要》的相关规定,可以将思想道德教育的学习范畴梳理为六个方面:第一,理想信念教育,主要涉及中国特色社会主义共同理想、社会主义核心价值观、爱国主义精神、集体主义思想等;第二,人生观教育,主要涉及人的本质、人生价值、人生态度、人生规划等;第三,社会公德教育,主要涉及文明礼貌、助人为乐、爱护公物、保护环境、遵纪守法等;第四,职业道德教育,主要涉及职业品德、职业纪律、职业责任等;第五,家庭美德教育,主要涉及尊老爱幼、家庭和睦、勤俭持家等;第六,个人品德教育,主要涉及明礼诚信、勤奋刻苦、正直善良、自强自律等。

---

[1] 广西戒毒管理局、广西戒毒矫治学会著:《强制隔离戒毒人员心理服务理论和实操》,广西人民出版社 2014 年版,第 363 页。

三、禁毒专题教育

禁毒专题教育，是指根据国家关于禁毒工作的指示精神以及戒毒场所的实际情况，有目的、有计划地帮助戒毒人员认清毒品的本质、切实掌握戒毒基本常识、坚定戒毒信念的系统影响活动。很多戒毒人员在接受戒治初期对毒品的认识主要停留在个人的感觉经验，对戒毒康复主要依靠自己的主观判断。如果这些偏差认识和错误判断得不到及时扭转、矫正，将直接导致戒毒治疗效果大打折扣，甚至会阻碍后续康复工作的开展。因此，对戒毒人员开展基础性、常识性的禁毒专题教育是推进戒毒康复工作的必然要求。

（一）开展禁毒专题教育的意义

谈及毒品的危害，人们经常概括为"毁灭自己、祸及家庭、危害社会"十二个字。戒毒场所开展禁毒专题教育，不仅有利于戒毒人员理智地认识到毒品对自己、家庭、社会造成的严重危害，逐步认清自己作为吸毒违法者、毒品受害者、毒品成瘾者的身份，而且有利于纠正戒毒人员中存在的消极应付和追求功利的错误思想，强化戒毒动机，提高其参与戒毒的自觉性和主动性，从而实现他们身心的康复、家庭关系的修复乃至社会功能的恢复。

（二）禁毒专题教育的主要目标

许多戒毒场所在开展禁毒专题教育的内容选取、目标设定等方面有共通之处，但不尽一致、各有侧重。在贯彻落实全国统一司法行政戒毒工作基本模式的背景下，禁毒专题教育的主要目标可以从"知毒""抗毒""拒毒"三个维度进行设定，既帮助戒毒人员结合自身吸毒经历认清毒品的特性和危害，又引导他们切实掌握禁毒戒毒基本知识，树立戒毒信心，自觉接受戒毒场所开展戒毒康复活动的安排，还使他们能够应对高危情境，熟练掌握防复吸技巧，进而坚定戒毒信念，顺利戒除毒瘾，回归幸福和谐的正常生活。

（三）禁毒专题教育的学习范畴

根据国家关于禁毒教育的"五个一工程"、[1]《强制隔离戒毒人员教育

---

[1] 从1999年起，在全国建设的禁毒教育"五个一工程"包括：各省、自治区、直辖市都要建立一所禁毒教育基地；各大中小学校每年都要开展一次禁毒教育活动；各地要组织一批禁毒宣传理论研究成果；创作一批禁毒文艺作品；培养一批青年禁毒志愿者(参见中国法律年鉴编辑部编辑：《中国法律年鉴2001》，中国法律年鉴社2001年版，第69页)。许多强制隔离戒毒所充分发挥毒品成瘾戒治管理专业优势，利用所内资源建立禁毒教育基地，联合社会力量开展禁毒专题教育，多角度、多纬度地实现毒品预防教育全覆盖。

矫治纲要》相关规定,可以将禁毒专题教育的学习范畴梳理为三个方面:第一,关于"何为毒品"的知识,主要包括毒品的界定、特性、类型以及毒品成瘾的机制等;第二,关于"为何禁毒"的知识,主要包括毒品的危害、各界禁毒名士、中国禁毒史、[1]世界禁毒现状等;第三,关于"如何戒毒"的知识与能力,主要包括禁毒戒毒方略、戒毒工作体系、戒毒基本流程、戒毒治疗资源、戒毒求助机构、[2]戒毒成功范例与拒毒训练等。

四、心理健康教育

心理健康教育,是指根据戒毒人员心理活动的特点和规律,有目的、有计划地帮助戒毒人员改善不良情绪、克服心理障碍、恢复心理健康、增强社会适应能力的系统影响活动。戒毒人员群体中存在不同程度的情绪情感异常、心理调适能力弱、心理健康水平低等问题。这些既是心理健康教育过程中的难点问题,也为心理健康教育提供了实践课题。

(一)开展心理健康教育的意义

心理健康教育是教育矫正工作的关键内容。尽管心理健康教育与心理咨询、心理矫治都是从心理学的应用原理出发,彼此之间有着密切的联系,但在实践操作中各有侧重且自成体系。开展心理健康教育不仅对于戒毒人员的心理咨询、心理矫治尤其是心理康复工作具有一定的促进作用,而且有利于戒毒人员树立心理健康意识,改变错误认知,学会正确归因,增强心理承受能力、调适能力以及社会生活的适应能力,形成积极向上的生活态度。

(二)心理健康教育的主要目标

通常而言,戒毒人员在吸毒之前就存在不同程度的心理缺陷,在吸毒成瘾后体内活性精神物质所导致的精神障碍不断叠加人格改变,心理问题更是高发、易发。心理健康教育的主要目标是:从"认识接纳自我""学会沟通交往""适应社会生活"三个维度,既帮助戒毒人员反思成瘾行为对心理的影响,准确评估自身的心理健康状况,在全面客观认识自我、积极接纳自我的基

---

[1] 郭建安、李荣文主编:《吸毒违法行为的预防与矫治》,法律出版社 2000 年版,第 348 页。

[2] 曲晓光、杨波、李庆安主编:《戒毒与康复:自愿戒毒领域的探索与实践》,北京日报出版社 2018 年版,第 136 页。

础上培养调控情绪与适应环境的能力,尤其注重"启发他们的自我戒毒意识",[1]又引导他们了解心理咨询、心理矫治的基本流程,掌握心理调控技能,逐渐修复个性缺陷,提升沟通交往的能力,增强人际沟通的意识与技巧,还教给他们正确认识生活的压力挫折,增强心理成长的意识与能力,尽快适应场所环境,为有针对性的心理康复训练打下良好基础。

（三）心理健康教育的学习范畴

根据《强制隔离戒毒人员教育矫治纲要》相关规定,可以将心理健康教育的学习范畴梳理为六个方面:第一,心理健康基本知识教育,主要涉及心理健康基础知识、戒毒人员心理特点以及应对措施、[2]吸毒和复吸的心理根源、心理咨询流程、心理矫治流程等;第二,自我意识教育,主要涉及自我认知、自我接受、自我调控等;第三,情绪情感教育,主要涉及情绪情感的概述、戒毒人员常见的情绪情感表现、积极情绪情感的培养等;第四,意志品质教育,主要涉及意志品质的概述、戒毒人员常见的意志品质表现、意志品质的培养与训练等;第五,人际交往教育,主要涉及人际交往的概述、戒毒人员常见的人际交往障碍、良好人际交往的原则、建立良好人际关系的方法、人际沟通技巧等;第六,环境适应教育,主要涉及场所戒治环境、解戒后社会环境、压力调节方法、抗挫训练、心理成长等。

五、文化素质教育

文化素质教育,是指根据戒毒人员的文化程度与学习需要,有目的、有计划地帮助戒毒人员提高文化素质、增进认知能力、激发学习兴趣、陶冶美好情操的系统影响活动。许多教育矫正内容都是"以文化知识为媒介进行的"。[3]而戒毒人员大多文化素质较低,认知能力较弱,对禁毒政策法规、戒毒基本常识等相关信息理解困难。这就需要通过开展文化素质教育,不断提高戒毒人员的知识水平与接受能力,使其能够听懂、学会、练熟必修的知识与技能,确保教育矫正工作达到预期的效果。

---

〔1〕　张友生主编:《走出迷茫——37 例成功戒毒典型个案实录》,暨南大学出版社 2018 年版,第 58 页。

〔2〕　林信洁编著:《戒毒人员心理健康指南》,电子科技大学出版社 2017 年版,第 50~65 页。

〔3〕　夏宗素主编:《矫正教育学》,法律出版社 2014 年版,第 254 页。

（一）开展文化素质教育的意义

在各类教育矫正内容中，文化素质教育具有基础性、先导性的作用。开展文化素质教育不仅有利于戒毒人员学习文化知识，增强认知能力、理解能力，提升人文素养、科学素养，而且对于他们认识毒品的危害性，理解吸毒的违法性，在此基础上纠正错误认知、增强戒毒意愿、增强戒毒信心，都具有一定的积极意义。

（二）文化素质教育的主要目标

文化素质教育作为优秀传统文化与现代先进文化、人文素质与科学素质交融共育的活动，是将知识、文化、素质逐级转化的过程。文化素质教育的主要目标是：从"习文""做人""处世"三个维度，既提升戒毒人员文化素养，使他们学会正确对待自己、他人、集体、社会、国家乃至全人类和自然环境，又帮助他们树立爱祖国、爱人民，拥护党的领导，拥护社会主义的信念，在认同中华民族文化的同时尊重世界其他民族文化，开拓价值观、道德观、审美观的深度和广度，还促进他们培养良好的公民素养，具备一定的学习兴趣和学习能力，为实现回归社会、创造美好的新生活而奠定人文素养基础。

（三）文化素质教育的学习范畴

根据党和国家关于文化建设的一系列新思想、新论断、新要求以及《强制隔离戒毒人员教育矫治纲要》相关规定，可以将文化素质教育的学习范畴梳理为四个方面：第一，基础文化知识，主要包括扫盲教育、小学教育、初中教育等，同时鼓励符合条件的戒毒人员开展成人学历教育，为他们参加电大、函授、高等教育自学考试等提供学习资源和机会；第二，科学技术知识，[1]主要涉及自然科学常识、科学思维方法、最新科技成果等；第三，中国特色社会主义文化，主要包括中华优秀传统文化、红色革命文化、社会主义先进文化等；第四，艺术审美，主要涉及音乐、诗歌、舞蹈、书法、绘画、篆刻等。

六、职业技术教育

职业技术教育是指根据社会需求和戒毒人员的自身需要，有目的、有计

---

〔1〕 段沣凌：《科技教育在农村籍强制隔离戒毒人员矫治中的作用研究》，湖南农业大学2012年硕士学位论文，第1页。

划地培训戒毒人员掌握职业知识、职业技能和职业道德的系统影响活动。调查研究表明，许多解除强制隔离戒毒人员的再就业难题是阻碍其回归社会、导致其高复吸率的核心诱因。[1]因此，戒毒场所积极开展职业技术教育，促使戒毒人员在参加习艺劳动的基础上掌握解戒以后就业的一技之长，从而增强回归社会的信心和能力，使之由社会的消极分子转变为社会的积极力量。

（一）开展职业技术教育的意义

职业技术教育作为教育矫正内容的一项重要组成部分，是戒毒人员适应习艺劳动需要以及就业技能需要的专门性教育活动。开展职业技术教育不仅有利于戒毒人员摒弃不劳而获的错误观念，矫正好逸恶劳的陋习，[2]重拾生活的信心，而且在促进戒毒人员身心康复、行为养成、价值重塑、提升自信、适应社会乃至保持操守等方面发挥着重要的作用。

（二）职业技术教育的主要目标

职业技术教育的主要目标是：从"劳动态度""安全意识""技能培训""就业观念"四个维度，既帮助戒毒人员端正劳动态度，养成热爱劳动、勤俭节约的习惯，又教给他们安全生产知识，增强安全生产意识与安全操作技能，还培养戒毒人员具备一技之长，增强戒除毒瘾的信心，同时帮助他们树立正确的择业观和就业观，提升求职择业的抗挫能力和变换职业的适应能力，从而巩固教育矫正效果，维护社会和谐稳定。

（三）职业技术教育的学习范畴

根据国家禁毒办等11个部门联合下发的《关于加强戒毒康复人员就业扶持和救助服务工作的意见》以及《强制隔离戒毒人员教育矫治纲要》相关规定，可以将职业技术教育的学习范畴梳理为四个方面：第一，劳动教育，主要包括生产劳动基本知识、生产技术规范、劳动素养和劳动纪律要求等；第二，安全生产教育，主要包括安全生产法规、安全生产常识、劳动保护知识等；

---

〔1〕　王清：《强制戒毒人员再就业困境的原因分析与路径探讨》，华中科技大学2014年硕士学位论文，第1页。

〔2〕　李岚、梁志乐、张敏发主编：《强制隔离戒毒矫治与管理实务》，暨南大学出版社2011年版，第127页。

第三,职业技能教育,主要包括职业理想、职业精神、职业技能培训等;第四,就业观教育,主要包括等就业形势政策、求职就业途径、自主创业指导等。

第三节　戒毒人员教育矫正评估

如前所述,教育矫正是以实现戒毒人员再社会化为本质,有目的、有计划、有系统的影响和改变他们不良的思想观念、心理状态与行为方式,使其顺利回归社会的教化活动。要想及时掌握教育矫正目的是否逐步实现、计划是否合理可行、系统是否完善有效,就必须进行科学的评估。教育矫正评估作为教育矫正工作的基本范畴和重要任务,不仅可以帮助教育矫正工作者准确把握教育矫正工作现状,及时发现教育矫正工作中存在的问题与不足,进而采取合理、有效的措施加以调控和改进,而且能够系统地诊断与鉴定教育矫正目标实现的程度、教育矫正内容与方法的效果,促使教育矫正活动始终朝着既定的目标推进。

一、教育矫正评估的概念

教育矫正评估是根据教育矫正目标,运用可操作的科学手段与工具,通过系统地收集、整理、分析有关信息和数据资料,对教育矫正各项工作进行定性或定量价值判断的活动过程。[1] 对于这一概念界定,可以从明确的目标指向、科学的手段工具、综合的价值判断等三个方面加以系统理解和认识。

（一）教育矫正评估是具有明确的目标指向性的活动过程

从学理层面上讲,教育矫正目的是教育矫正目标的上位概念。教育矫正目的可以理解为教育矫正总体目标,是对戒毒人员接受教育结果的宏观规定与预期设想,而教育矫正目标是对戒毒人员接受不同教育矫正内容的具体标准与明确要求。例如,依据 2014 年 7 月司法部印发的《强制隔离戒毒人员教育矫治纲要》相关规定,教育矫正总体目标是"通过综合运用各种教育矫治方法和手段,帮助戒毒人员认清毒品危害,树立法治观念,提升道德情操和文

---

〔1〕 夏宗素主编:《矫正教育学》,法律出版社 2014 年版,第 312 页。

化素养,改善不良心理,掌握就业谋生技能,增强社会适应能力,戒除毒瘾,成功融入社会。"各类教育矫正内容的目标是把教育矫正目的分解为一系列阶段化、层次化、具体化的标准和要求,其作用在于使教育矫正工作具有明确而具体的行动规则和努力方向。教育矫正评估的功能主要体现在检测、评价教育矫正目标的实现程度,从而改进和完善教育矫正工作,为教育矫正决策提供依据,不断推动教育矫正发展。因此,教育矫正评估内容的选择、标准的确定、方法的运用都应以教育矫正目标为依据,具有明确的目标指向性。

(二)教育矫正评估是运用科学的手段与工具的系统活动

教育矫正评估的客体主要是依法依规开展的教育矫正活动,主要包括对戒毒人员开展的法律常识教育、思想道德教育、禁毒专题教育、心理健康教育、文化素质教育、职业技术教育等活动。评估主体在对这些评估客体进行评定时,有时会受到个人主观态度、价值取向的影响。为了保证教育矫正评估结论的公正性、客观性,评估主体必须摒弃个人的主观臆测,采取实事求是的科学态度,在系统收集相关数据信息的基础上,严格选用科学而规范的定性或定量评估方法、手段与工具,对教育矫正各环节、各要素给予客观的测量、判定和评价。从这个意义上来说,教育矫正评估可以在很大程度上避免人为因素的干扰,成为运用科学的评估手段与工具的系统活动。

(三)教育矫正评估是进行综合性价值判断与评定的过程

教育矫正评估是各部分有机联系的综合性价值判断与评定过程。首先,教育矫正评估主体具有综合性。教育矫正评估主体通常是承担教育矫正评估职责的机构和人员。依据司法行政戒毒工作有关职能分工,承担教育矫正评估职责的机构是司法行政戒毒工作管理机关及其有关部门。其次,教育矫正评估内容具有综合性。例如,对戒毒人员的教育矫正评估内容并非单一化,而是涉及法律常识、思想道德、心理健康、文化素质等诸多方面。2015 年颁布的《司法行政机关强制隔离戒毒所教育矫治工作考核办法》要求,强制隔离戒毒所应当依据《强制隔离戒毒人员教育矫治纲要》开设相应课程,其中法律常识教育、思想道德教育、心理健康教育等课程不得少于 30 课时,文化素质教育不得少于 20 课时,在此基础上重点考核教育矫治工作目标落实情况。再者,教育矫正评估方法具有综合性。通过采用定量与定性相结合的方法,可以系统而全面地了解教育矫正活动情况,考核分析各项教育矫正指标的完成程度,及时发现教育矫正活动与教育矫正目标之间是否存在偏差以及偏差的症结所在,进而明确今后的改进方向。

二、教育矫正评估的分类

依据教育矫正评估的功能、对象、主体、方式等不同的划分标准,可以把教育矫正评估分为不同的类型。

(一)依据教育矫正评估的功能分类

依据教育矫正评估的功能划分,可以分为诊断性评估、形成性评估、总结性评估。[1]

诊断性评估,是指在某项活动开始之前对评估对象的基础、条件等方面进行的预测性评估。诊断性评估的结论一般作为拟定教育矫正方案、计划、内容的重要依据,其特点主要包括三个方面:第一,主要集中于教育矫正活动之前评估对象基本情况的评估;第二,其根本性质是一种事前评估;第三,主要作用在于更准确、更全面地了解评估对象,做到有的放矢、对症下药。

形成性评估又称为过程评估,是对评估对象在实现目标的过程中所处状态的评估。形成性评估诊断的是教育矫正的方案、计划、内容、方法等,重在提供一定的反馈信息,从而适时地调节控制正在进行中的教育矫正活动。形成性评估的特点主要包括三个方面:第一,主要集中于教育矫正过程中评估对象表现的评估,一般暂时不考虑最终结果;第二,其根本性质是一种事中评估;第三,主要作用在于为评估对象提供阶段性反馈信息,并给予监督调控,及时改进工作。

总结性评估又称为终结性评估,是对评估对象在完成某项任务之后的成绩、效果进行的价值判断。总结性评估考查的是教育矫正的最终结果,重在对教育矫正全过程的检验。这类评估通常是判断教育矫正工作达到阶段性教育矫正目标的程度,其特点主要包括三个方面:第一,以预先设定的教育矫

---

〔1〕 夏宗素主编:《矫正教育学》,法律出版社 2014 年版,第 313～314 页。

正目标为基准,主要集中于教育矫正活动结果的评估,基本上不涉及教育矫正的过程;第二,其根本性质是一种事后评估;第三,主要作用在于对评估对象进行鉴定或评比。

（二）依据教育矫正评估的对象分类

依据教育矫正评估的对象划分,可以分为对教育矫正机构的评估、对教育矫正工作者的评估、对戒毒人员的评估。

对教育矫正机构的评估是把戒毒场所负责教育矫正工作的职能科室、教育矫正中心等教育矫正机构作为评估对象,诊断、考查与评定其整体情况或某一方面的具体情况,主要包括达标或合格评估、评优评估两种。其中,达标或合格评估是依据上级部门制定的规章制度、考评标准,对教育矫正机构相关工作是否达到标准要求而进行的一种评估;评优评估是对若干教育矫正机构的教育矫正工作开展情况进行综合考量,评选出工作先进单位的一种评估。

对教育矫正工作者的评估是把教育矫正工作者队伍整体或个体作为评估对象,诊断、考查与评定其开展教育矫正工作的情况,主要包括综合素质评估、单项评估和评优评估。其中,综合素质评估主要包括德、能、勤、绩、廉五个方面,内容一般涉及教育矫正工作者的年龄、健康状况、学历、工作年限、政治思想状况、道德品质、工作态度、工作能力、工作业绩等;单项评估则是重点考查德、能、勤、绩、廉的某一个方面,如评选个别教育能手、优秀教师、禁毒宣讲能手等;评优评估主要包括评选先进工作者、年终评优等。

对戒毒人员的评估是对戒毒人员群体或个体相关情况进行的诊断、考查与评定。对戒毒人员群体或个体的评估是教育矫正质量评估实践中最为重要的两种评估类型。其中,对戒毒人员个体的全面评估,影响戒毒人员群体评估的结果,而且个体教育矫正质量的评估结果可以作为群体教育矫正质量评估的重要指标。对戒毒人员个体的评估内容因其所处的不同戒毒场所、不同戒毒期段而有所差异。例如,在学段结束时,可以根据戒毒人员的"学习成绩、课堂纪律、戒治表现等开展优秀学员的评比活动"。[1]

---

〔1〕　贾东明、郭崧:《强制隔离戒毒人员教育体系的构建——与罪犯教育比对研究》,载《健康教育与健康促进》2017 年第 1 期。

（三）依据教育矫正评估的主体分类

依据教育矫正评估的主体划分，可以分为自我评估、外部评估两大类。

自我评估是评估对象根据预设的评估指标，参照一定的评估标准，对自身教育矫正状况进行的评估。这类评估比较容易进行，可以经常开展，而且能够激发评估对象的自信心、主动性。此外，自评还能增强评估对象的反思意识、自评意识和评估能力，有利于及时自我反馈、自我调节。但自评是在封闭的状况下进行的，不便于进行横向比较，同时主观性较大，容易出现偏差。

外部评估是评估对象以外的机构、团体或个人按照一定的评估标准，对评估对象进行的评估。这类评估包括教育矫正管理机构的鉴定性评估、专家和同行的评估。外部评估较为严谨、客观，可信度较高，但组织工作较为复杂，同时在获取教育矫正评估所需的资料等方面存在一定的困难和局限性。

（四）依据教育矫正评估的方式分类

依据教育矫正评估的方式划分，可以分为对定量评估、定性评估两大类。

定量评估是一种采用数据统计方法的量化评估，通过运用测试法、测量法、统计法等具体方法，对评估对象的特性用数值进行分析和判断，从而达到评估目的。例如，戒毒工作中的行为表现量化考核、运用量表进行学习测试等都属于定量评估。教育矫正工作中有不少内容是可以数量化的，这为开展定量评估提供了有利条件。定量评估的优势在于提高教育矫正评估的精确化、客观化，增强教育矫正评估结果的说服力。

定性评估是一种采用定性描述方法的质性评估，通过运用调查法、观察法、哲学分析法、系统分析法和逻辑分析法等具体方法，搜集、处理评估对象的信息，对其作出价值评判，从而掌握评估对象的基本情况、判断其基本性质。例如，通过观察法、调查法获取戒毒人员相关信息后，对其思想状况进行评估后形成的总结、评语。定性评估的优势在于具有较高的灵活性，不会局限在所谓的数据、数值、数量之中，适用于难以量化或不宜量化的评估内容。

三、教育矫正评估的流程

通常而言，一个完整而系统的教育矫正评估流程包括准备阶段、实施阶段、总结阶段。其中,准备阶段是顺利开展教育矫正评估工作的前提和基础,直接影响着教育矫正评估功能的发挥;实施阶段是教育矫正评估的实际考核、测评阶段,是整个教育矫正评估流程的中心环节和工作重点;总结阶段是教育矫正评估实施之后的收尾阶段。

（一）教育矫正评估的准备阶段

准备阶段的具体工作主要包括三个方面,即制定教育矫正评估方案、建立教育矫正评估指标体系、准备教育矫正评估的相关工具和资料。

教育矫正评估方案,是指评估组织者在实施评估之前制定的教育矫正评估指导性文案,主要包括评估目的、评估依据、评估主体、评估对象、评估项目、评估方法、评估结果要求七个方面的基本内容。第一,评估目的主要在于说明为什么要进行教育矫正评估,通过该项评估要达到什么样的预期效果;第二,评估依据,是指在教育矫正评估工作中需要依据的相关法律、法规、规章或政策;第三,评估主体是组织、承担教育矫正评估职责的机构和人员,可以分为上级机关评估机构及其成员、本级评估机构及其成员、受委托的第三方评估机构及其成员;第四,评估对象可以是教育矫正机构,也可以是教育矫正工作者队伍整体或个体,还可以是戒毒人员群体或个体;第五,评估项目是依据教育矫正评估目的和评估对象的特点而拟定的评估要素总和;第六,评估方法是教育矫正评估时所采用的手段、方式等,主要包括考试法、问卷法、面谈法、走访调查法、观察记录法、心理测验法等;第七,评估结果要求包括教育矫正评估成绩的表达（如百分制、等级制）、评估结果的书面表述方式（如评估报告、意见与建议、统计表格等）。

教育矫正评估指标体系作为一种常用的教育矫正评估项目集合体,是将需要评估的教育矫正目标逐步分解为相互联系的各级指标,并形成系统化的指标群。从构成要素上来看,教育矫正评估指标体系包括层级指标内容、评估指标权重、评估标准要求。第一,教育矫正评估指标从层级上可分为一级指标和多级指标,其中一级指标在总目标下只有一个指标层级,而多级指标对一级指标还要进一步分解,形成二级指标、三级指标等,整个指标结构呈金字塔状,分解到最后一级不能再分解的指标称为末级指标,末级指标是可操作、可测量的指标;[1]第二,评估指标权重直接关系到"评价指标体系的科学性和公正性",[2]是对各级指标在评估指标体系中重要程度的数值规定,以便于汇总统计和考核评比,使评估结果最大限度地避免主观随意性;第三,评估标准要求是开展教育矫正评估工作的参照系,其合理程度是判断教育矫正评估是否客观真实、权威可信、科学规范的关键前提。

准备教育矫正评估的相关工具和资料是准备阶段的一项重要工作,它是依据具体的教育矫正评估方案和评估指标体系进行的。这项工作内容包括三个方面:第一,根据教育矫正评估指标体系的项目和要求,设计各种有关的量表,如专家评审表、干警评定表、教育矫正对象自评表、心理健康水平测试量表、文化技术等级审核验证表以及文化测试、技术测试、法律常识测试等方面的数据统计表和评价表等;第二,为评估对象准备相关的考核、测试提纲,使评估对象能按照教育矫正评估的各项要求,提供评估所需的资料和信息;第三,为教育矫正评估准备必要的文件、材料纸、调查资料、测量和计量用具、计算器等工具。

(二)教育矫正评估的实施阶段

实施阶段的主要任务是尽可能地全面收集教育矫正的各项信息,并对信息进行评议评分和汇总整理,考核教育矫正目标的实现程度。实施阶段的具体工作主要包括三个方面,即教育矫正评估的宣传动员、教育矫正评估的正式开展、教育矫正评估的综合判定。

教育矫正评估的宣传动员主要包括三个方面:第一,要使评估人员、评估对象充分认识到教育矫正评估的意义,调动双方参与评估的积极性;第二,要使评估人员掌握教育矫正评估的方法和步骤,理解各项评估指标在教育矫正评估工作中的作用、地位与重要程度,并能按照相关评价标准及程序参与评估活动;第三,要使评估人员了解教育矫正评估工作的具体进程安排,使他们能够分工协作、配合默契,保证教育矫正评估工作有效开展。

〔1〕 夏宗素主编:《矫正教育学》,法律出版社 2014 年版,第 330 页。
〔2〕 吕朝晖、徐泳、周翔:《新时代"规范化、科学化、现代化"示范戒毒所评估指标体系建设研究》,载《中国司法》2021 年第 12 期。

教育矫正评估的正式开展主要包括三个方面:第一,评估人员要根据教育矫正评估指标体系中的各项要求,利用多种方法、渠道、手段,全面收集有关教育矫正方案制订、实施、影响、效果等方面的信息资料;第二,评估人员对收集到的信息资料进行系统地整理、归类;第三,评估人员选择科学的评估方法和量表工具,对整理、归类的信息资料进行统计、分析和分项评定,坚持信息资料的完整性和统计分析的科学性,力求客观公正地反映教育矫正效果。

教育矫正评估的综合判定是评估人员在收集、整理、归类、统计、分析教育矫正信息资料的基础上,根据教育矫正评估标准,运用教育学、心理学、统计学、数学的有关理论和方法,把各个分项评定结果汇总成整体的工作。这项工作要求评估人员根据汇总的评估结果,对教育矫正工作加以准确的、客观的、定量或定性的评价结论,形成评估意见,尤其说明教育矫正工作的实际结果与预期目标之间的差距状况,并对评估对象进行优秀、良好、中等、及格、不及格或者优秀、合格、不合格的等级程度区分,或者说明是否达到应有的教育矫正标准的相关结论。

(三)教育矫正评估的总结阶段

总结阶段的具体工作主要包括三个方面,即出具评估报告、分析诊断问题、反馈评估信息。

出具的评估报告就是对评估对象的教育矫正效果作出鉴定性结论。一般来说,评估报告还需要对评估对象是否完成教育矫正目标以及等级程度加以评定。评估报告应以书面报告的形式,提交有关领导和部门,为上级部门完善决策和基层单位改进工作提供参考。

分析诊断问题是在评估报告的基础上,对教育矫正工作的得失成败作出系统的分析,尤其需要对存在的问题进行深入的研究,找出其中的主要原因,有针对性地提出改进意见和建议,以便提高教育矫正工作质量。

教育矫正评估信息的反馈工作应做到"三个及时"。第一,要及时向主管的上级部门报告,为修改教育矫正工作的决策提供依据;第二,要及时向基层单位反馈,通报评估工作的开展情况及结论性意见,使其认清当前存在的主要问题,有针对性地改进教育矫正工作;第三,要及时在一定范围内公布评估结果,以便互相学习、互相借鉴、互相勉励,共同促进教育矫正工作的持续发展。此外,对于一些大型、重要的教育矫正评估工作,评估人员还要对评估工作本身进行评价,主要内容是总结评估活动本身的质量和效果,分析评估方案中可能存在的评估项目可行性、评估方法适用性、评估结论准确性、评估程序合理性等问题,为完善评估方案提供建议,以提高教育矫正评估工作本身的科学性和客观性。

思考题:

1. 简述教育矫正的含义。

2. 简述教育矫正的主要特征。

3. 简述教育矫正的基本原则。

4. 试述法律常识教育、思想道德教育、禁毒专题教育、心理健康教育、文化素质教育、职业技术教育的主要目标与学习范畴。

5. 试述教育矫正评估流程。

第十章　戒毒人员心理矫治

戒毒人员是心理问题的高发群体,普遍具有孤独感、无意义感、逃避现实、抑郁、贪婪等成瘾性人格。由于长时间吸食毒品,很容易患有活性精神物质所致的精神障碍。因此,对戒毒人员开展心理矫治是戒毒工作一项非常重要的任务,不仅影响到戒毒人员的戒治效果,而且关系到戒毒场所的安全稳定。心理矫治工作通过综合运用各种矫治技术,以戒毒人员自我成长与完善、重塑健康人格为出发点,通过纠正戒毒人员错误认知,培养积极情感,增强戒毒动机、戒毒意愿,促进其身心和社会功能的恢复。

第一节　戒毒人员心理矫治概述

一、戒毒人员心理矫治的概念及特点

(一)戒毒人员心理矫治的概念

戒毒人员心理矫治,是指从事心理矫治工作者(包含心理督导师、心理治疗师、心理咨询师和心理辅导员等,以下简称咨询师)运用心理科学原理、方法与技术,通过心理健康教育、心理咨询与治疗等手段,促使戒毒人员消除不良心理及心理障碍,消除心理依赖,降低复吸风险,促进操

守保持,顺利回归社会的活动。

(二)戒毒人员心理矫治的特点

1. 工作者特点

从事戒毒人员心理矫治的工作者一般是在戒毒机关的工作人员,他们具有毒品成瘾方面的专业知识。特别是强制隔离戒毒场所,戒毒人员心理矫治工作主要是由戒毒人民警察承担,他们兼具警察和心理咨询师双重身份,容易出现角色冲突的现象。同时,也存在戒毒人员难以认同、信任的问题,咨询师要妥善处理好这些问题,否则会影响戒毒人员心理矫治的效果。

2. 戒毒对象特点

戒毒人员心理结构呈现出与众不同的特殊性,即戒毒人员除去具有一般人的常态心理外,还具有作为违法人员所具有的违法心理、人格缺陷,以及因吸毒所致脑损伤带来的特殊心理问题,如顽固的心理依赖、幻觉、妄想等精神症状,这些是一般人甚至其他违法者不具有的心理特点。

3. 矫治内容特点

心理矫治工作要以帮助戒毒人员戒除"心瘾"为主,制定有针对性的矫治方案,例如,开展动机水平训练,培养戒毒动机,进行系统的戒毒技能训练等。开展同伴教育活动,通过来自成功戒毒人员的示范和鼓励,帮助戒毒人员消除孤独感,缓解心理压力,并通过群体感染和心理互动重塑戒毒信心、重拾生活理想,提高自制力,从而巩固戒治成效。

二、戒毒人员心理矫治的目标与任务

(一)戒毒人员心理矫治的目标

戒毒人员心理矫治的目标是修复戒毒人员扭曲的人格,纠正其不正确的意识与行为,提高戒毒人员心理适应能力,促使心理健康,并在此基础上戒除毒瘾。当然,这种目标的实现需要分层次、分阶段地来完成。

1. 最终目标和中间目标

对于戒毒人员进行心理矫治的最终目标就是使他们能够戒断毒瘾,恢复健康人生。但这个目标的达成不能一蹴而就。在治疗过程中,就存在一个最终目标和中间目标的问题。最终目标就是彻底戒除毒瘾,帮助戒毒人员顺利回归社会;中间目标并不直接指向彻底戒断心理依赖本身,而是从矫治戒毒人员错误认知、养成良好行为习惯入手,提升其社会适应能力,延缓复吸频度,提高生活质量。中间目标具有桥梁作用,是向终点目标迈进的必然步骤。

2. 心理学目标、医学目标和社会学目标

心理学目标是通过心理矫治的方法帮助戒毒人员戒除心理依赖;医学目标是通过医疗手段解除生理依赖,治疗吸毒行为所引发的并发症,促使戒毒人员体质体能的康复;社会学目标是使戒毒人员顺利回归社会。

(二)戒毒人员心理矫治的任务

在戒毒人员心理矫治过程中,有三个必须经过的阶段,每个阶段的具体任务如下:

(1)心理诊断阶段。主要任务是通过心理评估对戒毒人员的心理状况有一个全面性的把握,弄清楚他们存在哪些心理问题或心理障碍,是什么原因使其难以戒除毒瘾,然后,针对问题制订心理矫治目标。

(2)帮助和改变阶段。主要任务帮助戒毒人员改变对于戒毒、毒品和毒瘾等问题的错误认知,采取一系列的心理矫治技术,改善他们的负性情绪、认知行为偏差及心理依赖等情况。

(3)结束阶段。主要任务帮助戒毒人员巩固心理矫治成果,接受离别,使之适应结束阶段情况。即使将来回归社会后,在没有他人帮助的情况下,自己也能够调节情绪,控制自己,不再接触毒品。

三、戒毒人员心理矫治的原则

(一)平等尊重原则

心理矫治中的平等原则,是指戒毒人员与心理矫治工作者在法律地位上是平等的,享有独立、平等的人格,其合法权益应当受到法律的平等保护。尊重原则,是指心理矫治工作者尊重戒毒人员的人格,不歧视,不侵犯个人隐私。心理矫治是建立在平等和尊重的原则基础上的,也只有在此原则基础之上开展心理矫治活动才能建立起良好的咨访关系。

(二)理解支持原则

理解支持原则就是要求心理矫治工作者既要对戒毒人员所存在的心理

问题给予理解，又要在精神上给予支持。戒毒人员的心理问题各种各样，有些问题在常人看来可能是一些不可理解的怪癖，但作为心理矫治工作者要有正确的理解，应给予真诚的关怀与帮助。理解是接纳的前提，但是理解支持并不等于无原则地迁就。理解的是造成他问题的原因，支持的是他做人的尊严和帮助他建立独立的人格，而不是理解他们的错误思想和言行。

（三）有条件保密原则

保密原则，是指保守来访戒毒人员谈话内容的秘密，尊重来访戒毒人员的隐私权。在强制隔离戒毒中，贯彻保密原则主要包括在一般情况下，对戒毒人员在心理矫治过程中的谈话内容不向主管民警和各级领导汇报；即使是错误的言论，也不作为定案处理或考核评估的依据；拒绝关于来访戒毒人员情况的调查等。但是，鉴于戒毒执法工作的特殊性，保密原则又是有条件的，当出现妨碍场所安全稳定的特殊情况，如戒毒人员有自杀、行凶、脱逃等行为倾向时，就需要及时上报信息，采取有针对性的防范措施，防止意外事件发生。

（四）中立原则

中立原则，是指心理矫治工作者应该始终保持客观公正、不偏不倚的立场，不把个人的好恶、利害掺杂进去，同时也要做到不受来访戒毒人员情绪的影响，不被卷入，时刻注意"边界"，始终做到头脑清醒而理智。在心理矫治过程中，既不要轻易地批评戒毒人员，也不要把自己的价值观强加于他们。

（五）预防性原则

预防性原则，是指心理矫治工作者在明确来访戒毒人员心理障碍的同时，还应注意戒毒人员整个心理特点，对可能发展的趋势或可能出现的心理障碍或行为问题，给予必要的提醒和预防。防重于治，不仅可以使具有心理障碍的戒毒人员得到应有的矫治，同时还可以传播心理健康知识，让戒毒人员掌握自我心理保健的方法，对于提高戒毒人员的心理健康水平具有积极的作用。

（六）综合矫治原则

毒品成瘾问题具有复杂性的特点，这就决定了对毒品成瘾者的改变也是一个综合矫治的过程。"综合"体现在身心的综合、原因的综合、问题的综合和方法的综合等方面。一种心理矫治技术可能针对某类问题更为有效，但不可能矫治所有的问题。因此，制定多种技术联合应用的综合性心理矫治方案，是贯彻戒毒工作方针的可行之策。

四、戒毒人员心理矫治的作用

（一）能够促进心理矫治工作者理念的转变

深入贯彻落实新时代戒毒工作"规范化、科学化、现代化"重要部署，转变心理矫治工作者的理念，拓展思路，勇于实践，开展补短板工作，在更高起点、更高层次上创新戒毒新技术、新方法，积极推进戒毒工作高质量发展。

（二）能够促进戒毒场所的安全稳定

心理矫治工作者通过心理评估，可以及时发现戒毒人员是否处于心理危机状态，通过实施危机干预，全面掌握戒毒人员中可能存在或已经出现的较为严重心理问题的形成原因、诱发因素等信息，做到及早预防、快速疏导、及时干预、有效控制和妥善处理，切实保障戒毒人员的生命安全，维护场所安全稳定。

（三）能够促进戒毒矫治工作质量的提高

心理矫治工作针对戒毒人员的各种心理问题进行矫正与调适，例如，提升戒毒人员戒毒动力与技能，消除各种不良情绪，帮助戒毒人员整合社会支持系统，提高他们的抗压能力，以积极乐观的健康心态面对现实生活等，突出了矫治的针对性，这就有效地弥补了管理、教育、劳动等方法的不足，促进了戒毒矫治整体工作质量的提高。

（四）能够促进戒毒矫治工作科学化

心理矫治工作按照毒品成瘾的原理和机制，根据戒毒人员不同阶段生理、心理变化的特点，以心理学的理论和技术为依据，采取科学的方法、措施和途径开展戒毒治疗，促进戒毒矫治工作进一步深化、细化，开启科学化进程。

（五）能够促进心理矫治工作者队伍专业素质提高

心理矫治工作是一项技术性、专业性很强的工作，心理矫治工作者不仅要懂得相关学科的知识，如教育学、社会学、生理学、医学、药物成瘾学等，掌握一般的法律知识，而且要深入学习和掌握心理学的知识，尤其要掌握心理咨询与治疗的原理和技能。随着心理矫治工作的深入发展,一大批专家型心理矫治工作者将会出现,必将促进心理矫治工作者队伍专业素质的提升。

五、戒毒人员心理矫治的组织与实施

(一)戒毒人员心理矫治的组织构架及人员

心理矫治中心设置主任 1 名,副主任 1~2 名,专职心理咨询师一般可按在所戒毒人员的 0.6% 比例配置,但最低不少于 2 名。心理矫治中心的部门领导及专职心理咨询师应当获得国家三级以上咨询师资格证或经过两项以上专项心理技术培训的民警担任。

(二)戒毒人员心理矫治的实施

1. 戒毒人员心理矫治工作的主要内容

工作内容包括:(1)开展心理健康教育;(2)实施心理测验;(3)实施心理评估;(4)开展心理咨询;(5)实施心理危机干预;(6)开展防复吸训练;(7)心理矫治档案管理。

2. 强制隔离戒毒机关心理矫治工作流程

根据全国统一的司法行政戒毒工作基本模式的要求,戒毒人员在生理脱毒期、教育适应期、康复巩固期及回归指导期,需要根据不同的生理特点和心理特点对其进行科学的、有针对性的各种心理矫治,每个时期的目标任务不同。(见图 10-1)

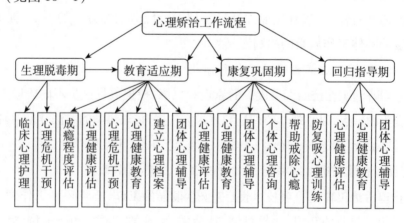

图 10-1 强制隔离戒毒机关心理矫治工作流程

各期工作重点内容:(1)生理脱毒期的工作重点。配合戒毒医疗中心进行心理危机干预和临床心理护理。(2)教育适应期的工作重点。通过心理健康教育给戒毒人员普及心理健康及心理咨询的相关知识,纠正以往的认知错误,学会在遇到心理困惑时积极主动找咨询师解决问题。(3)康复巩固期的工作重点。帮助戒毒人员戒除"心瘾"和进行防复吸心理训练。(4)回归指导期的工作重点。展望未来、塑造信心,帮助戒毒人员为更好地适应外面的环境做好各种准备。

3. 戒毒人员心理矫治的方式

对戒毒人员进行心理矫治主要采用个体心理矫治和团体心理矫治两种方式。

(1)个体心理矫治。咨询师与戒毒人员进行一对一的矫治活动,着重解决戒毒人员个人心理问题。通过谈话、讨论等给戒毒人员以帮助、启发、指导,纠正戒毒人员错误观念,提高对现实问题的分析水平和解决能力,更加全面、准确地认识自我;给予戒毒人员情感支持,帮助其获得积极情感体验,最终增强戒治信心。

个体心理矫治是最常见的形式,针对性相对较强,对戒毒人员个体存在的突出问题矫治效果较好。其缺点是咨询师和戒毒人员之间为单线联系,人际互动少,社会关联度低,心理矫治动力性单一,矫治过程中一旦咨询师和戒毒人员出现匹配性不足,将对矫治效果造成极大影响。

(2)团体心理矫治。在团体情境下进行的一种心理矫治形式,着重解决戒毒人员共同的发展问题或共有的心理问题。通过团体内戒毒人员人际交互的作用,促使戒毒人员个体在交往中采用观察、学习、体验等方式,改善与他人的关系,学习新行为方式,增强社会适应性,促进自我发展和人格成长。

团体心理矫治是一种经济而有效的方法,能在短时间内解决戒毒人员存在的共性问题,又因为人际互动比较多,对于提升戒毒人员的人际关系水平效果明显。其缺点是存在适用性有限、在团体矫治过程中戒毒人员个人隐私保护不周等问题。此外,对咨询师的专业素养、伦理道德、人格等方面要求也较高。

第二节　戒毒人员心理矫治常用理论

一、精神分析理论

精神分析理论是弗洛伊德（S. Freud）于 19 世纪末 20 世纪初创立。弗洛伊德从临床治疗工作中发展了精神分析学说及有关的治疗方法。

（一）潜意识理论

人的精神活动会在不同的意识层次里发生和进行，即意识、前意识和潜意识三个层次。意识是能够被自己意识到的心理活动；潜意识包含了各种为社会伦理道德、宗教法律所不能容许的本能冲动、欲望等，因被社会规范所不允许，意识就会加以压抑和抵制，久而久之这些东西就会以梦、记忆错误、心理异常、行为失调等方式出现；前意识处于意识和潜意识之间，是没有浮现出意识表面的心理现象，需要通过某些特定的事件或行为被唤醒，它是人们能够回忆起来的经验。

（二）人格结构理论

弗洛伊德认为人格结构由本我、自我和超我三部分组成。本我，是人格中最原始和最不容易把握的部分，包含生存所需的本能冲动，是一切心理能量之源，按照"快乐原则"行事，它不理会社会道德、外在的行为规范；自我，现实化了的本我，是自己可意识到的执行思考、感觉、判断或记忆的部分。自我在"现实原则"的指导下，平衡本我和超我的冲突，寻求"本我"冲动得以满足，而同时保护整个机体不受伤害；超我，道德化了的自我，是人格结构中代表理想的部分，它是个体在成长过程中通过内化道德规范，内化社会及文化环境的价值观念而形成，遵循的是"道德原则"，监督自我的行动。

（三）性心理发展理论

弗洛伊德的理论体系里性欲有着广义的含意，是指人们追求一切快乐的欲望，性本能冲动是人一切心理活动的内在动力，当这种能量（弗洛伊德称之为力必多）积聚到一定程度就会造成机体的紧张，机体就要寻求途径释放能量。弗洛伊德将人的性心理发展划分为 5 个阶段：（1）口欲期；（2）肛欲期；

（3）性蕾期；（4）潜伏期；（5）生殖期。性心理发展过程如果不能顺利进行，就可能导致心理异常。

精神分析治疗理论把人遭受的异常心理困扰视为早期不幸生活经历造成的，认为心理治疗的关键在于让患者能够理解和领悟病症与早年创伤之间的联系，挖掘已被压抑到潜意识当中去的早期痛苦经历。精神分析治疗异常心理主要采用以下几种方法：自由联想、释梦、移情分析、抗拒分析等。

二、行为治疗与认知治疗理论

（一）行为治疗理论

行为疗法是建立在行为主义学习理论基础上的一种治疗方法，理论源于华生（Watson）的行为主义、巴甫洛夫的经典条件反射学说、斯金纳（Skinner）的操作条件反射学说和班杜拉（A. Bandura）的社会学习理论。行为主义学习理论的基本观点是，学习是外界环境的刺激与学习者行为反应之间建立联结的过程。行为治疗认为人的异常行为与正常行为一样，都是通过学习获得的，同样也可以通过学习改变或者消失；注重强调可观察的行为和环境对个体行为的影响，治疗异常心理时，不必要去寻找个体内部的智力或情绪问题，只要改善外部行为和环境，个体的内部困扰就会得到改善。

行为治疗主要方法有放松训练、系统脱敏法、厌恶疗法、行为塑造法、模仿学习、代币治疗法等。

（二）认知治疗理论

20世纪50年代以后，随着认知心理学的兴起，在广泛采用行为治疗的同时，人们开始重视认知过程的参与，在这样的背景下，认知治疗应运而生。认知治疗的主要代表人物是阿伦·T. 贝克（Aaron T. Beck）。贝克认为，认知过程是行为和情绪的中介，不适应行为和不良情绪可以从认知中找到原因。在治疗中，鼓励来访者在实践中去验证自己的负性认知，改变原有的想法态度及思维方式，进行有效地调整，在重建合理认知的基础上，改善不良情绪和不适应行为。

目前认知治疗在药物滥用领域已被广泛认可。常用的认知治疗方法包括理性情绪疗法、自我指导训练、贝克认知疗法等。

三、人本主义理论

人本主义于 20 世纪 50～60 年代在美国兴起,由马斯洛(A. H. Maslow)创立,以罗杰斯(C. R. Rogers)为代表。注重从人的角度出发考虑问题,关心人的价值、尊严、创造力和自我实现。

(一)马斯洛需要层次理论

马斯洛提出人的需要是分层次发展的,按照追求目标和满足对象的不同,把人的各种需要从低到高安排在一个层次序列的系统中,分别是生理需要、安全需要、社交需要、尊重需要和自我实现需要。自我实现需要是最高层次的需要,是一个人发挥自己的潜力的倾向,是指实现个人理想、抱负,发挥个人的聪明才智和能力的需要。达到自我实现境界的人,他们能够接纳自己也接纳别人,自觉性提高,善于独立处事,解决问题能力增强,完成与自己的能力相称的一切事情。

(二)罗杰斯“以人为中心的治疗”

人本主义心理治疗有许多分支,主要包括以人为中心的治疗、意义治疗、存在主义疗法、格式塔疗法等。其中,罗杰斯提出的“以人为中心的治疗”是人本治疗的重要内容。以人为中心的治疗观非常注重治疗者的态度与治疗的氛围,认为其重要性甚至超过治疗中所应用的技术。治疗者应该尽力为来访者创造一个温暖、有爱且融洽的氛围,让来访者感到充分的被尊重。治疗的主要方法是积极式倾听,即借助积极认真的倾听方式让来访者感到高度的被理解与同情。[1]

戒毒人员大多体质差、疾病多,很多人与家人、亲戚、朋友情感冷漠,人际关系紧张,受到社会歧视。因此,人本主义治疗特别适合帮助戒毒人员。咨询师以真诚、共情、无条件积极关注的态度通过与戒毒人员建立良好咨访关系,帮助戒毒人员更为独立,增强他们勇敢面对戒治过程中各种困难的信心,提高戒毒动力,降低复吸率。

四、积极心理治疗思想

积极心理治疗是以积极心理学思想为理论指导的一种心理疗法。传统

―――――――――

〔1〕 安静雯、曾红:《积极心理学视角下的心理治疗》,载《心理研究》2020 年第 6 期。

心理治疗局限在对人的心理问题、心理疾病的诊断与治疗上，以医生治疗病人身体疾病的模式来对待心理疾病。而积极心理治疗提供了新的视角，注意力不是集中在病人的疾病上，而是在关注病人自身的各种能力上，其丰富了心理治疗理论。

（一）积极心理学

积极心理学是心理学领域的一场革命，以塞利格曼（Seligman）和米哈里·契克森米哈赖（Mihaly Csikzentmihalyi）2000 年 1 月发表的论文《积极心理学导论》为标志。积极心理学是一门致力于研究人类美德和发展潜能的科学。主张人类要用一种积极的心态对待他人的心理现象，采用科学的原则和方法来研究人类的积极心理品质，关注人类的幸福健康与和谐发展。

（二）积极心理治疗

积极心理治疗有一个预设：病人既有生病的能力也有健康的能力，治疗者的任务是激发和巩固病人获得和保持健康的能力，而不仅仅是消除病人生病的能力。[1] 积极心理治疗提倡积极人性论，通过对病人的积极关注，激发他自身的力量，促使他改变对问题的片面看法，这对病人的身心不会造成巨大的冲击，充分体现了以人为本的理念。关注人的积极心理品质的培养，认为人的积极心理发展的过程同时也是应对和消解心理疾患的过程，提高人的预防心理疾病的能力对于保障心理健康尤为重要，而预防的关键是塑造或唤醒人的内部积极潜力。积极心理治疗强调将各种心理治疗的理论与技术进行融合，拓展了心理治疗的应用范围。比如，它吸收了人本主义"以人为中心"的治疗理念，借鉴行为治疗方法，同时，将精神分析理论纳入其中，通过这样的整合，避免了单一理论或方法的不足。

国内已有相关研究证明，以积极心理学为理论基础的团体心理辅导应用于戒毒工作具有积极意义，团体心理干预对降低戒毒人员复吸倾向具有积极效果。[2] 除团体心理辅导外，积极心理治疗的思想已经融入戒毒人员心理

---

〔1〕 任俊、叶浩生：《积极心理治疗思想概要》，载《心理科学》2004 年第 3 期。

〔2〕 关汝珊、邱楚燕、洪志钰等：《积极心理学视角下戒毒人员抑郁与焦虑的心理干预研究》，载《心理月刊》2019 年第 4 期。

健康教育、戒毒人员心理危机干预。

第三节 戒毒人员心理矫治常用方法

戒毒人员心理矫治的方法有很多种，都有其特有的内涵及适用的范围。没有任何一种单一的方法能够解决所有人的所有问题。

一、戒毒人员认知行为疗法

认知行为疗法是一种结构化的、短程的、着眼于现在的心理矫治方法。其中有代表性的是阿伦·T.贝克的认知行为疗法。认知行为疗法帮助戒毒人员识别自己情绪问题和成瘾问题背后的不合理认知，通过调整和改变不合理认知，达到改善不良情绪、戒除毒瘾，走向健康生活的目标。

认知行为疗法的操作要点：（1）识别自动思维。咨询师要求戒毒人员将自己遇到事情后的所思所想记录下来，对其中经常出现的、消极的念头进行总结，如"我怎么总做不好""我这个人真没用"等，学会控制和改变这些消极认知，进而改善情绪。（2）纠正错误观念。咨询师可以采用多种方法纠正戒毒人员的错误观念，如苏格拉底式对话，它顺着戒毒人员的思维一步一步追问，最后使错误思维无处可遁，让戒毒人员发现自己先前思维的漏洞。（3）验证"认知改变"的经验。通过设置一定的情境，帮助戒毒人员去"验证新思维"的效果，鼓励他们转变思考及行为方式。在这个过程中，戒毒人员要与自己以前的信念作斗争，可能会产生压力和无能感，甚至会引发其愤怒的情绪，这是咨询师需要注意的地方。（4）巩固新观念。认知行为疗法重视家庭作业的布置，家庭作业是为戒毒人员的具体问题而设计的，它是对每次心理矫治所探讨问题的延续，是戒毒人员改变非理性思维的重要手段，也是新获得的观念及行为在现实中的巩固。

二、戒毒人员情绪调节疗法

情绪调节疗法是通过个体生理、行为、认知之间的相互作用来改变个体情绪状态的策略和技巧，具有可操作性强、便于掌握等优势。运用好情绪调节疗法可以帮助戒毒人员有效对抗抑郁、焦虑、恐惧等负性情绪，提高心理健康水平,进而降低因情绪问题引发的复吸风险。

情绪调节疗法的操作要点:此疗法包括情绪释放疗法和情绪控制疗法。(1)情绪释放疗法。以放松训练为主,放松疗法包括呼吸放松法、简单放松法、渐进式肌肉放松法等。放松训练有利于帮助戒毒人员缓解紧张、焦虑、不安、气愤的情绪。在实施过程中,咨询师要利用自己的语气为戒毒人员创造一个放松的氛围,语速逐渐变慢,配合戒毒人员的呼吸,肌肉从紧张到放松的过程要有一定的时间间隔等。在戒毒人员熟练掌握各种呼吸法的基础上,学会控制自己的身体,内观自己的情绪、念头,从负面情绪中解脱出来。(2)情绪控制疗法(如系统脱敏法、暴露与反应阻断治疗法等)。系统脱敏法是利用逐渐接近技术和放松疗法实现对焦虑和恐惧等负性情绪由简到难的消除。系统脱敏技术首先就是将靶目标细化为一步步的子目标,通过循序渐进地增加难度,最终接近靶目标;暴露与反应阻断疗法是将戒毒人员暴露于最为担心的事物面前,即一下子给予最强烈的刺激,但不允许戒毒人员做出回避或逃跑反应,让其逐渐适应这种情境。咨询师必须要做好充分的解释工作,如果运用不当会对戒毒人员身心造成伤害,建议在专业指导下进行。

三、戒毒人员动机晤谈疗法

动机晤谈疗法是通过以人为中心的面谈原则和谈话技巧,帮助个体认识到现有的或潜在的问题,寻找改变自身行为的内在愿望,从而强化改变动机和承诺的一种心理治疗方法。

动机晤谈疗法的操作要点:美国心理学家米勒(Miller)把动机晤谈分为四个关键的过程:(1)导进过程。咨询师与戒毒人员共同探讨其价值观和目标,了解戒毒人员的困境,寻找戒毒人员有关改变动机的重要且潜在的优势和资源。(2)聚焦过程。咨询师帮助戒毒人员明确方向,通过提供议题清单或提出新的方向的方式,与戒毒人员共同讨论,在尊重戒毒人员自主选择基础上给出信息和建议。(3)唤出过程。咨询师通过协商的沟通方式,让戒毒人员自己说出如何改变的想法,以此强化对戒毒这一个具体目标的动机和承诺。此外,还要多鼓励、支持戒毒人员,帮助他们树立信心,看到希望。(4)计划过程。当戒毒人员动机达到一种准备就绪状态时,他们内心原有的平衡就会翻转。计划过程本质是制定一个戒毒人员愿意实施的特定的改变计划。需要注意的是,在这个过程中,戒毒人员对计划的执行会出现犹豫、反复、信心不足等问题,这就需要咨询师采取社会支持、公开承诺、自我监控等方式帮助戒毒人员履行改变计划的承诺。

四、戒毒人员正念防复吸疗法

正念防复吸疗法是专门针对物质成瘾人员设计的一套基于正念的防复吸训练干预课程,旨在培养戒毒人员以正念的方式觉知渴求以及对复吸风险的理性认知,掌握正念的应对技巧,引导戒毒人员建立健康平衡的生活。

正念(Mindfulness)一词本身是指一种对内的观察,并保持内心不评价的态度。正念有三个核心特点:觉察、接纳和活在当下。2010 年,美国心理学家鲍恩将正念技术用于成瘾领域,逐渐形成一套标准化的正念防复发训练(MBRP),主要技术有身体扫描、呼吸冥想、大山冥想、SOBER 呼吸空间法、渴求冲浪、静坐冥想、慈爱冥想、高危情景应对等。

北京天堂河强制隔离戒毒所正念训练师队伍经过多年的实践探索,初步确立了一套更适合强制隔离戒毒人员的正念成瘾治疗系统方案。该方案将动机晤谈 MI(Motivational Interview)、系统脱敏 SD(Systematic Desensitization)、接纳与承诺疗法 ACT(Acceptance and Commitment Therapy)等心理治疗技术融入其中,通过 10 周团体课程让参与团体成员学会运用正念去应对生活中的负性事件,从而把更多的心理资源聚焦在思考、梳理和践行自己理想的健康平衡生活,每周课程后还有针对性的课后训练。其操作要点:

第 1~2 周集中在戒毒动机的激发和对正念的初步认识,帮助团体成员梳理他们的核心价值,激发其对健康平衡生活的憧憬。第 3~5 周集中在正念对感觉、感受、情绪和想法的递进式练习,使团体成员能够运用正念应对生活中的负性事件。第 6~9 周主要按照刺激的强度层级进行递进式高危线索应对练习,提升应对高危情景的能力;与此同时帮助团体成员梳理对生活各个方面的具体规划,形成具体可行的规划方案。第 10 周整合所有方面的规划方案,回顾 10 周课程,彼此助力、承诺未来。[1]

五、戒毒人员内观疗法

内观疗法是在严格设置的与外界刺激隔离的环境中,有目的、有指向地让戒毒人员就既往的人际关系进行系统的回顾与自我反省,建立理性认知,改善行为模式,矫正不良人格,从而达到心灵净化,获得良好治疗效果的一种心理治疗方法。特别适合帮助戒毒人员重构社会支持体系,提升抗复吸能力。

内观疗法的操作要点:主要围绕"别人为我所做的、我为别人所做的和我给别人带来麻烦的"三个主题进行反思和回顾。(1)引导戒毒人员回忆别人为我做的事,体会自己得到他人恩惠和被爱的事实,同时反省自己不仅没有注意到,还给别人带来了太多的麻烦,意识到自己的自私、冷漠、缺乏感恩心等。吉本伊信认为内观的目的在于祛除"我执",只有当戒毒人员敢于直视自己内心的黑暗时,抗拒改变的心理才会随之消失,才会主动地寻求改变。(2)通过戒毒人员回顾自己在人际关系中存在的问题,学会换位思考,客观地审视和评价自我与他人,消除对别人的不满与愤恨,平心静气地接纳自己及别人,通过这个治疗过程,促使戒毒人员与他人之间产生共鸣,在情感上取得协调,增强其社会责任感,从而改变心理活动中的不良状态。

六、戒毒人员箱庭疗法

箱庭疗法是在咨询师的陪伴下,通过向戒毒人员展示装有细沙的箱子和各式各样的玩具,任戒毒人员自由地在沙箱中摆放玩具来进行自我表现的一种心理治疗方法。箱庭疗法在培养戒毒人员的自信与人格、发展想象力和创造力等方面具有积极的作用。

箱庭疗法的操作要点:(1)需要咨询师为戒毒人员营造一种"自由和保护的空间",让戒毒人员感受到被关爱,减弱其心理防御,能够更自由地表现。咨询师要秉持静默见证者的态度,以自己的包容、接纳之心,设身处地地体会戒毒人员的心理、行为和情绪感受,分担他们在制作箱庭过程中的压力和痛

---

〔1〕 尹露、林霖、李娜:《基于正念的戒毒人员防复发训练本土化方案研究》,载《中国监狱学刊》2020 年第 3 期。

苦,分享他们的快乐与幸福,让戒毒人员获得支持其探索的信心和力量。(2)戒毒人员通过运用玩具、沙子、沙箱等有形之物,在箱庭中展现出美妙的心灵花园,用象征的形式、心象来表现自己的无意识世界。(3)当戒毒人员制作完成箱庭作品后,咨询师请戒毒人员体验箱庭作品,让他们静静地品味自己的内心世界。咨询师通过认真倾听,与戒毒人员真诚对话,理解其作品,确定戒毒人员评价自我、描述心理状态的关键内容。箱庭疗法的目标之一就是使戒毒人员潜意识原型意识化,实现个体与心灵的沟通和对话,由此激发治愈过程,促进戒毒人员身心健康发展及人格完善。

七、戒毒人员表达性艺术疗法

表达性艺术疗法是一种新兴的心理治疗方法,它通过绘画、音乐、舞蹈、戏剧、诗歌等艺术媒介,以一种非口语的沟通技巧来介入,释放被言语所压抑的情感经验,处理戒毒人员情绪上的困扰,帮助戒毒人员对自己有更深刻的对不同刺激的正确反映,重新接纳和整合外界刺激,达到心理治疗的目的。

表达性艺术疗法有助于戒毒人员脑功能康复。人的大脑有不同的分工,左脑存储的是知识、经验等,右脑存储的是情感和情景记忆等。临床工作中发现,一些戒毒人员在童年、少年乃至成年可能经历过诸如被寄养、遗弃、家庭变故、被性侵等创伤经历,右脑中往往印刻着很多的灾难图景与消极情绪。表达性艺术疗法可以作用于右脑,因为参与艺术治疗创作过程能够让右脑活跃,在谈论创作经历、组织条理性语言时还可以活跃左脑,两方面的结合和互动可以促使大脑逐步走向功能康复。

表达性艺术疗法的操作要点:(1)表达性艺术治疗的过程建立在咨询师、戒毒人员和艺术作品等多层关系的互动基础上,咨询师要为戒毒人员创造一个支持性、包容性的环境,让戒毒人员能够把自己的情绪自由地表达出来,享受创作所带来的乐趣;(2)咨询师借助创作过程及艺术作品中富含的心理信息引导戒毒人员进行思考,提升其认知能力,洞悉心理问题,增加对自我与他人的认识,学会应对各种症状与压力。

八、戒毒人员生物反馈疗法

生物反馈疗法,是指利用仪器将人们通常情况下难以意识到的生理活动、记录、保存并转变为直观且容易理解的视觉、听觉形式。戒毒人员根据这些视、听信号了解自己的生理变化,通过有意识的改变,使生理变化朝着一定的目标方向改进。生物反馈疗法对于有效缓解戒毒人员的不良情绪、降低他们对毒品的心理渴求具有积极的作用。

生物反馈疗法的操作要点:在矫治过程中,咨询师注意当刺激信息(电脑屏幕上出现的电生理信号)出现时,要及时给予反馈,让戒毒人员明白自己无意识的血压、呼吸、脑电波等活动与情绪状态、心理变化之间有着一定的联系,并且相互影响,比如心瘾依赖程度与脑电波 α、β 之间的联系。让戒毒人员了解这种数值或生理指标的意义,知道一些情绪症状、心瘾的缓解或加重是可以自控的,通过改变行为模式即可将一些无意识的活动进行有意识的控制,最终达到有意识地影响机体生理活动,如呼吸、消化、循环、内分泌,甚至脑电波的活动。经过不断反复操作和练习,戒毒人员学会即使脱离仪器也能自我调控。

九、戒毒人员家庭治疗方法

家庭治疗是以家庭为对象实施的团体心理治疗模式,矫治目标是协助家庭消除异常、病态情况,恢复健康的家庭功能。通过家庭治疗不仅有利于改善戒毒人员的家庭关系,建立良好的家庭互动模式,促进家庭的良性运转,更有利于提高戒毒人员戒毒成功率,减少复吸,保持良好戒毒操守,顺利回归社会。

家庭治疗方法的操作要点:(1)家庭治疗要求咨询师转变思维方式,运用综合、全局的眼光审视戒毒人员家庭系统,从原来直线"因果关系"的思维转向循环的"互为因果"的思维。当家庭中某一成员出现吸毒问题应视为整个家庭系统运行障碍的症状,而不应孤立看待。(2)家庭治疗目标和焦点是改变家庭内部存在的不良互动关系。关注点在于家庭结构是否合理、家庭成员间的交往和沟通方式是否合适、家庭成员间关系是否协调、家庭正常功能的发挥是否受阻,家庭中存在不良关系和结构对个体成员又造成了怎样的影响等方面。家庭治疗强调,通过理顺家庭关系,加强家庭积极功能,能达到改变个人所处的家庭环境,帮助个人和家庭成长的目标。[1]

第四节　戒毒人员心理危机干预

当戒毒人员进入强制隔离戒毒场所后,会面对各种压力和内心冲突,例如,不仅要适应失去自由、严格管理的戒治生活,还需要建立新的人际关系,处理对前途的焦虑、失望、迷茫等情绪,戒毒人员心理危机现象较为突出。因此,科学地识别戒毒人员心理危机、掌握相应干预应对手段、建立快速反应机制,对于维护场所安全稳定、促进戒毒人员心理健康具有非常重要的现实意义。

一、戒毒人员心理危机干预概述

(一)戒毒人员心理危机的含义

戒毒人员心理危机,是指戒毒人员在强制隔离戒毒期间遇到挫折或应激事件,自己既不能回避,又不能解决或处理时,自我功能严重失衡,有可能引发自杀、行凶、脱逃等危险行为的应激状态,具有潜伏性、隐藏性、突发性、紧急性和复杂性等特点。主要包括发展性危机、境遇性危机和存在性危机。

1. 影响心理危机形成的因素

(1)主观心理因素。人们对事物的心理反应在很大程度上依赖于对世界的知觉和解释,即认知评价。部分戒毒人员因为吸毒造成了认知功能失调、负性情绪增多、自我控制力降低,更容易将生活中发生的事件视为丧失或威胁,造成情绪行为出现失控等问题。

(2)客观外部因素。如人际关系紧张、环境适应不良、家庭支持系统不完善等。

2. 戒毒人员心理危机的发展过程

卡普兰(Caplan)将心理危机的发展分为冲击期、防御期、危机解决期和适应期四个阶段。戒毒人员在心理危机发展过程中表现如下:

---

〔1〕　余咪:《家庭治疗模式对于中国家庭问题的介入研究》,西北农林科技大学 2013 年硕士学位论文,第 10 页。

（1）冲击期。这个心理反应发生在应激事件爆发当时或不久之后,戒毒人员会表现为不合理思维、惊恐、焦虑、暴力倾向,甚至意识模糊等。危机的影响程度取决于戒毒人员自身、身边的重要他人及社会环境对该事件赋予的意义,即这一事件是威胁、损失还是挑战。

（2）防御期。戒毒人员先运用自己习惯的应对方法或资源解决问题,效果不理想就可能寻求家庭、他人或社会的支持,也可能选择逃避。此阶段的特点包括:①戒毒人员持较开放的态度,有求助愿望,愿意听取他人的意见,也愿意尝试一些新的解决方法;②戒毒人员可能会歪曲事实,否认问题的存在,或压抑自己的不良情绪,或逃避责任而埋怨他人等;③戒毒人员可能会做出自残、企图自杀等极端行为等。

（3）危机解决期。戒毒人员用积极的办法接受现实,对危机重新定义,对事件有较客观的看法,成功地解决了问题,焦虑减轻,自我评价能力提升。在外界的帮助下,采取了一些方式来应对危机,并取得了较好的干预效果,戒毒人员的社会功能恢复。

（4）适应期。恢复平衡后,戒毒人员个体功能可能维持不变、稍增或稍减,而适应的历程会内化成性格及个人特质,对日后的个体功能及应变能力造成一定程度的影响。

（二）戒毒人员心理危机干预的含义

戒毒人员心理危机干预,是指咨询师采取紧急应对的心理咨询与治疗方法,缓解处于危机状态的戒毒人员的心理矛盾与冲突,帮助他们恢复心理平衡,安全度过危机。心理危机干预的首要任务是保证戒毒人员的安全,减少及避免极端事件和危及场所安全的事故发生。

1. 戒毒场所心理危机干预的对象

心理危机干预对象主要包括:(1)遭遇突发事件而出现心理或行为异常的人,如家庭发生重大变故、受到社会意外刺激等;(2)性格内向、孤僻、缺乏支持;(3)对场所环境严重适应不良,对生活缺乏信心;(4)身患严重疾病,个人觉得很痛苦;(5)经医疗机构诊断为严重心理疾病(如抑郁症、恐惧症、强迫症、癔症、焦虑症、精神分裂症等)且出现心理或行为异常;(6)有自伤、自残、自杀、逃跑等危险倾向或者行为;(7)存在明显攻击性行为或暴力倾向;(8)由于身边的人出现个体危机状况而受到干扰,产生害怕、恐惧、焦虑等;(9)在心理测试或者心理咨询中发现心理状态严重异常。

2. 戒毒人员心理危机干预的时限

危机干预一般在危机发生后的数个小时、数天,或是 8 周内进行,而最佳的黄金时间就是在危机事件发生后的 24~72 小时。

3. 心理危机干预模式

常用的心理危机干预模式是由贝尔金等提出的,主要有三种模式:

(1)平衡模式。该模式认为在危机发生初期,人们通常处于一种心理失衡状态,会失去对自己的情绪、行为等控制,个体往往措手不及,不知道如何解决问题。危机干预的目的在于帮助个体情绪得到稳定,恢复到原来的心理平衡状态。此模式适合于危机的早期干预。

(2)认知模式。该模式认为心理危机的形成是个体对应激事件的主观判断,危机干预的目的在于帮助个体认识自己认知中的非理性和自我否定部分,形成正确的思维方式,提高人们对危机的控制能力。此模式适合于危机稳定下来的求助者。

(3)心理转变模式。该模式认为人是遗传、环境和教育交互作用的产物,因此危机也是心理、社会、环境等多种因素引起的。危机干预的目的在于要综合分析人们遇到危机的各种内部、外部困难,帮助他们学会新的应对策略和手段,善于利用社会支持、环境资源,挖掘自我潜能,重新获得对自己生活的掌控能力。此模式适合于危机稳定下来的求助者。

二、戒毒场所心理危机干预基础工作

(一)戒毒场所心理危机干预工作机制

1. 心理危机干预组织体系

(1)领导团队。领导团队由分管管教工作的所领导担任组长,成员由办公室、管理科、教育科、生活卫生科、戒毒医疗中心、后勤保障大队、各管理大队等部门主要领导及心理矫治中心主任组成。领导团队负责指导和协调全所心理危机干预工作的开展,制定危机干预方案,当危机事件来临时能协调各方面的力量实施干预方案等。

（2）执行团队。执行团队的成员应该以心理矫治中心成员和大队心理辅导员为主，还应吸纳戒毒所医院医生、大队民警等参与。主要负责对处于危机状态下的戒毒人员提供及时的帮助和干预。

2. 心理危机干预四级网络

为及早发现心理危机征兆，戒毒场所应建立戒毒人员心理互助员—大队—心理矫治中心—所部四级网络。

（1）心理互助员或大队民警须密切关注所在大队戒毒人员的心理健康，发现可能出现心理危机的戒毒人员，及时报告大队领导。

（2）大队定期将早期预警对象和重点监测对象的心理状况报告心理矫治中心，发现有重大变化的人员和已经出现心理危机的人员即时报告。

（3）心理矫治中心接到报告后，即时安排咨询师完成对戒毒人员的前期资料搜集、面谈和心理评估，经过会诊确认需开展危机干预后，心理矫治中心通知大队实施监管并向所部上报。

（4）所部审批后，心理矫治中心根据大队汇报情况，制定危机干预对策，向分管所领导报告，并协调相关部门落实干预措施。

（二）戒毒场所心理危机干预的步骤

吉利兰和詹姆斯（Gilliland & James）提出的心理危机干预六步法已经被广泛采纳，具体内容包括：确定问题、保证戒毒人员安全、提供支持、提出应对方式、制订具体计划和获得承诺。

1. 确定问题

戒毒人员心理危机很多是由错综复杂的问题交织而成。因此，危机干预的第一步就是对危机性质的评估，确定问题和诱因，迅速评估戒毒人员身体和心理安全的致死性、危险程度、失去能动性的情况或严重性。需要明确如下问题：整个事情的经过如何？诱因是什么？当前存在的主要问题是什么？首先解决什么问题，然后再处理什么问题？戒毒人员有无损伤？是否有严重的躯体疾病？自杀或自伤的风险有多高？是否需要安排其家属参与？等等。

2. 保证戒毒人员安全

咨询师在危机干预过程中要将保证戒毒人员安全作为首要目标。首先,对危机干预的戒毒人员迅速进行布控,安排人员24小时陪伴,将其对自己和他人的危险性降到最低。与此同时,还要安排值班人员重点监控视频,对其寝室内进行拉网式排查,查找、排除各种安全隐患。其次,需要注意的是,对有精神病性障碍急性症状、严重焦虑或抑郁的戒毒人员,要及时通知医院介入,提供医疗专业支持。再次,咨询师在干预中应当及时提供关于危机事件、如何正确应对应激反应等的信息。例如,对于遭遇亲人不幸的戒毒人员,要主动提供戒毒人员关心的相关信息等。最后,咨询师要确保戒毒人员知道代替冲动和自我毁灭行动的解决办法,为他们提供一个24小时接听电话,告诉戒毒人员可以随时拨打电话联络。在保障戒毒人员生命安全之外,采取有针对性的措施,帮助他们恢复心理平衡。

3. 提供支持

咨询师通过与戒毒人员耐心地沟通交流,以理解、鼓励和包容的态度取得他们的信任,引导戒毒人员宣泄消极情绪,表达他们的真实情感;还可以通过适当轻拍身体、拥抱等方式来增加其安全感,让他相信"无论如何,这里有一个人确实关心我",给戒毒人员强有力的心理支持,增强他们正视危机、战胜危机的信心和勇气。

4. 提出应对方式

咨询师通过启发引导,让戒毒人员探索有哪些切实可行的、可变通的方式来应对危机。一般来说,应对方式包括环境支持、建立积极的应对机制、建设性的思维方式等。例如,可以与戒毒人员讨论:危机发生后,你通过什么方式来应对危机? 以往你是否遇到过类似情境,那时采取了什么有效的办法? 效果如何? 你身边有谁会愿意陪伴你、鼓励你、帮助你? 引导戒毒人员自我探索和改变。

5. 制订具体计划

咨询师与戒毒人员需要共同制订计划,包括短期计划和长期计划相结合。制定时要考虑多种因素,如当时的具体问题、戒毒人员的心理功能水平及需要、文化背景、社会生活习惯和家庭环境等。实施计划要有条不紊,踏实进行,保证执行质量。

6. 获得承诺

咨询师要引导戒毒人员保证自己会明确按照计划行事。可以请戒毒人员复述制定的计划,通过他的口头概述,咨询师可以把握他对计划的理解程度,也有利于强化他的承诺。如果戒毒人员对计划有所误解,咨询师需要进一步澄清。

结束干预是危机干预中对戒毒人员成长最有意义的环节。在最后一次干预中,咨询师应为戒毒人员做一次咨询的全面总结,充分肯定戒毒人员在各方面的进步与变化,帮助当事人接受离别。干预工作结束一段时间后,咨询师还应及时随访,检验干预效果,督促其继续成长。

三、心理危机干预评估

(一)心理危机干预评估步骤

评估步骤包括:(1)筛查。通过简明的量表、调查问卷筛查出戒毒人员中需要进行心理危机干预的高危人群。(2)分类。通过查阅戒毒人员的档案,访谈管理民警,搜集心理危机程度、社会支持、需求状况等信息,对筛查出的高危人群进行分类。(3)判定。通过访谈、量表测试等方法全面评估戒毒人员心理危机问题的性质和程度,制定相应的干预措施。(4)追踪。在心理危机干预的不同时间点上进行阶段性心理评估,分析前期干预中存在的问题,总结经验教训,为下一阶段的干预或是结束干预提供依据。

(二)心理危机干预评估内容

1. 认知状态

在危机状态下,戒毒人员有的会出现注意力狭窄或不集中,记忆力减退,分析、判断、做决定的能力下降等情况。

2. 情绪情感状态

心理危机中戒毒人员常见的情绪包括:焦虑、恐惧、抑郁、愤怒等。

3. 行为表现

主要表现有:自我封闭,出现行为退缩,漠视他人的关心与帮助;出现暴力倾向,如指责、恐吓或攻击他人、破坏物品、自伤自残等;出现假适应现象,有些戒毒人员压抑自己的悲伤、害怕、内疚、愤怒等负面情绪，表面上看未受到危机影响，提及危机时也很冷静理性，但这也许隐藏着更大的危机，需要咨询师格外关注；还要注意出现失眠、多梦、心悸、食欲不振、头痛等躯体反应的戒毒人员。

4.自杀风险

可从危险因素和自杀线索两个方面收集，评价自杀的警示信号。其一，危险因素。包括自杀意念和行为相关的病史、心理创伤、长期的疾患、长期的自恨式形态、关系丧失等。其二，自杀线索。包括言语线索、行为线索等。

5.可利用资源

戒毒人员过往是否有过成功应对类似危机的经历？当时是如何做的？等等。

(三)心理危机干预评估常用方法

1.访谈法

访谈法是通过与戒毒人员进行口头交谈来搜集资料的方法，以此了解其心理和行为。咨询师开展危机干预前，与戒毒人员面对面直接接触是非常有必要的，而这个初次访谈对之后工作同盟的建立也影响重大。为了确保访谈的成功，咨询师要制定访谈提纲，以保证访谈的有效性、客观性及科学性。在访谈前，还应事先通过访谈管组民警和熟悉访谈对象的其他戒毒人员、查阅戒毒人员档案，对访谈对象有所了解。访谈时，咨询师要在双方的人际沟通中取得戒毒人员的信任，以适当方式消除他们的紧张、戒备心理，使他们积极配合；此外，咨询师要认真听、记，如果戒毒人员拒绝访谈，咨询师要有耐心，并予以适当的鼓励等。

2.心理测量法

咨询师使用标准化量表，对戒毒人员的认知、情感、意志、人格、行为等予以量化，依据量化的结果进行分析评价。施测时应尽量减少主观因素造成的误差，对于量表特别是自陈式量表的解释不可盲目迷信，量表只是一个辅助工具。

常用心理危机干预评估的量表有：(1)迈尔(Myer)和威廉姆斯(Williams)的危机干预三维评估表(TAF)。通过个体认知、情感和行为三个维度的功能水平，综合评估心理危机对个体的影响程度。(2)针对某些症状使用对应的量表，如抑郁使用抑郁自评量表(SDS)和汉密尔顿抑郁量表(HAMD)，焦虑使用焦虑自评量表(SAS)和汉密尔顿焦虑量表(HAMA)，睡眠质量可使用匹兹堡睡眠质量指数量表(PSQI)。(3)明尼苏达多相人格测验(MMPI)，对戒毒人员的健康状态、情绪反映、社会态度、心身性症状等问题进行测查。(4)应对方式问卷(CSQ)、特质应对方式问卷(TCSQ)可用于推测戒毒人员面对危机时的态度和行为特征。(5)社会支持评定量表(SSRS)对戒毒人员的社会支持系统进行测查。

第五节　戒毒人员心理矫治效果评估

戒毒人员心理矫治效果评估是检测心理矫治工作质量、成效的重要手段。通过实施科学评估，咨询师可以及时发现问题、处理问题，不断总结与完善，以促进戒毒人员的成长与改变。

一、戒毒人员心理矫治效果评估概述

(一)戒毒人员心理矫治效果评估的含义

戒毒人员心理矫治效果评估就是根据戒毒场所开展心理矫治工作的目标和要求，按照一定的评估标准，采用一定的评估方法，对经过一定阶段心理矫治的戒毒人员是否达到预期的矫治目标和要求所做的鉴定与判断。

(二)戒毒人员心理矫治效果评估的意义

通过准确有效地评估戒毒人员心理矫治的效果，不仅有利于帮助咨询师从矫治效果中得到信息反馈，了解戒毒人员整体状态的变化，以便及时调整心理矫治的目标、方向，改进矫治方法和技巧，而且有利于咨询师对戒毒人员的行为有一定的预测，消除危险隐患，有利于戒毒场所的安全稳定。

(三)戒毒人员心理矫治效果评估的原则

主要包括以下原则:(1)系统性原则。指标体系的构建要自上而下，从宏观到微观，具有层次性，形成一个不可分割的评价体系。(2)真实性原则。

心理矫治效果评估的结果依赖收集的信息,要确保信息来源的真实性、准确性,尽可能反映出某方面变化的综合特征。(3)动态性原则。心理矫治效果需要通过一定时间尺度的指标才能反映出来。因此,指标的选择要充分考虑到动态的变化。(4)科学性原则。指标选取的计算量度和计算方法必须一致统一,简单明了。各指标要具有可操作性和可比性,便于进行数学计算和分析。

二、戒毒人员心理矫治效果评估的方法与工具

(一)戒毒人员心理矫治效果评估的方法

1. 会谈评估法

会谈评估法是咨询师和戒毒人员面对面地交谈以了解戒毒人员心理和行为的心理学基本工作方法。心理矫治中常用的会谈评估法有:摄入性会谈、鉴别性会谈、治疗性会谈、咨询性会谈、危机性会谈等。其中,摄入性会谈是收集资料常用的方法,通过以问题为中心的会谈,了解戒毒人员的背景资料、身心健康状况、戒毒状况和家庭状况,以及戒毒人员当前的感受、状态、戒治动机和期望等。

2. 行为评估法

(1)自然观察法。自然观察法是在自然环境中对戒毒人员的行为进行系统检测和记录的方法。观察内容包括外表、行为、语言特点、认知功能、情绪等。通常要求观察者受过专门训练,事先要有结构化或半结构化的观察记录格式,也可以借助科学的观察仪器与装置,以取得第一手资料的实践活动。观察常与思考紧密联系。

(2)模拟评估法。模拟评估法是安排一种使目标行为易于发生的测量情境,将被评估者置于这种情境中,观察记录其行为表现及特点的方法。例如,针对不同区(期)戒毒人员的戒毒动机、拒毒心理,在自然状态下设置一定的实验情境,根据戒毒人员对情境刺激的反应,评估其对实验情境的反应表现以及反应的程度,从而了解其心理矫治的效果与程度。

(3)参与观察法。参与观察就是使观察者成为自然环境的一部分。在观察中,由一个处于目标个体的自然环境中的人(如同宿舍或同组劳动的戒毒人员）监测和记录在具体时间内的预先选定的行为。例如，同宿舍的戒毒人员可以监测其他戒毒人员夜间气喘发作的次数，或者一个接受咨询帮助的戒毒人员可以监测每日同宿舍中的戒毒人员做出的令人愉悦事件的次数。需要注意的是，要保障数据的机密性和正当使用，防止观察者对有关信息的滥用。

（4）心理生理学评估。生理变化是许多行为问题中的重要因素。如吸毒障碍等行为问题中，生理反应可以作为重要的因变量、起因变量和中介变量。心理生理评估方法可以提供具体的、定量的数据，使用推论最少，有助于识别心理障碍患者和躯体障碍患者。具体测量包括：脑电图、呼吸、心率波形、皮肤电传导性、血压、血清和尿样检验等。[1]

（二）戒毒人员心理矫治效果评估的工具

根据评估工具的功能分为：（1）心理健康水平测试。如症状自评量表SCL－90等。（2）情绪评定量表。如焦虑自评量表（SAS）、抑郁自评量表（SDS）等。（3）人格特征测试。如艾森克个性测验量表（EPQ）、卡特尔16项人格因素评定量表（16PF）、明尼苏达多相人格问卷（MMPI）或其他量表等。（4）拒毒能力测试。如《××（毒品名）渴求问卷》等。（5）生物反馈测试。如"心理应激反应反馈测试"等。（6）常用应激源量表。如生活事件量表（LES）、社会支持评定量表（SSRS）、婚姻质量量表、应对方式问卷（CSQ）等。（7）戒毒动机测试。如戒毒动机问卷等。（8）体能康复测试。如体能康复检测问卷（分期分区）等。（9）行为矫治及习艺康复测试。如行为矫治及习艺康复训练考核（分期分区）等。（10）其他测试。如自尊量表（SES）、成瘾自评量表、强迫量表等。如果涉精神科的问题，咨询师还可能会用到简明精神病评定量表（BPRS）、贝克－拉范森躁狂量表（BRMS）等（或与专业人员会诊）。

三、戒毒人员心理矫治效果评估的内容

戒毒人员心理矫治效果评估是一件十分复杂的事情，只有在综合所有材

---

〔1〕　参见章恩友、姜祖桢主编：《矫治心理学》，教育科学出版社2008年版，第223～227页。

料的基础上,依据客观、稳定的评价标准,从多个维度来进行评估,才能做出较完整、客观、科学的结论。

（一）戒毒人员的自评

戒毒人员的自评,可以安排在每次心理矫治活动后进行,也可以在某个阶段后进行。主要是戒毒人员根据心理矫治前后的变化来谈感受,包括自己在情绪情感、与他人的关系、社会功能等方面的情况。

（二）对熟悉戒毒人员情况的人员访谈

这是属于他评。他评的对象主要是与戒毒人员生活、工作或关系密切、对其非常熟悉的身边人员,包括戒毒人员同小组（特别是"三连号包夹"）的戒毒人员、责任民警、家庭成员等,对该戒毒人员接受心理矫治前后的变化谈谈他们的主观感受等。

（三）咨询师谈感受

每次心理矫治结束后,咨询师要填写咨询单的评估一栏,把今天咨询的主观感觉、戒毒人员的表现、矫治效果评定等记录下来,最后整理个案,写总体评价。咨询师的信息具有重要的参考价值。

（四）评价工具的测验

在明确心理矫治目标和内容的基础上,选择适合的评价工具进行测试。测试的形式包括量表测试、调查问卷等,以便掌握其基本情况,做前后的对比研究。

（五）产品分析

产品分析法又称活动产品分析,包括分析戒毒人员的自传、日记、书信、绘画作品、工艺作品等,了解戒毒人员的心理状态、倾向、认知、技能、情感状态等。

（六）其他方面

包括戒毒人员社会功能的恢复情况等。

（七）综合分析

通过对以上资料的整理、分析、比较等进行整体考量,同时结合戒毒人员心理矫治的目标来确定矫治效果。为了扩大评估的用处,有必要对被评估的戒毒人员提出具体建议,包括改善性或补救性的措施等,而且应特别谨慎。

思考题:

1. 论述戒毒人员心理矫治工作实施的内容及工作流程。

2. 简述戒毒人员心理矫治的常用方法。

3. 论述戒毒人员心理危机干预的步骤。

4. 论述戒毒人员心理矫治效果评估的程序。

第十一章　戒毒人员运动康复训练

　　毒品依赖给吸毒成瘾人员的身心健康造成了严重危害,使戒毒人员身体机能下降,正当兴趣和意志力受到负面影响。实践表明,运动康复训练对戒毒人员的体质体能具有提升作用,同时,能够使他们的兴趣和意志力得到矫正。鉴于此,司法部戒毒管理局于 2016 年、2019 年和 2020 年,先后发布了《强制隔离戒毒人员身体康复训练纲要》《运动戒毒工作指南(试行)》《司法行政机关强制隔离戒毒场所康复训练工作指南》(以下统称《康复训练指南》),这为戒毒人员的运动康复训练提供了政策支持。《康复训练指南》的相继出台,以及与中国体育科学学会进行战略合作,戒毒人员运动康复训练工作研究内容得到明确,康复训练工作是一项工程体系,其主要实施场所是全国统一戒毒模式下的戒毒所内康复训练中心。《康复训练指南》适用于全国司法行政强制隔离戒毒所,本章将重点对强制隔离戒毒所康复训练工作的有关问题进行教学阐述。

第一节 戒毒人员运动康复训练概述

一、运动康复训练与运动戒毒简介

（一）运动康复训练工作

1. 运动康复训练工作意义

运动康复训练在实践部门往往简称为康复训练，这种称谓实则不够科学。因为，康复的内涵比较广泛，它不仅包括躯体康复，还包括心理康复、经济能力康复和社会功能康复等。本章内容主要探讨戒毒人员身心康复，因此，我们称为运动康复训练更为科学。

我国戒毒人员运动康复训练工作源于运动干预研究司法行政戒毒系统的运动康复训练工作，早在劳动教养戒毒时期，部分地方已经有所尝试，只不过没有形成规范化、系统化和规模化。运动对普通人群能够起到强身健体，辅助治疗某些疾病的作用。与药物治疗毒品成瘾的手段相比，运动干预作为非药物治疗手段具有普适性、可操作性、绿色无副作用等优点。运动能够引起毒品成瘾的神经生物调控机制发生变化。[1] 积极的运动干预可以在一定程度上加速脑内"奖赏系统"多巴胺的分解，同时降低多巴胺受体的可利用率，使多巴胺回落至正常水平并保持一定时间，抑制毒品成瘾者所体验的快乐程度，延长复吸间隔，降低频次。中高运动强度和长时间的运动，可以促使大脑分泌内啡肽，产生舒适和愉悦的感受。[2] 运动锻炼还可以使戒毒人员获得更好的健身和健康改善所带来的心理状态和体验，如情绪提升、自信意志力等人格和心理特征积极转变，能够改变其对生活和毒品的态度，增强其戒毒或对毒品产生耐药性的意志力和愿望。[3]

---

[1] 韩雨梅等：《运动干预在强制隔离戒毒领域的应用现状》，载《体育研究与教育》2019 年第 3 期。

[2] 刘昭强、张爱民、陈建明等：《运动戒毒理论与实践研究进展》，载《体育科学研究》2020 年第 2 期。

[3] 冯俊鹏、严翊、路瑛丽等：《运动戒毒研究进展》，载《中国体育科技》2019 年第 11 期。

2. 运动康复训练工作发展历程

现实中,强制隔离戒毒所中的康复训练往往侧重于体能康复,并未将医学康复、教育康复、心理康复、职业康复、社会康复等多个方面整合成为一个体系进行。对于戒毒人员康复训练的定义,有学者认为现阶段进行的康复训练通常指开展多样的康复活动和体育锻炼,在科学方式下正确使用药物辅助治疗,恢复吸毒者身体机能,缓解或消除戒毒的各种不良症状,养成良好的行为习惯;[1]还有学者由"康复"这一概念着手,认为戒毒康复训练,是根据戒毒人员的情况,以体能训练为主要方式,辅以心理、医疗、教育等康复手段,结合课堂教学、户外活动等形式,以恢复戒毒人员身心机能为目的所开展的系列活动。[2]

笔者通过"中国知网(CNKI)"检索并筛选出 2000～2020 年公开发表的与戒毒人员运动康复训练相关的文献共计 134 篇,使用 CiteSpace(5.7. R1)软件进行关键词时区图(Timezone View)可视化分析,将我国康复训练工作发展划分为三个阶段:2000～2008 年为基础阶段,2009～2015 年为平稳发展阶段,2016 年至今为新时期快速发展阶段。[3]

(1)2000～2008 年为基础阶段。主要探讨运动疗法作为辅助手段对海洛因成瘾者的稽延性综合征的改善作用,以及血浆内啡肽检测,并未形成系统的康复训练手段。

(2)2009～2015 年为平稳发展阶段。研究主要聚焦于运动干预对强制隔离戒毒人员心理健康和体质健康的影响,[4]女性戒毒人员以及有氧运动开始受到关注,[5]初步探讨构建戒毒场所内系统性的康复训练实施

---

〔1〕 李满:《基于大数据的强制隔离戒毒解除人员行为分析》,载《中国司法》2016 年第 3 期。

〔2〕 《强制隔离戒毒人员康复训练体系的几点思考》,载广西壮族自治区司法厅网 2017 年 3 月 21 日,http://sft. gxzf. gov. cn/zwgk/jdgl/jdgl_6639/t819682. shtml。

〔3〕 贾东明:《我国强制隔离戒毒人员运动康复训练的研究热点与前沿:基于 CiteSpace 的知识图谱分析》,载《中国药物滥用防治杂志》2012 年第 2 期。

〔4〕 毕超:《运动干预对强制隔离戒毒人员心理健康影响的实验研究》,安徽师范大学 2014 年硕士学位论文。

〔5〕 耿敬敬、朱东、徐定等:《太极康复操对强制隔离女戒毒人员的康复效果》,载《中国运动医学杂志》2016 年第 11 期;耿敬敬:《太极拳对上海市女性合成毒品成瘾人员身心康复效果的研究》,上海体育学院 2016 年硕士学位论文,第 1～5 页。

流程。[1]

（3）2016 年至今为新时期快速发展阶段。运动学、康复学、医学等领域研究者对戒毒人员运动康复训练进行跨专业全面合作研究，涌现出一大批理论和实践成果，[2]研究进展与综述类文献也逐渐增多，[3]专业水平和质量较高。

2020 年 12 月，为加快构建和完善司法行政戒毒工作标准体系，促进全国统一戒毒模式落地见效，切实提高司法行政戒毒工作规范化、科学化和现代化水平，进一步规范司法行政机关强制隔离戒毒场所康复训练工作，根据《禁毒法》《戒毒条例》《强制隔离戒毒人员教育矫治纲要》《司法部关于建立全国统一的司法行政戒毒工作基本模式的意见》等法律法规及相关规定，充分吸收近年来全系统康复训练工作的经验成果，司法部戒毒局研究起草了《康复训练指南》。

（二）运动戒毒

1. 运动戒毒发展历程

运动戒毒实则是运动康复训练的另一种称谓，其意在凸显运动康复在戒

---

〔1〕　北京市戒毒局：《北京市戒毒系统打造"PDCA"运动康复戒毒模式》，载《中国司法》2014 年第 8 期；贾东明、郭崧：《试论强制隔离戒毒人员身体康复工作流程的设计》，载《中国药物滥用防治杂志》2015 年第 4 期。

〔2〕　参见钱玉想、盛敏：《基于 PDCA 理论的戒毒人员身体康复训练模式构建》，载《中国药物依赖性杂志》2017 年第 3 期；赵振虎等：《有氧运动对戒毒康复人员康复效果的影响》，载《中国药物滥用防治杂志》2017 年第 2 期；韩雨梅等：《运动干预在强制隔离戒毒领域的应用现状》，载《体育研究与教育》2019 年第 3 期；贾东明：《运动戒毒工作中的风险事故与损失防范》，载《中国监狱学刊》2020 年第 5 期；贾东明、孙飙：《"人工智能 + 大数据"技术在运动戒毒工作中的运用》，载《健康教育与健康促进》2020 年第 3 期；姜祖桢：《"戒毒人员戒治云平台及大数据分析系统"的构建》，载《中国司法》2020 年第 8 期；贾东明、郭崧：《浙江省男性强制隔离戒毒人员体质康复训练的实践研究》，载《体育科技文献通报》2016 年第 10 期。

〔3〕　参见边宇等：《基于风险源辨识的我国戒毒人员体质测评标准构建》，载《北京体育大学学报》2018 年第 10 期；顾庆、盛蕾、马小铭：《毒品成瘾者运动戒毒方法与康复效果研究进展》，载《体育与科学》2019 年第 6 期；姜广富、周理想、周跃辉：《国内外运动干预药物依赖研究的知识图谱分析》，载《中国药物依赖性杂志》2019 年第 1 期；乾佑玲等：《基于知识图谱的运动与物质依赖研究热点与前沿》，载《湖北体育科技》2019 年第 9 期；邓木兰等：《强制及自愿戒毒人员中医体质差异及毒品类型对其的影响》，载《中华中医药杂志》2016 年第 3 期；蔡雨佳等：《我国运动干预药物依赖的现状和对策》，载《中国药物依赖性杂志》2020 年第 1 期；王大安等：《运动戒毒刍议》，载《中国药物滥用防治杂志》2020 年第 4 期；余倩：《药物成瘾者的运动干预研究》，载《体育世界（学术版）》2020 年第 1 期。

毒领域的重要作用。2018 年 6 月,司法部响应习近平总书记对我国禁毒工作的重要指示,提出"以运动戒毒为引领,构建中国的戒毒体系"的核心目标。[1] 2018 年 6 月 25 日,司法部印发《关于建立全国统一的司法行政戒毒工作基本模式的意见》,明确指出运动干预在我国强戒人员体质康复工作中的重要性和必要性。[2] 由此可见,我国司法行政戒毒系统的运动康复训练工作由部分省市单位进行的"尝试"阶段进入到快速推进和发展时期。

2018 年 10 月,11 个省市的 24 个戒毒场所,对 2300 多名戒毒人员开展全面的运动戒毒试运行工作,积极探索了在一定强度运动训练状态下对毒瘾戒断的有效性研究。2019 年 3 月全国"运动戒毒"试点工作会议在上海召开,4 月 22 日于杭州召开第一期"运动戒毒"工作全国培训班。通过这次培训使运动戒毒向着深层次进发,一是运动戒毒由单一康复训练场所实施转变为到全所联动,二是运动量与毒瘾戒除之间的内在联系得到科学界定。2019年 6 月司法部戒毒管理局发布《运动戒毒工作指南(试行)》(以下简称《运动戒毒指南》),旨在推动运动戒毒工作在全国司法行政戒毒系统落地见效,提高运动戒毒工作的科学化、专业化、智能化、社会化水平。运动戒毒的规范性文件包括《运动戒毒工作流程》《运动戒毒参训人员管理及考核办法》《运动戒毒效果评价指标和方法指南》《运动戒毒参训人员膳食营养标准》。同月,司法部戒毒管理局与中国体育科学学会签署《运动戒毒战略合作框架协议》,合作双方将在共建运动戒毒创新研究中心、运动戒毒专家库、搭建高水平学术交流平台、加强专业人才职业技能培训、加快运动戒毒实践成果转化等方面开展广泛和深入合作,共同推动我国司法行政戒毒系统"运动戒毒"工作取得更大突破。[3] 2019 年 6 月 26 日,由司法部和云南省政府共同主办的 2019 国际戒毒论坛在昆明开幕。来自 14 个国家和地区的戒毒领域专家

---

〔1〕《运动戒毒方法运用的先行者》,载法制网,http://www.legaldaily.com.cn/zfzz/content/2019 – 03/21/content_7807320.htm。

〔2〕《全国运动戒毒工作推进会在沪召开》,载法制日报,http://www.moj.gov.cn/Department/content/2019 – 03/29/608_231774.html。

〔3〕海红:《司法部戒毒管理局与中国体育科学学会签署运动戒毒战略合作框架协议》,载国家体育总局网 2019 年 6 月 11 日,https://www.sport.gov.cn/n20001280/n20745751/n20767277/c21330342/content.html。

和官员围绕"戒毒新技术新方法——以科学运动戒毒为试点"主题开展深入研讨,推进国际戒毒领域加强交流、互学互鉴,共同为攻克戒毒世界性难题贡献智慧力量,其中智慧戒毒在运动戒毒工作中的运用项目得到了与会专家的认可。

2. 运动戒毒工作成果简介

按照司法部戒毒管理局《关于开展司法行政戒毒系统运动戒毒试点工作的通知》的要求,运动戒毒试点工作以大强度运动训练为手段,配合多种专业运动监测,探索科学、有效的康复训练方法,主要是探究运动强度的安全性。《运动戒毒指南》则要求全面了解戒毒人员基本情况,以提高体适能、改善心理素质、培养运动兴趣、养成运动习惯、降低毒品渴求为目标,围绕运动强度、运动频率、运动时间、运动手段和注意事项,明确项目实施步骤,确定科学合理的运动戒毒工作实施方案。由此可见,运动戒毒是以"提高体适能、改善心理素质、培养运动兴趣、养成运动习惯"为手段,探索"运动训练对降低渴求度的有效性"。上海、北京、安徽、江苏、广东、云南、四川、重庆等省市与专业院校及科研机构合作并成立了康复训练和运动戒毒研究中心,专著以及各省局自编的康复训练指导教材,以及大量运动戒毒相关文献的涌现,进一步对运动锻炼成果和工作经验进行实证和总结,为运动戒毒及康复训练工作提供指导和借鉴。

二、康复训练工作的原则与目标

(一)康复训练工作原则

康复训练工作应当坚持"因人施策、循序渐进、科学规范、安全有效"的原则。

1. 因人施策

戒毒人员的运动训练方案("运动处方")应针对每一个戒毒人员的年龄、遗传、体质水平、成瘾状况和健康以及初始运动水平等个体差异特征制定个性化方案,分类实施。

2. 循序渐进

戒毒人员在康复训练时必须要有一定的运动强度和运动量,甚至可以有较少频次、较高运动强度和运动量的训练。

3. 科学规范

训练过程中要求严格按照先期制定的方案,逐步开展训练工作,切忌在训练过程中"逞强斗狠"或是"过度训练"。

4. 安全有效

注重安全性,避免身体损伤,做好运动安全教育培训、训练过程监管和安全防护措施。训练方案的目的应当明确,注重取得预期的身心康复效果。

(二)康复训练工作目标

康复训练工作的总体目标是帮助戒毒人员掌握身体康复训练常识,改善戒毒人员身体素质和身体机能,防治疾病,促进身体健康,养成健康的生活方式,培养其坚韧耐挫意志品质,增强其合作进取意识,提升其适应社会生活能力,降低毒瘾渴求度,最终促进其戒断毒瘾,健康生活。

三、康复训练的组织构架

按照《康复训练指南》的要求,康复训练方案实施主要由康复训练中心、戒毒医疗中心开展,并按比例配备专职康复训练师。

(一)康复训练中心

康复训练中心负责康复训练计划的制订和安排,指导检查康复训练工作的开展,并对戒毒人员开展体质测评,根据体质测评制定运动处方,开展康复训练、诊断评估工作等。按照工作需要应当按照大型所不少于3人,中型、小型所不少于2人配备专职工作人员,配备满足工作需要的兼职人员。

(二)戒毒医疗中心

戒毒医疗中心的任务是负责戒毒人员病史和健康状况检查、病残戒毒人员的甄别和鉴定、运动损伤的医疗救治等。

(三)康复训练师

负责对戒毒人员开展康复理论教学、体质测试和康复训练工作。强制隔离戒毒所应当按照不低于收治人数1%的比例配备具有社会体育指导员或国家职业健身教练等专业资质的康复训练师。

第二节　康复训练工作的实施

一、康复训练工作流程

康复训练工作流程主要包括戒毒人员信息采集与管理、体质测试、四期康复训练方案的制定、康复训练方案的实施、康复训练方案的监督与调整。

二、康复训练场地布置与区域布局

（一）康复训练中心布置

康复训练中心布置应遵循测试、评估、训练、评价的闭环式管理原则，要求配置测试设备以及训练设备，以及相应的配套管理软件，实现训练数据采集、运动数据测试、效果数据分析的康复训练中心信息化管理。

（二）康复训练中心区域布局

康复训练中心应设置室内场馆和室外场地。室内场馆分为：办公区、测试区、训练区和休息缓冲区。室外场地适用于开展徒手操、传统养生运动、球类运动等。

1. 室内场馆功能布局

康复训练中心室内场馆应房屋结构牢固，地面平整，室内采光、照明、通风、降温、消防等功能齐全。场馆开放条件与技术应符合 GB/T 34311 的规定。康复训练中心按照室内场馆面积（100 ~ 300 m^2，300 ~ 500 m^2，500 ~ 1000 m^2）进行设备设置，包括用于力量、柔韧、耐力、速度、灵敏、平衡训练的器械设备、测试仪器设备和康复训练管理系统，具体设置见表 11 - 1。有条件的戒毒场所可以配备相关设备，用于运动风险筛查、肌肉状态评估、神经控制功能评估、代谢功能评估、脑功能评估等测试评估，可以配备团队心率监控、运动设备安全保护装置等运动防护设备。

（1）办公区。满足戒毒人员档案管理、运动数据管理、运动处方管理以及急救设备放置与使用等用途。

办公设备包括但不限于办公桌椅、文件柜、电脑、打印机、主机（服务器）、音频视频中央控制系统等，用于完成戒毒人员测试、运动数据的收集与整理。医疗救护设备包括但不限于全自动体外除颤机(AED)、医疗包(含急救)、医疗床等。

(2)测试区。主要用于进行健康体适能的测试,包括身体形态测试、身体机能测试、身体素质测试等。

体质测试设备包括身高体重测试仪、肺活量测试仪、握力测试仪、坐位体前屈测试仪、一分钟仰卧起坐测试仪(女子戒毒所)、俯卧撑测试仪(男子戒毒所)、反应测试仪、闭眼单足站立测试仪、纵跳测试仪等,也可以使用体质测试多功能一体机。

健康体适能测试设备包括但不限于人体成分分析仪等体成分测试设备,心肺耐力台阶测试仪、功率自行车、运动平板等心肺耐力测试设备,大型力量器械等力量素质测试设备。

(3)训练区。主要用于指导戒毒人员开展康复训练,可分为有氧训练区、力量训练区、综合训练区:有氧训练区用于使用有氧训练设备进行有氧练习;力量训练区用于使用力量训练设备进行力量练习;综合训练区用于完成提高体适能所需的平衡、灵敏、协调、柔韧等训练。

各训练区可按照规定选择设备,例如,综合训练区应配置用于团队训练的小器械,如弹力带、小哑铃、踏板、蹦床、柔力球等,进行各种操类活动,提升运动趣味性与集体活动参与感,同时进行运动数据的收集。

(4)休息缓冲区。用于戒毒人员休息调整、民警点名、训练任务安排等。

表 11-1 康复训练中心室内场馆设备配置

序号	区域	名　称	数量			单位
			100 ~ 300 m²	300 ~ 500 m²	500 ~ 1000 m²	
1	体质测试区	身高体重测试仪	1	1	2	台
2		肺活量测试仪	1	1	2	台
3		台阶试验测试仪	1	1	2	套
4		握力测试仪	1	1	2	台
5		坐位体前屈测试仪	1	1	2	台

续表

序号	区域	名 称	数量			单位
			100 ~ 300 m²	300 ~ 500 m²	500 ~ 1000 m²	
6	体质测试区	一分钟仰卧起坐测试仪	1	1	2	台
7		反应测试仪	1	1	2	台
8		闭眼单足站立测试仪	1	1	2	台
9		俯卧撑测试仪/仰卧起坐测试仪	1	1	2	台
10		纵跳测试仪	1	1	2	台
11		人体成分分析仪	1	1	2	台
12		*体质测试一体机(可单选)	1	1	2	台
13	有氧训练区	智能跑步机	2	5	8	台
14		固定自行车(磁控车/动感单车)	2	5	8	台
15		椭圆机	1	2	5	台
16		划船机	1	2	5	台
17	力量训练区	蝴蝶扩胸背部扩展智能训练设备	1	1	2	台
18		踢腿勾腿双功能智能训练设备	1	1	2	台
19		腹肌背肌双功能训练设备	1	1	2	台
20		高低拉训练设备	1	1	2	台
21		大腿内外侧肌训练设备	1	1	2	台
22		蹬腿提踵训练设备	1	1	2	台
23	综合训练区	平衡球	2	2	30	个
24		平衡板	2	2	20	个
25		踏板	5	5	50	个
26		瑜伽垫	5 ~ 10	5 ~ 10	30 ~ 50	个
27		拉伸架			4	个
28	其他硬件	可穿戴设备	50	80	120	个
29		电脑及打印机	1	1	2	台
30	软件	系统软件	1	1	1	套

2. 室外场地功能布局

应结合场所实际合理配置,建议设立以下场地:田径场、球类运动场地(足球场、篮球/排球场)、室外健身场地。

三、康复训练数据采集与测试

信息采集与管理

1. 身体状况和康复训练情况调查

康复训练中心应当在强制隔离戒毒人员入所 30 日内对其进行身体状况和康复训练情况调查,调查内容包括但不限于:

(1)人口学资料,如年龄、性别、职业、受教育程度等;

(2)吸毒史,如吸食毒品种类、吸食毒品年限、复吸次数、戒毒史等;

(3)生活习惯,如饮食、睡眠情况,吸烟、饮酒以及一系列不良习惯等;

(4)运动史,如运动经历、运动爱好和特长、入所前的运动情况(是否经常参加锻炼、运动项目、运动量、运动时间、运动后的身体反应等)、是否发生过运动损伤等;

(5)运动兴趣和动机,如对康复训练的认识,对通过运动来改善健康状况的期望等。

2. 病史及健康状况检查

戒毒医疗中心对新收戒毒人员进行心率、血压、心电图、血常规、血糖、血氧饱和度等入所检查,详细询问戒毒人员既往病史、现有疾病、家族病史、服药史、疾病的诊断和治疗情况等,女性还应询问月经史和生育史。康复训练中心根据戒毒医疗中心的检查结果,对戒毒人员的健康状态作出初步评价,有条件的戒毒所可以对新收戒毒人员进行运动医学筛查,排除运动禁忌证。

3. 建立康复训练档案

强制隔离戒毒所应当在戒毒人员入所 30 日内建立康复训练档案,作为戒毒人员在所戒治期间开展康复训练活动的基本档案,体质测试和康复训练数据应当及时输入戒毒执法管理平台,以便统一管理,科学使用。档案内容包括但不限于:戒毒人员身体健康情况登记表,戒毒人员体质测试资料,戒毒人员康复训练方案,其他康复训练资料。

4. 体质测试

（1）测试时间。康复训练中心应当在戒毒人员入所 1 个月内、强制隔离戒毒期满 1 年、出所前 1 个月开展体质测试，也可根据工作需要随时开展体质测试。

（2）测试流程。按照身体形态、身体机能（除台阶试验）、身体素质、台阶试验的顺序开展体质测试。

（3）测试内容。包括但不限于：①身体形态测试：身高、体重；②身体机能测试：心率、肺活量、台阶试验；③身体素质测试：握力、坐位体前屈、闭眼单脚站立、选择反应时、纵跳、俯卧撑（男）、一分钟仰卧起坐（女）等。

（4）体质测试方法。具体测试方法和操作可以参考《戒毒人员体质测试指南》。测试内容（略）。

（5）测试标准。①未成年人戒毒人员参照《国家学生体质健康标准》高中生一档；②18～59 岁戒毒人员参照《国民体质测定标准（成年人部分）》；③60 岁以上戒毒人员参照《国民体质测定标准（老年人部分）》；④有条件的省份可以研发本省戒毒人员相关测试标准。

四、训练方案与运动处方设计

本章所述训练方案特指戒毒人员四期训练方案，与运动处方基本同义。

（一）运动处方概述

1. 运动处方概念

运动处方源于现代康复医学，1954 年，美国生理学家 Karpovich 曾提出"运动处方"的概念，20 世纪 60 年代，由于运动处方被用于冠心病的康复，引起心血管疾病治疗领域的一场革命而受到重视。1969 年，WHO 正式采用了"运动处方"这一术语，使"运动处方"得到了国际上的认可。进入 21 世纪以来，运动处方无论是在国内还是国外，均有了很大进展，健身运动处方已成为各国实施健康计划的重要内容，科学指导人们进行锻炼，已得到人们的普遍认识。

运动处方广泛应用于健身、康复、治疗等各个领域，可将运动处方理解为：由康复医师、康复治疗师以及体育教师、社会体育健身指导员、私人健身教练、体适能教练等,根据患者或健身者的年龄、性别、一般医学检查、运动试验、身体素质/体适能测试等结果,按其年龄、性别、健康状况、身体素质以及心血管、运动器官的功能状况,结合主观、客观条件,用处方的形式制订对患者或健身者适合的运动内容、运动强度、运动时间及频率,并指出运动中的注意事项,以达到科学地、有计划地进行康复治疗或预防健身的目的。

运动处方与普通的体育锻炼和一般的治疗方法不同,运动处方有很强的针对性、有明确的目的、有选择、有控制的运动疗法。运动处方开始主要用于康复医学领域,后来使用的范围逐步扩大。按照处方目的不同,可分为用于伤病后进行康复的“治疗性运动处方”;用于疾病(如冠心病)预防的“预防性运动处方”;以及可用于指导全民健身用的“健身性运动处方”。[1]

2. 运动处方实施过程

(1)全面了解处方对象的体适能和健康状况。在制定运动处方之前,一定要通过问卷调查、医学检查、临床测试、体适能测试等途径,了解受试者的体适能和健康状况。

(2)确定运动处方的目标。首先,对受试者实施运动处方的目的是疾病或功能障碍的康复治疗,还是预防疾病和健身。其次,确定锻炼的目的是提高心肺功能、增强肌力、提高柔韧性,还是减少多余的脂肪、控制血压、血糖、血脂、消除或减轻功能障碍,以及调节心理状态、提高生活质量,还是掌握某项运动技能和方法等。

(3)进行相应的运动功能评定。运动功能评定是制定运动处方的依据。重点检查相关器官系统的功能状况。如果处方目的是提高心肺功能或控制体重、血压、血糖、血脂等,应做心肺功能检查评定。如果目的是增强肌肉力量,需要做肌力的测定。

(4)制定运动处方。功能检查的结果作为制定运动处方的依据。同时结合运动处方制定考虑要点,区别对待,因人而异。还需考虑受试者的性别、年龄、健康状况、运动基础、客观条件,安排适当的运动内容,为受试者制订运动处方。一个完整的运动处方应包括锻炼目标、锻炼内容、运动量和注意事项等

---

〔1〕 参见游国鹏:《运动康复干预研究》,中国商务出版社 2018 年版,第 218~221 页。

内容。按照美国运动医学学会（ACSM）的建议，训练方案与运动处方设计遵循在生理、心理和健康益处方面的科学证据的 FITT - VP 原则，即频率（Frequency，多久一次）、强度（Intensity，费力程度）、时间（Time，持续时间或多久）、方式（Type，模式或类型），以及总量（Volume，总和）和进阶（Progression，进展）。[1]

（5）指导受试者如何执行运动处方。在按照运动处方开始锻炼之前，专业人士应帮助锻炼者了解运动处方中各项指标的含义，对如何执行处方提出要求。第一次按照运动处方锻炼时，应当在制定处方者监督下进行，让锻炼者通过实践了解如何执行运动处方。

（6）监督运动处方执行情况。通过检查锻炼日志、定期到锻炼现场在检测下进行锻炼，对运动处方的执行情况进行监督。

（7）定期调整运动处方。按照运动处方进行锻炼，一般在6~8周后可以取得明显效果。此时需要再次进行功能评定，检查锻炼的效果，调整运动处方，以进一步提高锻炼效果。

（二）训练方案实施

普通或低风险戒毒人员的训练方案的制定可以按照四期进行，患有肥胖、慢病的戒毒人员可以使用特定的运动处方。训练过程按照准备活动阶段、康复训练阶段、放松活动阶段进行。

1. 生理脱毒期训练方案

适用于四期高风险等级戒毒人员。生理脱毒期戒毒人员应当整体划分为高风险等级，同时，进入教育适应期后，年龄在 50 周岁以上，或者患有严重的慢性疾病、心脑血管疾病、呼吸系统疾病、急性炎症、传染病、运动系统器质性损伤等，无法参加体质测试或体质测试结果不合格的高风险等级戒毒人员康复训练方案均参照生理脱毒期方案执行。

（1）训练目标。以恢复生理机能、促进生理脱毒为目标，组织戒毒人员开展体能消耗较少、运动强度较低的恢复性康复训练，逐步恢复身体机能。

---

〔1〕　王正珍:《ACSM 运动测试与运动处方指南》（第 9 版），北京体育大学出版社 2015 年版，第162 页。

（2）训练项目。包括但不限于：①有氧训练，如慢跑、快走、椭圆机等；②平衡协调能力训练，如平衡直线走、转体走、双臂绕环走等；③柔韧性训练，如拉伸练习、简易瑜伽等；④传统养生运动，如太极拳、八段锦等；⑤其他项目，如手指操、脑功能恢复训练等。

（3）训练强度。低强度，30% ~ 55% 最大心率（最大心率 = 220 - 实际年龄）或 6 ~ 12 主观疲劳感觉。主观疲劳感觉分级（Scale of Perceived Exertion，RPE）。（见表 11 - 2）

（4）训练时间。每次 20 ~ 30 分钟。

（5）训练频率。每周 5 ~ 7 次。

表 11 - 2   主观疲劳感觉分级（RPE）

程度	不能坚持	非常累		很累		累		稍累		轻松		比较轻松		非常轻松	安静状态
分级	20	19	18	17	16	15	14	13	12	11	10	9	8	7	6
强度/%	100.0	92.9	85.8	78.6	71.5	64.3	57.2	50.0	42.9	35.7	28.6	21.4	14.3	7.1	0.0
心律	200		180		160		140		120		100		80		60

2. 教育适应期训练方案

戒毒人员进入教育适应期后，康复训练师根据戒毒人员病史、健康状况和体质测试结果等，将其划分为低风险、中风险和高风险 3 个等级。

（1）训练目标。以掌握训练理论、适应场所环境为目标，组织戒毒人员开展适应性康复训练活动，帮助戒毒人员恢复体能，掌握运动技能和理论知识，调整身心状态。

（2）训练项目。包括但不限于：①有氧训练，如慢跑、健步走、动感单车等；②力量训练，包括器械训练和俯卧撑、仰卧卷腹、开合跳、平板支撑等徒手训练；③柔韧性训练，如拉伸练习、瑜伽、健身操等；④灵敏度训练，如反口令动作、听信号等变速变向练习；⑤平衡协调训练，如闭目原地踏步走、平衡直线走、转体走、双臂绕环走、十字变向障碍跑等；⑥传统养生运动，如太极拳、五禽戏、易筋经、八段锦等；⑦其他运动：广播体操、脑功能恢复训练等。

（3）训练强度。中等强度（50% ~ 70% 最大心率或 12 ~ 14 主观疲劳感觉);低强度(30%～55%最大心率或10～12主观疲劳感觉),器械训练以掌握器材使用方法为主,对强度不做硬性要求。

(4)训练时间。每次40～50分钟。

(5)训练频率。每周3～5次。

(6)其他事项。①开展康复训练宣传教育。引导民警和戒毒人员树立对康复训练的正确认识,纠正消极应付思想,激发参与康复训练的积极性和主动性。②康复训练理论教育。教学时间不低于10课时,教学内容包括康复训练基本原理和技术方法、体质测试理论与方法、运动损伤的预防和处理、戒毒康复自我评价等。

3.康复巩固期训练方案

(1)训练目标。以增强身体素质、培养运动习惯为目标,帮助戒毒人员增强体质、树立合作精神、磨练意志、改善情绪状态、提高拒毒能力,实现身心康复。

(2)训练项目。包括但不限于:①有氧训练,如跑步、跳绳、动感单车、球类运动等;②力量训练,包括器械训练和俯卧撑、仰卧卷腹、开合跳、平板支撑等徒手训练;③柔韧性训练,如拉伸练习、瑜伽、健身操等;④速度灵敏度训练,如反口令动作、象限跳、听信号等变速变向练习;⑤平衡协调训练,如高抬腿走、闭目原地踏步走、平衡直线走、转体走、曲线运球、双臂绕环走、十字变向障碍跑等;⑥传统养生运动,如太极拳、五禽戏、易筋经、八段锦等;⑦形体训练:根据戒毒人员质量指数(BMI)或体脂率,确定戒毒人员体重过低、超重、肥胖等,制订专门的训练计划;⑧其他运动:广播体操、脑功能恢复训练等。

(3)训练强度。中等强度(50%～70%最大心率或12～14主观疲劳感觉);中高强度(60%～85%最大心率或12～16主观疲劳感觉);力量训练,每一肌群练习2～4组,每组重复8～12次,组间休息2～3分钟。

(4)训练时间。每次训练45～60分钟,至少有30分钟保持在中等强度或中高强度。

(5)训练次数。4～5次/周。坚持每周按照运动处方进行周期性力量训练和有氧训练。

(6)其他事项。①康复巩固期的康复训练分为身体素质基础训练(中等强度)和身体素质提升训练(中高强度),戒毒人员应先参加身体素质基础训练,在强制隔离戒毒一年期满参加体质测试并达标后,由本人提出申请,康复训练师根据其体质测试成绩及身体状况,结合本人兴趣,开展身体素质提升部分的训练内容;②康复训练师应组织戒毒人员开展训练设备的使用方法、运动损伤的预防及处理、康复效果的自我评价、运动量的自我控制等理论教学,理论教学时间不低于7课时;③康复训练中心每年应组织开展1~2次康复训练成果展示赛或趣味运动会等。

4. 回归指导期训练方案

(1)训练目标。以巩固训练成果、增强社会适应能力为目标,培养戒毒人员良好的康复训练习惯,增强团队协作意识,为回归社会打下良好的基础。

(2)训练项目。同康复巩固期康复训练项目。

(3)运动强度。中等强度(50% ~70% 最大心率或12~14 主观疲劳感觉);中高强度(60% ~85% 最大心率或12~16 主观疲劳感觉)。

(4)训练时间。每次30~60分钟。

(5)训练次数。每周3~5次,坚持每周按照运动处方进行周期性训练。

(6)其他。①康复训练中心应组织戒毒人员开展期满前体质测试,并结合测评结果,制订康复训练方案,并对戒毒人员历次体质测试数据进行梳理、对比、分析,出具戒毒人员康复训练报告,提出其回归社会后康复训练建议;②有条件的戒毒场所可以组织戒毒人员开展个人挑战类、团队协作类拓展训练活动;③有条件的戒毒所可以根据戒毒人员需求,并结合其出所后职业生涯规划,开展社会体育指导员或国家职业资格健身教练的培训。

(三)肥胖和慢病运动处方

1. 肥胖戒毒人员运动处方

超重和肥胖分别以体重指数(BMI)为24~28 和大于等于28 来定义。根据肥胖的成因,肥胖分为单纯性肥胖、继发性肥胖和药物引起的肥胖三种,其中单纯性肥胖又可分为体质性肥胖和获得性肥胖两种。由先天遗传因素和营养过剩引起的,由婴儿期即开始出现的肥胖,为体质性肥胖。由于营养过剩在成年以后逐渐发生的肥胖,为获得性肥胖。单纯性肥胖为减肥处方的适应证。

但是对于体质性肥胖通过饮食控制等方法达到减肥的目的是很艰难的。

　　建议按照减重目标时间来制订减重计划,应在 3~6 个月内至少减少初始体重的 3%~10%,这个减重幅度能显著地减少与肥胖相关的健康风险。在这个目标达到并维持了 6 个月后,可考虑进一步的减重计划。由于体重减少后,身体的能量需要也随之减少,因此需要修订饮食及体能活动的目标。

　　(1)运动方式。以有氧为主的运动,还可以选择抗阻和柔韧性辅助训练。有氧耐力运动,如步行、跑步、骑自行车、游泳、划船等大肌肉群参加的长时间运动。慢速长跑是消耗热量最多、减肥见效最快的项目。传统养生运动,如养身气功、太极拳、太极剑、八段锦、瑜伽等,各种球类运动。

　　(2)运动强度。中度强度。运动心率控制:110~150 次/分。运动强度严格控制在 60% 最大摄氧量,相当于最大心率的 60%~75%。

　　(3)运动时间。每次 40~60 分钟,每天 1~2 次。

　　(4)运动频率。每周 5~7 天。

　　(5)注意事项。①超重和肥胖患者发生肌肉骨骼损伤的风险较高,非负重运动对他们较为合适;②运动锻炼时可能需要对器械进行调整,如将健身单车及划艇机的座位改宽;③运动起始时应强调增加运动时间及增加运动频率,而非强度。运动次数受进度、已减体重及个体身体机能影响。

　　2. 高血压戒毒人员运动处方

　　(1)运动方式。轻度、中度强度以有氧为主的运动。包括降低周围血管阻力的运动:最常见的有步行、慢跑、踏车、平板运动等运动项目;放松性质的运动和锻炼呼吸的运动,如放松体操、太极、气功、八段锦等。配合抗阻训练,数据表明抗阻训练可以降低静息血压。

　　(2)运动强度。从低运动量(小于最大耗氧量的 40%)开始,持续时间为 5~10 分钟。若患者自我感觉良好,能够继续适应运动,再逐渐进入中等强度的运动(最大耗氧量的 50%~60%)。固定强度为宜。

　　(3)运动时间。下午或傍晚为宜,每次大于 50 分钟。

　　(4)运动频率。每周 3~4 次。

　　(5)注意事项。以下情况不宜盲目运动:①未控制的高血压,血压超过 180/110 mmHg,应待药物治疗血压稳定后再运动;②急性感染,特别是发热期,切忌盲目运动,应待感染控制后再运动;③严重心功能不全,稍事活动就感胸闷、气喘的患者,应待心肺功能稳定后再运动;④严重糖尿病、肾病,病情活动期内应遵医师医嘱指导运动;⑤严重的眼底病变,眼科检查提示有眼底出血者,不宜运动;⑥新近发生的脑血栓,应先进行脑卒中康复训练。

(6)不宜采用的运动方式。①血压未控制稳定的高血压病人不宜做力量型运动,如平卧举杠铃、举重拔河、快速短跑、拉力器等。这些类型的运动需要大幅度屏气、收缩腹肌,可能会诱发高血压病人的收缩压和舒张压急剧上升。②不宜做头部低于腰部的运动,如头低脚高位的仰卧起坐、直腿抬高、双手触地或倒立等;避免选择体位变动较大的动作,老年高血压病人心血管反射功能差并对降压药较敏感,极易发生体位性低血压,即过快由卧位到坐位或站位转换时易出现头晕甚至晕倒。

3. 糖尿病戒毒人员运动处方

并非所有糖尿病患者都适合运动。有严重并发症或者血糖波动较大的糖尿病患者,盲目运动可能会加重病情,反为其害。

(1)运动前的准备工作。确保运动安全,运动前应做到:到医院做一次全面体检。检查项目包括血糖、糖化血红蛋白、血压、心电图、眼底、肾功能、心电图及心功能等,看看有无心血管、神经以及其他方面的并发症。每次运动前细检查足部并选择合脚的鞋袜。要特别注意鞋底平整,不能有沙、石之类的异物。携带含糖食品。如糖块、巧克力、饼干、甜饮料等,以备发生低血糖时急用。最好在监督下结伴运动,如果出现意外情况可及时处理。

(2)运动方式。步行、慢跑、骑自行车、爬山、健身操、交谊舞、太极拳、游泳、划船等,患者可根据自身病情及爱好选择。

(3)运动强度。从低运动量(小于最大耗氧量的40%)开始,持续时间为5~10分钟。若患者自我感觉良好,能够继续适应运动,再逐渐进入中等强度的运动(最大耗氧量的50%~60%)。固定强度为宜。

(4)运动时间:每次30分钟左右。固定时间为宜。

(5)运动频率:每天1次,每周5次。

(6)注意事项。①尽可能在饭后1~2小时参加运动,这时血糖较高,因而不易发生低血糖;②胰岛素注射部位尽量不选择大腿等部位,因运动时剧烈活动的部位血流量会增大,胰岛素吸收加快,容易导致低血糖;③尽量避免空腹运动;④如果要进行中等度以上的运动且持续时间长,可适当减少运动前降糖药(包括胰岛素)的用量,也可在运动前及运动中间适当加餐;⑤有条件的话,可在运动前后用血糖仪各测一次血糖,以便了解运动量多大比较合适,不至于引起低血糖。

第三节　运动康复训练的风险防控

保证场所内的安全稳定是戒毒工作的最基本要求,安全是一切活动进行的前提,司法行政强制隔离戒毒康复训练场所内安全性是保证运动戒毒工作正常运行的至关重要的因素,应该把安全问题摆在重中之重的地位。[1] 本节就司法行政系统强制隔离康复训练工作中,涉及的安全风险如何进行有效防控,保障和提高康复训练效果,进行探讨:

一、"风险"的定义

风险就是发生不幸事件的概率,或者说,风险是指一个事件产生人们所不希望的后果的可能性或某一特定危险情况发生的可能性和后果的组合。在保险理论中,风险仅指损失的不确定性。本文所指的风险,是指基于管理制度、管理者、管理对象、管理环境等多方面的原因,希望达到的安全稳定的目标与实际可能出现的危害结果之间的差距。强制隔离戒毒场所康复训练工作的风险也是由风险因素、风险事故、损失三个要素组成,风险因素在事故之前,损失在事故之后。

二、康复训练工作中的"风险"防控

(一)风险因素

风险因素,是指促使某一特定风险事故发生或增加其发生的可能性或扩大其损失程度的原因或条件。它是风险事故发生的潜在原因,是造成损失的内在或间接原因。最近的研究发现,运动对于包括病人在内的大多数人是安

---

〔1〕　贾东明:《运动戒毒工作中的风险事故与损失防范》,载《中国监狱学刊》2020 年第 5 期。

全的,并且能够让健康和体适能得益很大;因运动而引起的心脏问题大多可以通过认识其危险征兆而加以预防;运动带来的收益要远远超过运动可能带来的风险。

1. 人的因素

人的因素是一切问题和风险的根本,也是要害之所在。本节主要从管理者和被管理者的方面进行讨论。

(1)管理者。由于康复训练工作主要是由康复训练中心民警和康复训练师承担,属于直接管理者。因此,民警在具体业务活动中,要严格按照自身的职责要求,认真完成戒毒工作的任务安排。就康复训练中心的民警和康复训练师而言,需要对戒毒人员集中进行训练前教育,并对运动康复训练戒毒的原理、机制、作用以及计划实施的运动科目、训练强度、监测方式等进行专业介绍。现场管理工作必须由民警和康复训练师负责,严禁戒毒人员代行民警的管理职权。集体活动现场要根据参训戒毒人员数量确定直接管理的民警,至少有1名医护人员监护;康复训练师要合理安排戒毒人员热身运动、训练与休息时间,防止运动损伤。运动过程中康复训练师和医护人员要在现场实时监控戒毒人员训练情况,根据戒毒人员的运动表现及时判断身体状态,并采取适当措施。

(2)被管理者。主要指的是参加康复训练的强制隔离戒毒人员。对戒毒人员的行为应当作出规定:"未经管理人员允许,禁止戒毒人员任意挪动训练器材,以免损坏或丢失器材。""戒毒人员违反康复训练管理相关规定两次以上的,管理人员可以终止其参训资格。"

当出现以下情形时,应立即终止测试和训练:运动负荷增加,而收缩压降低;运动负荷增加,而心率不增加或下降;出现胸痛、心绞痛等;出现严重运动诱发的心律失常;出现气急、头晕、耳鸣、胸闷、心痛、呼吸困难、面色苍白、出冷汗、呼吸急促、下肢无力、意识不清、动作不协调等;戒毒人员感觉不适,要求停止测试或训练。同时,戒毒人员在运动过程中或运动后,可能会出现一些身体和心理的异常。

①身体异常

主要分为运动性疾病和运动性损伤两种。运动性疾病是指在进行身体锻炼、运动训练或比赛时出现的体内紊乱现象或功能异常的一种症状。常出现于身体素质较差、训练水平较低或缺乏比赛经验等状况中,由于过量运动和运动方法不当而引起,如因过度训练导致的身体疲劳、运动能力下降、失眠、烦躁、食欲不振、消瘦以及运动性的低血糖、贫血、蛋白尿、血尿等;过度紧张所引起的运动性胃肠功能紊乱、肌肉痉挛、腹痛、脑血管痉挛、昏厥等。运动性疾病不仅会使增强体质、促进健康、提高竞赛能力等锻炼目的难以达到,还会带来事与愿违的负面效果,严重时还会致残致死(猝死)。

运动性损伤通常是指锻炼者在运动过程中造成的身体损伤。运动性损伤的发生往往与运动训练安排不当、技术动作错误、运动训练水平较低、运动环境不适以及自身所存在的某些生理解剖弱点等方面有很大的关系。如肌肉拉伤,关节韧带扭伤等,遭到一次直接暴力或者间接暴力造成的急性损伤。以及局部过度负荷,一段时间内组织遭受多次微细损伤积累为起因而造成的局部退行性改变为过度使用性损伤(慢性损伤)。

②心理异常

适度的锻炼和身体活动能够产生有益的生理和心理效应,但运动不足和过度运动都会对生理和心理产生消极的影响。过度的锻炼会减弱免疫系统抵抗疾病的能力,并导致消极心理情绪的增长,如出现"心理耗竭",即一种情绪和身体耗竭、成就感降低、运动贬值的综合症状,表现为运动兴趣减弱和锻炼效果的下降。

2. 物的因素

康复训练工作中,涉及的检测设备和运动器械较多,本节"物的因素"中的"物"主要指的是与锻炼及运动安全相关的设备与设施,不包括成瘾检测设备。

(1)场所环境。良好的环境是保证科学运动的必要前提之一。如空气质量、场所卫生、功能区域的分布、通风通气设备、隔音吸音设施等,都属于场所环境范畴。如按照某市健身房安全管理规范,健身房的场地空间高度不能低于 2.6 米,健身房人均活动面积不能少于 3 平方米。

(2)基础设施及器械。越来越多的戒毒康复中心引入了大型健身器械,除了电气电路、广播设施、监控系统的完善外,应当在健身器械的醒目处张贴器材的名称、具体用途、使用说明或图示,并对可能危及人身安全的器材、设施等应做出明确的警示。对危险性比较大的器械运动要加强保护,把危险发生的可能性降到最低。一些健身设施设置不合理、器械缺乏保护措施,使用频繁,出现故障必须及时修理。健身器材都是公用的,有些器械上面布满汗水,不能保证每个戒毒人员使用后都能马上清洗和消毒,易造成交叉传染,因此要重视消除这些卫生死角。

(3)运动辅助保障措施。运动辅助保障措施,主要指的是针对运动过程中可能出现的意外和损伤,预先或运动时采用的一些保护措施,针对不同的运动项目,有不同的运动装备及措施。比如跑步,不使用运动装备,也可以完成,但是,如果选用材质好的鞋,可以避免脚底损伤或扭伤,采用肌效能贴可以达成良好的运动效率并且促使运动伤害部位早日恢复机能。其他比如透气性好的面料制成的衣物,也可以使跑步更加舒适,佩戴太阳眼镜,涂抹防晒霜,可以防护紫外线伤害,佩戴耳机可以增加跑步乐趣,所以根据不同的运动项目,或锻炼效果,可以增加运动安全性或延长运动时间,提高运动兴趣和质量的与该运动相关的装备或保护措施,都可以称为运动辅助保障措施。

(4)运动过程中的动态监控。有条件的戒毒所可采用团队心率设备监控戒毒人员即时心率,在心率(达到)超过90%最大心率时,及时停止运动。可以在康复训练中心及运动设备上张贴主观疲劳感觉(RPE)评分,运动过程中及运动结束后询问戒毒人员感受,若评价达到18分以上,应当及时停止运动。应当在训练场地放置急救包,医务人员要熟练心肺复苏技术和急救药品的使用。

3.制度的因素

我国统一司法行政戒毒工作模式的基本确立,以及2020年的《康复训练指南》,为全国"康复训练"工作提供了规范性文件和制度保障,避免出现安全隐患。实际上,对于康复训练工作的管理,在康复训练方案的实施过程中都得到了体现(见图11-1)。有条件的戒毒所,应当开通"120"绿色通道。可以为康复训练参训人员购买意外伤害险。康复训练参训人员膳食营养也可以做出相应调整。

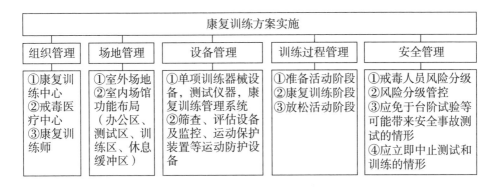

图 11-1　康复训练工作管理示意

（二）防范措施和应急预案

1. 戒毒人员跌倒防范措施和应急预案

（1）防范措施。①评估戒毒人员状况，过度疲劳或处于身体恢复期，要防止因直立性低血压或体质虚弱而导致跌倒，对跌倒高风险者设置警示牌。②定期检查康复训练场所设施，保持设施完好，杜绝安全隐患。③康复训练场所环境光线充足，地面保持干燥、平整、完好，特殊情况放置防滑警示。④详细介绍康复训练场所环境，易引起跌倒的危险场所，如台阶、上下健身器械、跑步机等，应有明显防跌倒标识，以引起戒毒人员的重视。⑤对戒毒人员的认知、感觉和活动能力进行动态评估。向跌倒的戒毒人员及班组长讲解跌倒的不良后果并提供教育，增强防范意识，并采取相应的防范措施。⑥对服用抗精神病药物和特殊药物（如镇静药、安眠药、降糖药、降压药等）的患者，应注意观察用药后的反应，预防跌倒。⑦叮嘱戒毒人员穿合适的防滑鞋。

（2）应急预案。①戒毒人员突然跌倒时，医务监督人员应立即到患者身边，同时通知院当班医生。②指导民警协助医生查看全身状况和局部受伤情况，初步判断有无危及生命的体征、骨折或肌肉、韧带损伤等情况。③根据伤情，采取相应的搬运方式，将患者抬至病床，进一步检查病情，配合医生采取必要的急救措施并通知大队。④加强巡视至病情稳定。巡视中严密观察病情变化，及时向医生汇报。及时正确处理及执行医嘱。⑤了解该戒毒人员跌倒的原因，分析发生跌倒的相关因素，向该戒毒人员本人及其他人员做好健康宣教，提高防范意识。⑥及时、准确记录病情变化，认真做好记录。⑦做好该戒毒人员的安抚工作,消除其恐惧、紧张心理。

2.戒毒人员猝死防范措施和应急预案

(1)防范措施。①充分评估患者病情,筛查高危人群,采取适当的设备监测其生命体征变化;②根据患者心血管功能情况安排管理和医护级别,加强夜间巡视,发现病情变化,及时处理;③急救和生命支持设备随时处于完好备用状态。

(2)应急预案。①呼吸、心搏骤停的诊断标准:A.意识突然丧失,B.大动脉搏动消失,C.呼吸停止。②患者一旦出现呼吸、心搏骤停,立即行规范心肺复苏术(Cardiopulmonary Resuscitation,CPR),携带必要的抢救器材(急救包、除颤仪等)就地抢救。③将患者摆放为复苏体位,解开衣服及裤带,立即进行胸外按压30次。去除义齿,清除口鼻腔内分泌物和异物,开放呼吸道,行人工呼吸2次,进行5个循环后再判断复苏是否有效。如有条件应尽快行气管内插管,使用简易呼吸器或呼吸机辅助呼吸。④迅速建立两条静脉通道,遵医嘱给药。⑤进一步急救措施,如气管插管、心电监护、电除颤、药物复律、纠正酸中毒与电解质紊乱、脑复苏等一系列急救措施。⑥根据患者情况,适时护送患者到医院急诊科或病房继续抢救,不得中止抢救,并做好交接。⑦参加抢救人员密切配合,有条不紊,严格查对,做好用药记录,并保留安瓿及药瓶。⑧抢救期间始终严密观察患者的生命体征、意识和瞳孔的变化,守护患者。⑨与患者家属沟通,并于6小时内补记抢救记录。

第四节 运动康复训练的效果评估

一、评估指标简介

毒瘾的戒除不仅是生理上的脱毒,还包括解决对毒品的心理依赖,以及出所后回归正常家庭、社会生活的能力。因此运动干预戒毒的效果不能仅仅从戒毒人员身体恢复情况进行评估,还需对其心理恢复情况、回归社会情况进行评估。而戒毒所对运动干预戒毒的实施、管理情况也会影响最后的效果,因此也需要对戒毒所的组织开展情况进行评估。评估指标主要包括身体健康、心理健康、社会功能三方面。各项指标的选取可以按照戒毒所实际情况确定,具体指标(见表 11-3)。

表 11-3 康复训练工作效果的评价

项目			内容	场地
评估	(一)身体健康	1.身体形态指标	身高、体重、胸围、腰围、臀围、皮褶厚度等	戒毒康复中心康复训练中心
		2.身体机能指标	心率(安静心率、最大心率)、血压、肺活量、最大摄氧量、骨密度、动脉硬化程度、脊柱稳定性、体成分等	康复训练中心
		3.身体素质指标	速度、力量、柔韧、耐力、平衡等	康复训练中心
		4.生化和影像学指标	尿常规、血常规、肠道杆菌、心电、脑电、脑成像、肝胆脾胰肾功能、代谢调节激素水平、心血管细胞因子、机体炎症反应、血液五羟色胺等	戒毒医疗中心社会医院
	(二)心理健康		毒瘾渴求度、成瘾程度、戒毒动机、戒毒信心、复吸倾向性、心理弹性、焦虑程度、抑郁程度、情绪调节功能、注意功能、控制功能、强迫症状、生命质量、意志力、健康人格等	心理矫治中心康复训练中心
	(三)社会功能		家人探访情况、亲情电话情况、人际关系、个人生活能力、对他人和社会的关注、家庭和谐度、家庭支持度、社会支持度、就业率、操守率等	教育矫正中心康复训练中心

二、效果评估的维度与内容

(一)身体健康评估

吸毒对人体造成的影响是多方面的,不仅是身体素质的下降(如消瘦、活动能力下降、心肺功能下降等),还包括内分泌系统、免疫系统等的改变。因此,对身体恢复情况的评估也应是多维度的,包括可见的身体素质的提升以及不可见的神经、免疫等生理生化层面的改变。常见的身体形态、身体机能、身体素质指标可以通过国民体质测试项目完成。神经、免疫等指标可以通过实验室生化和影像学指标完成。

(二)心理健康评估

吸毒人员存在焦虑、抑郁、自我认知偏差等心理问题。因此,心理恢复情况主要从两个维度进行评估：一是药物成瘾程度，二是其他心理问题。包括毒瘾渴求度、成瘾程度、戒毒动机、戒毒信心、复吸倾向性、心理弹性、焦虑程度、抑郁程度、情绪调节功能、注意功能、控制功能、强迫症状、生命质量、意志力、健康人格等。可采用相应的量表进行评估。

（三）社会功能评估

社会功能评估是运动康复训练的效果评估的一个重要组成部分，其内容主要包括家人探访情况、亲情电话情况、人际关系、个人生活能力、对他人和社会的关注、家庭和谐度、家庭支持度、社会支持度、就业率、操守率等。

思考题：

1. 简述我国关于司法行政强制隔离戒毒人员身体康复训练的规范性文件的种类及特点。

2. 简述戒毒人员康复训练工作意义。

3. 简述戒毒人员体质测试流程和测试内容。

4. 简述训练方案与运动处方设计的 FITT – VP 原则。

5. 简述生理脱毒期训练方案的适用人群。

6. 试述戒毒人员身体健康评估指标有哪些。

第十二章　信息化与智慧戒毒

信息技术开启了人类第三次工业革命,人类步入了信息化时代。信息化不仅改变了工作和生活模式,而且颠覆了许多理论与认知。司法行政戒毒系统在这场时代变革中可谓是"双管齐下、交织推进"。一方面,信息技术让工业化时代构建的行政范式迎来了新生的曙光,新的行政范式衍生了新的政务模式,"电子政务"的发展促使司法行政戒毒系统必须在组织结构、业务流程、政务公开等方面必须迅速转型;另一方面,戒毒职能所具有的专业化特点,在信息化的加持下衍生出"智慧戒毒"。两者都是以适应时代和公众需求为核心,既相互补充,又相互融合,也就是"数字司法、智慧戒毒"。

第一节　信息化时代与信息技术

人类社会主要经历了农业时代、工业时代和信息时代,此刻正处于后工业时代与信息时代的转型期。

一、两次工业革命开启工业化时代

(一)第一次工业革命

第一次工业革命发生在 18 世纪 60 年代的英国棉纺织业,到 19 世纪中叶结束,两大标志分别是珍妮纺纱机和瓦特蒸汽机。第一次工业革命使人类文明进入工业化时代,其主要特征是机器产生的机械力代替人和家庭的自然力。第一次工业革命使人力被水力取代,水力又被蒸汽动力取代,即人类的部分体力工作被机器所取代,实现了手工业向机器工业的转变,实现了农业文明向工业文明的过渡,西方资本主义国家逐步确立起对世界的统治地位。

(二)第二次工业革命

第二次工业革命发生于 19 世纪 40 年代,到 20 世纪中叶结束。它使人类进入了电气时代,电力成为主要的动力,机器取代了人类绝大部分的体力工作,实现了生产力的巨大飞跃,彻底改变了人类生产和生活的方式。从世界关系来看,国际贸易日益增长,国际分工日益明显,世界各国的经济联系和依赖性显著提升,逐渐形成全球化的国际政治经济体系,促使西方资本主义国家殖民扩张和掠夺他国资源的步伐加快。

(三)对两次工业革命的反思与启示

经过第一次工业革命和第二次工业革命,工业时代迎来了其鼎盛时期。直至今日,各行业在转型期既有工业化时代的延续,又有信息化时代的变革。工业革命对人类的影响是巨大的,主要有以下几方面。

首先,对人类社会产生影响。两次工业革命改变了社会结构、生产关系、经济思想和管理范式等。以管理科学为例,在第一次工业革命开始后的工业化时代背景下,亚当·斯密在 1776 年提出劳动分工理论,强调专业化和分工。被誉为科学管理之父的泰勒强调制度管理代替经验管理,强调通过抑制人性来提高效率。虽然这些以扼杀创造力并抑制人性为特点的管理模式饱受诟病,且难以适应信息化时代的社会需求,但在处于后工业时代的今天仍是主流的管理理念和实践模式。

其次,对国家和民族产生影响。对比两次工业革命与我国近代史上多次战争的时间点,第一次工业革命使中国开始沦为半殖民地半封建社会,第二次工业革命使中国完全沦为半殖民地半封建社会。工业革命对一个国家的综合国力有着决定性的意义,一个国家的世界地位、国防安全、社会民生等与之息息相关。正因如此,被看作第三次工业革命的信息化才受到人们的高度关注,能否抓住信息化浪潮的机会直接决定了一个国家和民族未来发展的走向。

最后,对个人产生影响。工业革命使大规模生产成为可能,标准化的生产方式使生产效率显著提升,物质生活得到极大改善。在工业时代也构建了人们的思维模式,事实证明固有的思维模式将在信息化时代逐步被打破,比如信息化时代在保持标准化生产的效率同时也能够实现个性定制化要求,戒毒人员管理中将可以实现标准化戒治和个性化戒治的融合。

二、第三次工业革命开启信息化时代

习近平总书记曾深刻指出:"没有信息化,就没有现代化。"信息化时代是信息产生价值的时代。按照托夫勒的观点,主要以信息技术为主体,重点是创造和开发知识。第三次浪潮的信息社会与前两次浪潮的农业社会和工业社会最大的区别,就是不再以体能和机械能为主,而是以智能为主。在工业化时代"时间是金钱,效率是生命",而信息化时代"信息是金钱,决策是生命"。更重要的是,在信息化时代,人类社会的发展呈指数级加速状态。

对于信息化时代的阶段划分和类别定义,目前为止仍然没有形成统一的观点,甚至很多时候不同概念之间相互交织、相互促进。一种观点认为,信息化时代经历了信息化、网络化、数字化、智能化四个阶段。而有的观点则认为,信息化时代分别是基础信息化阶段、移动互联网阶段、物联网阶段、智能化阶段。从国外来看,信息化是完成了工业化后进入信息化阶段,而我国是工业化与信息化处在同期发展,相互融合发展阶段,因此,相关的阶段划分边界更为模糊。

(一)信息化(Informatization)

日本人类学家梅棹忠夫在1963年发表的《论信息产业》一文中对该术语的定义是"信息化是指通信现代化、计算机化和行为合理化的总称",该文被普遍认为是信息化概念的起源。中国对于信息化较为正式的定义可参考中共中央办公厅、国务院办公厅印发《2006—2020年国家信息化发展战略》,即信息化是充分利用信息技术,开发利用信息资源,促进信息交流和知识共享,提高经济增长质量,推动经济社会发展转型的历史进程。一般认为,信息由

三种形态,即自然信息、表述信息、数字信息。物理世界带给人类自然信息(温度、声音、压力、位置等)。人类使用语言、图、文、符号来描述自然信息的能力,就形成了表述信息。当人类把表述信息进行"二进制化"后让计算机能够识别和计算,便形成了数字信息。因此,信息化可以看作是人类将表述信息转化成数字信息。

(二)数字化(Digitalization)

数字化,一般是指利用计算机信息处理技术把声、光、电和磁等信号转换成数字信号,或把语音、文字和图像等信息转变为数字编码,用于传输与处理的过程。与非数字信号(信息)相比,数字信号(编号)具有传输速度快,容量大,放大时不失真,抗干扰能力强,保密性好,便于计算机操作和处理等优点。从这个意义上来看,从数字计算机诞生之日起,人类就已经开始数字化时代了。

信息化有三个特征:一是人类的活动还是以物理世界为主,少量的行为借助信息化手段进行改进和提升。二是思维模式还是线下的流程化思维,以线上与线下规则碰撞时与线下物理世界为主。三是流程是核心,软件系统是工具,数据是软件运行中的副产品。数字化则是通过物联网、移动互联网、区块链、AR/VR 这类新的信息技术将物理世界编码到数字化世界中,实现物理世界与数字世界的深度融合,再由数字化世界重构物理世界。

(三)智能化(Artificial Intelligence,AI)

人工智能,是一组技术的统称。"人工智能"的首次提出可以追溯到 20 世纪 50 年代,美国计算机科学家约翰·麦卡锡及其同事在 1956 年的达特茅斯会议上提出,"让契机达到这样行为,即与人类做同样的行为"可以被称为人工智能。随着技术的进步,人工智能的能力在不断提升,加之不同人士在不同语境下使用"人工智能"这个术语,使其概念和边界不断泛化。一般认为,人工智能是研究、开发用于模拟、延伸和扩展人的智能的理论、方法、技术及应用系统的技术。人们期望通过它模拟人和扩展人的智能,辅助甚至代替人们实现识别、认知、分析、决策等。

因此,智能化是数字化的更高级阶段,它在大数据和深度学习技术的支持下,能够自我归纳、总结规律,自我学习,自我适应,能够灵活处理新情况、新问题。

三、信息技术——信息化时代的基础

(一)信息技术的发展

数字化、信息化、智能化都需要信息技术作为基础,信息技术是推进人类文明发展的重要动力。信息技术经历了五次革命:第一次是语言的产生和使用,使人类的信息交流和思想传播有了不可或缺的载体;第二次是文字的创造,使人类的信息交流可以跨越时间和空间的限制;第三次是造纸术和印刷术的发明,使人类的信息和知识能够有效储存和传播;第四次是电信技术的普及,促进了人类文明的传承;第五次是电子计算机的应用及同现代通信技术的结合,使人类采集传输、分析处理、共享利用信息的方式产生了质的提升。

(二)现代信息技术的基础体系

第五次信息技术革命有较为完善且复杂的现代信息技术体系,可分为六大类。一是计算机存储类技术,主要解决计算处理和数据存储的问题,如云计算、云存储等;二是网络通信技术,主要解决连接的问题,如互联网、物联网等;三是数据处理类技术,主要解决数据如何组织管理、开发利用的问题,如大数据;四是人工智能技术,主要解决计算机模拟人类思维的问题,如深蓝DeepBlue、AlphaGo 等;五是交叉创新类技术,主要解决特定应用场景下的需求问题,如工业互联网、区块链等;六是网络安全类技术,主要解决网络和信息安全保障的问题,如防火墙、杀毒软件等。以上所涉及的现代信息技术体系的每一类是信息技术革命不可或缺的部分。[1]

(三)戒毒系统应用的前沿信息技术

戒毒系统应用的前沿信息技术包括物联网、5G、云计算、大数据和 AI等,并且已经形成了完整的逻辑体系,其运用价值是司法行政戒毒工作现代化转型的重要支撑。(见图 12 - 1)

---

〔1〕 国家信息中心:《信息化领域前沿热点技术通俗读本》,人民出版社 2020 年版,第 4～5 页。

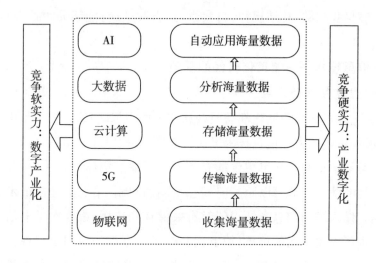

图 12 - 1　前沿信息技术逻辑关系

物联网在定义上还没有统一标准。根据 2010 年我国政府工作报告中的说明,物联网是指通过信息传感设备,按照约定协议,把任何物品与互联网连接起来,进行信息交换和通信,以实现智能化识别、定位、跟踪、监控和管理的一种网络。物联网包含了三个层面:感知层、网络层和应用层。[1] 与互联网相比较,物联网不仅拥有信息的存储和传输功能,而且具有对信息的主动采集功能,同时通过对数据的分析,还可对真实的物体作出反应。戒毒所场所内应用物联网,不仅能够节省大量的人力成本,还能显著提升效率和发挥更好的效用。如巡查轨迹、人员清点、体征监测、位置查询、冲突报警、毒品流入检测等。

大数据被麦肯锡公司定义为:"大小超出常规的数据库工具获取、存储、管理和分析能力的数据集"。[2] 然而,李国杰院士则引用维基百科定义:"大数据是指无法在一定时间内用常规软件工具对其内容进行抓取、管理和处理的数据集合"。笔者更赞同后者的看法,因为后者更能凸显大数据的优势和

---

〔1〕 工业和信息化部信息化推进司:《电子政务与公共服务》,电子工业出版社 2013 年版,第 829 页。

〔2〕 赵国栋等:《大数据时代的历史机遇——产业变革与数据科学》,清华大学出版社 2013 年版,第 21 页。

展现大数据的特征。大数据的特征可以概括为"4V",分别是 Volume(体量)、Variety(多样)、Velocity(速度)、Veracity(真实)。一些学者认为,第四个 V 应该是 Value(价值),即大数据的价值大。笔者结合工作实践与逻辑推演还是赞同 Veracity(真实),因为价值大的事物并不仅限于此,相比之下真实性更能凸显出大数据的独特性。大数据主要带来了三种思维转变,第一种是"样本 = 总体",从样本数据向总体数据转变;第二种是允许不精确,强调完整性,接纳混杂性;第三种是注重相关关系,而不是因果关系。

第二节　戒毒机关电子政务

工业化时代建立起传统公共行政管理范式,信息化时代对传统的政府行政和治理方式进行了颠覆性变革,而这种变革是工业化以来前所未有的,被称为"电子政务"。颠覆的关键在于电子政务不是简单的技术创新,而是更深层次地实现管理模式创新、行政方式重塑、体制机制变革。

司法行政戒毒系统作为国家行政机关,响应"网络强国"战略,贯彻以人民为中心的发展思想,与国家政务模式的发展进程保持高度一致,积极打造戒毒特色的电子政务和主动融入国家电子政务体系,以信息化推进戒毒工作的现代化步伐。

一、电子政务的定义

工业化时代以来,公共管理范式主要经历了传统公共行政、新公共管理和后新公共管理(新公共服务)三个阶段。传统公共行政范式和实践是在西方工业化的背景下产生并发展的,其理论基础主要有泰勒的"科学管理"、韦伯的"官僚科层制"和"政治—行政二分法"。20 世纪 70 年代,传统公共行政范式已经无法适应社会发展和满足社会需要,因其效率低下、成本较高、服务恶劣而饱受诟病。在此基础上,新公共管理范式产生,其主要特点是引入企业管理的理论,提高行政效率、降低行政成本,因此也被称作"企业家政府"。在这次公共管理范式的转变中,政府对降低成本、提升效率有极高的需求,恰逢信息技术的发展可以解决该痛点,电子政务自然成为时代发展的必然选择。

到了21世纪,公共管理范式在追求效率的基础上,开始注重公平,由此带来公共管理对于服务的重视。2003年,美国登哈特夫妇提出了"新公共服务",逐步成为西方公共行政的一种新的发展趋向。2004年,我国首次提出"服务型政府"这一概念。近年来,政务模式向服务型转变和信息技术的发展使移动互联网普及,两者的催化下电子政务开始从公众需求出发,客观上实现了效率与服务的双头并进。

党的十九大报告明确提出转变政府职能,深化简政放权,创新监管方式,增强政府公信力和执行力,建设人民满意的服务型政府。遵循"以人民为中心"的思想,政府职能由以行政管理为先向平衡行政管理与公共服务过渡。2018年3月,国务院机构改革方案公布,政务信息化建设加快向"数据共享、业务协同"的方向升级。不同专家和组织对电子政务的定义莫衷一是,本书参考不同组织和学者的观点,认为电子政务是指政府及其他公共管理主体运用信息通信技术及其他先进技术,对自身的组织结构和业务流程进行优化重组,同时聚焦于如何更好地提供政府服务,鼓励公民参与和促进治理"[1]电子政务的目的主要有三点:一是"更高效的政府管理",二是"更优质的政务服务",三是"更民主的公众参与"。电子政务推行应以三个目的为检验标准,避免实践中存在"因电子而电子"的情况反复发生,造成不必要的资源浪费。

二、我国电子政务的发展状况

要客观了解我国电子政务的发展状况就需要权威量化的评价标准,联合国电子政务调查评估提供了该标准。联合国电子政务调查评估自2001年启动以来,已连续发布了10次报告,是全球电子政务领域最权威的报告。根据最新的《2020年联合国电子政务调查报告》,我国电子政务发展指数从2018年的0.6811提高到2020年的0.7948,排名上升至第45位,比2018年提升了20位,取得历史新高。其中作为衡量国家电子政务发展水平核心指标的在线服务指数上升为0.9059,排名从全球第34位跃升至全球第9位,达到全球

---

〔1〕 杨雅芬:《电子政务知识体系框架研究》,载《中国图书馆学报》2015年第2期。

电子政务发展"非常高"的水平。分析发现,本次联合国电子政务调查报告中我国在线服务全球排名的大幅提升,与我国不断深化"放管服"改革和大力推动全国一体化政务服务平台建设的决心与行动密不可分。虽然,我国电子政务发展迅猛,但电子政务发展指数排名全球第45位,仍有较大的提升空间,特别是在通信基础设施和人力资本方面与发达国家差距较为显著。

三、电子政务的价值

(一)民主价值

政府职能通常分为政治统治职能和社会管理职能两大类。在工业社会及之前的社会形态中,政府依靠强制力和对资源的垄断(特别是信息资源),扮演着"施令者"和"监督者"的角色。在信息化社会,政府对于信息的垄断受到前所未有的挑战,电子政务已经为社会主义民主政治的实现提供了充分的信息沟通条件。同时,促进社会主义政治民主化是我国现代化政府管理所追求的目标。

(二)服务价值

根据现代管理学的观点,任何组织存在的意义都是满足人们的需求,政府就是满足全体民众的需求。毛主席早在1944年提出了"为人民服务"。习近平总书记在"不忘初心,牢记使命"主题教育工作会议上说:"守初心,就是要牢记全心全意为人民服务的根本宗旨"。2021年8月26日,中宣部发布文献《中国共产党的历史使命与行动价值》中第一章便是"全心全意为人民服务"。服务人民是我们党自创建以来,一直坚持并延续的价值取向,电子政务的服务价值正是价值取向的实体化体现。在传统政务模式中,"服务"因缺少实现路径,更多地是作为一种理念。今天,信息技术所搭建的平台提供了实现路径。服务价值需要打破从政府部门视角出发提供服务的模式,将满足人民需求为出发点和落脚点。以需求为导向,通过场景的整合统筹推进平台、技术、业务、数据、流程的整体整合,提供精准化、智能化和人性化的服务,提升服务效能。

(三)公平价值

实现社会公平是现代政府的主要目标。传统政务模式下,因地理位置、地区发展水平、职业、受教育程度、年龄等方面的差异,在事实上存在着的各种社会不公平现象。比如,部分人群因信息不畅错过机会和福利,因交通不便需要耗费更多的费用和时间,因文化较低对流程不熟悉导致业务办理受阻,电子政务通过不限时间、不限地点和提供人性化的操作流程,解决了上述不公平的问题。

（四）效能价值

行政效率一般是指行政管理活动所取得的劳动成果、社会效益与所消耗的人力、物力、财力、时间（行政成本）之间的比例关系。行政效能是指行政管理活动达成预期结果或影响的程度,具体而言,主要指政府向公众提供服务的水平和能力。电子政务不仅通过信息的快速传递、分析、共享,实现效率的提升,而且通过对流程的优化、软件系统"防错误设计"、数据的相互验证性等,实现质量的提升。

（五）监督价值

电子政务充分保障了监督政府实际运作过程与结果的权利。通过电子政务,一是可以让群众监督业务办理的整个流程,清楚业务办理的进度,使业务时效性得到保障;二是让业务的范围和公众的权利得到清晰展现,群众可以清楚了解自己的权、责、利,防止相关部门利用信息不对称进行推诿;三是公众实时监督违法违纪现象,做到对事监督和对人监督相结合,公众能够及时曝光公职人员的违法违纪现象和对处理结果进行反馈。

四、司法行政戒毒系统电子政务应用情况

党的十八大以来,以习近平同志为核心的党中央高度重视网络安全和信息化工作,指出要以信息化推进国家治理体系和治理能力现代化,统筹发展电子政务。司法行政戒毒系统坚持以习近平新时代中国特色社会主义思想,特别是总书记关于网络强国的重要思想为指导,深刻把握电子政务发展趋势,积极探索电子政务顶层设计,不断完善电子政务管理机制,努力提升电子政务发展水平。各省司法行政戒毒系统信息化推进情况不同,以下内容可能存在地域差异。

（一）内部办公的电子化

电子政务是通过广泛应用电子信息技术改善政府管理、实现政府管理职能的过程,这个过程首先发生在政府机关的内部。也就是说,电子政务首先是政府机关内部公务处理的电子化。政府机关内部公务处理的电子化既是电子政务的核心,又是电子政务的基础。内部办公的电子化主要涵盖以下几方面:

1. 公文处理

公文是政府机关公务信息的主要存在形式,公文处理就是对公文的创建、处置和管理,即在公文从形成、传递、存储到转换为档案或销毁的完整生命周期中,根据特定方法和原则对公文进行创制、加工、利用、保管等处理,使其完善并获得必要功效的行为或过程。政府机关公务活动对公文的普遍依赖性,使公文处理活动成为机关内部各级各类工作人员的主要工作任务。这项工作不仅工作量巨大,涉及人员众多,对公务活动的质量和效率具有直接、深刻的影响,而且具有琐碎、繁杂的特点,为此,政府机关电子化公务处理系统几乎没有例外,都把公文处理作为主要的应用项目。

司法行政戒毒系统目前采用电子化的公文处理方式,可以实现公文的电子化,同时实现机关内部的公文流转和机关之间的公文流转。公文从其生成到归档和销毁,都是在计算机上完成的,并且可以全程监督文件的流转,确保公文有以极快的速度和极低的出错率,保证效率、质量和安全。近年来,移动终端和电子签章进一步提升了公文处理的便捷度,移动终端可以实现手机、平板电脑直接制作和修改公文。

2. 视频会议

会议是政府机关公务处理的重要手段。目前,会议电子化的主要形式是视频会议系统(Video Conferencing)。它指两个或两个以上不同地方的个人或群体,通过传输线路及多媒体设备,将声音、影像及文件资料互传,达到即时、互动的沟通,以完成会议目的的系统。

目前,司法行政戒毒系统已经全国联网,可以实现基层警察直接参与司法部的会议。视频会议极大地压缩了中间传递的过程,不用逐级传递和重复会议。同时,会议的电子签到功能,通过程序扫码方式解决了过去到会人员难以清点的问题。随着移动互联网的发展,视频会议不需要在固定场所集中召开,参会人员可以通过移动终端在任何时间任何地点召开和参会,特别是对于司法行政戒毒系统基层警察值班存在轮休的情况，可以让基层警察居家参会，是从优待警的具体表现形式。

3.事务处理

事务处理主要涵盖行政审批、事务督办、后勤服务、信访处理、会议组织、日程管理等。司法行政戒毒系统通过多年来的信息化建设，已经初步实现了无纸化办公的条件。行政审批方面，在过去需要与管理者面对面才可进行签字、盖章等，导致耗时耗力，行政效率低下，管理者的时间被占用，导致管理幅度[1]难以提升，通过行政审批电子化可有效提高时效性，制约管理幅度的因素之一被弱化，有利于构建扁平化结构。事务督办方面，可以对下属的工作进度实时掌握，及时纠偏。后勤服务方面，公车管理、费用报销、物资保障等工作除了可以强化监督，还可以极大简化流程、明晰流程，解决警察因流程烦琐和不熟悉导致行政成本高昂的问题。信访处理方面，可有效解决上下沟通渠道不畅、隐私难以保护、时效性和反馈性较差等问题，可提高内部职工参与监督、建言献策的积极性。

（二）公共服务的电子化

公共服务的电子化经历了 1.0 到 3.0 的版本。1.0 版本是面向政府，是以政府需求为主导的模式，核心是提高政府的工作效率，公众单项访问很难获得政府的回应；2.0 版本是面向公众，公众的需求得到重视，核心价值更加民主，公众可以和政府进行双向地互动，政府有限地发现或参与；3.0 版本是面向个人，核心价值是进一步促进民主，政府通过公开、共享、交流、协同来主动发现和参与，公众通过移动互联网与政府进行双向互动并可获得个性化的服务，进一步打破工业化体系下的标准化服务。公共服务的电子化主要包括以下几方面：

1.政务公开

政务公开主要包括发布行政规范、行政规划，公布行政管辖范围、工作安

---

〔1〕 管理幅度是一名领导者直接领导的下属人员数。任何领导人员，因受其精力、知识、经济等条件的限制，能够有效地领导下级人数是有限度的，超过一定限度，就不能做到具体、有效的领导。一个领导者能直接有效地领导的下属人员数，称为有效管理幅度。决定有效管理幅度的条件主要有：(1)处理问题的复杂程度和工作量的大小。(2)领导者及其下属的素质水平。(3)标准化水平和授权程度。

排,告知行政决定、理由和依据,报告行政任务完成情况等内容。我国目前的主流新媒体平台主要有"双微"(微博、微信)、短视频(抖音、快手)、今日头条等。中央政法委自 2019 年开启优秀政法新媒体账号"四个一百"评选活动,涵盖微博、微信、视频类、资讯类,全面覆盖目前的主流新媒体平台。在时代要求下,司法行政戒毒系统立足戒毒工作,积极进驻新兴平台,实现戒毒主流声音的全覆盖。目前,全国戒毒场所已全面开通微信公众号进行政务公开,部分省份的戒毒场所还开通了抖音、快手、今日头条等账号,在过去以图文、视频形式为传播形式的基础上,积极探索直播等新形式。特别在 2021 年国际禁毒日期间,多地戒毒场所用直播的形式带领公众走进戒毒所,对场所宣传、禁毒宣传都发挥了重要作用,新媒体必定成为未来戒毒场所政务公开的主流趋势。

2. 社会管理和公共服务

所谓社会管理,是通过制定社会政策和法规,依法管理和规范社会组织、社会事务,化解社会矛盾,调节收入分配,维护社会公正、社会秩序和社会稳定。所谓公共服务,是提供公共产品和服务,包括加强城乡公共设施建设,发展社会就业、社会保障服务和教育、科技、文化、卫生、体育等公共事业,发布公共信息等,为社会公众生活和参与社会经济、政治、文化活动提供保障和创造条件。[1] 两者共同的出发点和立足点是"着力解决人民群众反映强烈的问题"。司法行政戒毒系统所承担的社会管理和公共服务职责主要有以下几方面:一是后续照管人员的管理;二是为戒毒人员家属提供服务;三是禁毒宣传和教育。

全国司法行政戒毒系统包含的各局机关和戒毒场所都积极从电子政务 1.0 向 2.0 迈进,在原有网站的基础上,创建了官方微信公众号和小程序,除了用于发布政务信息和倾听公众声音,还可进行部分职能的行使和部分业务的办理。例如,多个省份的戒毒系统通过向科技公司购买软件,与当地政府、公安、社区进行联网,实现对后续照管人员的动态监督、数据采集、风险评估

---

〔1〕 工业和信息化部信息化推进司:《电子政务与公共服务》,电子工业出版社 2013 年版,第 451 页。

等。广东以政府建立的"粤省事"为平台载体,提供探访预约,视频探访、顾送款预存、戒毒人员信息查询等;湖南省麓山强戒所订阅号与服务号相连,开通了咨询和充值服务;温州市黄龙强戒所开通了线上充值和支付服务;辽宁省关山子强戒所开用了视频探访和在线存款服务;杭州市富春强戒所开通了汇款和探访预约服务;云岩公安强戒所开通了线上汇款服务;云南省戒毒管理局在 2020 年在 3 月上线的"云戒通"小程序,提供了视频探访和电子书信功能。

第三节 智慧戒毒的内容与实施

一、智慧戒毒的主要内容

(一)概念

2018 年 10 月 29 日,在全国司法行政信息化工作推进会上,司法部首次提出"智慧戒毒"概念。智慧戒毒是以教育戒治科学化、科学管理专业化为中心任务,以统一的戒毒基本模式和戒毒业务技术规范标准体系为支撑基础,综合运用大数据、物联网、人工智能等科学技术手段,优化戒毒资源配置、收集、分析、整合戒毒工作关键信息,总结、把握、归纳戒毒工作规律,建立健全符合戒毒工作实际的科学警务模式和管理制度,科学预知、研判、预警、并做出决策,实现安全、智能、统一、共享、规范的戒毒工作智慧运行体系。智慧戒毒所就是能够有效贯彻落实上述工作措施体系的司法行政戒毒场所。

(二)目标与工作内容

智慧戒毒的目标是提高司法行政戒毒工作的科学化、规范化、专业化、智能化水平,更好地教育矫治、服务、救治戒毒人员,惠及戒毒人员亲属,惩戒和预防违法行为,从而维护人民利益和社会安全稳定。智慧戒毒具有业务流程标准化、风险管控立体化、多平台融合化的特点。

智慧戒毒工作的内容主要包括所政管理、教育矫治、生活卫生、戒毒医疗、习艺劳动、诊断评估、警务人事、后续延伸等。(见图 12 - 2)

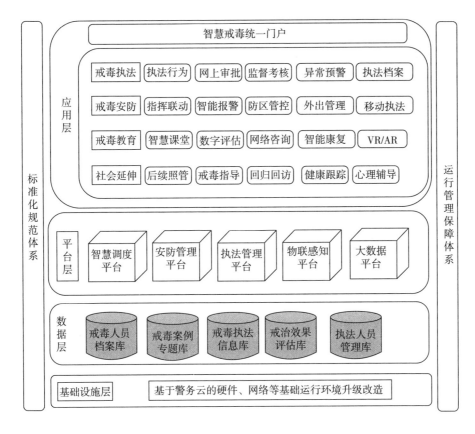

图 12 – 2 智慧戒毒框架示意

二、智慧戒毒的组成平台

智慧戒毒主要由五大平台组成,分别是指挥调度平台、安防管理平台、执法管理平台、物联感知平台、大数据平台。

（一）指挥调度平台

根据司法部技术规范要求进行建设,注重人与物、物与物的关联,视频调度直观便捷,为快速指挥提供最优化的方案。

（二）安防管理平台

安防管理平台是戒毒管理的安全防控核心,平台基于三维地图,全面集成视频、监控、报警、门禁、对讲、巡更、出门口管理等应用,构建了智能化、立体化的安全防控体系,全面提升场所的安全防范系数和应急处理能力。

（三）执法管理平台

执法管理平台是戒毒业务与信息技术的高度融合，平台的运用在提高警察工作效率的同时，还实现了戒毒人员档案全过程数据自动采集，为大数据研判、分析提供有力的数据支撑。

（四）物联感知平台

1.信息采集系统

目前，在戒毒所主要部署区域定位系统、人脸识别系统、生命体征信息采集系统、运动康复信息采集系统、环境信息采集系统。区域定位系统和人脸识别系统能够通过定位天线感应学员胸卡跟踪定位学员轨迹，人脸实时点名。生命体征信息采集系统可运用生命体征监测设备，对包括心率、血压、体温在内的戒毒人员生命体征进行实时采集，监测戒毒人员睡眠行为，为安防和戒治业务提供实时体征数据服务。运动康复信息采集系统，通过对戒毒人员康复训练过程的数据采集并自动进行智能分析，实现戒毒康复训练全过程的科学化、信息化和智能化。环境信息采集系统可对场所内环境信息进行自动化采集。设备状态传感采集系统，可以对重要设施及报警开关量、电平量等状态信息进行采集。

2.智能交互终端

智能交互终端集成身份识别、信息显示、触控交互、监听对讲、设备控制等功能。

3.物联管控平台

物联管控平台集成信息采集系统、能耗管理监测系统和智能交互终端等，统一接入指挥中心。物联管控平台采用可视化图表显示当前各类设备的运行概况，对各物联感知设备或系统集中控制，提供资产信息采集、设备状态信息查询、设备消息上报、设备操作和对外服务等功能，并且与指挥平台、安防平台、执法管理平台和大数据平台对接。

（五）大数据平台

1.智能分析研判系统

汇集安防监测和执法管理数据，结合人员动态分布，对戒毒所内报警信号进行智能分级和分析研判。

2. 戒毒人员危险性分析系统

汇集戒毒人员档案信息、行为表现、康复训练、生命体征、心理情绪等数据,形成戒毒人员画像指标体系,建立戒毒人员危险性分析模型,结合警察判断,对戒毒人员突发危疾重症和实施自杀、自伤、自残、脱逃等行为的可能性进行分析。

3. 戒治效能分析评估系统

结合戒毒人员画像、心理评测和诊断评估等数据,建立戒治效能评估模型,结合警察经验判断,对戒毒人员戒治状态进行综合评估,对戒治措施的针对性有效性进行评价。

4. 所情安全态势研判系统

汇聚戒毒执法管理和安防应急业务执行状态监控、设施设备运行状态监测数据,建立安全态势评估模型,评估戒毒所管理状态、预测发展趋势,对异常态势进行预警。

5. 安全风险动态预警系统

汇聚安防监测和执法管理动态数据,结合戒毒人员危险性分析、所情态势研判、人员动态分布,对戒毒所各区域发生安全事故的风险概率进行分类评估,及时预警并推荐干预措施。

三、智慧戒毒的应用场景

(一)戒毒安防

1. 视频监控系统

平台集成了各类监控设备、指挥中心显示设备、存储设备,具有实时视频预览、录像回放、电视墙管理、报警上屏、录像下载等功能。视频监控系统的设计根据现场环境确定摄像机的安装位置、数量和选型,实现多角度多摄像机视频监控,清晰显示人员行为、车辆特征,达到全域覆盖、无监控盲区。

在戒毒管理区出入口、各宿舍楼、习艺车间等区域部署人脸识别系统。在戒毒管理区围墙内侧、戒毒人员宿舍等部署视频智能分析系统。视频智能分析系统具有聚集、攀高、越界、夜间起身、单人独处、长时间静止及值班人员离岗报警等功能。当有报警时会被平台自动捕捉到并伴随语音提示和弹出操作对话框,用户可进行视频联动、接警、误报、应急、上报、回放等操作。

戒毒管理区内视频应传尽传,一般区域视频存储时间应为 30 天,戒毒管理区大门等重点区域视频存储时间应为 90 天。

2. 入侵报警系统

采用电子围栏和视频智能分析两种报警系统,报警信息实时传输至安防综合管理平台。智能分析设备和各类报警系统可以自动接收探测器报警信号,自动弹出报警区域监控画面和进行语音提示,且应具备转发报警信息、手动复位报警等功能。

视频智能分析设备和电子围栏系统设备故障或被拆卸,将会第一时间提醒指挥中心值班人员。

3. 应急报警系统

戒毒管理区内大门、警察值班室、分控中心、警察执勤点等戒毒人员聚集区域安装应急报警触发装置,戒毒管理区执勤警察配备无线报警设备,当有紧急情况发生时,警察可第一时间通知指挥中心。

4. 出入口管理系统

(1)人员的管理

门禁系统具备按钮、刷卡、密码、生物识别、手动控制等控制方式,指挥中心具备远程批量开闭门功能,门禁控制系统支持与安防综合管理平台对接。在门禁控制器断电、断网或者故障时,可开启手动控制功能。

在所区大门,戒毒管理区大门部署与公安内网联网的外来人员管理系统,对外来人员进行人像抓拍并与身份证照片比对,核实来访人身份信息并进行信息登记。外来人员管理系统具备外来人员身份证识别、人像抓拍与对比和出门注销、人员权限授权、黑名单;具备外来人员的出入时间、事件、对象等数据统计功能;可设定各种查询条件进行查询;可与门禁控制系统联动。

戒毒管理区大门、习艺车间出入口、探访室人员出入口等重要出入口配备手持式金属探测器或通过式金属探测门,有效探测金属物品。戒毒管理区的管理区大门部署毒品探测仪,用于检测毒品。

（2）车辆的管理

在戒毒管理区大门车行通道出入口部署车辆管理系统。在视频监控区域内对过往车辆进行监测、抓拍、并结合无线微震生命探测仪检测车辆确保所管安全。戒毒管理区车行通道配备车底成像系统，清晰显示车底完整图像并具备关联车牌抓拍功能。

5. 巡查系统

巡查系统采用"移动警务执法终端＋电子巡查标签"的方式进行部署，系统具有安装方便、设置灵活、操作简单、针对性强等特点，与安防平台集成以后能够有效地进行管理和监督巡查工作，可以实时准确地记录巡查人员的巡查时间、次数、线路及现场图像。戒毒管理区围墙周界、戒毒人员宿舍等区域支持刷卡、生物识别、视频巡查等方式进行巡查。电子巡查系统采用电子地图显示巡视轨迹。

6. 外出管控系统

外出管控系统整合地理信息系统，提供任务管理、定位管理等功能，可实现戒毒人员离所就医等外出离所事项过程中的远程管控和指挥。外出管控系统包括单警执法视音频记录仪、车载监控、移动视频监控、戒毒人员穿戴式电子定位设备等。执行监管任务的民警配备警务通、执法记录仪、4G 对讲机，外出执勤车辆均携带便携式布控球。外出管控系统支持多路视频同时接入，实时将现场视频传输到指挥中心，并进行本地存储。

7. 通信系统

（1）指挥调度系统。指挥调度系统可提供多种调度应用，将各戒毒管理局（所）的音视频数据进行统一集成和调度管理。指挥调度系统在地理信息系统（Geographic Information System 或 Geo－Information System，GIS）等地图上展示视频监控、广播、对讲等设备的点位信息，支持地图上点击呼叫与视频监控查看等联动功能，支持地图上显示报警功能。戒毒所指挥中心配置广播主机，戒毒管理区周界围墙和戒毒管理区操场、生产习艺区车间等区域安装广播终端。系统具有全区广播、分区广播、定时广播、消防广播、喊话广播和室外防水功能。在戒毒所人员宿舍还配备对讲系统，支持可视化、监听、报警、广播、多级组网等功能。

（2）移动警务执法系统。移动警务执法系统依托"一机双系统三模式"的移动警务执法终端，整合了移动执法、警务督察、掌上办公、通信通话等功能，提供警察即时沟通、语音通信、视频通信，同时支持一键报警、移动执法取证、短消息等。实现了所情、戒情、违规违纪安全隐患等信息的移动采集、戒毒人员信息的查询、突发事件的报警和警察日常执法行为的全程跟踪记录，提升了戒毒所精细化管理水平，减负增效成果明显。

（二）戒毒执法

1. 所政管理系统

所政管理系统用于对戒毒人员基本信息、法律文书档案进行管理维护，实现纸质档案数字化，汇聚戒治过程档案，形成全面综合的戒毒人员档案信息库。戒毒人员档案信息库一般包括戒毒人员基础信息、综合报告、呈批表、决定书、矫治表现档案、诊断评估、解除强戒等综合档案。按照分别、分类、分级、分期管理的原则，实现收治、戒毒人员物品管理、调动、调遣、重点人员、通信、保护性约束措施、单独管理、探访、探视、亲情电话、脱逃、死亡和刑拘、逮捕、收监执行刑罚、提审问询、行为表现考核、单项奖惩、变更戒毒措施、所外就医、离所就医、人员外出、解除强制隔离戒毒等所政管理业务的网络化、无纸化审批。

2. 标准化收治系统

标准化收治系统读取包含戒毒人员体检信息的加密二维码，实现内网、外网无网络联通条件下的数据传输；智能 OCR 自动识别处理公安机关纸质决定书中的关键数据，并同时采集人像、指纹等生物特征数据。数据采集完成后系统根据采集到的信息自动生成入所登记表和戒毒人员电子身份胸卡，数据提供给各业务平台使用。

3. 电子身份管理系统

电子身份管理系统使用自主研发的"电子胸卡"作为戒毒人员在强戒期间内的电子身份标识，系统配备可视、可改写电子胸卡，可存有数字化的被监管人员的个人资料和档案信息，同时兼容各系统，电子胸卡的可视卡是采用高科技热敏材料＋第二代身份证管理技术的 IC 卡（CPU 芯片卡）。

电子身份管理系统与安防平台集成实现了人员区域定位和管控；与智慧终端集成实现了戒毒人员信息查询、心理咨询预约、所内医疗就诊、所内上课签到、电子商务金融服务等功能。

4. 生活卫生系统

生活卫生系统可实现戒毒人员大账收支、购物消费、伙食、被服、环境卫生等生活卫生事务的数字化、规范化管理，提供仓库、食堂、设施设备等辅助管理功能。

全面部署使用戒毒人员所内金融服务和电子商务平台，实现银行、商家和强戒所密切合作，为戒毒人员提供便捷高效的自主金融和购物服务，减少警力投入，降低廉政风险。既满足了管理上分级处遇的要求，又达到了方便戒毒人员的目的。

5. 生产劳动系统

生产劳动系统可实现戒毒人员劳动岗位和技能、生产项目和计划、生产过程、劳动防护、劳动报酬、安全生产等生产劳动事务的数字化、规范化管理，提供生产仓库、设备和工具等辅助管理功能。

采用无线射频识别（Radio Frequency Identification，RFID）技术实现习艺劳动场所的劳动工具有效管理。警察使用移动警务执法终端对绑定标签的生产工具进行管理，实现生产工具的使用状态及位置实时跟踪。

6. 戒毒医疗系统

戒毒医疗系统可满足基本医疗、公共卫生、移动诊疗、疾病防控、健康监测、药品管控、卫生监督管理等业务需求，可实现远程医疗与会诊。

戒毒医疗机构和医务人员档案、戒毒人员健康体检和健康档案、门（急）诊和巡诊记录、药房药库数据等业务实现数字化管理，自动汇总集成为戒毒人员病情鉴定处置提供依据。

7. 交流探访系统

（1）会见探访。会见探访可实现对探访对话进行同步监控、音频流实时存储和（或）转发功能。

远程视频探访系统可实现家属异地与戒毒人员探访、探访音视频同步监控、音视频流实时存储和转发功能。

（2）亲情电话。亲情电话可实现实时监听戒毒人员亲情电话录音、中断、恢复电话、电话音频流实时存储和（或）转发功能。

谈话室系统可实现实时采集戒毒人员谈话录音、录像数据功能，并可基于语音识别、语音分析、微表情分析等智能系统提取戒毒人员谈话过程中的敏感词、情绪变化，对谈话内容进行转录。

（3）智能语音分析。无论是会见探访还是亲情电话，都涉及信息采集和信息预警。通过智能语音分析，可将戒毒所探访、亲情电话、个别谈话等录音进行文字转录，为警察提供语音系统控制和语音数据录入功能。分析甄别戒毒所探访、亲情电话、个别谈话、监听录音的对话结构、敏感词和对话者情绪，识别对话者身份，提取声场中发生的异常事件内容。

（三）戒毒教育

戒毒教育以智慧教育专网为载体，整合优质教育资源，创新教育戒治方法，针对戒毒人员开展课堂化教学、职业技能培训、专题教育等各类教学活动。

普及多年的多媒体教学和仍处于探索阶段的 VR/AR 教学在戒毒所中广泛应用。多媒体教育系统具备实况直播、现场录播、课后点播等功能，教师在多媒体教室进行授课，戒毒人员可以在教室、餐厅、活动区的视频终端和智慧终端同步收看，实现教学课件和节目资源共享利用，同时还能互动问答和在线考试，提升教育矫治的针对性、实用性和有效性。VR/AR 教育系统也发挥其增强学习体验的优势，通过沉浸式学习对戒毒人员进行思想引导、文化教育、技能培训、社会适应力训练等功能。

此外，戒毒教育根据业务板块主要分为教育矫正、康复训练、心理矫治和诊断评估，根据四项业务的不同特点有相匹配的信息化系统。

1. 教育矫正系统

教育矫正系统按照生理脱毒、教育适应、康复巩固、回归指导四期教育矫正工作要求，与戒治物联设施对接，实现入所教育、常规教育、个别教育、辅助教育、劳动教育和职业技能培训、社会帮教、回归社会教育、个性化矫正、文化建设等教育矫正业务的数字化管理，对教育设施设备、师资课程进行统一管理,对教研活动进行统一计划和执行管控。

2.康复训练系统

康复训练系统按照四期康复训练工作要求,实现戒毒人员肢体关节训练、身体恢复性训练、体能提升训练和测试、体能巩固训练等康复训练业务的数字化管理,对康复训练组织、计划、实施、考核和评估进行统一管理。

3.心理矫治系统

心理矫治系统建立戒毒人员心理健康档案,对戒毒人员从入所到出所各个阶段的心理教育、个案化心理矫治、团体心理辅导、心理(诊断)评估等心理矫治业务的数字化、规范化管理。

4.诊断评估系统

诊断评估系统从戒毒人员生理脱毒、身心康复、行为表现和社会环境与适应能力四个方面,建立诊断评估指标体系,汇聚计算各类业务和监测数据,对戒毒人员进行阶段性诊断评估和综合诊断。

(四)社会延伸

通过信息化技术实现戒毒人员后续照管、戒毒指导、回归回访、健康跟踪、心理辅导等功能。目前的社会延伸工作主要通过微信小程序、App 来实现,微信小程序的优点是受众面广、易接受程度高,缺点是后台数据难以留存从而进行数据分析,通过相关科技公司开发的后续延伸 App 恰好和微信小程序相反。相较于传统的后续延伸方式,信息化的后续延伸可以有效降低成本、提高效率、提升各方满意度。

1.回访调查

过去,戒毒人员出所后因业务割裂、数据割裂导致其动态不清,去向不明,后续照管难以开展,戒毒场所要进行回访调查必须依靠大量的人力财力,同时还存在交通安全、统计困难等问题。现在戒毒所通过视频确认、人脸识别和网络问卷的方式,就可以进行回访调查。

同时根据戒毒需要,后续照管与"社戒社康"融合发展在不断推进,通过信息平台,司法行政戒毒系统与社区、公安的数据可以实现共享,精准掌控戒毒人员出所后的动态和相关信息。

2. 禁毒宣传

通过小程序或 App 可实现更精准地禁毒宣传，相较于大众媒体而言，此类宣传的受众明确，更具针对性。

3. 心理辅导

后续照管和社区康复可通过信息支持，进行出所信息对接，戒毒人员信息同步，让社会延伸中的心理辅导工作者能够清楚戒毒人员的具体情况，从而个性化定制后续延伸帮扶计划。同时，通过信息技术，戒毒所能够实时掌握解戒人员的情况，可以实时协助社区人员进行心理辅导。

4. 就业帮扶

缺少针对解戒人员的就业信息向来是解戒人员的需求痛点，信息化时代不缺乏信息，但针对该人群的适配信息却缺少载体。通过信息化平台可实现意愿企业和解戒人员的双向选择，尽可能减少信息不对称因素。同时，通过意愿企业的用工需求，戒毒所和戒毒人员也能够针对性进行职业技能培训。

5. 复吸评估

通过收集生理特征（性别、年龄、性格类型）、社会特征（职业、学历、收入）、管控状态（定期报到、定期尿检）和各项测评数据形成解戒人员的大数据，可以实现智能化评估，对解戒人员进行复吸概率评分，最终对高危复吸人群进行针对性干预。

思考题：

1. 试述信息技术与戒毒工作深度融合的途径。
2. 简述戒毒模式在未来的改变。
3. 简述电子政务对我们工作方式的改变。
4. 简述提高戒毒工作电子政务水平的途径。
5. 试述未来智慧戒毒应用场景的发展。

第十三章　戒毒社会工作

在毒品问题治理诸环节中,吸毒人员的毒瘾戒除和康复非常关键,其效果直接影响减少毒品需求战略目标的达成。我国的戒毒策略带有鲜明的政府主导特征,但戒毒领域国家资源的投入也是有限度和边界的,基于成本和实效的考量,必须要引导社会力量参与,从依靠政府戒毒部门的管理向政府与社会组织协同治理转变,形成共建、共治、共享的戒毒工作新格局。在此背景下,戒毒社会工作以其整合性、主动性、联结性优势成为戒毒工作的必然选择。

第一节　戒毒社会工作概述

一、戒毒社会工作的含义及构成要素

(一)戒毒社会工作的含义

现代意义上的社会工作起源于西方社会,距今已有100多年的历史。综合理论界的观点和社会工作具体实践,社会工作呈现以下共性的特点:社会工作的核心价值理念是助人自助;社会工作是以帮助他人为目的的利他性活动;社会工作是以科学知识为基础的专业性工作;社会工作是职业化的助人服务活动。近年来,中国社会工作的发展采用了跨部门联合推进的方式,开始进入其他关乎民

生的部门寻求发展,出现了医务社工、戒毒社工、司法社工等在特定机构中工作的社工。[1] 戒毒社会工作由此成为毒品问题治理的一个重要组成部分。

在戒毒实践和理论研究中,戒毒社会工作又被表达为禁毒社会工作或禁毒戒毒社会工作,关于何为戒毒社会工作,学界也有诸多不同的观点和阐述。范志海、吕伟在《上海禁毒社会工作经验及其反思》一文中指出"专业禁毒社会工作是将社会工作的理念和方法应用于禁毒工作领域,由具有一定禁毒和社会工作的科学知识、方法和技能的社会工作者,对工作对象提供生活关心、戒毒康复帮助、就业指导、法律咨询服务和行为督促的一种工作过程"。[2] 莫关耀、房方在《禁毒社会工作实务指南》一书中,将禁毒社会工作定义为:禁毒社会工作是社会工作和禁毒工作领域中的一个新兴交叉区域,是具有专业素养和技能的工作者,综合调动与链接个人、家庭、社区、社会等各方力量自愿,运用禁毒专门知识和社会工作专业方法所开展的三级预防教育工作,及对服务对象的吸毒行为进行干预,帮助其摆脱毒瘾,重新回归社会的服务活动。[3] 在《关于加强禁毒社会工作者队伍建设的意见》中,将禁毒社会工作定义为禁毒工作的重要组成部分,是坚持"助人自助"价值理念,遵循专业伦理规范,运用社会工作专业知识、方法和技能预防和减轻毒品危害,促进吸毒人员社会康复,保护公民身心健康的专门化社会服务活动。综合学界和相关政策文件观点,我们尝试为戒毒社会工作下如下定义:戒毒社会工作是以预防和降低毒品危害为目的,遵循助人自助和科学戒毒理念,运用专业的方法和技能帮助戒毒人员摆脱毒瘾,保护公民身心健康的专门社会化服务活动。

(二)戒毒社会工作的构成要素

作为一个有机系统,戒毒社会工作由戒毒社会工作理念、戒毒社会工作者、戒毒社会工作对象、戒毒社会工作内容、戒毒社会工作方法五个要素构成。

---

〔1〕 童敏、刘芳:《基层治理与中国社会工作理论体系建构》,载《河北学刊》2021 年第 7 期。

〔2〕 范志海、吕伟:《上海禁毒社会工作经验及其反思》,载《中国药物依赖性杂志》2005 年第 5 期。

〔3〕 莫关耀、房方:《禁毒社会工作实务指南》,中国社会出版社 2020 年版,第 5 页。

1. 戒毒社会工作理念

戒毒社会工作理念是主体所秉持的价值观念,包括助人自助的社会工作理念和科学的戒毒理念。社会工作的基本价值观是助人自助,摆脱毒品是一个长期且痛苦的过程,吸毒人员除了要面对毒品对身心造成的痛苦、社会适应能力的下降,往往还需要承受社会对这个群体的排斥,再社会化过程困难重重,不少戒毒人员在反复尝试戒毒失败后自暴自弃。戒毒社会工作通过整合社会资源、提供专业服务,帮助这个群体解决困难、树立戒毒信心、提升应对问题的能力,通过专业助人最终实现吸毒人员的自助。除助人自助外,戒毒社会工作还需要具有科学的戒毒工作理念。在《禁毒法》《戒毒条例》颁布实施以来,我国已在法律层面构建起中国特色的戒毒新体制、新机制,自愿戒毒、社区戒毒、强制隔离戒毒、社区康复等多元措施充分体现了"以人为本、科学戒毒、综合矫治、关怀救助"的戒毒理念。戒毒理念的变化不仅促进了戒毒政策的调整,也使戒毒制度从规范层面到执行层面都发生了深刻的变化,对戒毒人员的看法也发生了变化。戒毒人员不再是传统观念中的社会越轨者和道德败坏者,而是逐步树立了"吸毒者是病人、违法者,也是受害者"的新观念。

2. 戒毒社会工作者

戒毒社会工作者,简称为戒毒社工,是指遵循助人自助的价值理念,运用个案、小组、社区等专业方法,以帮助戒毒机构和戒毒人员发挥自身潜能,协调社会关系,解决和预防毒品问题为职业的专业工作者。专业化戒毒社工为戒毒人员提供多种服务,具有多重角色:(1)使能者。是指戒毒社工要协助戒毒人员发现它自身的应对问题潜能和资源,以产生实现目标所要求的改变。(2)资源整合者。是指戒毒社工把有利于戒毒人员改变的资源联系起来,将戒毒人员需求与相关职能部门衔接起来,帮助戒毒人员获得各种资源的帮助,以达到戒毒的目标。(3)治疗者。是指戒毒社工以医学、心理学、社会学等学科为基础,通过个案、小组、社区等社会工作方法,帮助戒毒人员生理脱毒、身心康复和适应社会生活。(4)增能者。要求戒毒社工以优势视角看待戒毒人员,通过挖掘其本身的潜能,使戒毒人员的自尊、自信得到提升,能力得到增强,相信自己有能力成长和解决困难。

3. 戒毒社会工作对象

明确服务对象,是开展戒毒社会工作的前提。根据实践中戒毒社会工作服务的开展情况和相关政策法律的规定,戒毒社会工作对象主要包括以下几类:(1)戒毒人员及其家庭。无论是自愿戒毒人员,在社区进行戒毒和康复的吸毒人员,还是在机构中的强制隔离戒毒人员都属于戒毒社会工作的服务对象。此外,吸毒人员往往面对较多的家庭问题,在为戒毒人员提供服务的时候,也需要为其家庭成员进行心理行为干预。(2)学校及社区。人类在应对毒品问题的过程中,逐渐认识到预防的重要价值和功能,在"预防为主"的禁毒工作方针指导下,国家采取多种形式开展全民禁毒宣传教育。戒毒社会工作要向学生、老师和社区居民尤其是青少年进行毒品预防宣传教育,传播禁毒的理念和知识,增强他们识毒、防毒、拒毒的意识,提高自觉抵制毒品的能力。(3)高危人群。高危人群主要包括两类:一是处在吸毒高风险环境中的人群,生活在吸毒现象严重的社区、酒吧、KTV 等娱乐场所的工作人员等。要对这个群体加强宣传教育,使他们了解毒品危害,自觉远离毒品。二是错用、误用或者主动尝试过毒品但还未成瘾的人群。对这些人员要进行早期干预和教育,尽早纠正不良行为。

4. 戒毒社会工作内容

戒毒社会工作内容是针对服务对象采取的具体服务策略和形式。根据《关于加强禁毒社会工作者队伍建设的意见》的要求和各地戒毒社会工作实践,戒毒社会工作内容主要包括四个方面:(1)禁毒宣传教育。参与组织禁毒宣传活动、普及毒品预防和艾滋病防治等相关知识、宣传禁毒政策和工作成效,增强公民禁毒意识,提高公民自觉抵制毒品的能力。(2)戒毒康复服务。为戒毒康复人员提供心理咨询和心理疏导、认知行为治疗、家庭关系辅导、自我管理能力和社会交往能力提升等专业服务,帮助戒毒康复人员调适社区及社会关系,营造有利于戒毒康复的社会环境。(3)帮扶救助服务。为戒毒康复人员链接生活、就学、就业、医疗和戒毒药物维持治疗等方面的政府资源与社会资源,协助解决生活困难,提升社会适应能力。(4)有关禁毒管理事务。协助做好社区戒毒、强制隔离戒毒和社区康复制度的衔接工作。督促、帮助社区戒毒康复人员和戒毒药物维持治疗人员履行协议。

5. 戒毒社会工作方法

戒毒社会工作方法是微观层面的具体操作技术。众所周知,复吸问题是戒毒领域面临的最大难题,在戒毒模式由"司法惩戒模式"向"生理—心理—社会模式"转变的背景下,解决毒品成瘾问题需要运用系统的方法对戒毒人员进行治疗与康复。戒毒社会工作的方法具有多样性和多元化的特点,从社会工作视角看,主要包括个案戒毒社会工作、小组戒毒社会工作和社区戒毒社会工作。2003 年上海市将社会工作引入禁毒领域时,主要使用的就是个案社会工作方法。目前,全国开展戒毒社会工作基本已经涵盖了三大方法的使用。从学科视角看,戒毒社会工作在提供服务的过程中,会综合运用社会学、心理学、教育学、医学等多学科的知识和方法。

二、我国戒毒社会工作专业化发展历史

1729 年,清雍正皇帝颁布了世界上第一部禁毒法令,学术界普遍将此视为我国禁毒工作的开端。此后,相关文献中虽然也有不少地方民众参与禁毒活动的报道,如清末民初时期广东"士绅、知识分子、商人等广大民众纷纷行动起来,开展多种形式的禁烟活动"[1]。但专业化的戒毒社会工作一直到 20世纪 70 年代末期方才出现,由于此时期毒品问题的死灰复燃和复杂性,社会工作开始逐渐进入到禁毒领域,并成为我国禁毒工作体系的一个重要组成部分。

(一)戒毒社会工作的起步阶段(1978 ~ 2002 年)

我国的毒品问题在建国初期曾经一度被禁绝,但是 20 世纪 70 年代后期,由于受国际毒潮的侵袭、渗透以及社会、经济、地理、人文环境等因素的综合作用,毒品违法犯罪活动在我国逐渐"复苏"并呈不断蔓延之势。毒品导致社会财富流失、人性沦丧、道德滑坡,成为影响我国社会稳定的重要消极因素,严峻的毒品滥用和毒品犯罪形势决定了禁毒工作任重而道远。我国政府秉持严厉禁毒的一贯立场,并于 1990 年成立了由公安部、卫生部和海关总署等 25 个部门组成的国家禁毒委员会,负责组织、协调、指导全国的禁毒工作。

---

〔1〕　杜文彬:《清末民初广东禁烟初探》,暨南大学出版社 2008 年版,第 48 ~ 55 页。

1991年,我国以民政系统为主体成立了中国社会工作者协会。随着禁毒工作的开展以及专业社会工作的恢复与发展,戒毒工作与社会工作逐步结合起来,在戒毒工作中开始发挥社会工作的专业优势以共同应对严峻的毒品形势。此时期,虽未形成专门的戒毒社会工作概念,但实践中的初步探索为戒毒社会工作的成熟积累了丰富的经验,为戒毒社会工作制度化运行奠定了良好的基础。《禁毒社会工作基础》一书认为戒毒社会工作的起源以美国戴托普国际公司与云南省的合作为标志。[1] 戴托普治疗模式从社会学、心理学、行为学、临床医学、预防医学等多学科结合的角度,对吸毒人员进行治疗与善后服务的自愿戒毒模式,这也是目前国际上影响较为广泛的戒毒模式之一。[2] 1991年,我国卫生部与美国戴托普(Daytop)国际公司签署协议,拟在昆明成立药物依赖康复治疗中心——戴托普康复村;1998年9月28日,云南中美戴托普药物依赖治疗康复中心在昆明正式成立,这是中国首家以治疗社区(Therapeutic Community,TC)模式,从多学科结合角度对吸毒成瘾者进行治疗康复和救助服务的专业机构。[3]

（二）戒毒社会工作的全面探索阶段(2003～2008年)

1990年12月28日,第七届全国人民代表大会常务委员会第十七次会议通过了《关于禁毒的决定》。该决定第8条规定:"吸食、注射毒品成瘾的,除依照前款规定处罚外,予以强制戒除、进行治疗、教育。强制戒除后又吸食、注射毒品的,可以实行劳动教养,并在劳动教养中强制戒除。"由此正式形成了包括自愿戒毒、强制戒毒和劳教戒毒三种戒毒模式在内的戒毒体系。但在应对不断严峻的戒毒形势的过程中,这种戒毒体系存在的问题也不断凸显出来,"重惩罚、轻戒治"的倾向使实践中以管代戒的现象比较普遍。为解决戒

〔1〕 张莹、王玥:《中国禁毒社会工作的历史沿革研究综述》,载《中国药物依赖性杂志》2014年第2期。

〔2〕 唐晓蓉、黄晓霞:《不同戒毒模式中的社工角色》,载《中国社会导刊》2008年第27期。

〔3〕 治疗社区,即TC模式,是一个以民间组织或公司的方式运作、以戒毒治疗康复为目的、以特定的管理规则和治疗措施为内核的戒毒模式。Maxwell Jones于1946年创建治疗社区,主要用于精神病的治疗。开创性引入到戒毒的是美国人Charles开办的锡南浓(Synanon)。以后相继发展的治疗社区类模式有凤凰村、星星之屋、戴托普等。其康复内容包括了教育、家庭治疗、治疗保健、艾滋病预防、职业培训、妇女项目等。

毒流于形式,戒治效果并不理想的问题,2003 年,上海市率先在戒毒领域创新发展,开创了"政府主导推动,社团自主运作,社会多方参与"的工作机制,形成了原有三种戒毒模式之外的社区戒毒模式。2003 年 12 月,中国第一家专门从事戒毒社会工作的社会组织——上海市自强社会服务总社注册成立,标志着社会工作的专业理念和实务技能全面应用于戒毒工作领域。[1] 自强社会服务总社招收的第一批戒毒社工规模在 400 人左右,队伍成员分别来自社会招聘、"老公安"和监狱局,这种人员组成模式被称为"三三制"。上海在街道层面全面启动戒毒社会工作服务之后,广东、浙江、湖南等地也逐渐引入社会工作专业力量提供禁毒戒毒服务。

（三）戒毒社会工作法治化、规范化发展阶段（2008 年至今）

2008 年实施的《禁毒法》明确了社区戒毒社区康复的法律地位,为社会工作介入社区戒毒社区康复提供了平台和制度保障,标志着戒毒社会工作开始走上法治化、规范化的道路。《禁毒法》颁布实施以来,在戒毒社会工作领域,不同地区基于本地现实毒情、社区戒毒社区康复制度运行状况开展了符合本地实际的戒毒社会工作,形成了不少具有鲜明特色的地方实践模式。如2008 年 6 月江苏省苏州市自强服务总社成立,政府出资购买社工服务,招聘戒毒社会工作者。2008 年 10 月,深圳市禁毒工作办公室将福田区作为戒毒社会工作者进驻社区的试点,采用"政府购买、民间运作"的方式,委托深圳市春雨社会工作服务社和深圳市升阳升社会工作服务社运作。[2] 上海市戒毒系统借助社工力量,实现了社工长期驻所工作,提前介入对戒毒人员的帮教,并通过手机信息平台、网络通信工具等新渠道,持续关注该类群体回归社会动态。各地通过实践,初步建立起戒毒社会工作服务的规范标准,产生了一批专门从事戒毒社会工作的机构和戒毒社会工作者。上海、广东、江苏等地通过政府购买禁毒项目等方式,培育了自强社、联众社、中致社等具有一定规模和社会影响力的禁毒社会服务机构。湖北、贵州、宁夏等地通过政府购买岗位方式,打造了一批以"戒毒中心社区""阳光工程""绿荫工作室"为代

---

〔1〕　赵敏、张锐敏:《禁毒社会工作基础》,军事医学科学出版社 2011 年版,第 204 ~ 205 页。

〔2〕　吕庆:《禁毒社会工作发展中的"快"与"慢"》,载《中国社会工作》2017 年第 6 期。

表的戒毒社会工作品牌。[1]

三、戒毒社会工作的政策规范依据

政策规范依据,是指戒毒社会工作实施过程中需要依据和遵循的政策以及不同层级的法律、法规与规范性文件。近年来,在社会治理创新背景下,强调禁毒是全社会的责任,戒毒社会工作成为营造共建、共治、共享毒品问题治理格局的重要内容。

（一）《禁毒法》

《禁毒法》第 3 条规定:"禁毒是全社会的共同责任。国家机关、社会团体、企业事业单位以及其他组织和公民,应当依照本法和有关法律的规定,履行禁毒职责或者义务。"第 4 条第 2 款规定:"禁毒工作实行政府统一领导,有关部门各负其责,社会广泛参与的工作机制。"第 10 条指出"国家鼓励志愿人员参与禁毒宣传教育和戒毒社会服务工作。地方各级人民政府应当对志愿人员进行指导、培训,并提供必要的工作条件"。《禁毒法》所确立的大戒毒观,让政府、社会、公民共同成为禁毒工作的主体。

（二）《戒毒条例》

《戒毒条例》第 2 条规定:"县级以上人民政府应当建立政府统一领导,禁毒委员会组织、协调、指导,有关部门各负其责,社会力量广泛参与的戒毒工作体制。戒毒工作坚持以人为本、科学戒毒、综合矫治、关怀救助的原则,采取自愿戒毒、社区戒毒、强制隔离戒毒、社区康复等多种措施,建立戒毒治疗、康复指导、救助服务兼备的工作体系。"第 8 条明确规定:"国家鼓励、扶持社会组织、企业、事业单位和个人参与戒毒科研、戒毒社会服务和戒毒社会公益事业。"

（三）中共中央、国务院《关于加强禁毒工作的意见》

为了加强禁毒工作,综合治理毒品问题,中共中央、国务院于 2014 年 7 月 6 日印发了《关于加强禁毒工作的意见》,把禁毒工作纳入国家安全战略以及平安中国、法治中国建设之中。该意见提出了"源头治理、以人为本、依

---

〔1〕 莫关耀、房方:《禁毒社会工作实务指南》,中国社会出版社 2020 年版,第 5 页。

法治理、严格管理、综合治理"的基本原则,坚持"预防为主,综合治理,禁种、禁制、禁贩、禁吸并举"的工作方针,同时提出逐步建立戒毒社会工作专业人才和志愿者队伍,发挥中国禁毒基金会等禁毒社会组织的作用。

（四）《全国社区戒毒社区康复工作规划（2016—2020）》

2015 年 12 月,国家禁毒委员会办公室、中央综治办、公安部、国家卫计委、民政部、司法部等 11 部门联合制定了《全国社区戒毒社区康复工作规划（2016—2020 年）》。该规划明确要求社区戒毒社区康复要遵循"部门参与、社会共治,认真履行政府部门和基层组织的法定职责,引导社会力量积极参与,共同做好吸毒人员管理服务工作"的基本原则。该规划还明确规定了发展社工队伍的措施及目标。力争通过 2~3 年努力,到 2019 年年底禁毒戒毒社工占社区戒毒社区康复专职工作人员比例达到 30% 以上。

（五）《关于加强禁毒社会工作者队伍建设的意见》

2017 年 1 月 20 日,国家禁毒办等 12 部门颁布了《关于加强禁毒社会工作者队伍建设的意见》。该意见明确要求,加强禁毒社会工作者队伍建设要站在推进平安中国、法治中国建设的战略高度,按照禁毒工作总体目标要求,明确禁毒社会工作者职责任务,大规模开展专业培训,不断提升现有戒毒社会工作从业人员的专业素质和职业能力,逐步扩大禁毒社会工作者队伍规模。该意见指出,到 2020 年,要建立较为完善的禁毒社会工作者队伍建设运行机制、工作格局和保障体系,禁毒社会工作者总量达到 10 万人,建成一批有影响力的戒毒社会工作服务机构,实现戒毒社会工作服务在城乡、区域和领域的基本覆盖,禁毒社会工作者队伍的专业作用和服务成效不断增强。

第二节　戒毒社会工作的服务内容

戒毒社会工作的服务内容涵盖预防、教育和发展三大功能,本节将结合成瘾过程及戒毒社会工作对象介绍禁毒社会工作者在禁毒宣传教育、社区戒毒社区康复、强制隔离戒毒等领域的具体服务内容。

一、禁毒宣传教育服务

（一）开展禁毒宣传教育服务的依据

1.毒品治理战略的需要

由于目前医学界对吸毒成瘾机制认识的有限性,如何有效开展预防毒品的宣传教育就成为降低毒品非法需求的关键,毒品预防宣传教育也因此被称为禁毒工作的治本之策。目前,世界各国均十分重视禁毒宣传和教育,大部分存在毒品问题的国家建立了社会禁毒教育体系,通过三级预防策略为公民提供必要的抵御毒品的相关知识,以提升其拒绝和抵御毒品的能力。三级预防策略最早由美国学者 Leavell 和 Clark 于 1965 年提出,后发展成为全球公共卫生的基本原则与策略。我国从 20 世纪 90 年代全面开展禁毒宣传教育活动以来,全国禁毒部门始终坚持将毒品预防教育作为治本之策,建立起一套形式上较为完善的禁毒宣传教育机构,并且在现有机构和人员较为固定的基础上不断完善和丰富宣传教育的手段,取得了积极的社会效果。

2."6·27"青少年毒品预防教育工程开展的需要

2015 年,国家禁毒办、中宣部、教育部等 14 个部门印发了《全国青少年毒品预防教育工作规划(2016—2018)》。该规划提出力争通过 3 年时间构建起青少年毒品预防教育工作体系,动员社会力量参与青少年毒品预防教育工作,支持和鼓励社会力量参与青少年毒品预防教育和涉毒青少年教育帮扶工作,禁毒社会工作者以其专业的理念与方法能够满足该工程的需求。

3.戒毒社会工作发展的需要

国家禁毒办联合教育部等 12 部门于 2017 年 2 月印发的《关于加强禁毒社会工作者队伍建设的意见》,明确要求戒毒社工要积极开展禁毒宣传教育活动,普及毒品预防和艾滋病防治等相关知识,宣传禁毒政策和工作成效,增强公民禁毒意识,提高公民自觉抵制毒品的能力。

（二）禁毒宣传教育服务的对象

根据三级预防理论和戒毒社会工作实践,戒毒社工开展禁毒宣传教育服务的对象主要包括普通人群、重点人群和吸毒人员三类。

1. 针对普通人群的禁毒宣传教育服务

针对普通人群的禁毒宣传教育服务是三级预防策略中的第一级预防,又称病因预防,目的是降低吸毒危险因素、促进人群健康、降低疾病发生。具体内容包括三个方面:一是帮助公众了解有关毒品类型、危害的知识;二是提升社会公众远离毒品的意识;三是推动社会大众自觉远离毒品,加入禁毒志愿者队伍。

2. 针对重点人群的禁毒宣传教育服务

2005 年 1 月,中宣部、教育部等 11 部门联合印发了《全民禁毒教育实施意见》,文件规定禁毒教育要面向全体公民,重点对象包括青少年、有高危行为的人群、有吸毒行为的人员、毒品问题严重地区的居民和流动人口、公职人员五类。针对处于高危情境中的重点人群开展宣传教育,帮助他们学习识毒、防毒、拒毒的知识和技巧,可有效预防该群体受到毒品侵害。

3. 针对吸毒人员的禁毒宣传教育服务

针对吸毒人员的禁毒宣传教育服务是第三级预防,又称临床预防。吸毒人员本身已处于吸毒的情境中,有些因认知偏差意识不到毒品危害,有些因各种因素导致不知如何戒断毒瘾。针对此类群体的宣传教育以戒毒康复治疗为主要策略,通过纠正错误认知、激发戒毒动机,帮助吸毒人员脱离毒瘾,改善其躯体、心理和社会功能,增强其防复吸技能,并协助其重新回归社会。

(三)禁毒宣传教育服务的特点

1. 禁毒宣传教育形式多样化

随着社会经济文化和信息传播手段的发展变化,目前的禁毒宣传教育形式呈现多样化的特点,戒毒社工会根据宣传对象、宣传场所的不同而选择不同的形式。根据禁毒知识获取方式的不同,禁毒宣传教育形式可以分为四类:(1)讲解式。通过授课、讲座等方式传播禁毒知识。(2)学习式。主要是指开展禁毒知识竞赛、禁毒辩论会等。(3)传播式。主要包括投放禁毒广告、派发禁毒传单等。(4)体验式。主要指现场观察、角色扮演、吸毒 VR 体验等方式。

2. 禁毒宣传教育覆盖全面化

实践中,戒毒社工开展了丰富多样的禁毒宣传教育活动,通过"进社区""进家庭""进工厂""进单位""进场所""进学校"等方式,基本实现了禁毒宣传教育全覆盖。如在无毒社区建设中,社工可以帮助开展毒品预防教育、倡导禁毒防毒理念、营造全民禁毒的氛围。帮助构建无毒家庭,发挥家庭在防毒拒毒第一道防线的作用。培养在校学生毒品预防意识和社会责任观,掌握自我保护方法。

3. 禁毒宣传教育运行项目化

美国项目管理学会(Project Management Institute, PMI)对项目的定义为"为创造独特的产品、服务或成果而进行的临时性工作"。实践中,戒毒社工设计具有模块化、程式性、可操作性、循证性及剂量化的项目,有效促进了禁毒宣传教育工作科学化、专业化和社会化水平的提升。如针对青少年吸毒问题,深圳彩虹社工率先引进了香港特别行政区"禁毒鬼屋"项目,开启了体验式禁毒教育模式。研发了"反毒大篷车"青少年移动教育基地、"十城接力益骑禁毒"等项目,营造了全民参与禁毒的良好氛围。

二、社区戒毒社区康复服务

(一)社区戒毒社区康复服务的意义

随着社区戒毒社区康复以法制的形式确定下来,社区就成为戒毒工作开展的重要场所。吸毒人员在户籍所在地或其居住的城市街道办事处、乡镇人民政府或其指定的基层组织(如居委会、村委会)的监督下进行戒毒。但是由于我国很多地方尤其是经济欠发达地区,街道(乡镇)事务繁杂,受困于基层组织薄弱、戒毒专干专业化程度不高、经费投入有限等制约因素,社区戒毒社区康复难以落实到位,实际工作效果一般。这就需要借助戒毒社工的专业力量为社区戒毒社区康复人员提供服务,目的是使吸毒人员的生理上、心理上得到康复,社会生活能力得到增强,最终回归社会。这不仅是落实《禁毒法》《戒毒条例》的必然要求,也是社区戒毒社区康复可持续发展的必要途径。

(二)社区戒毒社区康复服务的对象

社区戒毒社会工作服务的对象是被决定社区戒毒,且有意愿接受社工专业服务的社区戒毒人员及其家庭。通过前期资料的收集和分析,戒毒社工根据戒毒人员吸毒时间的长短和药物依赖程度,一般把戒毒人员分为偶尔吸毒人员、一般毒品成瘾者和严重毒品成瘾者三类。偶尔吸毒人员,是指偶尔有吸毒行为,但还未形成药物依赖者,这类人员属于一般帮教对象。一般毒品成瘾者,是指已经形成药物依赖,存在戒毒动机,但戒毒意愿不坚定,反复性强,家庭关系疏离者,这类人员是戒毒社工服务的重点帮教对象。严重毒品成瘾者,是指已经形成严重依赖,有经常性反复吸毒行为的人。戒毒社工在必要时可送至强制隔离戒毒。通过分类,戒毒社工可以开展有重点的针对性工作,通过康复指导帮助戒毒人员增强戒毒的信心,早日摆脱毒品的控制,恢复正常的社会生活。

(三)社区戒毒社区康复服务的内容

1.为社区戒毒社区康复人员提供防复吸服务

调查了解戒毒康复人员的社会生活状况、现实表现、毒品成瘾程度等情况,开展戒毒人员矫正需要评估,了解问题症结和根源;按照毒品成瘾的机理,积极引入科学矫治理论和技术,提供戒毒医疗、教育矫正、心理辅导、心理咨询等服务,增强戒毒动机与信心;做好毒品禁毒宣传教育,提高其对毒品的认知,提升拒绝毒品和压力管理的能力;帮助戒毒康复人员养成良好的健康生活习惯,巩固戒毒成果,预防复吸。

2.为社区戒毒社区康复人员提供救助服务

戒毒社工利用专业优势,为戒毒康复人员链接生活、就业、就学、医疗等各方面的政府资源和社会资源,通过将活动集中在构成吸毒人员个体与其环境间互动的社会关系上来提高个体在群体中的社会功能。链接社会相关部门,立足社区,为戒毒康复人员提供就业机会、就业指导、职业技能培训、法律援助,读写训练与教育机会、亲职训练、家庭治疗、夫妻关系咨询、医疗服务及社会支持等。

3.协助做好社区戒毒社区康复人员管理服务

协助建立相关档案资料,做好工作台账,对工作对象的戒毒康复情况进行定期评估。根据社区戒毒社区康复人员的染毒程度、经历、个人特点、生活和家庭环境等情况,探索建立分类管理机制,有的放矢地采取管理措施;通过尿检、戒毒知识辅导、戒毒情况定期评估等方式和途径,对戒毒人员进行管理和帮助。协助做好强制隔离戒毒人员出所衔接,督促、帮助社区戒毒社区康复人员和戒毒药物维持治疗人员履行协议,努力减少现实危害。发现社区戒毒社区康复人员拒绝报到或严重违反协议的、参加戒毒药物维持治疗人员严重违反治疗规定的,向乡镇(街道)禁毒工作机构报告,协助收集提供有关材料。

三、强制隔离戒毒服务

(一)强制隔离戒毒服务的意义

强制隔离戒毒是根据特定行政机关的决定,通过强制隔离的方式,对符合法定条件的吸毒成瘾人员进行戒毒治疗的一种戒毒措施。因为具有强制性、隔离性的特征,在执行过程中必然会出现戒毒人员回归社会难、家庭关系疏离等问题。在这种情况下,社会工作作为一种专业的柔性力量介入强制隔离戒毒,就成了戒毒所强制力量的补充。强制隔离戒毒所购买戒毒社工服务后,戒毒社工可以进驻强制隔离戒毒所,成为驻所社工,为戒毒人员提供各种帮扶服务,帮助戒毒人员摆脱毒品,顺利回归社会,同时也为戒毒社会工作开辟了一条新的工作路径。

(二)强制隔离戒毒服务的对象

社会工作介入强制隔离戒毒,其服务对象主要包括强制隔离戒毒人员及其家庭。根据法律规定,强制隔离戒毒的适用对象包括:拒绝接受社区戒毒的;在社区戒毒期间吸食、注射毒品的;严重违反社区戒毒协议的;经社区戒毒或强制隔离戒毒后再次吸食、注射毒品的;对于吸毒成瘾严重,通过社区戒毒难以戒除毒瘾的人员,公安机关可以直接作出强制隔离戒毒的决定。对于不符合上述情形,但吸毒成瘾人员自愿接受强制隔离戒毒的,经强制隔离戒毒场所所在地县级、设区的市级人民政府公安机关同意可以进入强制隔离戒毒场所戒毒。

(三)强制隔离戒毒服务的内容

1.入所适应服务

强制隔离戒毒为戒毒人员提供全链条、系统化、科学化的戒治服务,戒毒人员可以在无毒戒治环境中进行生理脱毒、身心康复和社会适应性训练。但是从开放社会环境到封闭隔离执行环境,大多数新入所的戒毒人员都需要一个适应过程。部分戒毒人员还会存在戒治态度不端正、纪律涣散、不服从管理、思想情绪不稳定等情况,严重影响场所稳定和教育戒治活动的开展。此阶段,戒毒社工可以通过为新入所戒毒人员进行心理测评、情绪疏导、教育引导,消除对民警的抵触情绪,学会和其他戒毒人员和谐相处,尽快适应封闭的强制隔离戒毒环境。

2.戒毒康复服务

服务内容涉及"四区五中心"的各项职责。根据工作要求和实际情况开展矫正教育工作,为戒毒人员设计、开发课堂教学系列课程,协助戒毒所完成文化素质、思想道德、法律常识、心理健康等科目的课堂授课任务;协助科室完成所内帮教服务,协助戒毒所组织戒毒人员开展毒品知识讲座、法律法规讲座以及职业生涯规划等专题帮教活动,并指定相关活动计划和方案;协助科室在重要时间节点和节日开展宣传教育;为指定群体提供戒毒帮扶、心理辅导、戒毒巩固、康复训练、诊断评估等服务。

3.出所衔接服务

相关研究表明,大部分戒毒人员经过戒毒场所系统科学的教育戒治取得了较好戒治效果。但戒毒人员回归社会后,由于缺乏系统的后续照管、监督帮扶,极易出现复吸现象,使所内戒毒成果功亏一篑,因此,打通强制隔离戒毒场所物理空间上与社会的隔绝,做好戒毒人员出所后的衔接帮扶非常必要且重要。戒毒社工可以通过以下途径做好戒毒人员的出所衔接工作。一是协助强制隔离戒毒所做好回归指导区建设。对戒毒人员进行有毒环境的适应训练,增强他们对毒品的心理抵抗力。进行健康生活方式、应付社会压力、正确择友交往教育。开展健康的性教育及降低危害教育等,提高个体生活质量。进行形势政策教育、就业指导与帮扶,综合性诊断评估。还要与当地公安、司法、亲属、劳动部门的回归衔接,构建戒毒人员社会帮教体系和志愿者服务体系。二是协助强制隔离戒毒所做好社区戒毒社区康复指导站建设。自2008年《禁毒法》实施以来,"司法行政戒毒场所在社区建立戒毒康复指导站1400余个,配备专职兼职工作人员2100多人,开展社工、义工培训,为戒毒人员在就业、社会保障、职业培训等方面提供指导和帮助,巩固所内戒毒效果"。在指导站这个衔接帮扶平台上,戒毒社工帮助"解戒人员"链接社会资源、适应社会环境。

第三节　戒毒社会工作的方法

经过多年的实践,戒毒社会工作在"生理—心理—社会"综合康复模式的指导下,遵循专业价值观,运用个案、小组、社区等多种社会工作方法,解决吸毒人员遭遇到的生理、心理和社会困境,为戒毒人员及其家庭提供生活关心、戒毒康复、救助帮扶服务,在毒品问题治理中发挥了重要的作用。

一、戒毒个案工作

(一)戒毒个案工作的定义

个案工作与小组工作、社区工作合称为社会工作三大服务方法。戒毒个案工作是戒毒社会工作者遵循基本的价值理念,运用科学的专业知识和技巧,以个别化的方式为戒毒人员及其家庭提供物质和心理方面的支持与服务,以帮助其挖掘自身潜能,激发戒毒动机,重新融入社会的一种专业社会工作方法。

(二)戒毒个案工作的原则

戒毒个案工作的原则是指导个案工作的一般原理,也是对个案工作的基本要求和行动准则。戒毒个案工作突出强调工作的有效性,在运行的过程中必须遵循以下四个原则:

1.个别化原则

由于不同戒毒人员社会经历、吸食毒品的类型、成瘾程度等情况存在差异性,这就导致他们面对问题的性质和原因、解决问题的阻力和动力都有所不同。就个案社会工作的目标来看,既可能是疾病趋向的,也可能是问题趋向的,还可能是发展趋向的。人们习惯将戒毒人员看作有这样或那样问题的人,对他们的服务,如同医生看病,关键在于准确及时地作出科学的评估,然后才能对症下药,取得良好的效果。戒毒个案工作的运行要符合个别化原则,要求戒毒社工首先必须实事求是,从戒毒人员个体出发,承认每个困境中的人都是独特的、有差异的。在此基础上,考察其服务需要并制定有针对性的服务计划,运用专业的知识与技能,与服务对象一起面对困境,解决问题,这样才能产生良好的社会效果。

2. 接纳原则

接纳意味着在对戒毒人员开展服务的时候,接受对方作为一个独特的个体和人的价值,虽然不接受他的言行,仍然会因为他是一个人而尊重他。接纳的关键在于不以戒毒社工个人的价值观和生活方式评判或取舍对方,时刻保持一种信任、接受和尊重的态度。接纳的意义十分重大,它反映了一种价值中立的态度,有助于创造和谐、自由、轻松的气氛并消除戒毒人员的敌对、抵触情绪。

3. 尊重原则

罗杰斯认为使人格产生建设性改变的关键条件之一是无条件的尊重。戒毒社工服务的重要内容就是帮助戒毒人员重塑健康人格,尊重可以为戒毒人员营造一个安全、温暖、宽松的环境,使其放下防御,消除戒备,自由并安心地敞开自己,探讨自己的内心世界;尊重可以使工作双方建立起信任、和谐的工作关系,真诚表达,真心互动,有利于尽快进入主题,提高工作效率;尊重还可以唤醒戒毒人员的自尊,激发他重新审视自己,肯定自己的价值,最终实现人生自助、回归社会的目标。这就要求戒毒社工应当以一个指导、帮助、督促、激励和效果的客观评价者的身份出现,而不是裁判者,从而顺利建立起信任关系和专业关系。

4. 自我选择原则

戒毒社工相信每个戒毒人员都有价值和尊严,都有改善自己的能力和动力,都有决定自己行为的自由意志并基于此为自己选择的行为承担责任。因此,戒毒社工认为人有权利、有能力去决定自己的事情,社会工作者的职责是协助服务对象为自己的事情做出选择和决定,而不是替代服务对象进行选择。因为,戒毒是一个长期的反复的过程,一朝吸毒,终身戒毒,只有让服务对象自己做出正确的决定,他才会坚定戒毒的信念,有动力去执行戒毒社工帮助其树立的戒毒目标。

（三）戒毒个案工作的流程

戒毒个案工作有一套完整规范的操作流程，规定了开展个案工作的各个环节和操作标准。综合不同的观点和实践做法，戒毒个案工作主要包含以下基本程序。

1. 找案阶段

传统个案工作中的第一个工作环节是"接案"，而戒毒个案工作的第一个环节是"找案"。需要戒毒社工在服务过程中挖掘服务对象，并为其提供必要的社会服务。寻找途径主要包括以下几种：一是在日常接触了解过程中找案，如每次尿检会谈、戒毒所约谈过程中发现有需要服务的对象；二是在活动中观察，如观察小组或活动中组员的表现，持续多次互动接触，可以更好地了解对象情况；三是通过咨询走访发现服务对象，如对戒毒人员进行家访或者接待来访咨询，在这些工作环节可以发现许多需要解决的问题；四是转介，通过禁毒专干、戒毒人民警察、公安民警等转介的戒毒人员，经过沟通了解，也可成为个案工作的服务对象。

2. 接案阶段

在接案阶段，戒毒社工要对服务对象的问题和需求有初步的认识和了解，主要工作内容包括：一是与服务对象进行面谈，由戒毒社工介绍个案服务的政策、宗旨、内容、禁毒等，介绍戒毒社工的职责和服务方式。二是了解服务对象的来源和接受服务意愿，邀请服务对象参与服务并澄清期望，了解服务对象的问题和需求。根据服务对象的意愿共同界定问题和需求，问题和需求的界定可以围绕操守保持、家庭关系、身体状况、心理和行为问题、精神状态、人际交往、社会支持、社会发展适应、就业就学、经济状况等维度来展开。三是初步判定服务对象的问题与需求。如服务对象的问题和需求不在服务范围内的，予以转介。在服务范围内的，则确定接案。四是填写个案接案记录。在确定接案后，填写个案接案登记表，主要包括服务对象来源、基本资料、吸毒史、主要问题等。此期重点在专业服务关系的建立，戒毒社工和服务对象关系建立得好坏，直接影响后续工作的顺利开展。

3. 预估阶段

戒毒社工对已经建立起专业关系的服务对象问题及需求进行诊断评估，

此阶段主要涉及以下工作环节:一是继续收集服务对象资料。对于戒毒社工来说,掌握了有效的信息收集方法,就可以收集到较为全面的信息。通常来说信息收集的方法包括文献法、访谈法、问卷法、观察法等。二是对信息资料进行分类整理。面对收集到的庞杂信息,首先要进行审查和核实,以达到去除虚假、无用的信息,保证信息准确性和有效性的目的。在此基础上,通过分类保证信息的系统性、规范性和条理性,具体内容包括:吸毒人员的人口学资料、成长史和吸毒史、婚姻家庭、社会交往、目前生活状态、各种检测情况等。三是对服务对象进行诊断分析。找到问题症结,并结合实际情况与服务对象协商,确定解决问题的优先次序,填写个案预估记录表。个案预估记录表主要包括个案问题及需求评估表、吸食毒品情况评估表、吸食毒品情境调查表、戒毒服务对象须知和同意书并签字。

4.计划阶段

完成预估阶段后,戒毒社工应与服务对象共同制订服务计划。

(1)确定服务的目标。服务目标的确定有三条标准:一是服务目标要与服务对象的实质性困难、解决问题的能力一致,防止出现目标过大且不切合实际的情况,动摇服务对象解决问题的决心。正像伍德指出的那样,如果订立模糊或不合理的高目标,"会使案主较容易经验到残酷及破坏性的体验,如失望、挫折及自己能力、自信的受损"。二是目标要与机构的功能一致,以取得戒毒社工和社会资源的配合。三是目标应是戒毒社工和服务对象协商的结果,这样可以最大限度地调动服务对象的主观能动性。(2)制订服务方案,填写个案计划记录。个案计划记录主要包括个案工作计划表、服务记录一览表、个案记录摘要等。通过订立工作契约,明确戒毒社工、服务对象的任务和角色,确定双方均认可的目标和计划。戒毒社工负有帮助服务对象解决目前所存在问题的责任和义务,负有完成个案目标的责任和义务,享有被尊重的权利,享有依法实施个案计划的权利。服务对象有遵守计划并按照计划制定的目标努力改进的义务,有人格被尊重的权利,有对社工不满意更换社工的权利等。

5.介入阶段

介入就是实施服务计划的阶段。确定服务计划后,戒毒社工应按照计划的安排,帮助服务对象发生积极的改变,实现服务目标。根据不同的服务对象提供相应的服务内容。如针对吸毒高危群体提供早期干预、教育。针对吸毒成瘾人员提供协助美沙酮替代治疗、防复吸、就业指导、家庭支持、社区支持等服务。戒毒社工在此过程中需要熟练运用社会工作的方法和技巧,强调发现、发挥和发展服务对象自身的优势,同时注意社区资源的利用。

6. 评估阶段

介入完成后,戒毒社工应对目标达成情况进行分析。一是评估介入效果。要采用问卷或者访谈等方法收集分析与服务相关的资料,包括评估服务对象的改变、目标的实现、服务对象满意度等,系统分析介入效果。二是填写个案评估记录。填写结案评估表,主要包括心理及精神状况资料表、服务目标达成情况、跟踪服务计划等。

7. 结案阶段

评估阶段完成之后,戒毒社工对工作进行总结并帮助服务对象面对结案后遇到的问题。在结案阶段需要注意以下问题:其一,确定结案的合适时间。结案的目的是适时、恰当地结束一种具有协议性的服务关系。因此,在结案阶段,戒毒社工要让服务对象有充分的思想准备,切忌突然结束矫正关系,要妥善解决服务对象与戒毒社工分离的矛盾情绪。其二,稳定和增强服务对象已获得的经验。对服务对象的转变成效进行评估,协助服务对象总结成效并进行巩固,增强服务对象独立解决问题的能力和信心。其三,结束工作关系。填写个案工作结案报告,主要包括基本资料、服务过程描述、服务成效和结案原因等。此外,戒毒社工还可以从自身的社工价值理念、理论运用、方法技巧等方面,对个案进行进一步的反思。

二、戒毒小组工作

(一)戒毒小组工作的定义

海伦·诺森对小组工作的定义是,社会工作小组既是一种工作方法也是一个工作过程,在这个工作过程中,小组成员之间通过互相支持,在互动交流中逐步改变他们的态度和行为,并提升他们自己适应和改变生活环境的能力。[1] 戒毒小组工作,是指戒毒工作中以两个以上且具有同质性问题或共同需求的群体为服务对象,在戒毒社会工作者的协助下,通过小组活动过程及小组成员之间的互动和经验分享,使小组成员获得行为的改变及社会功能的恢复与发展的一种专业社会工作方法。[2]

（二）戒毒小组工作的分类

小组工作中的组员具有同质性,这样组成的小组大家彼此之间的接纳程度会比较高,也会更加愿意去分享,有利于小组活动的进行和组员之间的沟通,促进小组成员的成长。根据小组的服务目标和实际需要,戒毒小组可以分为以下五类。

1. 治疗小组

最典型的治疗小组是戒瘾小组,通过小组活动,帮助小组成员了解自己的问题及出现问题的深层次原因,利用小组提供的环境和资源,完成心理矫治和行为治疗,从而改变成瘾行为,重塑健康人格。

2. 支持小组

支持小组成员之间同质性程度高,组员之间更有意愿分享小组运作过程中发生的行为和态度转变。支持小组通过小组成员之间的相互支持、鼓励、经验分享,达到解决问题和共同改变的目的。

3. 成长小组

成长小组的主要目的是帮助小组成员了解认识自己,发现自己的内在资源和外在资源,发挥个体潜能,促进个人发展。主要包括"过来人"培育小组、就业技能培训小组、人际交往小组、禁毒志愿者成长小组等。[3]

4. 教育小组

教育小组提供毒品教育、防止复吸训练技巧等,使服务对象习得新知识、新方法,促进成员改变错误认知,改善应对问题的行为方式。

〔1〕　杨海霞:《青少年网络成瘾问题的小组工作介入研究》,西北农林科技大学 2016 年硕士论文,第 46 页。

〔2〕　莫关耀、房方:《禁毒社会工作实务指南》,中国社会出版社 2020 年版,第 28 页。

〔3〕　赵晋岳等:《构建戒毒人员社会支持体系方法研究》,载《犯罪与改造研究》2020 年第 6 期。

5.兴趣小组

吸毒人员因为吸毒行为而导致对其他正常社会活动失去兴趣,在戒毒康复过程中,通过小组活动培养他们健康的兴趣爱好,从而养成良好的生活习惯。

(三)戒毒小组工作的流程

1.筹备阶段

首先,要招募并筛选小组成员。在筛选过程中要考虑不同类型小组的特点,例如,如果是毒品预防宣传小组,要考虑小组成员在年龄和认知程度上的同质性。如若是戒毒所内开展的小组活动,要综合考虑入所时间、吸食毒品类型、戒毒经历等因素。组员人数范围为3~16人,人数低于3人不计入小组指标,大于16人可分为两个小组。其次,对小组成员进行预估,根据小组工作目标和意向群体,开展问题界定和需求调研。综合分析小组成员的潜在问题、活动风险。在这个过程中可以与小组成员之间建立专业关系。最后,需要制订小组工作目标和计划。将小组活动目标、活动内容、次数、周期等问题进行明确。

2.形成阶段

这是小组活动的初期阶段,戒毒社工要帮助组员相互交流、消除顾虑、澄清目标,共同探讨形成小组规范并达成契约。需要注意的是,要通过破冰游戏、个人经历分享等活动营造小组氛围,带动小组成员尽快适应小组成员身份,逐步参与融入小组活动并产生归属感,以便为接下去的环节做好铺垫。

3.转折阶段

经过初期接触,小组成员参与的积极性会明显提高,小组活动进入中期转折时期。戒毒社工在此阶段要做到:其一,关注特殊小组成员。小组成员在参与活动过程中,难免会有组员之间的冲突和自身出现的心理阻抗。戒毒社工要注意密切观察特殊小组成员的表现,及时处理出现的问题。其二,针对需求提供不同小组内容。如早期干预、预防复吸、家庭关系修复等。其三,适当控制小组进程。在活动中进行评估,考虑是否需要个案介入或者协助组员重新建构小组。

4.成熟阶段

经过中期的磨合,此时期的小组成员对小组的认同感、归属感都有了显著提升。组员能够接纳彼此的不同,求同存异,互相尊重,共同面对需要解决的同质性问题。戒毒社工要维持小组成员之间的良好互动关系,协助小组成员将新的知识转变为行动,鼓励其尝试新的行为,发现实现目标的方法,促进小组成员合作达成目标,共同成长和适应社会。

5.结束阶段

小组目标达成之后,戒毒社工应解散小组,小组活动就此结束。戒毒社工在此阶段需要完成的工作包括:一是处理好组员离别的情绪,防止出现情绪波动和行为退化等问题;二是与组员分享小组活动带来的积极改变,总结成功经验,鼓励小组成员在今后的生活学习中应用这些经验以应对有可能出现的新问题;三是评估反思。通过戒毒社工自评、组员自评和督导评价,准确评估小组活动的效果,总结反思经验,以提升今后的小组服务品质。

三、戒毒社区工作

(一)戒毒社区工作的定义

克莱默等学者认为,社区工作是通过专业社会工作者运用各种工作方法,帮助一个社区的行动系统,包括个人、小组及机构,在价值观的引导下,参与有计划的集体行动,以解决社会问题,改变环境及机构的条件。甘丙光等人认为,社区工作是以社区为对象的社会工作介入方法,他通过组织社区成员参与集体行动去界定社区需要,合理解决社区问题,改善生活环境及生活质量。在参与的过程中,让社会成员建立起对社区的归属感,培养自助、互助与自觉的精神,加强他们在社区参与及影响决策方面的能力和意识,发挥其潜能,以实现更加公平、公正、民主及和谐的社会。综合社区工作定义和戒毒工作特点,戒毒社区工作可以定义为,戒毒社会工作者以社区为平台,运用专业的理念和方法,开展毒品预防宣传教育,帮助吸毒人员进行社区戒毒社区康复,为社区居民创造无毒健康的社区环境的一种专业社会工作方法。

（二）戒毒社区工作的意义

1. 实现社区资源整合

社区资源，是指可以为社区居民服务的一切人力、物力、财力、组织和文化资源，社区资源整合是社区内各类组织在社会分工的基础上，通过整合各类既有资源，以形成功能互补，达到共同目标的活动。戒毒社工可以使用专业方法，发挥专业优势，整合有利于开展禁毒宣传教育、早期干预、戒毒人员帮扶等工作的资源，促成社区内不同组织以及不同社区之间的合作，为戒毒人员构建社区支持网络，在戒毒人员和各种资源之间架起一座桥梁。

2. 提高公众参与意识

社区居民参与戒毒工作的积极性很大程度源于共识产生的推动力，戒毒社工通过宣传教育，解决吸毒及与吸毒病症相关的污名化问题，引导社区居民形成吸毒者不仅是违法者，更是病人和受害人的共识。通过规范多元治理主体参与戒毒人员的帮扶工作，在共同行动过程中，不仅增强社会公众对所生活社区的认同感和归属感，也对戒毒工作有了更科学理性的认识。

3. 改善社区文化环境

社区作为一定空间范围内一定数量人群组成的社会生活共同体，是社会重要的子系统，承担着重要的社会功能。管理有序、服务完善、环境优美、治安良好的社区文化环境，对遏制毒品问题的蔓延、减少新增吸毒人员、做好社区戒毒康复人员社会帮教具有基础性的重要作用。戒毒社区工作通过传递蕴含着明确戒毒目标、良好道德规范的主流文化，帮助戒毒人员实现操守保持，营造无毒社区环境，促进社区成员形成防毒拒毒观念。

（三）戒毒社区工作的流程

1. 需求评估阶段

不同社区在社区性质、人群结构、社区文化、社区资源、毒品问题等方面具有较大的差异性。在开展戒毒社区工作之前，可使用发放社区居民需求问卷、入户访问重点对象、召开居民代表会议、进入社区参与观察等方法，围绕以下几个问题对社区进行评估：（1）社区基本情况。包括社区禁毒工作政策、地理环境、人口结构、文化特色等。（2）社区毒品问题。了解社区内是否有吸毒、贩毒、制毒、种毒情况，了解社区居民关于是否了解毒品相关知识，对毒品又持有何种态度和价值观。（3）社区需求情况。了解社区内小区、学校、工业区、公园、娱乐场所等不同场所、不同人群的特点及需求。

2. 制订计划阶段

在完成需求评估的基础上，戒毒社工要制订实施计划。主要内容包括：（1）制订可行的服务计划。围绕社区存在的问题和需求，制定宣传教育、早期干预、政策倡导等社区工作计划。（2）编制工作流程进度表。明确服务目标及任务，服务场地、人员、经费等资源，明确计划实施各阶段的工作任务和完成期限。（3）填写社区活动工作表。主要包括社区活动资源清单、社区活动计划书、社区活动支出表、社区活动流程安排表等。

3. 执行计划阶段

确定好服务计划后，戒毒社工要进入到合理、有效执行计划的阶段，此阶段主要工作环节包括：（1）筹备。该阶段主要进行经费筹措、人员安排、场地安排，同时还需要做好宣传推广工作，吸引社区居民的注意，激发他们参与活动的热情。（2）服务。围绕前期制定的计划，认真开展服务活动，妥善管理禁毒、资源、资金和服务质量。根据各环节的执行情况，灵活调整服务的内容和职责分工。（3）结束。填写社区工作记录表，记录下需求评估、服务策划过程、服务执行过程、服务评价等。

4. 评估反思阶段

活动结束后，戒毒社区工作进入到评估反思阶段。服务成效评估工作按照《社会工作服务项目评估指南》规定执行，评估的目的在于了解服务是否达到了预期的效果和目标，社区居民对服务是否满意，反思服务活动过程中存在的问题。通过评估与反思，为后续开展的戒毒社区工作提供可参考借鉴的经验。

思考题：

1. 简述戒毒社会工作的构成要素。

2. 简述戒毒社会工作开展的政策规范依据。

3. 在强制隔离戒毒所开展戒毒社会工作的内容。

4. 简述不同类型戒毒社会工作的工作流程。

下 篇

第十四章 国外主要国家及我国 港澳台地区戒毒模式

毒品滥用与成瘾戒治是一个国际社会共同面对的问题。自20世纪以来,世界各国就开始了毒品治理的进程,各国及地区投入大量人力、物力和财力,纷纷致力于吸毒者毒瘾的戒治。但由于各国政治、经济、文化、民族、宗教信仰,以及受毒品侵害的严重程度不同,反映在戒毒模式上,也有很大的区别。根据各国和地区对吸毒行为的法律规定与戒毒政策的不同,戒毒模式主要有强制型、自愿型、复合型和综合治理型四种。

第一节 强制型戒毒模式

强制型戒毒模式的主要特征是,法律规定将吸毒行为为犯罪行为,对吸毒成瘾人员一般予以刑事处罚,戒毒措施以监禁系统内戒治为主,社会戒治为辅。代表国家是日本和新加坡。

一、日本戒毒模式

按照法律规定,日本将吸毒视为犯罪行为,警察和麻醉品监控官员可以根据相关法律逮捕吸毒人员,这是单一强制矫治模式的重要特征。在发达国家中,日本被认为是发达国家中药物依赖和药物滥用管理与防治最成功的国家。[1] 日本对吸毒人员的戒治情况概括如下。

（一）吸毒处罚方式

日本在戒毒理念上不单纯追求降低复吸率，而是以关心吸毒人员的身体健康作为首要任务，以社会适应性为导向。在制定戒毒成效评估体系时，加大精神健康教育的比重和社会适应性的权重，以此为导向来巩固和提升戒毒的长久效果。[2] 在日本，吸毒人员一经被发现，首先送到医疗机构进行生理脱毒，方法主要以药物治疗为主，附以心理辅导，住院时间一般为2个月。同时开展以预防复吸为目的的随访工作。只要吸毒人员在治疗期间能够很好地与医生配合，出院后并非必须服刑。对此，医生们普遍赞成这种强制性法律、自愿式戒毒的体制，认为强制机制可以保证治疗工作正常进行。同时，对吸毒人员本人而言，随时服刑的压力可以是保持操守的一种动力。这些国家的刑罚并不一定限制其人身自由，其处罚的种类很多，如缓刑、假释、社区服务、暂时释放、中途之家、工作释放、学习释放、电子监控、居住中心、家中监禁、中途训练所、治疗项目、工作中心、日报告中心等，可根据吸毒人员的具体情况选择不同的刑罚措施。同时从执行和监督人员来看，除警察之外，很多专业的社会力量也可执行，吸纳很多社会上的志愿者充当矫正官等，实行同伴教育等。

（二）戒毒经费来源

日本戒毒资金来源多元化，包括政府的财政资助，还包括基金会的资助、商业赞助和个人捐赠等多种方式，保障了戒毒资金的充足。社会医疗保险负责苯丙胺类成瘾者及引发的苯丙胺类精神病症的住院治疗的全部开支，将其纳入社会医疗保险体系。

（三）治疗性社区戒治模式

日本社区治疗的地域网路模式，可称为"整合式策略"，除政府外，更有

---

〔1〕 郝伟、赵敏、李锦编著：《成瘾医学：理论与实践》，人民卫生出版社2016年版，第561页。

〔2〕 司法部赴日本戒毒康复培训团：《日本戒毒制度情况介绍及启示》，载《犯罪与改造研究》2019年第7期。

社区的参与及民间大量志愿者的投入,提供辅导、毒品滥用教育,更新资讯等,协助毒品戒治者停止使用毒品,重返社会。

（四）戒毒组织机构

戒毒工作由厚生劳动省和一些医院、社区诊所负责,其中有大批的志愿者参与,他们主要是对戒毒者进行戒毒辅导、开展毒品滥用教育等。日本的戒毒机构主要有监狱、保护观察所、更生保护机构、精神保健福祉中心和戒毒康复中心等。

1. 监狱

日本监狱隶属法务省,除其他类型的罪犯外,也收押因药物案被判刑的罪犯。监狱对麻醉品、兴奋剂等吸毒人员在刑事机构的职员（法务教官、法务技官、狱警）、处遇咨询师（药物方向）、民间协助人员（民间自助团体等）指导下,通过小组活动、民间自助团体举行的会议、授课、视听教材、课题学习、讨论、个别面谈等方式,实施为期1～6个月的"摆脱药物依赖的指导",每个学习单元60～90分钟,共2～12个单元。

2. 保护观察所

保护观察所隶属法务省,是保护观察、调整生活环境、医疗观察等的一线实施机构。全国保护观察对象是被处以保护观察的罪犯,持有、使用指定药物或管制药物的假释者或附带保护观察的缓刑者。主要教育戒治方法包括核心计划（两周一课,三个月修完五次课）和进阶计划（每月一课,三门课程）,使其认识到依赖性药物的负面影响以及依赖性、理解自己的问题、同时掌握避免再次滥用的具体方法。

3. 更生保护机构

更生保护机构针对无家可归的出狱人员,接受国家委托,向其提供住处、餐食、生活指导等保护的民间机构,收容、保护了约三成的刑释人员。主要工作包括社会生活技能训练、酒及药物危害教育,实施提高其社会适应能力的措施等。

4. 精神保健福祉中心

日本47个都道府县和20个政令市各设有一个精神保健福祉中心,负责

100万到500万的人口。中心配备有精神科医师、保健师/护士、精神保健福祉咨询员、作业疗法师、药剂师、事务人员及其他非专职人员,开展药物、酒精、赌博等依赖症的诊治工作。

5.戒毒康复中心

戒毒康复中心为回归社会的药物依赖症患者提供援助"康复训练设施"。包括有过使用药物经历的人在内的员工全部都是康复者顾问,为有同样困扰的新入住集体宿舍的人提供援助。主要戒治方法为用9个月到1年的时间,落实12个阶段计划,每天举办2次交流会。自助团体费用主要通过参加人员兼职就业和国民医疗保障,实现良性循环。

由于兴奋剂滥用几乎不存在脱毒治疗问题,因此,药物依赖治疗的重点是针对长期滥用苯丙胺后引起的苯丙胺性精神病的治疗。由于海洛因滥用和依赖极为少见,因此日本没有美沙酮维持治疗,即使提供治疗也只是短期的替代递减治疗。

二、新加坡戒毒模式

(一)成熟的社区制度

新加坡是一个城市型国家,在一定意义上也意味着禁毒疑难问题相对较少。新加坡的组屋制度为社会治安提供了良好的社区条件,有利于禁毒工作的开展。组屋是由新加坡政府承担建筑的公共房屋,经过多年发展,新加坡组屋制度发展成熟。每个组屋区都配备邻里警岗,经常组织丰富多彩的活动,组屋居民经常在一起活动,因此彼此熟络。经过多年的发展,组屋各项运行体制和信息传递分享机制都很成熟,正是基于如此成熟的社区制度,新加坡禁毒工作特别是社区戒毒工作取得了很好的效果。戒毒人员在戒毒所经过戒毒回到所属社区后,肃毒单位对其吸毒信息保密,并要求他们定期到肃毒单位尿检。类似我国居委会的机构以及邻里警岗负责对戒毒人员进行日常的监督,如果未按要求前来尿检或尿检呈阳性,肃毒单位会会同警方将其捉获,再次送到戒毒所或提起控诉。社区环境的制约以及定期尿检的程序控制,使新加坡戒毒人员的复吸率很低,一般都能重新回归社会,远离毒品侵害。

（二）严厉的戒毒法律制度

新加坡是个严刑峻法的国家，在毒品规定方面也是采取"零容忍"的态度。首先，新加坡在毒品犯罪中保留了死刑，执行上仍保留绞刑；其次，新加坡在毒品犯罪中保留了鞭刑；最后，吸毒行为在新加坡被视为犯罪。根据法令规定，吸毒人员及毒品拥有者将被判处最多10年监禁或2万新元罚款或两者兼施。所以，即使新加坡对于吸毒人员采取了关怀的政策，但由于是犯罪行为，吸毒人员也需要承担较为严厉的法律责任。

（三）独立的禁毒机构

新加坡的禁毒机构并非警察部队的隶属部门，而是与警察部队并列的专门机构。在新加坡，中央肃毒局与新加坡警察部队同属内政部管辖，中央肃毒局及各肃毒单位工作人员不具有警察身份，但具有扣押、强制尿检等执法权。新加坡设置独立的禁毒机构与该国国情有关。一方面是国家领土面积较小，城市化管理思维决定了禁毒机构单独设置；另一方面也凸显了新加坡政府对禁毒工作的重视，独立的禁毒机构便于工作的开展，减少了沟通、协作等成本，大大提高了工作效率，另外也表明禁毒工作是一项专业技术很强的工作，有专业的队伍来负责禁毒能够更好地实现治理效果。

（四）多维的戒毒策略

新加坡的戒毒策略主要通过执法、医疗和教育三方面来实现。执法方面，由中央肃毒局和各肃毒单位联合警察缉捕毒贩，将犯罪者控上法庭，把吸毒人员送入戒毒所；医疗方面，通过戒毒康复等手段改造吸毒人员，对其进行脱毒治疗；教育方面，新加坡注重禁毒预防教育，通过课堂、讲座等形式教育民众，使民众特别是青少年了解毒品的危害，切实远离毒品。对于戒毒成功者，新加坡成立了"半途之家协会"，协助吸毒人员回归社会，改过自新，通过支持创业、帮助就业等方式使其远离毒品，成为有用公民。

（五）联动的预防教育

新加坡政府奉行"重视预防教育、从儿童抓起""事前防范胜于事后补救"的理念，因此在交通安全、非法借贷、禁毒、盗窃等方面强调预防和教育的重要性。新加坡的毒品预防教育主要围绕社会、学校、家庭这三个主体展开，共同实现毒品预防教育的效果。

社会方面,新加坡定期或不定期为公众讲解毒品的危害。这些宣传活动一方面由中央肃毒局及各肃毒单位主办,另一方面由民间公益组织举行。在新加坡存在许多的民间志愿团体和协会,如新加坡防治嗜毒理事会,定期为公众讲解禁毒策略、毒品危害等相关背景知识,增强社会公众拒毒防毒的意识和能力。学校方面,新加坡采取了两种方式,第一是开设禁毒课程,在中学阶段为中学生开设毒品预防教育课程,由禁毒专业教师为学生讲解。通过讲解使学生了解到毒品特征、危害及相关法律法规;第二是定期组织学生实地参观监狱、戒毒场所,有时也会观看鞭刑现场。新加坡的监狱很小,不足 10 平方米的房间要关押 4 个人左右,睡觉都需要轮流进行,如此艰苦的条件与外界形成鲜明对比,参观活动对于学生的震撼作用较大,实践中确实起到了预防的效果。家庭方面,父母都会与孩子强调毒品的危害。在新加坡如果未成年人凌晨仍在大街上,警察发现后会写信给其父母,报告此情况,这在一定程度上也减少了青少年进入娱乐场所的现象。通过社区、家庭与禁毒机构的良性互动构筑了无毒环境,减少了涉毒风险。[1]

(六)后续的关怀支持

新加坡政府在对吸毒人员的后续关怀方面不断探索,取得了不错的效果。新加坡鼓励戒毒人员戒毒后自主创业,并在资金支持、税收等方面实施优惠政策。"突破咖啡店"就是戒毒人员创业的典型,这家咖啡店的所有员工都曾经是吸毒人员,在成功戒毒后共同联合创业,并且聘用新出所的戒毒人员,使他们在离开戒毒所后有工作的保障,有较为稳定的收入来源,使其更好地改过自新,过上正常的生活。新加坡的许多公益组织也为成功戒毒者提供了许多工作机会,并且在全社会倡导消除歧视、帮助关爱的氛围。政府对于聘用类似戒毒者的企业,会在税收等方面予以优惠。支持戒毒人员再就业。另外,通常对于戒毒人员信息是保密的,即使被周围居民知晓,大家都是以关心救助的心态来对待,认为戒毒者是受害者、是病人,邻里警岗的警察也会定期问询,解决生活中的困难,所以相对来讲,戒毒者并未受到歧视和排

---

[1] 王锐园:《新加坡禁毒工作的有益经验》,载《公安教育》2015 年第 11 期。

挤,能够更加迅速和自愿地回归正常生活。

第二节　自愿型戒毒模式

自愿型戒毒模式的主要特征是将吸毒视作个体越轨行为,法律上对吸毒行为采取宽容政策,吸毒者需要全社会的帮助和教育,戒毒政策多尊重吸毒人员的个人意愿,戒治措施主要在戒毒治疗医院和康复治疗机构中进行。代表国家是德国、荷兰、瑞士。

一、德国戒毒模式

德国对毒品问题是以预防和宣传教育为主,利用各种大众媒介,广泛开展打击毒品的警示教育,通过典型案例,使人们充分认识到毒品的危害性,自觉对毒品交易进行抵制,使吸毒人员逐步降低对毒品的需求和依赖性[1]。在德国的戒毒体制中,应对毒品滥用的措施是多元化的。其中,戒毒治疗医院和康复治疗机构是最主要的戒毒模式;德国政府采取的戒毒措施主要是将吸毒成瘾者送到戒毒中心或康复治疗机构进行戒毒治疗[2]。

（一）戒毒治疗的主要内容

德国的戒毒治疗的内容主要包括接触和激励,戒毒与康复,继续治疗和后续照顾几个阶段。

第一个阶段为接触和激励。在咨询中心、戒毒中心或戒毒医院,由多种专业人员组成的团队对处于停止服药阶段的治疗者进行接触和开展激励工作。根据病例的具体情况,时间持续两周到六周不等。第二个阶段为戒毒与康复。戒毒后进行一段时间的康复能够使接受治疗者控制、稳定和克服毒瘾。因此,无论是门诊患者还是住院患者均可以参加康复。对吸毒人员来说康复期平均需要 6 个月,随后还需要一个长达 4 个月的调整阶段。住院患者的康复通常在康复中心、专门诊所、治疗组织、精神病治疗医院的专门部门里

---

〔1〕 ［加］Christopher A. Cavacuiti 编:《成瘾医学精要》,郝伟、刘铁桥译,人民卫生出版社 2014 年版,第 561 页。

〔2〕 课题组:《中外戒毒资源配置比较》,载《云南警官学院学报》2014 年第 2 期。

进行。康复中心的工作内容主要有教育培训、职业培训、小组座谈、小型讨论会、劳动工作、开展各种文体活动等。总体上看,德国戒毒治疗体系向高质量和个性化方向发展,通过持续完善戒毒时间、措施以及评估等,提升了戒毒工作的专业性和科学性。[1] 第三个阶段是对戒毒人员的继续治疗和后续照顾。德国重视通过工作和有偿雇佣来帮助那些戒毒人员融入社会。继续治疗和后续照顾通常在戒毒康复后,主要是让患者走出医疗机构,融入工作和社会当中去,就业部门的专家和养老项目的提供者会支持他们。

从 1995 年开始,德国实施了戒毒个案管理方案,这是由联邦卫生部资助的社会工作合作试点项目。该项目的成果和工具已经被用于实施和评估海洛因试行项目中。个案管理方案以患者为导向,对门诊患者实施护理,和那些因长期喝酒和吸毒而变得难以接近者保持联系。它的目标是与患者共同制定综合性的个性化的治疗方案,并且通过可利用的服务,协调各种医疗和社会援助。该项目的目的也在于加强地区合作和服务的网络化。动机访谈是成功个案管理的一个重要措施,有利于提高患者治疗的依从性。

（二）戒毒工作模式与戒毒方法

德国应对毒品滥用时的实施主体和措施是多元化的,有戒毒治疗医院（门诊）、心理社会康复治疗机构、社会救助站、学校等。戒毒模式主要采用医疗机构戒毒治疗与居住社区治疗康复相结合,集中救助管理与企业分散安置相结合的模式,使戒毒人员感受到关爱,很大程度上减少毒品的危害,重返社会,大大提高居民的公共安全感。

各机构戒毒人员主要来自监狱有吸毒问题的罪犯和社会吸毒人员两大部分,戒毒治疗途径主要有以下几种。

1. 医院（所、门诊）戒毒治疗

它主要以生理脱毒为主,对海洛因成瘾者一般给以美沙酮替代治疗。对来自监狱的吸毒人员每次治疗后将鉴定情况报告监狱。部分有戒毒愿望的吸毒人员在生理脱毒后,被转介到住院式心理社会康复治疗机构和居住社区治疗机构进行心理社会治疗。

---

〔1〕 赵戈:《多元化的德国戒毒治疗体系》,载《中国禁毒报》2020 年 12 月 4 日,第 6 版。

2. 心理社会康复治疗和居住社区治疗有机结合

此类机构主要进行心理社会干预。例如,位于法兰克福菩提树下的别墅医院,该院注重人性关怀,实行"以封闭式自我管理为主,就业后回院晚寄宿为辅"的管理方法。收治类型主要有来自监狱的吸毒罪犯,和在戒毒医院中经脱毒治疗后有戒毒意愿的海洛因和大麻成瘾者。住院治疗时间一般为6个月,如需要可延长。入住前提条件是身体健康状况较为稳定,毒品尿检阴性。

3. 救助站紧急救助

政府设立的救助站主要为吸毒人员提供住宿、洗衣、就餐、医疗救助、毒品注射(针具交换)等服务。对有需求者开展美沙酮维持治疗。每天收治时间为6时至21时,晚上有社工和吸毒人员自管。这一举措大大减少了吸毒人员在街头等公共场所注射、吸食毒品的机会,减少了交叉感染和因吸毒而引起的如肝炎、褥疮等系列疾病。

4. 成瘾学校教育戒治

在法兰克福有一所赫尔曼·黑塞青少年成瘾学校,是德国唯一的一所旨在为有戒毒愿望的16~35岁的青少年提供集中住宿进行文化学历教育的学校。40年来有上千名学生毕业,有的成了医生、教授,有的也做了戒毒方面的教师。

德国的戒毒工作注重生理脱毒治疗、职业技术教育、心理治疗和重返社会训练并重,做到内外衔接。在监狱内,针对需要脱毒治疗的罪犯强制送社会戒毒医疗机构生理脱毒,治疗时间可以折抵刑期。针对吸毒罪犯注意力比较分散的特点,在刚入狱时对其进行测试,根据不同的情况安排由简单到复杂再到有创意的项目,进行认知矫正治疗。经过一段时间的治疗后,经评估安排木工、泥工及精工产品加工工种,并进行项目考核,合格者颁发证书,以培养吸毒罪犯生存就业的技能,同时做到与戒毒康复机构与企业的衔接。

二、荷兰戒毒模式

(一)麻醉品差异化管理模式

荷兰对麻醉品差异化的管制政策可以上溯至20世纪70年代,其政策核心是将大麻("软"毒品)和其他麻醉毒品("硬"毒品)做区别处理的"咖啡馆模式"。但由于荷兰政府在"咖啡馆"麻醉品供应销售行为中的管理缺失,使该国麻醉毒品管制一度陷入僵局,备受诟病。自2012年起,荷兰境内咖啡馆施行会员制对咖啡馆大麻类毒品供应和销售对象进行了限制。诚然,荷兰政府为应对受其宽松"软"毒品政策吸引的境外麻醉品游客做出了诸多努力,但"麻醉品旅游"现象并未得到有效改善。荷兰是世界上最早采用以"公共卫生导向"为原则进行麻醉品管制的国家,荷兰把公共卫生视为国家政策制订和调整的出发点和归宿。

（二）实行登记管理制度

登记在册的瘾君子被移送给照管人员或戒毒中心,并有机会被纳入由警察、志愿者组织和市立健康服务局联合管理的特殊计划之下。目的是为吸毒人员提供监控点,如建立老龄之家,给他们一份合法的收入,以便他们购买食品和毒品。而另一个目的是确保吸毒人员能有一个安全和干净的地方落脚。

（三）推行海洛因分发计划

荷兰政府认为,在医疗人员监督下分发海洛因,搭配使用止痛剂美沙酮,是最可能改善长期吸毒问题的方法。荷兰政府在1997年的一项类似的实验性活动获得正面效果后,开始推广全国性计划。卫生部表示,这项计划的服务目标为较难用其他方式恢复健康的老年吸毒人员。

三、瑞士戒毒模式

瑞士采取一种务实、健康为本、和人性化的处理方式来应对毒品问题。瑞士1991年开始实行遵循"预防、戒毒、减害、制裁"四支柱毒品政策,各州对其毒品政策享有决定权,联邦负责毒品政策的组织协调、推动、革新与发展。

（一）毒品政策四大支柱

1.预防。通过讲解、咨询和全国统一的预防项目提高公众对毒品危害的敏感度,以降低毒品的消费,同时阻止人们加入吸毒的队伍。

2.戒毒。吸毒成瘾人员会得到医务和精神上的治疗,其中包括海洛因免费发放。通过这些方法,令吸毒人员重新进入劳工市场并适应正常社会生活。

3. 减害。对那些严重吸毒成瘾的人,经过治疗无效而采取的一种安抚措施,减少或避免他们通过贩毒、非法卖淫等手段换取毒品危害社会治安。例如,让那些经过严格审查、无药可救的吸毒人员参加一个特殊的治疗程序,政府对其定期定时发放一定数量毒品也是一种典型措施。

4. 制裁。对因毒品而引发的犯罪行为对社会造成危害者进行的惩处和打击。

（二）戒毒组织体系

瑞士戒毒组织从政府到地方,可谓体系庞大。从国家级来看,有瑞士联邦卫生部、位于洛桑的瑞士酒精毒品问题专门机构、教育与健康机构等。州级专业机构,根据上瘾用品和目标群体不同,有不同的专业机构和治疗中心。

瑞士有三种戒毒组织:第一级是对所有的人而言,无论其上瘾与否,通过组织、教育、宣传,寓教于乐,使人们意识到毒瘾的危害,自觉而有意识地避免和远离毒瘾。对于一些因遇到个人无法解决的问题或烦恼而可能走上吸毒的道路的学生,专业机构会针对具体情况,制定一种可行性治疗方案。例如,让学生参加他们举办的一周到两周、每周数小时的集体教育课程;或请专人负责,与其促膝谈心,关注其饮食行踪,避免沾染毒品。区级戒毒中心与州级戒毒部门协调合作,共同治理第一级预防和戒瘾组织工作。比较著名的 OASE 组织,隶属联邦政府卫生部,它是建立在青少年儿童业余宿营活动上的一种组织。它的职能是组织不同形式的夏令营,丰富青少年的业余生活。

第二级戒毒组织是对那些有上瘾危险的人群而言,做到对其早发现,早治疗。区级戒毒中心与州级戒毒部门、治疗中心协调合作,共同治理第二级戒毒戒瘾工作。专业机构通常会在第二级戒毒方面投入更多的人力和物力,采取将家庭、工作单位、社会团体及个人结合在一起的方式,共同参与解决问题。例如,在苏黎世州有专门戒烟中心、专门戒酒中心、多元文化群体戒毒瘾中心、中学与职业学校戒毒瘾中心、国民学校戒毒瘾中心、防止滥用药物中心、州级总协调中心和毒瘾文献中心等 8 个专业机构。同时,州内有 20 个治疗中心和 8 个分区的专业机构。

第三级戒毒组织,包括那些经过戒毒治疗仍未好转,而对他们所采取的人道主义的方式。比如,为其提供食宿,使他们不至于沦落街头。甚至在治疗过程中为其提供少量毒品。

（三）免费发放毒品政策

在"对社会负责"的国家政策指引下,瑞士出台了一些在很多人看来匪夷所思的政策。最引人注目的政策之一便是向深度毒瘾患者定期免费发放毒品。其目的是防止毒品非法交易,防止艾滋病等疾病的传播,防止瘾君子因为没钱吸毒而去犯罪,从而降低吸毒的社会危害和经济代价。

第三节　复合型戒治模式

复合型戒治模式的主要特征是国家或地区将吸毒视为犯罪行为,但是否戒毒视个人意愿而定,吸毒人员可以通过选择戒毒替代刑罚执行,戒毒措施主要在监狱和社区进行。代表国家是英国、美国。

一、英国戒毒模式

（一）戒毒法律制度与司法管辖

英国政府从 20 世纪 70 年代起,先后制定了《不当使用药品法》《药品分类管理法》《警察与犯罪证据法》等一系列法律,以此来规范政府部门、警察机构和社会组织有效开展毒品管控工作。根据《吸毒治疗与测试令》规定,当法庭确信一名已满 16 岁的少年违法滥用药物,就会对他判决为期 6 个月或 3 年的戒毒治疗。如果违法者拒绝接受或不遵守《吸毒治疗与测试令》,将受到被关押的判决。

英国奉行所谓"不自愿、无戒毒"的法律政策,即便有人因吸毒犯罪,如果当事人不愿意,就是进了监狱也照样可以吸食毒品。英国每年逮捕的涉毒犯罪者近半数没有纳进戒毒措施当中,而纳入戒毒措施的,个人自愿与家人强制的各占一半。戒毒者与戒毒机构之间是"服务与被服务"的关系,两者之间是平等的,不存在管制问题,彼此权利与义务及其法律责任都在所签合同中作了明确约定。除监狱外,戒毒机构普遍将戒毒者视为"客户",并希望通过提供最好的服务以取得更好、更广泛的社会声誉,借此争取潜在客源并从地方政府、议会博取更多资源。

（二）英国的戒毒管理体制

英国的戒毒管理体制主要由三个部分组成：一是国家医疗服务体系；二是非政府组织性质的戒毒机构；三是其他商业运作模式。

具体的实施方式主要有监狱戒毒、社区治疗与康复、互助小组治疗方法。

1. 监狱戒毒

如果吸毒成瘾的犯罪嫌疑人被判入监服刑，则有专门机构对其进行戒毒治疗；如果被保释或被判社区服刑，则转入社区戒毒治疗。在英国，监狱内一般设有戒毒中心，如果服刑人员自主提出戒毒诉求，监狱会为其提供相应的戒毒服务，戒毒所需费用由政府承担。此外，一些因吸毒犯罪的吸毒人员，为免受监禁，也会选择"辩诉交易"，到公立戒毒中心戒毒。

2. 社区治疗与康复

这种刑罚方式主要针对罪行轻微、主观恶性不大的吸毒人员等，通常包括义务劳动、社区管束、心理治疗、戒毒、戒酒及参加有针对性的矫正项目等内容，每个人在社区服刑的内容会根据具体犯罪行为的不同而有所不同。戒毒是一个比较复杂的社会问题，仅靠政府的力量还不足以承担戒毒的重任，因此，英国政府通过服务发包的方式委托非政府组织（NGO）来提供社区治疗与康复。主要内容包括以下几方面：免费更换针头和其他清洁的吸毒设备；给戒毒人员提供美沙酮替代治疗；对吸毒人员免费进行身体检查和评估；提供住院治疗；帮助无家可归的吸毒人员解决住所；对在家治疗的吸毒人员开展为期 6 个月的治疗和康复工作；对没有职业的吸毒人员提供就业帮助等。

3. 互助小组治疗

互助小组则是一种低成本但比较有效的治疗方法。互助小组治疗的思路是：由多名戒毒者组成一个小组，互相鼓励，互相督促，及时分享戒毒体会，坚定戒毒信念，一般实行会员制，不接受政府资助。[1] 资金来源主要依靠捐赠和发行出版物。这种"购买社会机构的戒毒服务"措施，不仅减轻了英国

---

〔1〕 邹艳艳、康敏：《域外戒毒法律制度速览》，载《人民法院报》2019 年 6 月 28 日，第 2 版。

政府的工作负担,从戒治机制来看,有利于戒毒机构推陈出新,提高戒毒治疗效果。

无论是处于何种场景之下,英国的各项戒毒康复措施均始终贯穿"医疗戒毒"这一基本方式和典型特征。[1]

(三)戒毒奖励措施

1."以毒品奖励戒毒者"的戒毒措施

凡参加政府资助戒毒计划的海洛因和可卡因上瘾者,只要保持一段时间不沾海洛因和可卡因这类毒品,就可获得毒品替代品的奖励。但英国医疗管理局对现行戒毒措施的调查结果证明,实际戒毒效果令人不满。有人认为毒品奖励戒毒者"骇人听闻",美沙酮的使用必须严格控制,即使小剂量的美沙酮也可致人上瘾,并逐渐陷入吸毒的泥潭。

2.物质奖励戒毒措施

2007 年 7 月 28 日,英国全国卫生与临床学会宣布,英国政府将给予戒毒成功者 70～150 英镑不等的"物质奖励",以帮助他们戒除毒瘾。但其生活起居将一直受到监控,以确保他们不再复吸。如果接种疫苗,吸毒人员还可能得到购物券或其他"奖励"。据统计,英国近 30% 的毒品注射者是乙肝病毒携带者。英国全国卫生与临床学会认为,每防止一个人成为乙肝病毒携带者,就能为国家医疗服务系统节约 4500 英镑。

二、美国戒毒模式

(一)社区反毒联合体

社区反毒联合体始建于 20 世纪 70 年代初,八九十年代迅速发展。它的工作目标是创造一个安全、健康、无毒的社区环境。社区反毒联合体既注重戒毒治疗,也开展毒品预防以及与其他机构的协作工作。1997 年《无毒社区法》、2001 年《无毒社区法再授权法案》、2010 年《加强无毒社区法案》等法律为社区反毒联合体的发展提供了法律保障。[2]

---

〔1〕 宋坤鹏:《英国戒毒康复模式:以健康为导向》,载《中国禁毒报》2021 年 4 月 2 日,第 5 版。
〔2〕 张勇安、何奇松:《美国的社区反毒联合体与禁毒——兼论中国特色的社区反毒联合体创建的可行性》,载《社会》2004 年第 4 期。

（二）医疗防治模式

在美国对药物依赖的预防与治疗主要采用医疗防治模式,由司法、法院、专业机构、社区、学校等多系统共同参与。美国对吸毒人员的治疗主要采用医疗康复模式,吸毒人员的医疗费用大多数由医保、社会福利和政府专项基金提供。从20世纪70年代至今,美国开发了脱毒治疗、院内咨询、门诊咨询、半住院治疗、住院治疗、治疗社区、自助集体、后续服务、监狱和其他改造场所内戒毒等多种多样的戒毒模式。戒毒者来到戒毒治疗机构后,由医师、心理学家、社会工作者、护士等一起讨论分析吸毒人员的情况,制定个体化的治疗计划,对吸毒及与吸毒相关的医学、心理、社会、职业和法律问题进行综合干预。吸毒人员的医疗费用大多数由医保、社会福利和政府专项基金提供,戒毒治疗机构有公立和私立两种性质,这些机构的吸毒人员除少部分是自愿就诊外,大部分由社区、毒品法院、监狱或其他改造场所转诊介绍而来。治疗过程中定期评估患者的进展并根据情况调整干预方案。具体有以下几种情形。

1. 医院急性戒毒计划

美国医院急性戒毒计划是让毒品成瘾者在医院解除毒品的戒断症状,恢复健康,所使用的戒治药物有抗忧虑药、美沙酮等,利用此类药物达到消除症状、远离毒品的目的。大部分的戒毒计划,使用药物美沙酮来解除鸦片类药物成瘾发作的症状,治疗时间在21天以上。

2. 门诊咨询与日间留院计划

门诊咨询与日间留院计划针对急性戒毒完成者,进行持续医疗照顾,预防毒瘾复发。美国早在1970年已开始实施此计划,当时主要针对年轻的药瘾患者。该计划设计的内容相当广泛,涵盖身体健康、心理健康、教育、职业、法律、房屋、财物、家庭等,其最主要的目的是咨询、训练药瘾患者的社会技能,强调戒除合法及非法的药品,并对可能造成药品吸食的环境予以关切。

3. 药物维持治疗计划

美国药物维持治疗主要是美沙酮替代疗法计划,它是对成瘾度较高,难以戒除毒瘾者,通过提供美沙酮,使成瘾者保有一定程度的社会功能,避免或减少死亡及其他行为问题。美沙酮门诊要具备可随时提供医疗和康复的条件,能够提供心理治疗和职业培训、开展艾滋病干预项目等[1]。美沙酮治疗计划的目标:一是减轻毒瘾及减少毒品成瘾者自行注射海洛因的次数,使毒品成瘾者的身体机能及社交活动能力得以恢复,并维持在某种可接受的水平;二是降低犯罪率及提高公众安全,毒品成瘾者加入治疗计划后,可以降低为换取金钱购买毒品而从事犯罪活动的概率;三是保障公众健康,包括未滥用毒品人士的健康,此项目标旨在减少毒品成瘾者因注射海洛因、使用公用针筒或以性服务换取毒品而传播艾滋病病毒及其他传染病等。

(三)心理行为治疗模式

在美国,心理咨询、心理治疗和其他行为治疗是药物依赖治疗中的一个重要环节,目前比较流行的戒毒心理治疗模式有集体心理治疗、认知行为治疗、预防复吸、家庭治疗、奖惩性处置、动机强化治疗、心理分析治疗等。戒毒治疗机构有专门的心理学家,对吸毒人员进行各种心理行为治疗,其目的是加强治疗动机、学习拒绝毒品的技能、发展其他建设性替代吸毒的活动和兴趣爱好、提高解决问题的能力、学习保持稳定的情绪状态和应付外在压力的方法等,大多数住院戒毒治疗采用等级记分管理来矫正吸毒人员的行为问题。除了心理治疗和心理咨询,有的吸毒人员还需要接受药物治疗,如海洛因依赖者的脱毒治疗,吸毒人员的抑郁等精神疾病的治疗以及躯体疾病的治疗等。

(四)社区性治疗康复模式

社区性治疗康复模式的典型代表是治疗性社区。治疗社区(Therapy Community,TC)是一个以民间组织或公司的方式运作、以戒毒康复为目的、以特定的管理规则和治疗措施为内核的戒毒模式[2]。美国治疗性社区戒治模式是给毒品成瘾者提供庇护性社区,并加以辅导,交互运用内在、外在的戒毒力量,达到自助原则(self-help orientation),以期毒品成瘾者重建正常生

---

〔1〕 王玮、肇恒伟:《论国外戒毒模式对我国社区戒毒的借鉴》,载《中国刑警学院学报》2012年第4期。

〔2〕 张晴:《中外戒毒资源配置比较》,载《云南警官学院学报》2014年第2期。

活,最终达到完全禁戒毒品。治疗性社区的成功之处在于改变毒品成瘾者的生活形态,如戒除毒瘾,增加生产力及减少反社会行为等。缺点是疗效长(一个疗程为 1 年左右,后加以短期辅助措施),费用高,但治疗费用多由政府出资或由健康保险单位支付。

（五）社区的戒毒自治组织

美国大部分社区中都成立了戒毒者自治组织,这是一个主要由吸毒人员参与的非政府组织,为戒毒康复的一个重要形式,吸毒人员在戒毒治疗后定期集体应用宗教理念,分享戒毒体验,通过互相帮助、互相鼓励达到长期戒断的目标。其中匿名戒毒会(Narcotics Anonymous,NA)是一个具有国际影响的戒毒者自治的治疗集体组织,其成员是一些有志于彻底摆脱毒品或正在康复的吸毒人员。NA 组织的成员人人平等,相互之间并无等级差别。NA 康复程序的核心是一系列按照所谓的"十二步戒毒法"进行活动,这些活动包括承认问题的存在、产生求助的要求和愿望、对自己给予公正客观的评价、自我开放、对已经给他人造成的伤害给以补救、帮助其他吸毒人员、通过助人达到自助目的等。NA 在美国和加拿大具有很高的知名度,有些人称为"药物依赖者的救星""戒毒史上的一大奇迹"。NA 相信,吸毒或其他药物成瘾是一种病,但这是一种可治之症,通过努力,借助于集体的力量,终可以治愈这一疾病。NA 重视匿名原则,不在报章、电台及影视界抛头露面,它强调其公共关系的基础是吸引而不是推广。NA 相信,他们唯一值得自豪的是,他们能让有决心戒除毒瘾的人走到一起,分享各自的体验,共同步上康复之路。

（六）监狱等改造场所对药物滥用的治疗

由于美国毒品问题泛滥,监狱或其他关押场所的犯人多数存在药物滥用问题。据世界毒品报告统计,有 1/3 的因犯在监禁期间至少吸食过 1 次毒品。因此,美国针对有毒瘾的罪犯开展了集教育评估、心理矫治、行为矫治、康复训练、医疗救助、技能培训、回归社会等子项目于一体的戒毒计划。整个计划需要完成至少 500 小时的集中矫正训练任务,分为基础班和高级班,包含了社区责任、犯罪生活方式、就业准备、与人交往、正确导向、理性思考和生活平衡等一系列课程。同时,监狱对高风险毒瘾强的罪犯进行强制性住院式的戒毒治疗和相关处罚。

第四节　综合治理模式

综合治理模式主要特征是国家或地区将吸毒视作违法行为,在戒毒政策上坚持毒瘾治疗与预防并重的原则,强迫戒毒和自愿戒毒相结合,同时注重家庭和社会力量的参与,共同促进康复。代表地区是中国的香港特别行政区、澳门特别行政区、台湾地区。

一、香港特别行政区戒毒模式

为全面禁毒,香港政府于 1969 年 1 月 17 日颁布实施了《危险药物条例》,规定了吸毒罪。同日还颁布了《戒毒所条例》及《戒毒所规例》。《戒毒所条例》共 11 条,是香港强迫戒毒计划的主要法律依据。随着戒毒理念的更新,香港的戒毒模式由强制戒毒向自愿戒毒转变,戒毒方法也逐渐转变为以药物治疗为主,相应的戒毒法律也不断调整。2002 年 4 月 1 日,香港特别行政区立法会通过了《药物倚赖者治疗康复中心(发牌)条例》《药物依赖者治疗康复中心实务守则》,系统规定了对自愿接受药物依赖的治疗或康复服务的药物依赖治疗中心的营办限制、牌照或豁免证书的申请、发出、续期、撤销、署长的权力、资料的保密及条例的适用范围等,确保药物依赖者在妥善管理及安全的环境内,接受自愿戒毒和康复服务。它们的公布实施,成为 21 世纪香港的自愿药物戒毒及康复的主要法律依据。

（一）香港特别行政区的戒毒机构

香港特别行政区的戒毒机构主要由香港戒毒会和一些具有特色的戒毒治疗、康复服务的戒毒组织构成。

1. 香港戒毒会

香港的戒毒工作主要由 1961 年成立的非营利组织——香港戒毒会负责。其工作内容有:(1)建设和管理戒毒人员的药物及机构;(2)确立相关计划以接纳及教导戒毒人员,并为他们提供适合的戒毒治疗及康复服务;(3)对吸毒问题进行研究；（4）参与公民禁毒预防教育。香港戒毒会的委员会由主任委员、执行委员会、管理委员会及研究委员会构成，下设医院、社会服务部及行政部等功能部门。目前，香港戒毒会主要从戒毒治疗及康复服务、特别服务计划及支援服务三个方面提供服务。[1]

2. 凹头青年中心

服务对象为 29 岁以下滥用药物的年轻男性，运用"治疗社区"模式培养戒毒者的责任感，使其更加自律，促进其个人成长，从而脱离毒瘾，重新走向社会。

3. 区贵雅修女纪念妇女康复中心

服务对象主要为 29 岁以下滥用药物的年轻女性，治疗程序包括为期三个月的"青苗计划"和为期一年的"绿茵计划"，完成"绿荫计划"后方可接受"感化令"或"照顾或保护令"。

4. 成年妇女康复中心

服务对象主要为 30 岁以上的成年妇女或已在其他机构接受戒毒治疗而需要住院式康复的女性，主要通过个人及小组辅导的方式，让他们认识自己，了解吸毒危害，学会处理情绪、正面解决问题，重获家庭生活及健康人生。

5. 社会服务中心

主要为戒毒人员提供入院登记、善后辅导服务、社区教育及康乐活动以及善后辅导、职业辅导和有益身心的文娱活动，以协助他们远离毒品并保持操守。

6. 中途宿舍

服务对象是已完成戒毒中心住院康复程序的戒毒康复人员，旨在为戒毒康复人员提供治疗性临时居所，通过各种活动协助他们建立自信，逐步融入社会、重获新生。参加中途宿舍的戒毒人员需缴纳食宿费。

7. 滥用精神药物者辅导中心

社会福利署辖下的 11 个滥用精神药物者辅导中心为吸食危害精神毒品的人提供有关咨询，适时给予辅导、戒毒治疗和康复服务。为了让需要基本

---

〔1〕　参见香港戒毒会官网，https://www.sarda.org.hk/objective.html。

治疗的吸毒人员尽早获得医疗服务,辅导中心也提供医疗支援服务,包括购买诊疗服务和为每个中心提供一名精神科注册护士。辅导中心又为在工作上可能接触到吸食毒品者的专业人士提供资讯和资源上的帮助。

8. 物质误用所(医院管理局)

由香港医院管理局 7 个医院服务联网开办的物质误用诊所,主要工作是诊治由滥用精神药物者辅导中心、志愿机构和其他健康护理机构转介的人士,以及直接向他们求诊的病人。服务包括戒毒治疗、辅导以及在有需要时提供心理治疗。

(二)香港特别行政区的戒毒措施

1. 戒毒治疗计划

(1)强迫戒毒计划。强迫戒毒计划的适用对象是曾经犯轻微罪行而经法庭裁定适合接受这种治疗的吸毒人员,但他们所犯的罪行不一定与毒品有关。计划的目的是协助犯人彻底戒除毒瘾,重新融入社会。方法是先用药物治疗戒毒,再以社工康复及教会他们一技之长。目前,负责执行这一计划的机构有负责成年男性吸毒人员的喜灵洲戒毒所和励新惩教所,以及负责成年女性吸毒人员的励顾惩教所和励敬惩教所。对于精神药物滥用者的治疗,主要是由香港基督教服务处、明爱容圃中心和香港戒毒会为他们提供辅导服务。

(2)美沙酮自愿门诊计划。美沙酮自愿门诊服务于 1972 年由卫生署推行,主要内容是:第一,为吸毒人员提供一种方便、合法、医学上安全有效的药物,以替代长期非法服用阿片剂类药物;第二,使吸毒人员能够过一种正常而充实的生活;第三,减低与非法服用阿片类药物有关的罪案和反社会的行为;第四,透过血液及尿液样本测试、健康教育及辅导,减少吸毒人员静脉注射和共用注射针筒的机会,以预防经血液传染如乙型肝炎、破伤风和艾滋病等疾病;第五,透过广泛的诊所网络,鼓励吸毒人员前往接受治疗;第六,当阿片类药物短缺时,能够为吸毒人员提供足够的治疗;第七,提供戒毒计划,帮助吸毒人员脱离对毒品的依赖。这项计划主要分为两种模式,分别是"代用(替代)治疗"和"戒毒治疗",可供求诊者选择。"代用治疗"为求诊者每天可获得提供一剂美沙酮,以抑制海洛因毒瘾。而"戒毒治疗"计划是在求诊者稳定服药以后,将每天服用的美沙酮剂量逐渐减少,直至完全脱瘾为止。

美沙酮治疗计划采用"医疗、社会及心理合一"的治疗模式。此计划利用美沙酮及其他医疗服务以协助求诊者逐渐脱离对海洛因的生理依赖,并正常化求诊者的生理机能及修补因海洛因引致的身体破坏或变化。美沙酮治疗计划透过有效的辅导及支持服务,为求诊者营造良好的内在(强化戒毒动机)及外在(正面的家庭及朋辈支持)的康复环境。[1]

(3)自愿住院戒毒治疗康复计划。由香港明爱、香港戒毒会、香港基督教服务处和多个福音戒毒机构、慈善机构营办的自愿住院实施的戒毒治疗康复计划,旨在满足自愿住院戒毒、康复和重返社会吸毒人员的需要。由于吸毒人员背景、需要各不相同,这些机构发展了一些使用不同治疗模式的戒毒和康复计划。如今香港特别行政区已经有 37 间住院机构、治疗及康复中心和中途宿舍,其中有 19 间获得卫生署或社会福利署的资助。[2]

2. 特别服务计划

特别服务计划主要有:(1)新德计划。这是石鼓洲康复院为吸食危害精神毒品人员(PSA)设立的免费住院式康复计划,旨在为 18 岁以上男士提供 26~52 星期的量身打造的综合住院康复疗程。主要是通过个人及小组辅导,积极改造戒毒人员的思想和行为,并通过认可资格技能培训,以拓展出院后的就业机会。(2)社区为本少数族裔高危青年禁毒预防外展教育服务。服务对象为非华语的少数民族高危青年及隐蔽青年,通过举办兴趣班、提供职业辅导及培训课程、安排工作配对等方式为戒毒人员提供服务。(3)"健康家庭亲子乐"计划。服务对象主要为曾经或现在受毒品影响的家长。内容主要有为家长提供职业评估、训练、互助小组、亲子活动、同辈辅导及其他支援。(4)"非常照顾,非常妈妈"。服务对象为怀孕吸毒女性及其家人,主要是为其提供一个无毒安全的环境,让怀孕女性在戒毒康复期间得到全方位的

〔1〕 陈惠虹:《香港美沙酮治疗计划的小组辅导及支持服务》,载《中国药物依赖性杂志》2007 年第 16 期。

〔2〕 参见香港保安局禁毒处网 2021 年 12 月 9 日,https://www.nd.gov.hk/sc/treatmentandrehabilitation.html。

照顾,并协助她们面对和处理吸毒问题。(5)赛马会"集体蜕变"计划。服务对象为在石鼓洲康复院、凹头青少年中心、区贵雅修女纪念妇女康复中心以及成年妇女康复中心接受戒毒治疗及康复的戒毒人员。服务内容主要是举办体育课堂及体育训练,并进行体育比赛,以帮助戒毒人员养成运动习惯、强健体魄,增强生活满足感。(6)"我创我未来"计划。服务对象主要是住院的戒毒人员及其家人、社区人员,主要通过职业培训、实习活动等为戒毒人员提供多元化的工作机会及职业技能培训,帮助其家人、社区更好地接纳戒毒人员。(7)美之连计划。通过邀请美沙酮康复人员开展经验分享讲座,推广美沙酮治疗计划。(8)星火行动。服务对象为感染艾滋病的美沙酮服药人员,服务内容主要是鼓励他们接受医疗服务,参加社交活动,并教授其自我照顾技巧和减低病毒传播风险的方法。(9)凤凰计划。服务对象为流浪街头的吸毒人员,服务内容主要是对其进行艾滋病预防教育,以提高其对艾滋病的警觉。

3. 支援服务计划

支援服务计划主要有三个方面的内容。(1)同辈辅导计划。聘用成功的康复者为戒毒者提供同辈辅导服务,分享成功经验,为戒毒者提供启示。全职的同辈辅导员为戒毒中心的康复员,兼职的同辈辅导员通常为晚上在美沙酮诊所的服药人员。(2)社区义工计划。招募社会各阶层人员为义工,训练后为戒毒人员提供社区服务,帮助戒毒人员重拾信心。(3)禁毒宣传教育。邀请学生参与戒毒康复中心的活动,使其更好地了解戒毒会的工作及滥用药物的危害。此外,还与学校、家长教师协会、地区组织、少年警训及其他社会服务机构举办禁毒教育讲座等活动。

香港戒毒服务的特色主要是家庭和社会力量的参与,为戒毒人员提供文化教育和职业培训与经历方面的服务,服务内容通常都与他们重返社会、回归正常生活相联系。为了协助戒毒者彻底戒除毒瘾,重新融入社会,不少机构设立了自助支援计划,通过小组分享,让他们互相支持、彼此鼓励、重建自信及改善与家人的关系。[1]

---

[1] 曹伟杰:《香港戒毒经验与借鉴》,载《犯罪与改造研究》1999 年第 9 期。

二、澳门特别行政区戒毒模式

澳门特别行政区政府采取严格的禁毒政策，现行的禁毒政策一方面控制供应，用立法和司法的力量来遏制毒品犯罪；另一方面坚持治疗与预防并重的原则，实行药物依赖防治措施，减少药物的需求。

（一）戒毒法律与领导机关

澳门政府于 1990 年 10 月 20 日，首度展开预防药物滥用工作以及提供自愿性戒毒治疗服务。1991 年 1 月 28 日，澳门政府撤销了社会复原所，终止强制性戒毒措施。同时，公布实施了《关于将贩卖及使用麻醉药品视为刑事行为以及提倡反吸毒措施》，成为澳门地区打击毒品犯罪和处理吸毒、戒毒的专门刑事法律。主要内容有：一是规定了对吸食毒品者程度不同的处罚；二是对有药瘾之嫌犯，需中止执行刑罚；三是规定戒毒治疗的保障措施；四是规定戒毒机关的义务；五是规定了自愿戒毒及治疗机构的职业保密义务；六是规定了澳门卫生司应参与到戒毒工作中来；七是将羁押或服刑之药瘾者通知司法当局，以便得到及时治疗。1994 年 5 月 2 日，澳门政府成立预防及治疗药物依赖办公室，规定了其目标、性质、职责、组织架构等，强化管理机构的建设，提高和巩固戒毒成果。1999 年 6 月 21 日，澳门总督公布实施《重组社会工作司组织法》，合并预防及治疗药物依赖办公室，转为该司辖下之防治药物依赖厅，整合与该司援助家庭与社群等方面的力量，加大对戒毒工作的管理和协调力度。

（二）澳门特别行政区的戒毒机构

澳门戒毒康复服务主要以官民合作为出发点，以自愿戒毒为主，本着共同合作、相互分担的精神共同做好戒毒康复服务工作。澳门的戒毒服务主要是由政府和民间机构共同承担，政府主要是由社会工作局的戒毒康复处执行，通过提供短期生理脱毒、门诊治疗、社会心理辅导以及社会重返跟进等方式对药物依赖者进行治疗；而民间机构则是通过长期的康复院舍、外展工作、互助组织等来对药物依赖者的戒瘾效果进行巩固。[1] 政府通过社会工作局

---

〔1〕　韩卫：《澳门特区戒毒服务之现况与发展》，载《中国药物滥用防治杂志》2003 年第 3 期。

对民间戒毒机构和团体提供资金上的支持和技术上的帮助,政府和民间机构的合作在近些年来不断得到加强,现在正在朝着专业化和系统化发展。

澳门特别行政区的戒毒康复工作主要由社会工作局防治赌毒成瘾厅辖下的戒毒康复处负责,主要工作有:(1)戒毒治疗、减低伤害治疗以及康复工作;(2)为药物依赖者提供多元化的戒毒康复服务,以及向其家庭提供所需的支援及辅导;(3)向民间戒毒机构和社团提供专业技术及财政援助;(4)收集和分析滥药人口及情况的有关数据,评估和发展戒毒康复工作。戒毒康复处的技术支持小组对民间戒毒机构的运作和财政支持进行监管,并且提供技术方面的指引和帮助,同时负责收集和统计门诊中心和民间戒毒机构中收录的个案材料。益健坊为戒毒人员提供学习以及活动的健康场所,包括阅览区、综合活动区、健身区等,也可以举办讲座、交流培训以及展览活动,使戒毒人员能够更好地回归社会,同时预防重吸。益健坊也是联络民间戒毒机构的固定场所,定期举行员工培训、工作例会、比赛和交流活动。

澳门特别行政区民间戒毒机构也较为发达,大多都接受社会工作局的财政资助,民间戒毒机构提供的服务也在朝着多元化方向发展。目前,澳门特别行政区的民间戒毒机构主要有:澳门青年挑战综合培训中心、澳门戒毒康复协会(ARTM)、澳门戒毒康复协会外展部、澳门基督教新生命团契(荟穗社、S.Y.部落)、欧汉琛慈善会(戒烟门诊服务)等。其中,比较有代表性的澳门基督教新生命团契,是由通过教育成功戒除毒品者和教牧人员合作组成,为寻求帮助的吸毒人员提供过渡环境、训练其谋生技能、重建家庭关系及回归社会。在团契居住的人员不使用药物,他们崇尚以信仰为原则,不分宗派,用宗教的仁爱精神及信心来增加戒毒者的自我控制能力,以此达到人生信念及行为模式的彻底改变,摆脱毒品的控制,重返社会、重建家园。除此之外,团契开展了多种技能训练班,以帮助戒毒者找到工作,更好地回归社会。

(三)澳门特别行政区的戒毒措施

1.综合戒毒服务

澳门特别行政区政府没有强制戒毒机构,只是在监狱内设有为吸毒犯治疗的自愿康复小组。澳门特别行政区的戒毒以自愿式门诊戒毒为主,社会工作局推进多模式以及多元化的戒毒服务,通过加强对个案的重返社会、后续跟进工作和各项资助计划加强与民间戒毒机构的联系。

2002 年成立的戒毒综合服务中心,为药物依赖者提供了一站式服务,对向其进行求助的个案和工作人员由医生做出初步的评估和治疗,这为评估和预测吸毒人群的基本情况增加了准确性[1]。为药物依赖者提供免费的身体检查,常见的有 HIV、梅毒、乙型肝炎、丙型肝炎、血常规、尿常规、肺结核等项目的检查,对传染病人员,都有专门负责的部门进行直接处理,各个相关部门会针对受到感染的个人提供相应的辅导服务,这为有效监控传染病的传播和蔓延情况提供了可靠的抓手;增加了短期住院时的脱毒治疗服务和其他的医疗服务,设立了康复者的锻炼活动场所。综合服务还包括对民间机构的支持,通过提供活动场所、召开会议、提供专门的专业培训来增强民间的服务能力和水平。

2. 短期住院医疗

短期住院治疗目的是配合协助一些不适合门诊治疗的个案,工作人员仍然是以医生和护士为主,在病人入院之后,需要由门诊进行评估,出院之后接续到民间戒毒机构进行长期的康复治疗,或者是由门诊的社会工作者进行长期的社会跟进。

3. 社会心理辅导

社会心理辅导主要是由社会工作者负责,为戒毒人员提供专业的指导、强化戒毒动机,根据戒毒人员的具体情况制订切实可行的治疗计划,给予社会支持和关怀。内容主要有:纠正他们吸毒原因的认知,强化戒毒信心,预防重吸,情绪管理,危机的介入和生活技能的培训等内容。

4. 重返社会及经济援助

重返社会及经济援助主要是帮助戒毒人员重返家庭和社会,处理家庭问题,提供家庭方面的辅导,帮助家人处理吸毒问题,对年老、残疾以及经济困难的个人和家庭提供经济上的帮助,对申请援助金的人员进行及时的跟进和品行操守的监管等。

---

〔1〕　韩卫:《澳门自愿戒毒服务之整体配套与理念》,载《中国药物滥用防治杂志》2005 年第 4 期。

三、台湾地区戒毒模式

20 世纪 90 年代前,台湾地区对待吸毒行为采取的是严刑峻法的否定态度。随着社会发展和法律观念的进步,以及日益严峻的毒品滥用形势,人们对吸毒行为认识的逐渐理性,对吸毒人员的态度由彻底否定向包容救治转变。

(一)戒毒理念

以"毒品危害防制条例""观察勒戒处分执行条例""戒治处分执行条例"为标志,其立法精神强调将毒品成瘾者认定为兼具"病人"与"犯人"双重身份的"病患型犯人",并依据不同的情形设定差异化的处遇。对于初次毒品使用仅视为犯法行为予以惩处警示,对于复吸人员则采取强制接受医疗戒治、矫正教育的处遇措施。戒毒策略开始也从着重惩罚的"道德模式"逐渐转变为以戒瘾治疗为主的"医疗模式",最后发展为两种模式共存及整合适用的过程。台湾地区对戒毒人员的处遇不限于"戒瘾治疗",更注重戒毒人员的社会能力的重建。2017 年,台湾当局发布"新世代反毒策略行动纲领"提出,通过提升药(毒)瘾治疗处遇涵盖率的总目标,建立整合性药瘾医疗示范中心,扩建、增设治疗性社区,增加补助中途之家以发展分流处遇系统等一系列措施,使成瘾戒治人员重新获得和提升因吸毒所影响的社会生活、工作能力,以更好地重新融入社会生活,降低复吸率。[1]

(二)戒毒模式与措施

台湾地区的戒治模式包括医疗戒治模式、治疗性社区模式、宗教戒治模式和减害计划。减害计划由清洁针具计划、替代疗法、艾滋病患监测、治疗与照护、个案追踪与其家人谘商教育等。目前,台湾地区建立了从观察勒戒、强制戒治到刑事处罚等不同层次和强度的戒毒制度。实践上通过设置实质除刑、观察勒戒、强制戒治、社区关护等多层次的措施,以"社会化"作为主要的

---

[1] 陈欣怡:《我国台湾地区毒品政策评析及启示》,中国人民公安大学 2021 年硕士学位论文,第 17 页。

处遇方式,戒治吸毒人员的生理与精神瘾癖,缓解毒品造成的社会问题。[1] 离开监狱、戒治所的吸毒犯或毒品成瘾的民众,在脱离司法机构的戒瘾处遇或结束门诊、住院治疗后,可以自愿性地进入治疗性社区,由专业的医疗团队提供全天候的心理康复、职能训练、转介就业等治疗辅导。[2] 具体措施有:

1. 强制尿检进行成瘾评估

为了规范尿检确认成瘾的行为,"行政院"和"卫生署"也通过了相关配套法律法规,尿液采集、检测、专家机构认可管理等具体规定。除此之外,台湾"法院"、"检察署"和地方"政府"也通过了一些具体规定,来规范强制尿检成瘾的制度。

2. 定罪免刑戒治毒瘾

药物滥用的法律惩罚与所涉药物的性质密切相关,台湾地区根据成瘾、滥用和对社会的危害分为四个级别:第一级为海洛因、吗啡、鸦片、古柯碱及其相类制品;第二级为罂粟、大麻类、安非他命、摇头丸、LSD 等;第三级为氟硝西泮、三唑他、K 他命等;第四级为阿普唑他、安定等。根据"药品危害防治条例"规定,使用一级、二级药品属于犯罪,使用三级、四级药品可以采取行政处罚和预防教育措施。对于使用一级和二级毒品并遵守观察和勒戒规则的吸毒人员,如果他们认为自己有继续使用毒品的倾向,检察官应申请裁定,命令他们进入纪律处理办公室接受强制治疗,为期六个月以上,直至无须继续强制治疗,最长不得超过 1 年。虽然条例明确规定吸食一级、二级毒品是一种犯罪行为,但吸毒人员需要具有"病患性犯人"的特征。与普通犯罪相比,条例强调其医疗特征,"治疗优于惩罚"和"医疗优先于司法",积极减少适用的刑事条件,并特别注意纪律和强制纪律,也就是说,对于那些服用一类和二类毒品并犯罪的人,即使在正常情况下,犯罪危险还没有消除,但是附条件的免于处罚,通过医疗与司法相结合实现戒毒目标。

综上所述,台湾地区对吸毒人员的惩罚是教导、观察、勒戒,以及根据毒

---

〔1〕 包涵:《"道德模式"与"医疗模式"的交错并行:台湾地区戒毒制度的现状考察与经验借鉴》,载《中国刑事法杂志》2016 年第 2 期。

〔2〕 陈泉锡:《建立毒品成瘾者单一窗口服务——毒品防制政策之策略规划建议》,载《研考双月刊》2013 年第 1 期。

品种类和是否再次吸毒,处以罚款以及最高 5 年的监禁。这种"宽严相济"的做法,实际上是在敦促吸毒人员尽快戒掉毒瘾。

3. 强制戒治所的戒毒治疗

2006 年以前,台湾地区的惩教机构、少年矫正机构和监狱是相连在一起的。2006 年,台湾"法务部"计划在新店、台中、高雄和台东实施"减少需求和抑制供需"的战略,并设立了四个专门的惩戒中心。根据"纪律处分实施条例"的规定,戒治所利用自身的专业能力,结合政府、宗教、学术团体等多种资源,开展多种形式、多层次的戒毒工作。戒毒工作一般分为"调适期""心理咨询期""社会适应期"三个阶段,第一阶段主要是培养吸毒人员的戒毒信念和进行体育锻炼。第二阶段主要包括激发吸毒人员戒毒的信心和意愿,并在戒毒村进行强制戒毒。第三阶段的重点在于重建受戒治人的人际关系及解决问题能力,协助其复归社会。

4. 家庭支持戒治毒瘾

台湾地区的家庭支持戒治毒瘾的形式主要有:(1)家庭教育讲座。包括健康知识,药物危害知识,家庭结构和功能,家庭关系处理,以及"我的家庭"研讨会。(2)亲密群体。前半部分讨论家庭对自身和药物滥用的影响,后半部分讨论改善家庭关系的问题。(3)家庭支持小组。设置 12 个小组课程讨论家庭支持、情绪管理和认知行为,进行三次家庭互动,邀请家庭成员参加小组和家庭访谈。(4)亲子阅读和成长小组。将罪犯的孩子带到监狱,让他们阅读、互动和交流,探索养育孩子、情感交流、建立互信和提高能力的方法和途径。(5)交流活动。内容包括在发给罪犯家属的邀请函中放置戒毒传单;让罪犯写一张感谢家人的小卡片,协助罪犯及其家人拍照,并将照片贴在感谢卡片上送给家人;在罪犯与亲属面对面交流中,教育工作者或社会工作者根据需要进行协调介绍。(6)读书俱乐部。邀请志愿者到监狱组织一个小团体阅读俱乐部,帮助罪犯认识和肯定自己,重新燃起生命的希望。读书俱乐部通常每月举办 2 次,每次 2 小时。(7)家庭支助方案宣传。对于即将出狱、家庭支持功能薄弱或被评为高危家庭的毒品犯,管教部门通过与家人的交流和对话,促进他们重返家庭和社会。一般每月 1 次,并且他们的家人将承担相应的责任和义务。

（三）台湾地区的戒毒康复服务

1. 医疗机构戒毒康复

目前,自愿戒毒大多由卫生署指定经营戒毒治疗业务的医疗机构承担,具有专业的医疗资质、医疗设备和后期医疗队伍。当吸毒人员在戒断期间出现戒断反应时,他们可以及时干预以减轻痛苦。自愿戒毒是戒毒康复的重要手段,但不会影响他们的工作和家庭,不会在档案中有任何记录,并且具有良好的保密性。自愿戒毒费用较高,一个疗程一般为 15～20 天,但戒毒效果明显,可以有效降低吸毒人员的药物依赖性。

2. 非政府戒毒康复咨询机构

在台湾地区,非政府戒毒康复机构主要是指宗教机构。宗教戒毒模式是基于吸毒人员自愿接受戒毒治疗的原则,从源头上消除吸毒人员对戒毒治疗的抵制。这种温和的戒毒方式对吸毒人员有很强的心理影响,使他们的心理和情绪处于相对稳定的状态,这种稳定不仅体现在吸毒人员内心的平静,也反映在对"毒魔"的严格控制和排毒效果的持久稳定性上。

宗教戒毒模式具有较强的群体性,具有相同和类似的背景经历、宗教信仰、心理过程和认知感受的戒毒人员共同学习生活,不存在心理障碍、地位差异与偏见以及他们之间的强制管理和限制。团队成员之间相互鼓励和监督,能逐渐提高对药物及其危险性的认知水平,改变对治疗的意志,相信药物治疗,改变不良习惯。同时,宗教戒毒倡导通过吸毒人员家庭的关心、鼓励和监督,陪伴吸毒人员戒毒,增强吸毒人员彻底戒毒的决心和信心,亲身感受到全方位的人文关怀。在台湾地区,利用宗教进行戒毒康复的作用是无可争辩的。崇尚真、善、美的经典宗教教义要求信徒抛开世间的烦恼,运用内在的精神力量,摒弃虚伪和丑恶,追求积极、健康、向上的生活信念,戒毒效果无疑会事半功倍。

3. 司法矫正机构戒毒康复

台湾地区的强制戒毒制度的另一个重要特征是内外戒毒机构的整合模式。如台中惩教所与卫生署草屯疗养院制定了"戒毒合作计划",2009 年,他们与台湾医科大学附属医院合作开发了一门综合性的团体课程,希望通过合作实现目标,建立有效的戒毒治疗模式,提高医疗质量,提升患者的戒毒治疗动机,提高患者出院后继续就医的意愿,降低院外复发率。

第五节　中国与欧美国家戒毒理念的差异

戒毒理念,是指国家、社会、戒毒机构及其工作人员对戒毒问题所持的思想和观念,主要包括对吸毒现象、戒毒立法和戒毒康复实践三个方面内涵。先进的戒毒理念是取得良好戒毒实效的先决条件。中国和欧美国家相比较,戒毒理念存在一些差异。本文以英国、德国、美国为例,对中国与这些国家戒毒理念的差异进行比较研究。

一、对待吸毒现象的理念差异

欧美国家对戒毒现象以及吸毒人员持包容状态,认为吸毒是个人的问题,虽然吸毒现象危及社会,但这是"公共事务"问题,因此政府和社会有责任帮助吸毒人员进行戒毒治疗和康复,戒毒人员应有相对宽松的环境戒除毒瘾。

英国将吸毒定性为"医疗问题",不将吸毒行为视为违法,并普遍认为吸毒现象是社会原因所造成的。在英国,吸毒行为本身并不违法,只有当吸毒人员的相关行为危害社会与公共安全、危害他人生命与财产安全时,才会受到法律追究,所以,英国政府的责任是打击毒品犯罪,而不是禁绝毒品。英国的《毒品法案》《危险药品法案》《药品分类管理法》等法案就是基于这种理念。

德国在20世纪80年代以前对吸毒现象采取打击的态度,之后逐步认为吸毒现象是一种自致危险的行为,认为毒品成瘾者均没有自主决定能力,而大多数吸毒人员都是毒品成瘾者。因此,尽管他们认为所有毒品都是危险的,但对吸毒现象却持多元化态度,对待吸毒行为持宽容态度。

美国对吸毒的认知和处罚经过了一个转变过程。20世纪60年代中期以前,美国对吸毒现象进行严格管制和惩罚。美国的《哈里森麻醉品法》《博格斯法》《麻醉品管制法》,规定无药方配置情况下使用毒品是非法行为,确立以司法手段来管制毒品问题的基本理念,对毒品交易和吸毒现象持严厉惩罚态度。但是,从 20 世纪 60 年中期开始,对吸毒现象,美国实现了从执法和惩罚理念向预防和治疗为主的理念转变,1965 年颁布的《药品滥用修正案》和 1966 年颁布的《麻醉品成瘾抗复法》是这种转变的主要标志。此后,一方面,美国明确吸毒问题是重要的社会问题;另一方面,美国历届政府号召社会与政府共同合作,共同处理吸毒现象问题。

中国政府对吸毒问题高度重视,从中华人民共和国成立到 20 世纪末,一直将吸毒人员视为"坏人"和"社会毒瘤",对吸毒人员和吸毒行为持零容忍态度而坚决打击。社会对吸毒人员,即使是对戒除毒瘾人员,往往避而远之,与其划清界限,用有色眼镜看待他们,致使他们很难再找到合适的职业,也难以参与正常的社会活动;而吸毒的朋友对戒毒人员则持欢迎态度,视为"好兄弟",主动找他们谈心,提供免费毒品吸食,使之迅速回归毒品世界。这一理念直到《禁毒法》的颁布发生了一定程度的改变。21 世纪以来,中国社会对吸毒人员的身份的态度向宽容转变。

二、对戒毒立法的理念差异

受法律赋予人人平等权利观念,以及封闭式戒毒管理模式容易导致戒毒人员身心受到创伤,与社会容易脱节的影响,欧美国家在戒毒立法过程中对戒毒现象持相对温和、宽容的立法理念。从 20 世纪 60 年代开始,欧美国家相继对戒毒及其康复等相关工作做出了具体、完善的法律规定,它们有一个共同的轨迹,那就是随着毒品蔓延和危害程度的加深,在戒毒立法上由主动宽松到被动控制再到主动救助。[1]

在英国,若非自愿,吸毒人员可以不戒毒,只有当吸毒人员的相关行为危害社会与公共安全、危害他人生命与财产安全时,才会受到法律追究。英国的《危险药品法案》《药物滥用法案》《管制药品惩罚法令》等法案就是基于上述理念。即使这些相对温和、宽容的法案,英国政府内部部分领导人仍持反对立场。2014 年,英国副首相尼克·克莱格要求废除因个人使用而持有毒

---

〔1〕 李晓凤:《中美禁毒工作的历史、干预模式及综融性发展路径探究》,载《大社会》2019 年第 1 期。

品的关押刑罚,包括持有 A 类禁止毒品海洛因和可卡因等。他催促首相卡梅伦着手研究毒品合法化的相关事务。德国的《麻醉品法》确立了德国戒毒立法的基本理念,这就是治疗代替刑罚,强调治疗和矫正在戒毒中的基础性和根源性作用。美国的《全面预防和控制滥用毒品法》《反毒品走私法》《无毒社区法》《毒品吸食戒毒教育、预防和处遇法》等法案,一方面将吸毒定为社会问题;另一方面对毒品犯罪进行刑事处罚。而奥巴马政府更主张,对吸毒行为以"治疗为主,打击为辅",把重点放在控制毒品需求方面,将禁毒重点从打击转向戒毒治疗。

中国政府严厉打击毒品犯罪,在戒毒立法理念方面,走过了一条由单行化、碎片化立法转为综合化、专门化立法之路。2008 年开始实施的《禁毒法》是我国第一部全面规范禁毒工作的法律,这部法律贯彻以人为本的理念,将吸毒人员定性为病患者、受害者、违法者三重身份,戒毒措施从过去偏重惩罚调整为偏重关爱,这标志着中国戒毒立法理念实现了由惩罚为主转变为救治为主的转变。2011 年,国务院颁布《戒毒条例》,提出要坚持以人为本、科学戒毒、综合矫治、关怀救助的原则。

三、对戒毒康复实践的理念差异

欧美国家认为戒毒康复实践是一个社会系统工作,某一机构是无法独立完成的,并强调在社会生态环境下进行康复。因此,欧美国家的戒毒康复机构都具有多方面的资金来源渠道以及强大的辅导团队来帮助戒毒人员进行康复。

英国政府积极推动医疗戒毒改革,相继推出医疗福利戒毒模式、控制戒毒模式和多项综合戒毒治疗模式,并且建立了较为完善的"四步走"(找到吸毒人员、接受专业治疗、吸毒人员康复、重返社会)戒毒治疗方式。英国卫生部设立专门负责全国戒毒康复工作的国家戒毒总署,针对监狱中服刑人员的毒瘾情况,创建了"监狱戒毒"模式,帮助服刑人员进行康复;针对社区创建了"社区治疗与康复"模式。德国规定吸毒人员可选择进入监狱服刑或去戒毒中心治疗,二者必择其一。[1] 德国每个州政府都设立了专门的戒毒中心

---

〔1〕 杨细桂:《中英两国戒毒模式对比》,载《特区实践与理论》2014 年第 2 期。

或康复治疗机构,组成由医生、护士、心理学家、教育学家、社会工作者、培训教师的康复小组,帮助吸毒人员进行脱毒治疗和康复。美国推行社区康复和专业机构康复两种模式。一是社区康复。美国规定,在社区建立"社区反毒联合体",创建了"治疗社区"戒毒模式,组织社会爱心人士参与到戒毒人员的康复之中。二是专业机构康复。这主要是依托医院,建立住院戒毒治疗康复中心,组织由医生、护士和心理学者组成的医疗康复队伍对戒毒人员进行康复。

中国在《禁毒法》颁布以前,主要是依靠强制力进行的戒毒方式,除了一定程度上的体能康复,其他康复理念与方法少见。《禁毒法》《戒毒条例》颁布以后,中国开始探索融心理矫治、就业培训、社会关爱为一体的康复理念。《戒毒条例》规定,采取自愿戒毒、社区戒毒、强制隔离戒毒、社区康复等多种措施,建立戒毒治疗、康复指导、救助服务兼备的戒毒工作体系。而目前我国构建的统一的司法行政戒毒基本模式,以专业中心为支撑,为提升专业能力打造有利平台。专业中心的建设,培养和整合大批专业技术人员,促进与社会专业机构、院校、专家的合作,对提升戒毒理论层次、打造戒毒项目品牌起到积极作用。同时,专业中心的服务和指导,提升了戒毒人员身心康复的计划性、系统性和有效性,并在运行中积累大量的戒毒人员生理、心理、康复数据,强化服务功能,为客观评价戒毒成效、有效开展针对性戒治提供了依据。

当前我国戒毒康复工作的专业人才还比较薄弱,制约着科学戒毒的进程。在司法行政戒毒工作未来转型发展中,应当尝试两个路径培养和发展专业戒毒人才,一是以司法行政警察职位分类改革为契机,从严选拔培养一批与戒毒工作相关、职称与待遇挂钩的精神科医师、康复师、心理治疗(咨询)师、教师等专业人才;二是通过政府购买服务形式向社会组织购买服务。通过人才的储备与应用,必将有利于提高戒毒工作水平。同时,推广强制隔离戒毒场所实行"戒毒导师"的经验,让管理干警担当戒毒人员的戒毒导师,每人负责数名戒毒人员的所内矫治,使单纯的管理者和被管理者关系变成师生和医患关系,减少矫治阻抗,这无疑有利于戒毒工作质量的提高。

思考题：

1. 简述日本和新加坡的强制型矫治模式的特点。

2. 简述美国治疗性社区和匿名戒毒会模式的内容和特点。

3. 简述香港特别行政区戒毒措施的优势。

4. 简述澳门特别行政区戒毒模式的特点。

5. 简述台湾地区戒毒康复模式的特色。

6. 试述我国与欧美主要国家戒毒模式的异同。

参考文献

一、法律法规类

1.《刑法》，第八届全国人民代表大会第五次会议于 1997 年 3 月 14 日修订，自 1997 年 10 月 1 日起施行。

2.《禁毒法》，第十届全国人民代表大会常务委员会第三十一次会议于 2007 年 12 月 29 日通过，于 2008 年 6 月 1 日颁布施行。

3.《人民警察法》，经 1995 年 2 月 28 日第八届全国人大常委会第十二次会议通过，1995 年 2 月 28 日中华人民共和国主席令第四十号公布；根据 2012 年 10 月 26 日第十一届全国人大常委会第二十九次会议通过、2012 年 10 月 26 日中华人民共和国主席令第六十九号公布的《全国人民代表大会常务委员会关于修改〈中华人民共和国人民警察法〉的决定》修正。

4.《吸毒成瘾认定办法》，2010 年 11 月 19 日公安部部长办公会议通过，并经卫生部同意发布，自 2011 年 4 月 1 日起施行。《关于修改〈吸毒成瘾认定办法〉的决定》已经 2016 年 11 月 22 日公安部部长办公会议通过，并经国家卫生和计划生育委员会同意，自 2017 年 4 月 1 日起施行。

5.《戒毒条例》，国务院第一百六十次常务会议通过，2011 年 6 月 22 日公布。

6.《公安机关强制隔离戒毒管理办法》，2011 年 9 月 19 日中华人民共和国公安部部长办公会议通过，2011 年 9 月 28 日公安部令第一百一十七号发布，自公布之日起施行。

7.《司法行政机关强制隔离戒毒工作规定》，2013 年 3 月 22 日司法部部务会议审议通过，2013 年 4 月 3 日中华人民共和国司法部令第一百二十七号发布，自 2013 年 6 月 1 日起施行。

8.《公安机关人民警察内务条令》，公安部 2021 年 10 月 28 日发布并施行。2000 年 6 月公安部颁布实施的《公安机关人民警察内务条令》（公安部令第 53 号）和 2007 年 6 月公安部颁布实施的《公安机关人民警察着装管理规定》（公安部令第 92 号）同时废止。

9.《戒毒治疗管理办法》，卫生健康委、公安部、司法部 2021 年 1 月 25 日发布。

10.《监管场所艾滋病防治管理办法》，最高人民检察院、公安部、司法部、国家卫生和计划生育委员会 2015 年 5 月 19 日印发。

11.《强制隔离戒毒诊断评估办法》，公安部、司法部、国家卫生计生委 2013 年 9 月 2 日共同制定。

12.《戒毒药物维持治疗工作管理办法》，国家卫生计生委、公安部、国家食品药品监管总局 2014 年 12 月 31 日以国卫疾控发〔2014〕91 号印发。

二、马克思经典著作类

1.《马克思恩格斯选集》（第 3 卷），人民出版社 1972 年版。

2.《马克思恩格斯选集》（第 4 卷），人民出版社 2012 年版。

3.《马克思恩格斯选集》（第 1 卷），人民出版社 2012 年版。

4.《毛泽东选集》（第 1 卷），人民出版社 1991 年版。

三、外文专著、编著类

1.[美]戴维·考特莱特：《上瘾五百年》，薛绚译，世纪出版集团、上海人民出版社 2005 年版。

2.[苏联]阿尔森·古留加：《康德传》，贾泽林译，商务印书馆 1981 年版。

3.[美]克莱门斯·巴特勒斯：《矫正导论》，孙晓雳等译，中国人民公安大学出版社 1991 年版。

4.[德]库尔特·勒温：《拓扑心理学原理》，竺培梁译，北京大学出版社 2011 年版。

5.[德]李斯特：《德国刑法教科书》，徐久生译，法律出版社 2000 年版。

6.[英]罗伊·波特、米库拉什·泰希主编：《历史上的药物与毒品》，鲁虎、任建华等译，商务印书馆 2004 年版。

7.[美]厄里怀思等：《成瘾障碍的心理治疗物质滥用、酒精依赖和赌博成瘾的临床治疗指南》，张珂娃、包燕、池培莲译，陈俊雄审校，中国轻工业出版社 2012 年版。

8.[英]彼得·沃利：《课堂提问的技术与艺术》，彭相珍译，中国青年出版社 2020 年版。

9. [古希腊]苏格拉底:《苏格拉底的教化哲学》,唐译编译,吉林出版集团有限责任公司2013年版。

四、词典类

1.《中国百科大辞典》,华夏出版社1990年版。

2.《辞海》编辑委员会:《辞海》,上海辞书出版社1999年版。

3. 中国大百科全书总编辑委员会编:《中国大百科全书·教育》,中国大百科全书出版社2002年版。

4. 王镇国主编:《构词字典》,四川辞书出版社1998年版。

5. 中国法律年鉴编辑部编辑:《中国法律年鉴2001》,中国法律年鉴社2001年版。

6. 褚远辉、张平海、闫祯主编:《教育学新编》,华中师范大学出版社2006年版。

7. 教育大辞典编纂委员会编:《教育大辞典》(第1卷),上海教育出版社1990年版。

8. 夏征农、陈至立:《辞海》,上海辞书出版社2009年版。

五、中文著作、教材类

1. 陈鹏忠:《强制隔离戒毒工作基层执法实务流程》,浙江大学出版社2013年版。

2. 戴红、姜贵云:《康复医学》,北京大学出版社2013年版。

3. 邓一民等:《承德解放战争史料选》,人民日报出版社1998年版。

4. 董清义、王建辉:《马克思主义哲学原理》,中国财经出版社2003年版。

5. 杜君、吴蓓、王金艳:《中国近现代史基本问题研究》,吉林大学出版社2010年版。

6. 杜文彬:《清末民初广东禁烟初探》,暨南大学出版社2008年版。

7. 杜新忠:《实用戒毒医学》,人民卫生出版社2007年版。

8. 高学敏、顾慰萍:《中医戒毒辑要》,人民卫生出版社1997年版。

9. 高莹:《矫正教育学》,教育科学出版社2007年版。

10. 管林初:《药物滥用和成瘾纵横》,上海教育出版社2008年版。

11. 郭建安、李荣文:《吸毒违法行为的预防与矫治》,法律出版社2000年版。

12. 郝伟、刘铁桥:《成瘾医学精要》,人民卫生出版社2014年版。

13. 郝伟、赵敏、李锦:《成瘾医学:理论与实践》,人民卫生出版社2016年版。

14. 郝伟、赵敏:《苯丙胺类兴奋剂相关障碍临床诊疗指南》,人民卫生出版社2018年版。

15. 何一民:《民国时期》,四川人民出版社2011年版。

16. 黄开诚、李德主编:《禁毒法》,清华大学出版社2019年版。

17. 姜佐宁:《药物成瘾的临床与治疗》,人民卫生出版社2003年版。

18. 蒋秋明、朱庆葆:《中国禁毒历程》,天津教育出版社1996年版。

19. 金伟峰、崔浩等:《禁毒法律制度研究》,浙江大学出版社 2009 年版。

20. 金伟峰:《中国禁毒法律制度研究》,上海社会科学院出版社 2016 年版。

21. 黎翔:《教育学》,航空工业出版社 2014 年版。

22. 李岚、梁志乐、张敏发:《强制隔离戒毒矫治与管理实务》,暨南大学出版社 2011 年版。

23. 李文君、阮惠风:《禁毒学》,中国人民公安大学出版社 2015 年版。

24. 梁传杰:《学科建设理论与实务》,武汉理工大学出版社 2009 年版。

25. 林信洁:《戒毒人员心理健康指南》,电子科技大学出版社 2017 年版。

26. 刘建宏:《新禁毒全书:外国禁毒法律概览》(第 6 卷),人民出版社 2015 年版。

27. 刘建宏:《新禁毒全书:中国禁毒法律通览》(第 5 卷上册),人民出版社 2015 年版。

28. 刘建宏:《新禁毒全书:中国吸毒违法行为的预防与矫治》(第 3 卷),人民出版社 2015 年版。

29. 刘志勇、游卫平、简晖:《药膳食疗学》,中国中医药出版社 2017 年版。

30. 路丽梅、王群会、江培英主编:《新编汉语辞海》,光明日报出版社 2012 年版。

31. 罗书平:《中华禁毒史略》,四川人民出版社 1997 年版。

32. 罗旭:《强制隔离戒毒执法与管理实务》,中国政法大学出版社 2020 年版。

33. 罗运炎:《中国鸦片问题》,协和书局 1929 年版。

34. 罗运炎:《中国烟禁问题》,大明图书公司 1934 年版。

35. 吕思勉:《中国制度史》,三联书店上海分店 2009 年版。

36. 马立骥、余洪:《强制隔离戒毒模式创新与思考》,武汉大学出版社 2016 年版。

37. 马模贞主编:《中国禁毒史资料 1729—1949 年》,天津人民出版社 1998 年版。

38. 马维纲:《禁娼禁毒——甘宁青史略正编》,警官教育出版社 1993 年版。

39. 孟昭华、王涵:《中国民政通史》(下卷),中国社会出版社 2006 年版。

40. 莫关耀、杜敏菊、李涛、杨九迎:《禁毒法学》,中国人民公安大学出版社 2014 年版。

41. 莫关耀、房方:《禁毒社会工作实务指南》,中国社会出版社 2020 年版。

42. 牛何兰:《中外禁毒史》,云南人民出版社 2012 年版。

43. 齐霁:《中国共产党禁毒史》,上海社会科学院出版社 2017 年版。

44. 齐延安:《戒毒法治创新研究》,山东大学出版社 2019 年版。

45. 邱创教:《毒品犯罪惩治与防范全书》,中国法制出版社 1998 年版。

46. 曲晓光、杨波、李庆安:《戒毒与康复:自愿戒毒领域的探索与实践》,北京日报出版社 2018 年版。

47. 任桂秋:《禁毒学概论》,中国人民公安大学出版社 2015 年版。

48. 师建国:《成瘾医学》,科学出版社 2002 年版。

49. 史宏灿、鞠永熙:《毒品成瘾的基本理论与中西医结合防治实践》,高等教育出版社 2014 年版。

50. 舒化鲁:《企业规范化管理实施方案》,中国人民大学出版社 2003 年版。

51. 苏智良:《中国毒品史》,上海社会科学院出版社 2017 年版。

52. 隋南等:《生理心理学》,中国人民公安大学出版社 2018 年版。

53. 孙宏伟等:《心理危机干预》(第 2 版),人民卫生出版社 2019 年版。

54. 汤家麟、徐菁:《当代国际禁毒风云》,经济科学出版社 1997 年版。

55. 滕伟:《中华人民共和国禁毒法释义及实用指南》,中国民主法制出版社 2008 年版。

56. 王秉中:《新编伦理学》,中国市场出版社 2005 年版。

57. 王道俊、王汉澜:《教育学》,人民教育出版社 1989 年版。

58. 王高喜:《戒毒社会工作基础》,军事医学科学出版社 2011 年版。

59. 王金香:《中国禁毒史》,上海人民出版社 2005 年版。

60. 王思斌:《社会工作概论》,高等教育出版社 2002 年版。

61. 王晓云:《最新毒品中毒临床诊断与戒毒治疗实务全书》,安徽文化音像出版社 2003 年版。

62. 王正珍:《ACSM 运动测试与运动处方指南》(第 9 版),北京体育大学出版社 2015 年版。

63. 吴丙林:《狱政管理学》,法律出版社 2018 年版。

64. 夏宗素:《矫正教育学》,法律出版社 2014 年版。

65. 杨良:《药物依赖学:药物滥用控制与毒品成瘾治疗》,人民卫生出版社 2015 年版。

66. 杨士隆、李思贤、朱日侨、李宗宪等:《药物滥用、毒品与防治》(增订第二版),台北,五南图书出版股份有限公司 2013 年版。

67. 姚建龙:《禁毒学导论》,中国人民公安大学出版社 2014 年版。

68. 游国鹏:《运动康复干预研究》,中国商务出版社 2018 年版。

69. 于恩德:《中国禁烟法令变迁史》,河南人民出版社 2016 年版。

70. 喻晓东、李云东:《大禁毒》,团结出版社 1993 年版。

71. 袁方:《社会研究方法教程》,北京大学出版社 1997 年版。

72. 张洪成:《毒品犯罪刑事政策之反思与修正》,中国政法大学出版社 2017 年版。

73. 张兴杰:《戒毒社会工作》,中国社会出版社 2020 年版。

74. 张义荣:《禁毒学》,群众出版社 2007 年版。

75. 张友生:《走出迷茫——37 例成功戒毒典型个案实录》,暨南大学出版社 2018 年版。

76. 章恩友、姜祖桢:《矫治心理学》,教育科学出版社 2008 年版。

77. 章恩友:《罪犯心理矫治基本原理》,群众出版社 2004 年版。

78. 赵国栋、易欢欢、糜万军等:《大数据时代的历史机遇——产业变革与数据科学》,清华大学出版社 2013 年版。

79. 赵敏、张锐敏:《禁毒社会工作基础》,军事医学科学出版社 2011 年版。

80. 肇恒伟、关纯兴主编:《禁毒学教程》,东北大学出版社 2003 年版。

81. 肇恒伟、王祎:《禁毒法》,中国人民公安大学出版社 2015 年版。

82. 本书编写组:《马克思主义基本原理》,高等教育出版社 2021 年版。

83. 北京大学马列主义教研室:《中国现代革命史学习参考资料》,北京大学印刷厂 1959 年版。

84. 公安部宣传局:《公安机关人民警察职业道德规范解读》,中国人民公安大学出版社 2013 年版。

85. 工业和信息化部信息化推进司:《电子政务与公共服务》,电子工业出版社 2013 年版。

86. 广西戒毒管理局、广西戒毒矫治学会:《强制隔离戒毒人员心理服务理论和实操》,广西人民出版社 2014 年版。

87. 国家信息中心:《信息化领域前沿热点技术通俗读本》,人民出版社 2020 年版。

88. 井冈山革命史编纂委员会编:《井冈山人民革命史介绍 初稿》,井冈山革命史编纂委员会 1962 年版。

89. 联合国教科文组织编:《教育——财富蕴藏其中》,联合国教科文组织总部中文科译,教育科学出版社 2014 年版。

90. 全国十二所重点师范大学联合编写:《教育学基础》,教育科学出版社 2014 年版。

91. 四川省博物馆编:《川陕革命根据地石刻标语选编》,四川省博物馆编印 1979 年版。

92. 西华师范大学历史文化学院、川陕革命根据地博物馆编:《川陕革命根据地历史文献资料集成》,四川大学出版社 2012 年版。

93. 中共河北省委党史研究室编:《日本鸦片侵华资料集(1895—1945)》(内部资料),中共河北省委机关文印中心 2002 年版。

94. 中共通江县委党史办研究室编:《通江苏维埃志》,四川人民出版社 2006 年版。

95. 中共中央文献研究室编:《社会主义精神文明建设文献选编》,中央文献出版社 1996 年版。

六、期刊类

1. 安静雯、曾红：《积极心理学视角下的心理治疗》，载《心理研究》2020 年第 6 期。

2. 白震：《全面提升司法行政戒毒工作规范化建设水平的思考》，载《中国司法》2016 年第 8 期。

3. 包涵：《"道德模式"与"医疗模式"的交错并行：台湾地区戒毒制度的现状考察与经验借鉴》，载《中国刑事法杂志》2016 年第 2 期。

4. 边宇、黄善彬、李润森等：《基于风险源辨识的我国戒毒人员体质测评标准构建》，载《北京体育大学学报》2018 年第 10 期。

5. 卞勇骞：《黄汉如"一指禅"推拿治病与戒除烟毒》，载《中医药文化》2008 年第 3 期。

6. 蔡雨佳、张鑫、王方敏等：《我国运动干预药物依赖的现状和对策》，载《中国药物依赖性杂志》2020 年第 1 期。

7. 曹伟杰：《香港戒毒经验与借鉴》，载《犯罪与改造研究》1999 年第 9 期。

8. 曾启尚：《不断提升新时代司法行政戒毒执法效能》，载《中国司法》2021 年第 5 期。

9. 曾文远：《论自愿戒毒：法规范、定位与制度创新》，载《安徽警官职业学院学报》2013 年第 3 期。

10. 陈惠虹：《香港美沙酮治疗计划的小组辅导及支持服务》，载《中国药物依赖性杂志》2007 年第 16 期。

11. 陈进婉：《强制隔离戒毒人员诊断评估工作存在问题研究》，载《中国药物滥用防治杂志》2020 年第 4 期。

12. 陈泉锡：《建立毒品成瘾者单一窗口服务——毒品防制政策之策略规划建议》，载《研考双月刊》2013 年第 1 期。

13. 陈素青、翟海峰：《多药滥用：一种常态药物滥用模式》，载《中国药物滥用防治杂志》2010 年第 6 期。

14. 陈廷根：《学科建设：高校发展与强大的生命线》，载《高教研究》2005 年第 1 期。

15. 丛伟东等：《福建省 1000 名男性强制戒毒人员心理健康状况及人格特征的分析》，载《齐齐哈尔医学院学报》2013 年第 19 期。

16. 邓木兰、居睿、丁鹏林等：《强制及自愿戒毒人员中医体质差异及毒品类型对其的影响》，载《中华中医药杂志》2016 年第 3 期。

17. 董慧茜、沈屹东、郝伟：《新型毒品 γ–羟基丁酸中毒、戒断的研究》，载《中国药物依赖性杂志》2013 年第 5、6 期。

18. 董佩杰、韩佳禹、杨淑娟等：《四川省美沙酮维持治疗患者脱失现状及其影响因素》，载

《现代预防医学》2019 年第 23 期。

19. 范志海、吕伟：《上海禁毒社会工作经验及其反思》，载《中国药物依赖性杂志》2005 年第 5 期。

20. 房红、阮惠风、刘敬平等：《国外禁吸戒毒模式述评》，载《云南警官学院学报》2010 年第 1 期。

21. 付强、张秀月、李诗文：《新型冠状病毒感染医务人员职业暴露风险管理策略》，载《中华医院感染学杂志》2020 年第 6 期。

22. 高如军：《关于构建"大戒毒"工作格局提升司法行政戒毒工作质效的调研报告》，载《中国司法》2020 年第 7 期。

23. 高巍：《论德国禁毒法的基础理念》，载《学术探索》2006 年第 6 期。

24. 葛鲁嘉：《心理环境论说——关于心理学对象环境的重新理解》，载《陕西师范大学学报》2006 年第 1 期。

25. 耿敬敬、朱东、徐定等：《太极康复操对强制隔离女戒毒人员的康复效果》，载《中国运动医学杂志》2016 年第 11 期。

26. 顾庆、盛蕾、马小铭：《毒品成瘾者运动戒毒方法与康复效果研究进展》，载《体育与科学》2019 年第 6 期。

27. 关汝珊等：《积极心理学视角下戒毒人员抑郁与焦虑的心理干预研究》，载《心理月刊》2019 年第 4 期。

28. 郭牡丹：《从医学心理看吸毒与戒毒》，载《内蒙古中医药》2015 年第 10 期。

29. 郭楠：《健康管理犯罪现状及研究进展》，载《解放军医院管理杂志》2013 年第 6 期。

30. 郭裕：《美沙酮维持治疗方案》，载《中国药物依赖性杂志》2001 年第 2 期。

31. 韩卫：《澳门特区戒毒服务之现况与发展》，载《中国药物滥用防治杂志》2003 年第 3 期。

32. 韩雨梅、罗昕、孟林盛等：《运动干预在强制隔离戒毒领域的应用现状》，载《体育研究与教育》2019 年第 3 期。

33. 何军佳、曹生兵、李志军：《强制隔离戒毒人员心理行为特征与戒毒心理重构研究》，载《犯罪与改造研究》2012 年第 8 期。

34. 何萍：《荷兰的监狱制度》，载《华东政法大学学报》2007 年第 5 期。

35. 侯荣庭：《生态系统理论视野下的社区戒毒》，载《山西师大学报（社会科学版）》2011 年第 11 期。

36. 胡江：《制度细化与理念更新：〈戒毒条例〉解读》，载《福建警察学院学报》2011 年第

5 期。

37. 贾东明、郭崧:《强制隔离戒毒人员教育体系的构建——与罪犯教育比对研究》,载《健康教育与健康促进》2017 年第 1 期。

38. 贾东明、郭崧:《试论强制隔离戒毒人员身体康复工作流程的设计》,载《中国药物滥用防治杂志》2015 年第 4 期。

39. 贾东明、郭崧:《浙江省男性强制隔离戒毒人员体质康复训练的实践研究》,载《体育科技文献通报》2016 年第 10 期。

40. 贾东明、孙飙:《"人工智能＋大数据"技术在运动戒毒工作中的运用》,载《健康教育与健康促进》2020 年第 3 期。

41. 贾东明:《我国强制隔离戒毒人员运动康复训练的研究热点与前沿:基于 CiteSpace 的知识图谱分析》,载《中国药物滥用防治杂志》2012 年第 2 期。

42. 贾东明:《运动戒毒工作中的风险事故与损失防范》,载《中国监狱学刊》2020 年第 5 期。

43. 贾一夫等:《无业海洛因依赖者的生涯及经济来源调查》,载《中国药物滥用防治杂志》2005 年第 3 期。

44. 贾真理:《戒毒所科学戒毒建设研究——以浙江省某戒毒所为例》,载《犯罪与改造研究》2018 年第 12 期。

45. 姜广富、周理想、周跃辉:《国内外运动干预药物依赖研究的知识图谱分析》,载《中国药物依赖性杂志》2019 年第 1 期。

46. 姜祖桢、张凯:《司法行政戒毒工作的现状困境及发展趋势》,载《犯罪与改造研究》2020 年第 1 期。

47. 姜祖桢:《刍议我国戒毒体制的重构与完善》,载《犯罪与改造研究》2008 年第 4 期。

48. 金美兰、张誉龄、赵雪燕:《韩国新型毒品犯罪防控对策及启示》,载《延边大学学报》2020 年第 6 期。

49. 赖济辉:《戒毒场所加强戒治规范化建设探索》,载《犯罪与改造研究》2018 年第 9 期。

50. 李俊旭:《致幻剂》,载《中国药物依赖性杂志》2007 年第 4 期。

51. 李满:《基于大数据的强制隔离戒毒解除人员行为分析》,载《中国司法》2016 年第 3 期。

52. 李宁、王思远:《戒毒场所内精神异常人员管理策略》,载《中国药物滥用防治杂志》2018 年第 3 期。

53. 李晓凤:《中美禁毒工作的历史、干预模式及综融性发展路径探究》,载《大社会》第

2019 年第 1 期。

54. 梁波、黄亮、李萍、李文辉：《强制隔离戒毒人员 HIV 感染现状分析与管理体会》，载《中国药物滥用防治杂志》2016 年第 5 期。

55. 梁英豪：《达州市 232 例强制戒毒者吸毒特征及其心理健康状况调查》，载《乐山师范学院学报》2017 年第 12 期。

56. 刘继同：《社会学学科体系框架与战略性研究领域》，载《中国社会医学杂志》2006 年第 2 期。

57. 刘丽梅：《构建和谐社会中的社区禁毒探讨》，载《吉林公安高等专科学校学报》2008 年第 5 期。

58. 刘仁菲：《论美国戒毒模式的经验和启示》，载《云南警官学院学报》2016 年第 3 期。

59. 刘树伟：《宁夏毒品团伙犯罪分析》，载《青少年犯罪研究》1997 年第 8、9 期。

60. 刘霞、刘谷丰、卢明恒：《疫情情境下戒毒人员负性心理变化干预初探》，载《中国监狱学刊》2021 年第 4 期。

61. 刘志民：《以人为本，用科学发展观指导戒毒工作——刘志民教授就〈戒毒条例〉相关内容答〈禁毒周刊〉记者问》，载《中国药物依赖性杂志》2012 年第 1 期。

62. 卢古嘉利：《香港打击贩毒及药物滥用的政策》，载《中国药物滥用防治杂志》1999 年第 1 期。

63. 罗旭、李科生：《欧美戒毒理念对国内戒毒工作的启示》，载《云南警官学院学报》2016 年第 1 期。

64. 罗云：《论大学学科建设》，载《高等教育研究》2005 年第 7 期。

65. 吕朝晖、徐泳、周翔：《新时代"规范化、科学化、现代化"示范戒毒所评估指标体系建设研究》，载《中国司法》2021 年第 12 期。

66. 吕庆：《禁毒社会工作发展中的"快"与"慢"》，载《中国社会工作》2017 年第 6 期。

67. 马立骥：《浅议戒毒场所心理矫治效果的评估》，载《犯罪与改造研究》2020 年第 10 期。

68. 倪振雄：《戒毒人员分期分类戒治模式实践与探索》，载《中国司法》2017 年第 8 期。

69. 潘海燕：《毒品史话》，载《世界博览》2000 年第 1 期。

70. 潘秀霞、杜吉祥：《马斯洛层次需求理论的人工情感建模》，载《华侨大学学报（自然科学版）》2010 年第 1 期。

71. 钱铭怡：《访德国海德堡戒毒中心》，载《心理与健康》1997 年第 7 期。

72. 钱玉想、盛敏：《基于 PDCA 理论的戒毒人员身体康复训练模式构建》，载《中国药物依赖性杂志》2017 年第 3 期。

73. 乾佑玲、王林、崔永胜等:《基于知识图谱的运动与物质依赖研究热点与前沿》,载《湖北体育科技》2019 年第 9 期。

74. 全东明、刘珍妮、李刚:《海洛因依赖者心理控制源》,载《中国药物依赖性杂志》2001 年第 3 期。

75. 任俊、叶浩生:《积极心理治疗思想概要》,载《心理科学》2004 年第 3 期。

76. 孙宝华:《整合创新戒毒模式强化以人为本理念——以强制隔离戒毒的先进性为视角》,载《法制博览》2012 年第 7 期。

77. 唐晓蓉、黄晓霞:《不同戒毒模式中的社工角色》,载《中国社会导刊》2008 年第 27 期。

78. 田浩:《拓扑心理学的理论启示》,载《赣南师范学院学报》2006 年第 1 期。

79. 田杰:《统一戒毒基本模式下的诊断评估改善和提升策略》,载《中国司法》2019 年第 5 期。

80. 童敏、刘芳:《基层治理与中国社会工作理论体系建构》,载《河北学刊》2021 年第 7 期。

81. 王春光等:《甲基苯丙胺成瘾者情绪加工障碍的机制及其临床干预方法的整合研究进展》,载《生物化学与生物物理进展》2017 年第 6 期。

82. 王大安、胡敏、贾东明等:《运动戒毒刍议》,载《中国药物滥用防治杂志》第 2020 年第 4 期。

83. 王丹屏:《台湾地区对毒品犯罪的惩治与防范》,载《延边党校学报》2011 年第 6 期。

84. 王东晟:《基于大数据的司法行政戒毒成效评估指标体系建设研究》,载《中国司法》2020 年第 12 期。

85. 王磊:《当代英国禁毒政策探析》,载《欧洲研究》2004 年第 5 期。

86. 王锐园:《新加坡禁毒工作的有益经验》,载《公安教育》2015 年第 11 期。

87. 王玮、肇恒伟:《论国外戒毒模式对我国社区戒毒的借鉴》,载《中国刑警学院学报》2012 年第 4 期。

88. 王文甫:《超大剂量使用冰毒、麻古伴肺部感染 1 例》,载《中国药物依赖性杂志》2018 年第 2 期。

89. 王晓莉:《精细化管理标准化之我见》,载《大众标准化》2011 年第 5 期。

90. 吴爱萍:《戒毒所执法规范化建设现状分析与对策初探》,载《法制与社会》2018 年第 18 期。

91. 吴大华:《美国社区戒毒立法及其借鉴》,载《贵州师范学院学报》2012 年第 10 期。

92. 夏国美等:《新型毒品滥用的成因与后果》,载《社会科学》2009 年第 3 期。

93. 夏宇等:《中药戒毒药的研究进展》,载《中草药》2016 年第 3 期。

94. 薛迪：《毒品及其危害》，载《生物学教学》2015 年第 6 期。

95. 闫薇等：《药物成瘾治疗的国内外现状和发展趋势》，载《中国药物依赖性杂志》2017 年第 4 期。

96. 杨东义：《德国柏林戒毒工作基本情况及与国内戒毒工作的比较》，载《犯罪与改造研究》2005 年第 2 期。

97. 杨细桂：《中英两国戒毒模式对比》，载《特区实践与理论》2014 年第 2 期。

98. 杨雅芬：《电子政务知识体系框架研究》，载《中国图书馆学报》2015 年 2 期。

99. 尹露、林霖、李娜：《基于正念的戒毒人员防复发训练本土化方案研究》，载《中国监狱学刊》2020 年第 3 期。

100. 余倩：《药物成瘾者的运动干预研究》，载《体育世界（学术版）》2020 年第 1 期。

101. 张慧：《陶行知"教学做合一"思想的教育启示》，载《文学教育》2012 年第 10 期。

102. 张静：《完形心理学家勒温和他的"场论"》，载《大众心理学》2006 年第 6 期。

103. 张凯、宋秋英：《司法行政戒毒教育矫正原则的释义及实践》，载《河南司法警官职业学院学报》2020 年第 2 期。

104. 张黎敏慧：《"健康新一代"计划》，载《中国药物滥用防治杂志》1999 年第 5 期。

105. 张晴：《中外戒毒资源配置比较》，载《云南警官学院学报》2014 年第 2 期。

106. 张英俊等：《羞耻对女性强戒人员复吸倾向的影响：自我效能感和心理弹性的作用》，载《中国临床心理学杂志》2020 年第 4 期。

107. 张莹、王玥：《中国禁毒社会工作的历史沿革研究综述》，载《中国药物依赖性杂志》2014 年第 2 期。

108. 张勇安、何奇松：《美国的社区反毒联合体与禁毒——兼论中国特色的社区反毒联合体创建的可行性》，载《社会》2004 年第 4 期。

109. 张勇安：《20 世纪美国毒品政策史的多视角解读》，载《美国研究》2004 年第 4 期。

110. 张勇安：《万国改良会与国际禁毒合作的缘起——以 1909 年上海"万国禁烟会"的召开为中心》，载《学术月刊》2009 年第 8 期。

111. 赵晋岳等：《构建戒毒人员社会支持体系方法研究》，载《犯罪与改造研究》2020 年第 6 期。

112. 赵振虎、范文勇、李汉兴等：《有氧运动对戒毒康复人员康复效果的影响》，载《中国药物滥用防治杂志》2017 年第 2 期。

113. 郑希耕、李勇辉、隋南：《成瘾药物心理依赖及复发的脑机制研究》，载《心理科学进展》2006 年第 4 期。

114. 周漪颖等:《新精神活性物质分类现状与管控展望》,载《中国药物滥用防治杂志》2020年第6期。

115. 周雨臣、胡钟鸣、周立民、黄群峰、陈秀:《国外戒毒制度概述》,载《犯罪与改造研究》2021年第10期。

116. 周雨青、刘星、马兰:《药物成瘾的神经生物学机制研究》,载《生命科学》2014年第6期。

117. 庄鸣华等:《监管场所HIV感染者管理模式探讨》,载《中国性病艾滋病防治》2001年第4期。

118. 北京市戒毒局:《北京市戒毒系统打造"PDCA"运动康复戒毒模式》,载《中国司法》2014年第8期。

119. 课题组:《禁毒学学科的构成要素与建设标准》,载《云南警官学院学报》2009年第4期。

120. 课题组:《国外禁吸戒毒模式述评》,载《云南警官学院学报》2010年第1期。

121. 司法部劳教局:《劳动教养戒毒基本模式》,载《中国司法》2003年第3期。

122. 司法部强制隔离戒毒和戒毒康复干部赴英国培训团:《英国禁毒戒毒法律制度及启示》,载《中国司法》2012年第9期。

123. 司法部赴日本戒毒康复培训团:《日本戒毒制度情况介绍及启示》,载《犯罪与改造研究》2019年第7期。

124. 司法部:《中国司法行政戒毒工作发展报告》,2019年6月26日。

125. 中央司法警官学院课题组:《"戒毒人员戒治云平台及大数据分析系统"的构建》,载《中国司法》2020年第8期。

七、报纸类

1. 苟天林:《近现代历史视角下的中医药与中西医交流》,载《光明日报》2020年8月29日。

2. 刘远芬:《TC模式:重视社会心理康复》,载《医药经济报》2009年6月25日。

3. 宋坤鹏:《英国戒毒康复模式:以健康为导向》,载《中国禁毒报》2021年4月2日。

4. 王心一:《防微杜渐思维下的韩国禁毒策略》,载《中国禁毒报》2021年11月8日。

5. 习近平:《关于〈中共中央关于制定国民经济和社会发展第十四个五年规划和二〇三五年远景目标的建议〉的说明》,载《人民日报》2020年11月4日。

6. 《习近平向中国人民警察队伍授旗并致训词》,载《人民日报》2020年8月27日。

7. 夏晓:《社区戒毒:英国制定针对性治疗计划》,载《国际先驱导报》2015年6月25日。

8. 赵戈：《多元化的德国戒毒治疗体系》，载《中国禁毒报》2020 年 12 月 4 日。

9. 邹艳艳、康敏：《域外戒毒法律制度速览》，载《人民法院报》2019 年 6 月 28 日。

八、学位论文类

1. 毕超：《运动干预对强制隔离戒毒人员心理健康影响的实验研究》，安徽师范大学 2014 年硕士学位论文。

2. 陈杰：《〈禁毒法〉实施后我国戒毒体制研究》，华东政法大学 2010 年硕士学位论文。

3. 陈翔宇：《"以人为本"理念下强制隔离戒毒工作创新实践研究》，江西农业大学 2012 年硕士学位论文。

4. 陈欣怡：《我国台湾地区毒品政策评析及启示》，中国人民公安大学 2021 年硕士学位论文。

5. 杜文杰：《云南省强制隔离戒毒所戒毒管理研究》，云南大学 2019 年硕士学位论文。

6. 段沣凌：《科技教育在农村籍强制隔离戒毒人员矫治中的作用研究》，湖南农业大学 2012 年硕士学位论文。

7. 高洁：《司法行政强制隔离戒毒研究》，长春理工大学 2019 年硕士学位论文。

8. 耿敬敬：《太极拳对上海市女性合成毒品成瘾人员身心康复效果的研究》，上海体育学院 2016 年硕士学位论文。

9. 胡江：《毒品犯罪刑事政策研究》，西南政法大学 2009 年硕士学位论文。

10. 林晓萍：《美国毒品控制模式研究：1945—1973》，福建师范大学 2012 年博士学位论文。

11. 罗辉：《强制隔离戒毒措施运行状况实证研究》，东南大学 2019 年硕士学位论文。

12. 任妮：《数字图书馆信息安全规范化管理研究》，南京农业大学 2016 年硕士学位论文。

13. 苏新敏：《北京连锁教育机构的规范化管理研究》，昆明理工大学 2013 年硕士学位论文。

14. 王清：《强制戒毒人员再就业困境的原因分析与路径探讨》，华中科技大学 2014 年硕士学位论文。

15. 王勇：《我国戒毒诊断评估制度研究》，安徽大学 2014 年硕士学位论文。

16. 杨海霞：《青少年网络成瘾问题的小组工作介入研究》，西北农林科技大学 2016 年硕士学位论文。

17. 余咪：《家庭治疗模式对于中国家庭问题的介入研究》，西北农林科技大学 2013 年硕士学位论文。

九、网络文献类

1. 《澳大利亚研究发现澳毒品吸食人数 5 年猛增两倍》，载环球网 2016 年 3 月 1 日，ht-

tps://health. huanqiu. com/article/9CaKrnJUduq。

2.《强制隔离戒毒人员康复训练体系的几点思考》,载广西壮族自治区司法厅网 2017 年 3 月 21,http://sft. gxzf. gov. cn/zwgk/jdgl/jdgl_6639/t819682. shtml。

3.《运动戒毒方法运用的先行者》,载法制网 2019 年 3 月 21 日,https://www. etymonline. com/search? q = correction。

4.《司法部戒毒管理局与中国体育科学学会签署运动戒毒战略合作框架协议》,载国家体育总局网 2019 年 6 月 11 日,https://www. sport. gov. cn/n20001280/n20745751/n20767277/c21330342/content. html。

5.《全国统一的司法行政戒毒工作基本模式全面建成》,载司法部官网 2021 年 6 月 25 日,http://www. moj. gov. cn/pub/sfbgw/jgsz/jgszjgtj/jgtjjdglj/jdgljtjdglj/jdgljtjxw/202106/t20210625_428763. html。

6.《戒毒治疗和康复服务》,载香港保安局禁毒处网 2021 年 12 月 9 日,https://www. nd. gov. hk/sc/treatmentandrehabilitation. html。

7. Douglas Harper,Correction,Online Etymology Dictionary,2021 年 12 月 20 日。

8.《墨西哥毒贩为什么如此猖獗? 根本原因是美国消费世界 60% 的毒品》,载知乎网 2022 年 2 月 22 日,https://zhuanlan. zhihu. com/p/93074812。

9. 香港戒毒会官网,https://www. sarda. org. hk/objective. html。

10. 澳门禁毒网,http://www. antidrugs. gov. mo/tsrddd/tsrddd/。

11.《2021 年世界毒品报告》,联合国毒品和犯罪问题办公室(UNODC)网,https://news. huanbohainews. com. cn/2021 – 07/07/content_50034863. html。

12.《中国毒品形势报告(2012—2021 年)》,中华人民共和国公安部网,https://app. mps. gov. cn/searchweb/search_new. jsp。

十、古代典籍、古代文献类

1.《神农本草经·米谷篇》。

2.(宋)苏轼:《东坡七集》,《归宜兴留题竹西寺》篇。

3.(明)王逋:《蚓庵琐语》,清康熙精写刻说铃本。

4.(清)黄爵滋:《严塞漏卮以培国本疏》。

5.(清)陈梦雷编纂:《钦定古今图书集成博物汇编草木典》(第 122 卷),蒋廷锡校订,中华书局巴蜀书社 1985 年版。

6.(清)梁启超:《饮冰室合集·文集》(一),中华书局 1989 年版。

7.(清)郑观应:《盛世危言》,北方妇女儿童出版社 2001 年版。

十一、外文文献类

1. Cornelius Nestler, *Constitutional Principles*: *Criminal Law Principles and German Drug Law*, Buffalo Criminal Law Review, 1998, (1).

2. Crawford A. M. , *Parallel Developmental Trajectories of Sensation Seeking and Regular Substance use in Adoles2cents*, Psychological of Addictive Behaviors, 2003, 17(3): 179 – 192.

3. David Belin, Aude Belin – Rauscent, Jennifer E. Murray, Barry J. Everitt, *Addiction*: *Failure of Control over Maladaptive Incentive Habits*, Current Opinion in Neurobiology, 2013, 4(23): 564 – 572.

4. James D. Livingston, Teresa Milne, Mei Lan Fang, *The Effectiveness of Interventions for Reducing Stigma Related to Substance use Disorders*: *A Systematic Review*, Addiction, 2012, 1(107): 39 – 50.

5. Janet L. Neisewander, Timothy H. C. Cheung, Nathan S. Pentkowski, *Dopamine D3 and 5 – HT 1B Receptor Dysregulation as a Result of Psychostimulant Intake and Forced Abstinence*: *Implications for Medications Development*, Neuropharmacology, 2014 (76): 301 – 319.

6. Marcelde Kort, Doctors, *Diplomats*, *and Businessmen*: *Conflicting Interests in the Netherlands and Dutch East Indies*, 1860 – 1950, Bureau of Justice Statistics, 1999: 127 – 128.

7. MVOoyen ouben, *EKleemans Drug Policy*: *the "Dutch Model"*, Crime & Justice, 2015 (1): 165 – 226.

8. Peter de Koning, Alex de Kwant, *Dutch Drug Policy and the Role of Social Workers*, Journal of Social Work Practice in the Addictions, 2002(3): 49 – 68.

9. Rebec G. V. Addiction, *Encyclopedia of Cognitive Science*, Nature Publishing Group, 2003: 32 – 38.

10. Rotter J. B. , *Generalized Expectancies for Internal Versus External Control of Reinforcement*, Psychol Monogr, 1966, 80: 1 – 28.

11. Stéphane Potvin, Julie Pelletier, Stéphanie Grot, Catherine Hébert, Alasdair M. Barr, Tania Lecomte, Cognitive Deficits in Individuals with Methamphetamine use Disorder: A Meta – Analysis, Addictive Behaviors, 2018(80): 156 – 160.

12. Xinxin Shi, Juan Wang, Hong Zou, *Family Functioning and Internet Addiction among Chinese Adolescents*: *The Mediating Roles of Self – Esteem and Loneliness*, Computers in Human Behavior. 2017(76): 201 – 210.